Leitlinien der
Stimmtherapie

Leitlinien der Stimmtherapie

Marianne Spiecker-Henke

Mit einem Beitrag von
Dagmar Tuschy-Nitsch

38 Abbildungen
25 Tabellen

1997
Georg Thieme Verlag
Stuttgart · New York

Marianne Spiecker-Henke
Schulweg 4
28790 Schwanewede

Dagmar Tuschy-Nitsch
Hauser Grenzweg 2
85551 Kirchheim

Zeichnungen:
Monika Meinold, Bremen
Markus Voll, Fürstenfeldbruck

Einbandgestaltung:
Markus Voll, Fürstenfeldbruck

Die Deutsche Bibliothek – CIP-Einheitsaufnahme

Spiecker-Henke, Marianne:
Leitlinien der Stimmtherapie : 38 Abbildungen, 25 Tabellen / Marianne Spiecker-Henke. Mit einem Beitrag von Dagmar Tuschy-Nitsch. [Zeichn.: Monika Meinold ; Markus Voll]. – Stuttgart ; New York : Thieme, 1997

Geschützte Warennamen (Warenzeichen) werden **nicht** besonders kenntlich gemacht. Aus dem Fehlen eines solchen Hinweises kann also nicht geschlossen werden, daß es sich um einen freien Warennamen handele.

Das Werk, einschließlich aller seiner Teile, ist urheberrechtlich geschützt. Jede Verwertung außerhalb der engen Grenzen des Urheberrechtsgesetzes ist ohne Zustimmung des Verlages unzulässig und strafbar. Das gilt insbesondere für Vervielfältigungen, Übersetzungen, Mikroverfilmungen und die Einspeicherung und Verarbeitung in elektronischen Systemen.

© 1997 Georg Thieme Verlag,
Rüdigerstraße 14, D-70469 Stuttgart
Printed in Germany

Satz und Druck:
Druckhaus Götz GmbH, Ludwigsburg
Gesetzt auf CCS Textline (Linotronic 630)

GTV ISBN 3-13-103161-1   2 3 4 5 6

Wichtiger Hinweis:

Wie jede Wissenschaft ist die Medizin ständigen Entwicklungen unterworfen. Forschung und klinische Erfahrung erweitern unsere Erkenntnisse, insbesondere was Behandlung und medikamentöse Therapie anbelangt. Soweit in diesem Werk eine Dosierung oder eine Applikation erwähnt wird, darf der Leser zwar darauf vertrauen, daß Autoren, Herausgeber und Verlag große Sorgfalt darauf verwandt haben, daß diese Angabe **dem Wissensstand bei Fertigstellung des Werkes** entspricht.

Für Angaben über Dosierungsanweisungen und Applikationsformen kann vom Verlag jedoch keine Gewähr übernommen werden. **Jeder Benutzer ist angehalten,** durch sorgfältige Prüfung der Beipackzettel der verwendeten Präparate und gegebenenfalls nach Konsultation eines Spezialisten festzustellen, ob die dort gegebene Empfehlung für Dosierungen oder die Beachtung von Kontraindikationen gegenüber der Angabe in diesem Buch abweicht. Eine solche Prüfung ist besonders wichtig bei selten verwendeten Präparaten oder solchen, die neu auf den Markt gebracht worden sind. **Jede Dosierung oder Applikation erfolgt auf eigene Gefahr des Benutzers.** Autoren und Verlag appellieren an jeden Benutzer, ihm etwa auffallende Ungenauigkeiten dem Verlag mitzuteilen.

Vorwort

Die jahrelange Beschäftigung mit der Stimme, diesem mich faszinierenden elementarsten Ausdruckselement des Menschen, hat eine große Zahl von Zusammenhängen und wechselseitigen Bezügen erkennen lassen. Das Bedürfnis, diese zu formulieren, gab den Anstoß zu dem vorliegenden Buch. Wie schwierig sich die Umsetzung gestalten sollte, wurde um so deutlicher, je tiefer ich in die vielschichtigen Einzelheiten der miteinander verflochtenen Teilbereiche eindrang. Eine fast nicht endende Flut von immer neuen Aspekten wurde offenbar, abhängig von andersartigen Verknüpfungen oder vom Gewohnten abweichenden Sichtweisen. Um den übergeordneten Rahmen nicht zu verlieren, war eine Beschränkung erforderlich, die notwendigerweise auch persönlichen Wertungen unterlag.

Das vorliegende Buch ist Ausdruck meiner Überzeugung, daß der Mensch als Leib-Seele-Geist-Subjekt in seiner Einzigartigkeit und mit seiner persönlich erlebten Stimmerkrankung im Mittelpunkt der Therapie zu stehen hat. Mit dieser ganzheitlichen Sichtweise, in die der Patient mit seinen psychosomatischen Besonderheiten, seinen vielfältigen Lebensbezügen und Erfahrungen eingebunden ist, muß der Therapeut die Sicherheit eines starren Behandlungskonzeptes aufgeben. Er muß sich der verantwortungsvollen Herausforderung eines Prozesses stellen, der sich im ständigen Fluß befindet und in jeder Phase kritische Reflektion und neue Entscheidungen erfordert.

Auch wenn deshalb eine standardisierte Behandlungsform nicht sinnvoll ist, so gibt es doch Leitlinien stimmtherapeutischen Handelns: Es existieren verschiedene Kernbereiche der Therapie, die einerseits die notwendigen Rahmenbedingungen herstellen und andererseits die jeweiligen Defizite angehen. Innerhalb dieser Leitlinien werden die einzelnen Bereiche in unterschiedlicher Gewichtung zu einer komplexen Behandlung verbunden, die individuell und flexibel die wechselnden Bedürfnisse des Patienten berücksichtigt. In einem Organismus existiert kein Teil isoliert – alle Ebenen beeinflussen sich wechselwirksam. Daher muß eine therapeutische Maßnahme nicht nur an der Angriffsstelle „greifen", sondern auch auf anderen Ebenen, wobei möglicherweise gerade dort die angestrebte Wirkung eintritt.

Mein primäres Anliegen ist es, die Zusammenhänge im Gesamtgeschehen einer Stimmerkrankung erkennen zu lassen, die ein zielgerichtetes Vorgehen erst ermöglichen. Dazu dienen Erörterungen zu interaktionalen und kommunikativen Prozessen, zu anatomischen und funktionellen Bedingungen und zu Wirkungsprinzipien einzelner Therapieansätze. Falldarstellungen und exemplarische Übungsabläufe weisen die praktische Umsetzung der theoretischen Vorgaben aus. Ein Beitrag von Dagmar Tuschy-Nitsch beleuchtet verschiedene Aspekte der Patient-Therapeut-Beziehung.

Danksagung

Monika Meinold möchte ich danken für die Illustrationen, die sie für dieses Buch gezeichnet hat (Abb. 7–10, 13–17, 27, 28). Sie war in hohem Maße engagiert und immer bereit, neue Anregungen aufzunehmen und bildlich zu gestalten. Weiter gilt mein Dank Herrn Andreas Huber, der mir in der Entstehungsphase des Buches wertvolle Hinweise aus dem Bereich der Psychologie gegeben hat. Herrn Dr. Erhard Berner danke ich für seine Mühe und Unterstützung, den Manuskripttext fachgerecht in den Computer einzugeben, sowie für zahlreiche Umstellungen und Nachkorrekturen.

Der Thieme Verlag hat es mit großer Geduld hingenommen, daß sich die Fertigstellung des Manuskriptes immer wieder hinauszögerte. Besonders dankbar bin ich Frau Dr. Volkert und Herrn Dr. Urbanowicz für ihr Verständnis für diese Situation. Danken möchte ich auch Herrn Pohlmann, der das Buch als Redakteur betreute, Herrn Zepf, dem die Koordination der Grafikerstellung oblag, und Frau Brlečić als Herstellerin. Alle genannten Verlagsmitarbeiter gingen stets in freundlicher Bereitschaft auf meine Wünsche ein.

Ohne den Langmut und die vielfältige Hilfe meiner Familie hätte dieses Buch neben meiner vollen Berufstätigkeit nicht entstehen können. Besonders dankbar bin ich meinem Mann für sein Eindenken in eine Thematik, die außerhalb seines eigenen Fachgebietes lag, für aufmerksames Zuhören, für viele klärende Gespräche, kritische Kommentare und die anhaltende Ermutigung, mein Vorhaben zu verwirklichen.

Leuchtenburg,
im Herbst 1996   Marianne Spiecker-Henke

Inhaltsverzeichnis

Einleitung ··· 1

1. **Auf dem Weg zur Ganzheitlichkeit: Eine Bestandsaufnahme** ··· 4

2. **Phänomenologie der Stimme** ··· 7
2.1 Klang und Magie: Geschichtliche Aspekte der Stimmforschung und -schulung ··· 7
2.2 Emotionalität und Abstraktion: Evolutionär-phylogenetische Aspekte ··· 10

3. **Stimme als Signal: Kommunikative Funktion** ··· 12
3.1 Stimme: Ausdruck der Persönlichkeit ··· 12
3.2 Frühkindliche Vokalisation: Erste Kommunikationsversuche ··· 14
3.3 Klang und Gefühl: Stimme als emotionaler Kommunikationskanal ··· 16

4. **Ganzheitlichkeit: Perspektive einer zeitgemäßen Stimmtherapie** ··· 18
4.1 Mit Leib und Seele: Psychosomatik als Ausdruck eines Paradigmenwandels ··· 18
4.2 Daseinskategorien: Begriffliches Fundament der Ganzheitlichkeit ··· 20
4.3 Den Menschen in seiner Umwelt verstehen: Daseinskategoriale Strukturanalyse ··· 22

5. **Offene und versteckte Nachrichten: Kommunikation in der Therapie** ··· 24
5.1 Das Angewiesensein auf andere: Intersubjektivität ··· 24
5.2 Verständigung als Chance und Risiko: Kommunikationstheoretische Aspekte ··· 26
5.3 Die „pragmatischen Axiome" von Watzlawick ··· 27
5.4 Kongruente und inkongruente Kommunikation ··· 30
5.5 Anatomie einer Nachricht ··· 31
5.6 Ausweg aus festgefahrenen Strukturen: Metakommunikation ··· 33

6. **Patient-Therapeut-Beziehung: Schlüssel zur Behandlungseffizienz** ··· 35
6.1 Echtheit, Empathie und Akzeptanz: Die Therapeutenvariablen nach Rogers ··· 35
6.2 Atmosphäre und Vertrauen: Entwicklung einer Beziehungsebene ··· 36
6.3 Andere Worte, andere Welten: Die Notwendigkeit einer gemeinsamen Sprachebene ··· 37
6.4 Therapeutische Gespräche: Aufklärung, Beratung und Begleitung ··· 41
6.5 Weichen stellen: Was geschieht bei der ersten Begegnung? ··· 43
(Abschnitte 6.5–6.12 von D. Tuschy-Nitsch)
6.6 Das Erstgespräch: Grundlage der Therapie ··· 45
6.7 Fortschritte und Rückschläge: Interaktion zwischen Therapeut und Patient ··· 47
6.8 Krisenreaktion: In welcher Lebenssituation tritt die Stimmerkrankung auf? ··· 49
6.9 Übertragung und Abwehr: Autorität und Sympathie ··· 51
6.10 Gegenübertragung: Der nicht-neutrale Therapeut ··· 53
6.11 Probleme der körperbezogenen Therapie: Berührungsängste ··· 56
6.12 Fazit: Welche Anforderungen und Voraussetzungen hat ein Stimmtherapeut zu erfüllen? ··· 57

7. **Aspekte logopädischer Diagnostik bei Stimmerkrankungen** ··· 60
7.1 Grundlagen: Verständnis und Definition funktioneller Dysphonien ··· 60
7.2 Kategorisierung und Klassifizierung: Die Notwendigkeit differenzierender Diagnostik ··· 62

7.3	Daseinskategoriale Strukturanalyse: Basis ganzheitlicher Diagnostik ··· *64*		10.4	Spüren lernen: Schulung der Körpererfahrung ··· *102*
7.4	Den Patienten wahrnehmen: Diagnostik als Prozeß ··· *67*		10.5	Imaginationen: Psychophysische Wirkungen durch mentale Strukturen ··· *104*

8. Praxis der Diagnostik ··· *70*

8.1 Personenbezogenheit und Subjektivität: Zur Besonderheit logopädischer Funktionsdiagnostik ··· *70*
8.2 Hören, Sehen, Fühlen: Subjektive Befunderhebung ··· *71*
8.3 Diagnostik in Gesprächsform: Unstrukturierte Anamneseerhebung ··· *73*
8.4 Anamneseschemata: Teilstrukturierte Anamneseerhebung ··· *75*
8.5 Funktionsbeurteilung der Stimme: Strukturierte Diagnostik ··· *81*
8.6 Beispiele aus der Praxis ··· *85*

9. Ansätze und Methoden zur Therapie von Stimmerkrankungen ··· *90*

9.1 Von der Symptombehandlung zur Therapie der Kommunikationsstörung: Wege der Stimmtherapie ··· *90*
9.2 Über Kiefer, Zunge und Lippen zur Stimme: Die Kaumethode nach Froeschels ··· *91*
9.3 Federung und Atemwurf: Stimmtherapie nach Fernau-Horn ··· *92*
9.4 Emotionsausdruck durch Stimme und Körper: Die Akuem-These von Trojan ··· *93*
9.5 Einheit des gesamtkörperlichen Geschehens: Die Akzentmethode nach Svend Smith ··· *94*
9.6 Das Individuum im Mittelpunkt: Die kombiniert-psychologische Übungsbehandlung nach Krech ··· *94*
9.7 Ausrichtung auf den Partner: Stimm- und Sprecherziehung nach Coblenzer und Muhar ··· *95*
9.8 Stimme, Stimmung und Interaktion: Die kommunikative Stimmtherapie nach Gundermann ··· *96*

10. Schulung der Körpererfahrung und wahrnehmungszentrierte Maßnahmen ··· *97*

10.1 Wahrnehmen: Voraussetzung für therapeutische Maßnahmen ··· *97*
10.2 „Alles unter Kontrolle" versus „Himmelhoch jauchzend, zu Tode betrübt" ··· *99*
10.3 Spüren, Tasten und Sehen: Wahrnehmung des eigenen Körpers ··· *100*
10.4 Spüren lernen: Schulung der Körpererfahrung ··· *102*
10.5 Imaginationen: Psychophysische Wirkungen durch mentale Strukturen ··· *104*
10.6 Sich selbst erleben: Erspüren des Körperbildes ··· *105*
10.7 Therapeutisches Vorgehen bei der Schulung der Körperwahrnehmung ··· *108*
10.8 Das Ohr als Brücke von Mensch zu Mensch: Auditive Wahrnehmung ··· *109*
10.9 Sensibilisierung für Klanghören und Klangspüren ··· *111*

11. Das Primat der Spannungsregulierung in der Stimmtherapie ··· *115*

11.1 Schlaffheit und Verkrampfung: Der muskuläre Tonus ··· *115*
11.2 Streß und Nervosität: Spannungen im vegetativen System ··· *116*
11.3 Sich zusammenreißen und im Griff haben: Spannungen im psychischen System ··· *118*

12. Wege zum Spannungsausgleich: Ansätze und Verfahren der Körperarbeit ··· *121*

12.1 Der Körper als Klanginstrument ··· *121*
12.2 Über das Soma zu Psyche und Stimme: Körperarbeit als ganzheitlicher Therapieansatz ··· *122*
12.3 Rhythmus und Dynamik: Regulierende und integrierende Elemente von Bewegung, Stimme und Sprache ··· *124*
12.4 Entspannung durch Spannung: Progressive Relaxation ··· *128*
12.5 Alles im Aus: Die Funktionelle Entspannung ··· *129*
12.6 Haltungsschulung zum besseren Gebrauch des Körpers: Alexander-Technik ··· *131*
12.7 Den Rhythmus finden: Schwingen nach Schlaffhorst-Andersen ··· *133*
12.8 Bewegung als Grundlage der Bewußtheit: Die Feldenkrais-Methode ··· *135*
12.9 Seele und Körper im Gleichgewicht: Eutonie ··· *138*
12.10 Sich atmend erfahren: Die psychophysische Atemtherapie von Middendorf ··· *140*

13. Das Konzept einer interaktionalen und integrativen Stimmtherapie (KIIST) ··· *143*

Anhang
Anatomische und physiologische Grundlagen der Stimmtherapie (mit therapeutischen Hinweisen) ··· *149*

- A.1 Wechselbeziehungen zwischen den Körperabschnitten: Auswirkungen auf Atmung und Stimme ··· *149*
  - Körperabschnitt Beine ··· *150*
  - Körperabschnitt Rumpf ··· *150*
  - Oberster Körperabschnitt Hals und Kopf ··· *155*
- A.2 Die aufgerichtete Körperhaltung: Funktionsbasis des Körperinstruments ··· *157*
- A.3 Dynamik der Körperhaltung: Die Rolle der Muskulatur ··· *160*
- A.4 Therapeutische Ansätze am Muskelsystem: Dehnen, Kräftigen, Mobilisieren und Koordinieren ··· *165*
  - Beispiele einer praktischen Anwendung: Spüren der Zentralachse des Körpers ··· *166*
- A.5 Funktionsebene Atmung: Antriebselement der Phonation ··· *167*
  - Ruheatmung ··· *169*
  - Einatmungsvorgang ··· *169*
  - Ausatmungsvorgang ··· *171*
  - Atmung beim Sprechen ··· *172*
  - Störungen der Atemfunktion ··· *172*
  - Wege der Beeinflussung der Atemfunktion ··· *173*
  - Beispiele einer praktischen Anwendung: Atemräume entwickeln ··· *174*
  - Pausensetzung: Schlüssel zur Spannungslösung und Luftaufnahme ··· *175*
- A.6 Funktionsebene Stimmgebung: Generator der Phonation ··· *176*
  - Aufhängung des Kehlkopfes ··· *176*
  - Kehlkopfgerüst ··· *177*
  - Kehlkopfmuskulatur ··· *177*
  - Auswirkungen der Kehlkopfstellung ··· *179*
  - Grundbewegung der Stimmlippen ··· *180*
  - Veränderungen der Grundbewegungen ··· *180*
  - Einschwingungsvorgänge der Stimmlippen ··· *184*
  - Phonation: Ketten von funktionalen Gliedern ··· *185*
  - Kontrollmechanismus der Phonation ··· *186*
- A.7 Funktionsebene Lautbildung: Resonator und Artikulator der Phonation ··· *188*
  - Physiologische Voraussetzungen ··· *188*
  - Ansatzrohr: Funktion als Resonator ··· *189*
  - Ansatzrohr: Funktion als Artikulationsorgan ··· *190*
  - Vokalbildung: Klangräume modellieren ··· *191*
  - Intensivierung der Resonanzverhältnisse ··· *193*
  - Konsonantenbildung: Verschlüsse sprengen oder Hemmstellen überwinden ··· *194*
  - Koartikulation: Verzahnung von Sprechablaufbewegungen ··· *195*
  - Intonationsverläufe: Ausdruck von Stimmungen ··· *196*
  - Sprechen: Gefühlsbetontes Erleben ··· *197*
- A.8 Kommunikatives Verhalten: Ein intentionaler Vorgang ··· *197*
  - Kommunikation: Quelle vielfältiger Einfluß- und Störfaktoren ··· *197*

Literatur ··· *200*

Stichwortverzeichnis ··· *209*

Einleitung

> So sind die Menschen doch nie auf den Gedanken gekommen, die Blöße ihrer Stimme zu bedecken, ihre Berührung einzuschränken. Überdies weiß ein Mensch nicht, daß er sich beim Sprechen verrät. Wenn sich die Leute an mich, den kleinen Blinden, wandten, waren sie nicht auf der Hut. Sie ahnten nie, daß ich in ihrer Stimme wie in einem Buch lesen, schließlich, ohne es zu wollen, ohne daran zu denken, so vieles in den Stimmen lesen konnte, daß sie mich mehr interessierten als die Worte, die sie formulierten.
>
> Die menschliche Stimme erzwingt sich ihren Weg in unser Inneres; hier vernehmen wir sie. Will man sie richtig hören, muß man sie im Kopf und in der Brust vibrieren, in der Kehle nachklingen lassen, als ob sie für einen Augenblick die eigene wäre.
>
> Jacques Lusseyron

Ohne Sprache kann menschliches Leben nicht gedacht werden. „Am Anfang war das Wort und das Wort war bei Gott und Gott war das Wort", so lautet der Beginn des Johannes-Evangeliums. Profaner ausgedrückt: Durch die Sprache, den Dialog mit dem anderen, wird „der Mensch aus der Stummheit seiner eigenen Innerlichkeit erlöst. ... Das Wort ist Symbol des Bleibenden im Fluß der Erscheinungen, in ihm wird ihre Flüchtigkeit zum Stehen gebracht." (Lersch 1970, 433 f) Vernunft als kennzeichnendes Merkmal des Menschen beruht auf der Verständigung über Sachverhalte und Zusammenhänge, die nicht unmittelbar sinnlich erfahrbar sind; begriffen werden muß, was nicht greifbar ist. Aber auch Emotionen, Wünsche und Ängste werden sprachlich und stimmlich vermittelt: Liebe und Krieg werden nicht einfach begonnen, sondern zunächst erklärt, Respekt und Dank nicht nur empfunden, sondern ausgedrückt. Durch das Wort, die Sprache, durch den Klang der Stimme offenbart sich die Welt des Denkens und Erlebens eines Menschen.

Daher wird verständlich, daß eine Einschränkung oder Störung des Sprech- und Sprachvermögens so häufig als traumatisch erlebt wird, bedeutet sie doch eine Reduzierung im Ausdruck der emotionalen Befindlichkeit und den partiellen Ausschluß aus zwischenmenschlicher Kommunikation. Gegenüber Lusseyron, dem Blinden, sind die Menschen nicht verschlossen, sondern entblößen sich durch ihre Stimme; so wird er als Hörender sehend, kann in ihnen lesen wie in einem Buch. Jeder Reisende erfährt dagegen, wie fremd und ausgegrenzt er bleibt in einem fremden Land, dessen Sprache er nicht versteht. Der Stumme, der Sprachgestörte, der Stotternde, sie erleben diese Situation in ihrer eigenen Gesellschaft. Von alters her wurden sie wie Geistesgestörte als Außenseiter, oft als menschlich eingeschränkt betrachtet.

Medizinische und psychologische Erkenntnisse über die Ursachen von Sprech- und Stimmkrankungen haben die Vorurteile gegenüber den Betroffenen nicht vollständig beseitigt. Noch immer wird ihnen mit Befangenheit begegnet, wird ihre Intelligenz häufig unterschätzt. Wer sich nicht flüssig und verständlich auszudrücken vermag, hat nur geringe Aussichten, persönlich anerkannt zu werden und eine qualifizierte und anspruchsvolle Berufsposition zu erreichen. Wer die Welt seines Denkens und Erlebens anderen nicht vermitteln kann, gerät in die Gefahr sozialer Isolation und Vereinsamung. Daraus folgt: Alle Stimm- und Sprecherkrankungen sind mehr als nur Funktionsausfälle im Stimmbildungsapparat, es sind vielmehr auch Störungen der Kommunikation und der zwischenmenschlichen Beziehung. Ihre Ursachen sind oft wesentlich komplexer, die Folgen für den betroffenen Menschen nicht selten schwerwiegend.

Wie auch andere medizinische Disziplinen sind Logopädie und Phoniatrie lange in einem mechanistischen Denken befangen gewesen, das Störungen der Stimme als isolierte Fehlfunktionen ansah und behandelte. Logopädie galt als eine Art „Krankengymnastik für die Stimme", die nach erfolgter somatischer Therapie durch gezieltes Training zur Wiederherstellung der Funktion beitragen sollte. Insbesondere seit den siebziger Jahren artikuliert sich ein wachsendes Unbehagen an dieser Sichtweise: Psychosomatische Ansätze haben das Blickfeld erweitert und den Weg zu einem adäquateren Verständnis der Phänomene Stimme und Stimmtherapie eröffnet.

Eine Vielzahl von Praxiserfahrungen hat immer deutlicher werden lassen, daß der Zusammenhang zwischen Psyche und Stimme besonders eng und evident ist. Wenn die Stimme versagt, „stimmt etwas nicht", und sehr oft ist es nicht mit einer „Reparatur" im Sinne medikamentöser, stimmübender oder chirurgischer Therapie getan. Schon die Diagnose hat es mit dem Menschen in seiner Ganzheitlichkeit zu tun, erst recht aber die Behandlung. Selbst wenn, wie etwa nach Unfällen, Lähmungen oder Operationen, ein rein somatischer Ursprung der Erkrankung gegeben ist, hat sie doch psychisch-emotionale und kommunikative Auswirkungen, die für das therapeutische Handeln bestimmend werden können. Eine wissenschaftlich begründete Stimmtherapie kann sich somit nicht auf medizinisch-naturwissenschaftliche Erkenntnisse beschränken, sondern muß offen sein gegenüber psychologischen und kommunikationswissenschaftlichen Aspekten. Für eine adäquate Theoriebildung sind darüber hinaus anthropologische und philosophische Reflektionen unverzichtbar.

Für die Logopädie liegt hierin die Herausforderung, eigenständige Beiträge zu leisten, den eigenen Standort zwischen Medizin, Psychologie und Sozialwissenschaften zu bestimmen und die dazu notwendigen professionellen Maßstäbe und Instrumentarien zu entwickeln. Ein solcher Anspruch ist durch „Rezeptbücher", d.h. Sammlungen von auf Erfahrung beruhenden Einzelmethoden, allein nicht einzulösen. Auf der Basis der bisherigen Kenntnisse über die Stimme und ihre Erkrankungen, die somatische und psychische Faktoren in ihrer gegenseitigen Abhängigkeit und in ihrer Einbindung in das individuelle Umweltgefüge erfassen, ist es zur Formulierung mehrerer Grundprinzipien der Therapie gekommen, die diese Ausgangslage im weitesten Sinn berücksichtigen. Eine ganze Reihe der empirisch gefundenen und verbreitet eingesetzten Einzelmethoden entspricht diesen Prinzipien; sie sind zur Therapie von Teilbereichen geeignet oder sogar notwendig, sofern der jeweilige Bereich integriertes Glied eines Gesamtkonzepts ist.

Die Komplexität einer Stimmerkrankung erfordert vielfach den Zugang zum Krankheitsgeschehen aus unterschiedlichen Blickwinkeln mit der Konsequenz interdisziplinärer Ansätze. Das bedeutet für den Stimmtherapeuten, über den spezifischen Ausbildungsrahmen hinaus auch in angrenzenden Fachgebieten Grundkenntnisse zu haben, wenigstens in solchen Bereichen, die für Kommunikationsstörungen bedeutsam sind. Die Entscheidung über Richtung und Ausmaß einer solchen Verbreiterung der therapeutischen Basis richtet sich nach den Bedürfnissen und Neigungen des jeweiligen Therapeuten. Daraus resultiert einerseits, daß die Kompetenzbereiche einzelner Therapeuten ungleich sein werden, und andererseits, daß im Verlauf einer Behandlung Situationen eintreten können, die das Hinzuziehen anderer Disziplinen erfordern. Dies kann zu einer mehrgleisigen Behandlung oder auch zu einer temporären bzw. dauernden Fortsetzung der Therapie in einem nichtlogopädischen Bereich führen.

Durch die fachübergreifende Einbeziehung verschiedener für die Stimmtherapie relevanter Bereiche entsteht eine komplexe Ausgangslage. Um dieser gerecht zu werden, habe ich das *Konzept einer interaktionalen und integrativen Stimmtherapie* (KIIST) entwickelt. Die Stimmerkrankung wird dabei in erster Linie als *Kommunikationsstörung* angesehen. Durch die Einführung der Daseinskategorien in die Praxis der logopädischen Diagnostik und Therapie können die vielfältigen Erscheinungen, Abhängigkeiten und Beeinflussungen sowie die unterschiedlichen Behandlungsformen geordnet und aufeinander bezogen werden. Im vorliegenden Buch werden die Leitgedanken dieses Konzepts mit ihren vielschichtigen Bezügen dargestellt. Aus ihnen ergibt sich ein breitgefächertes Therapiespektrum, mit dem eine Stimmerkrankung auf unterschiedlichen, aber aufeinander abgestimmten Wegen behandelt werden kann. Die jeweils aktuelle Gewichtung der einzelnen Bereiche wird immer sowohl krankheits- als auch personenbezogen sein müssen und zudem der Wahl des Therapeuten unterliegen.

An dieser Stelle soll noch eine Formfrage angesprochen werden. In der Öffentlichkeit ist in den letzten Jahren verstärkt zur Kenntnis genommen worden, daß es auch Ministerinnen, Patientinnen und Therapeutinnen gibt. Versuche, diesem Tatbestand durch Konstruktionen wie „der/die TherapeutIn" gerecht zu werden, sind jedoch nach meiner Auffassung grammatisch fragwürdig, ästhetisch mißglückt und dem Fluß des Lesens abträglich. Nach längerer Überlegung habe ich mich deshalb dafür entschieden, die maskuline Form – die hier geschlechtsneutral gemeint ist – zu verwenden.

1. Auf dem Weg zur Ganzheitlichkeit: Eine Bestandsaufnahme

In der logopädischen und phoniatrischen Fachliteratur überwiegen immer noch Untersuchungen und Diskussionen über die somatischen Aspekte der Phonationsorgane und ihrer Funktionen. Die gängige Terminologie, die Funktionseinschränkungen der Stimme als *„Stimmstörung"* – und nicht als Stimmerkrankung – zu bezeichnen, drückt diese eingeschränkte Sichtweise aus. Eine Störung liegt unterhalb der Schwelle zur „richtigen" Krankheit, sie legt eher ordnende als heilende Eingriffe nahe. Zudem wird implizit ein passagerer Charakter unterstellt: Während eine Krankheit immer der Heilung bedarf, sei es spontan oder durch therapeutische Interventionen, wird bei einer Störung erwartet, daß sie „vorübergeht".

Zu fragen ist daher, ob mit dem scheinbar wertneutralen Begriff „Stimmstörung" nicht Alltagseinschätzungen unreflektiert übernommen werden. Heiserkeit, geringe Belastbarkeit der Stimme und die damit verbundene Versagensangst gelten im öffentlichen Bewußtsein nicht als Krankheit, zumal es den meisten Stimmpatienten körperlich nicht schlecht geht. Sie können daher in ihrer sozialen Umgebung kaum mit Verständnis rechnen, ihr Leiden wird nicht als solches anerkannt. Heiserkeit und geringe Belastbarkeit der Stimme werden als erträglich angesehen, weil die damit verbundenen beruflichen Versagens- und Existenzängste und die Not, Gefühle stimmlich nicht ausdrücken zu können, nicht mitempfunden werden. Menschen, die wegen ihrer Stimmerkrankung arbeitsunfähig sind, wagen sich aus Angst vor der Begegnung mit Kollegen oft kaum auf die Straße. Daß hinter dem möglicherweise „blendenden Aussehen" des „Krankfeiernden" ein tiefes, die ganze Persönlichkeit betreffendes Leiden steckt, wird selten wahrgenommen: „Von einer berufsbedrohenden Heiserkeit auf ein Kranksein des ganzen Menschen zu schließen, ist noch keineswegs selbstverständliches Gedankengut aller in der Sozialmedizin Tätigen." (Habermann 1980, 287)

Mit der Verwendung des Begriffs *Stimmerkrankung* wird angestrebt, die subjektive Situation des Patienten, der in seinen Kommunikationsmöglichkeiten eingeschränkt ist und darunter leidet, wahr- und ernstzunehmen. Der Begriff „Erkrankung" weist zudem deutlicher darauf hin, daß die vorliegenden Veränderungen nicht auf einen biologisch-somatischen Prozeß reduzierbar sind, sondern daß es sich um ein vielschichtiges Geschehen handelt, in das der Patient existentiell einbezogen ist. Der Therapeut beseitigt dann nicht eine Störung und verbessert einen Fehler, sondern er versucht zu heilen und, wenn das nicht möglich ist, dem Patienten Wege aufzuzeigen und mit ihm Kräfte zu entwickeln, damit dieser mit seiner veränderten Stimmsituation besser umgehen kann.

Erfahrungen aus der Praxis, nach denen eine rein naturwissenschaftlich orientierte Behandlung den oft komplexen Formen von Stimmerkrankungen nicht gerecht zu werden vermag, haben in jüngerer Zeit immer mehr an Bedeutung gewonnen. Dementsprechend wird der Anspruch formuliert, in ganzheitlichen psychosomatischen Dimensionen zu denken und über rein symptomorientierte Sichtweisen hinauszugehen. Die Einbeziehung psychischer und umweltbedingter Faktoren bei der Entstehung und Behandlung von Stimmerkrankungen wird seit längerem gefordert: Die Arbeiten von Krech und Moses beispielsweise stammen aus den fünfziger Jahren, und Phoniater wie Gundermann oder Stabenow haben diese Problematik seit den siebziger Jahren wiederholt hervorgehoben. Insgesamt betrachtet ist allerdings die Umsetzung dieser Forderungen in ein praktikables Konzept der Stimmtherapie bisher nur unzureichend erfolgt. So kommt Krumbach (1987, 137) zu der Einschätzung, daß bis in die Gegenwart „der Diskussions- und Erkenntnisstand über die psychischen Bedingungen ... noch auf einem unbefriedigenden Stand [ist]. In der Regel werden psychische Einflußfaktoren nur abstrahiert aufgezählt."

Durchaus richtungsweisende und sinnvolle Vorgehensweisen wie etwa Krechs *kombiniertpsychologisches Verfahren* oder Gundermanns *komplexe Stimmheilkur* stehen bisher weitgehend isoliert nebeneinander und sind nicht in einen übergeordneten Bezugsrahmen eingebunden. Besonders Gundermann hat in seinen Publikationen (u. a. 1970, 1977, 1987) eine ganze Reihe von Aspekten angesprochen, die auch in unsere Überlegungen mit einzubeziehen sein werden. Sein praktisches Modell einer gruppenbezogenen Stimmbehandlung unter stationären Bedingungen kann jedoch für die logopädische Einzelpraxis nur begrenzte Anwendung finden, da letztere völlig andere Rahmenbedingungen aufweist.

Bei der anzustrebenden ganzheitlichen Betrachtungsweise geht es darum, die anamnestischen Parameter sowie die Wahrnehmungs- und Reflexionsfähigkeit im stimmtherapeutischen Prozeß wesentlich zu vertiefen. Dadurch erweitern sich die Möglichkeiten, integrierende Bezüge innerhalb des komplexen Krankheitsprozesses zu erkennen und nachvollziehen zu können. Außerdem können sich unter Umständen spezifische therapeutische Interventionen eröffnen, die die Persönlichkeitsstruktur des Patienten in seiner speziellen Situation angemessen berücksichtigen. Der gegenwärtige, noch lückenhafte Stand der Forschung macht es notwendig, zunächst grundlegende Verstehensbezüge zu schaffen. Erst auf dieser Grundlage kann ein unmittelbar instrumentell anwendbares Methodenarsenal entwickelt werden.

Die Tatsache, daß Stimmerkrankungen immer auch als primäre oder sekundäre Kommunikationsstörungen verstanden werden können, macht es erforderlich, die kommunikativen Aspekte eingehender zu untersuchen und in die Betrachtungen einzubeziehen. Eine solche Sichtweise teilt auch Stabenow (1979), für die der „Wissenschaftsgegenstand der Phoniatrie" sogar ausdrücklich auch im „zwischen-menschlichen Bereich" liegt. Deshalb läßt sich die geforderte Ganzheitlichkeit meiner Ansicht nach nur in einem kommunikationstheoretisch begründeten Rahmen einlösen, der zugleich durch eine soziale und interaktionale Orientierung charakterisiert ist.

Bisher gibt es keine befriedigende Definition von Stimme. „Stimme entzieht sich einer genauen Definition. Niemandem ist es bisher gelungen, einen Klang präzise zu beschreiben." (Haupt 1987, 97) Deshalb wird man sich dem sozialen und kommunikativen Wesen der Stimme nur auf phänomenologischem Wege nähern können (vgl. auch Habermann 1989, der dieser Fragestellung und ihrem Ausdruck in der Bildenden Kunst nachgeht). Eine solche, dem vertieften Verständnis dienende Beschreibung muß, ausgehend vom „Urschrei" des Neugeborenen, die für die Menschwerdung ausschlaggebende, emotional-zwischenmenschliche kommunikative Rolle der Stimme nachzeichnen: vom Ausdruck unmittelbarer, instinktiver Bedürfnisäußerung zur sozialen Wahrnehmung und Interaktion. Das Verstehen der *kommunikativen Funktion* der Stimme heißt, die unaufhebbaren sozialen Komponenten der Laut- und Sprachentwicklung zu verstehen sowie den wesentlich über die Stimme (mit)vermittelten Beziehungsaspekt.

Um unterschiedlichen Auslegungen vorzubeugen, möchte ich unter *Kommunikation* denjenigen zwischenmenschlichen Prozeß verstanden wissen, in dem Individuen mittels sprachlicher oder nichtsprachlicher Symbole und Signale intentional und wechselseitig aufeinander bezogen sind. In diesem Prozeß werden Informationen ausgetauscht und über den rein sachbezogenen Sprachinhalt hinaus auch emotionale humane Beziehungen aufgebaut und entwickelt, so daß ich den Begriff der Kommunikation weitgehend synonym mit sozialer Interaktion verwende: „Entgegen früheren auch in der Sprechwissenschaft vertretenen Betrachtungsweisen, die sich einseitig auf die Äußerungsproduktion oder auf die Äußerung richteten, wird als Kommunikation die gemeinsame, aufeinander bezogene geistige Tätigkeit zwischen Sprecher und Hörer untersucht. ... Kommunikation ist stets sozial determiniert: außerhalb des sozialen Kontextes können die in ihm ablaufenden Prozesse mit ihren strukturellen und funktionalen Erscheinungen nicht erfaßt und erklärt werden, und die Beschreibung des Sprecher- bzw. Hörerverhaltens bleibt vieldeutig und uneffektiv." (Stock 1987, 3 f; s. auch Graumann 1972)

Als Grundlage einer solchen Sichtweise kommt der Psychologie eine wichtige Rolle zu, wobei die Vielfalt und Heterogenität der Ansätze in dieser Disziplin zu berücksichtigen ist. Ich teile in diesem Zusammenhang die Auffassung Behrendts (1987, 21), nach der „die Psychologie ... viele Modelle liefert, mit deren Hilfe Stimmerkrankungen besser verstehbar werden. Durch die mehrfache Bestimmtheit menschlichen Erlebens schließen sich Modelle nicht aus, sondern können sich ergänzen; sie erweitern die möglichen sinnstiftenden und sinnbelebenden Erkenntnisse."

Die Betrachtung von Stimmerkrankungen in ganzheitlichen Bezügen entbindet selbstverständlich nicht von der Berücksichtigung somatischer Voraussetzungen, die sich aus den biologisch-physiologischen Fakten und Gesetzmäßigkeiten ergeben. Stimme ist das Ergebnis eines hochkomplexen Zusammenspiels von zerebralen Aktivitäten, subkortikalen Regelkreisen, emotionalen Komponenten sowie muskulären Leistungen einschließlich der Respiration, Phonation, Artikulation und der aufgerichteten Körperhaltung. Die Vielzahl der beteiligten Funktionssysteme mit ihrer Verzahnung bedingt unterschiedliche Störungsmöglichkeiten, die in ihrer Auswirkung die Stimmfunktion beeinträchtigen können.

Im Hinblick auf die Therapie zeigt sich, daß viele bewährte Behandlungsmethoden weiterhin Gültigkeit haben, wenn sie bezogen auf die Ganzheitlichkeit und die Individualität des Patienten eingeordnet und entsprechend eingesetzt werden. Allein das Erkennen von Ursachen und Zusammenhängen einer Stimmerkrankung und eine eventuelle psychologische Aufarbeitung reicht therapeutisch nicht aus. Vielmehr ist eine gleichzeitige gezielte Übungstherapie in jedem Fall ein wesentlicher Teil des Prozesses.

Das von mir angewendete und vertretene *Konzept einer interaktionalen und integrativen Stimmtherapie* (KIIST) versucht, unter besonderer Berücksichtigung der kommunikativen Aspekte die für den Krankheits- und Therapieprozeß wirksamen Faktoren in ihrer gegenseitigen Abhängigkeit zu erfassen. Theoretische Überlegungen sollen zum Verständnis eines notwendig ganzheitlichen Vorgehens führen, die die Gesamtpersönlichkeit des Stimmkranken in ihrem vielfältigen wechselseitigen Zusammenspiel organischer, psychisch-emotionaler und kommunikativ-sozialer Strukturen sieht. Aus dieser Betrachtungsweise ergeben sich wesentliche Konsequenzen für die stimmtherapeutische Praxis.

2. Phänomenologie der Stimme

2.1 Klang und Magie: Geschichtliche Aspekte der Stimmforschung und -schulung

Die Erforschung der menschlichen Stimme und ihrer Bedeutung im kulturellen Leben der Völker kann auf eine mindestens dreitausend Jahre lange Tradition zurückblicken, wie dies von Panconcelli-Calzia (1961) eindrucksvoll gezeigt wurde. So hatten die Altinder bereits Anfang des 1. vorchristlichen Jahrtausends weitgehende Kenntnisse über Stimme, Stimmbildung, Atmung, Artikulation und Stimmlageneffekte, die sie in magisch-religiösen Stimmritualen einsetzten. Auch bei primitiven Völkern beruhte Zauberei als Beschwörung, Verwünschung oder Aufhebung eines Banns vorwiegend auf der magischen Kraft des Wortes.

Die *sakrale Dimension* der Stimme ist jedoch weder auf frühgeschichtliche Zeiten noch auf bestimmte Kulturkreise beschränkt. Auch heute noch spielen Geisterbeschwörungen und Zauberheilungen im Leben vieler Völker eine wichtige Rolle. Die kosmisch-meditativen Wirkungen und die spirituelle Kraft der Mantras buddhistischer und hinduistischer Mönche finden seit den siebziger Jahren dort Anhänger, wo die Macht der christlichen Liturgie verblaßte. In Mythen und Märchen überliefern Figuren wie Rumpelstilzchen und der Zauberlehrling die Magie des Wortes, das als Klang in seinem geheimnisvollen Ur-Sinn wirksam ist, den Zauber auslöst und ihn auch wieder brechen kann.

Eine ganz andere Aufgabe hatte die Stimme als Kommunikationsmittel in der Antike: Bei den Griechen und Römern stand nicht mehr die religiös-jenseitige Sphäre im Mittelpunkt, sondern – entsprechend den sich wandelnden gesellschaftlichen Bedingungen – die politisch-diesseitige „Öffentlichkeit". Die Stimme wurde als Träger der für das öffentliche Leben wichtig werdenden Rhetorik erkannt, bewußt eingesetzt und entsprechend ausgebildet. Erste Hinweise auf eine stimmliche Schulung für den rhetorischen Vortrag finden sich bei Perikles bereits im 5. vorchristlichen Jahrhundert.

Auf der Grundlage umfassender Erfahrungen der Redner und insbesondere der Schauspieler, die sich und ihre Stimme vor teilweise über 15000 Zuschauern in Szene setzen mußten, wurden in der Folge verschiedene „Phonasken"-Schulen gegründet, die sich mit künstlerischer Deklamation und Stimmbildung befaßten. Im Theater der griechischen Antike war die Stimme das grundlegende Instrument, wenn es darum ging, eine Rolle darzustellen und die Zuhörer durch die Modulation des Stimmorgans zu beeindrucken. Die Anforderungen an die Stimme hinsichtlich der Parameter Lautstärke, Prosodie, Stimmklang und Sprechstimmlage waren besonders hoch. Man vermutet, daß die Masken, die von den Darstellern getragen wurden, eine „gerichtete und dadurch bessere Abstrahlung des Sprechklanges hatten, als wenn dieser unmittelbar von den Lippen der Akteure käme" (Habermann 1994, 5). Ihre vorrangige Aufgabe bestand jedoch darin, bestimmte Typen zu charakterisieren, damit die Zuschauer sie auch aus größerer Distanz erkennen konnten.

Demosthenes (384–322 v. Chr.), einer der berühmtesten Redner der griechischen Antike, der zum vorbildlichen Stilmeister späterer Rednergenerationen wurde, entwickelte eine Reihe elaborierter Übungen zur Schulung der Redekunst. Überliefert ist, daß er beim Sprechen Steinchen in den Mund nahm, um Fehler in seiner Aussprache zu beseitigen; er deklamierte während des Laufens Verse und trainierte auf diese Weise seine Lungen- und Stimmfunktion; oder er versuchte, das Geräusch der Meeresbrandung zu übertönen, um so seine Stimmstärke zu steigern. Mittels eines Spiegels beobachtete er seine Atem- und Artikulationsbewegungen sowie sein körperliches Verhalten während der Phonation und praktizierte damit bereits über den akustischen Wahrnehmungsmodus hinaus auch eine visuelle Kontrolle des Phonationsvorgangs. Außerdem führte er gymnastische Übungen durch, um die Leistungsfähigkeit des gesamten Körpers zu verbessern. Dies läßt darauf schließen, daß er sich des Zusammenhanges von Körperfunktion, Atmung und Stimme bewußt war.

Quintilian (30–96 n. Chr.) dokumentierte den hohen Stand der griechischen Stimmschulung mit seinem im römischen Reich sehr einflußreich gebliebenen Rhetoriklehrbuch „Institutio Oratoria", das Anweisungen für Vortrag und Stimmbildung enthielt. Als Stimmbildner fungierten Schauspieler und später in der Kaiserzeit professionelle Sprecherzieher, die Phonasken. Ihre Übungsanweisungen wirken aus heutiger Sicht erstaunlich aktuell und werden deshalb ausführlicher vorgestellt. Sie bezogen sich vorwiegend auf die nachfolgenden Hauptbereiche.

Deutlichkeit der Aussprache

„Damit war ... nicht gemeint, alle Buchstaben aufzurechnen und gleichsam herzuzählen." (Quintilian, zit. nach Krumbacher 1920, 87) Intuitiv wurden mit dieser Anweisung sicherlich die Koartikulationsprozesse angesprochen, auch wenn diese nicht wie heute analysiert und erklärt werden konnten. Eine enge Lippenstellung während der Artikulation, eine breite verwaschene oder gaumige, knödelnde Aussprache wurden ebenso wie Aussprachefehler systematisch zu beheben versucht. Die Übungen folgten den Gesichtspunkten der klanglichen Wirkung und der physiologischen Erzeugung der Laute.

Atemtechnik

Übungen der Atemtechnik wurden in damaliger Zeit anscheinend besonders intensiv angewendet. Verwiesen sei auf überlieferte Übungen in verschiedenen Körperhaltungen, meist auf dem Rücken liegend. In dieser Lage wurden Bauch- und unterer Thoraxbereich mit Bleiplatten beschwert, um zu erreichen, daß sich während der Einatmung die Muskulatur im Flankenbereich gegen das Gewicht aktivierte mit der Folge einer Weitung der Atemräume. Beim Erlernen einer ökonomischen Beherrschung der Phonationsatmung wurde besondere Aufmerksamkeit der geräuschlosen Einatmung sowie den stimmlichen Akzentuierungen gewidmet. Ziel war es, dadurch eine entlastende Wirkung auf die Stimm- und Artikulationsorgane auszuüben und gleichzeitig während der Einatmung „ein Keuchen nach Art der Last- und Zugtiere zu vermeiden" (Quintilian, zit. nach Krumbacher 1920, 92). Wir finden diesen Gedanken in der heutigen Sprecherziehung und im stimmtherapeutischen Vorgehen wieder, und zwar in einer kombinierten Zwerchfell-Flanken-Atmung, einer reflektorischen Atemergänzung und einer phonationsrhythmisch angepaßten Atmung.

Anweisungen zum Vortrag

Da in der Zeit des Perikles im 5. Jahrhundert v. Chr. bereits eine kleine Handbewegung als Kühnheit angesehen wurde, schenkte man der stimmlichen Ausdrucksgestaltung besondere Aufmerksamkeit. Der Anfang der Rede sollte mit gedämpfter und unterdrückter Stimme gesprochen werden. „Denn die Arterien werden verletzt, wenn sie von einem heftigen Geschrei erfüllt werden, ehe man sie durch einen sanften Ton gelinde ansprechen läßt." (Quintilian, zit. nach Krumbacher 1920, 94) Eintönigkeit der Rede war verpönt, und so wurden differenzierte Anweisungen gegeben, in welcher Weise Atemphrasierung, Sprechmelodie, Stimmodulation, Tempo, Dynamik und Affektion beim Vortrag einzusetzen sind. Der Redner machte Erfahrungen, wie sich die Stimme in den verschiedenen Gemütsbewegungen verhält und welche Klangfärbungen möglich sind.

Im Bereich der Pausengestaltung unterschied Quintilian kürzere und längere Pausen, je nachdem, ob sie am Ende eines Abschnitts waren oder einen Gedanken hervorhoben. Dabei gibt er eine frühe Beschreibung der reflektorischen Atemergänzung: „Bisweilen muß man ohne Atem zu schöpfen in einer Periode Pausen machen, darf aber den Zusammenhang nicht unterbrechen. Umgekehrt ist man zuweilen gezwungen, ohne daß eine Pause angedeutet ist, Atem zu holen. In solchen Fällen muß man dies gleichsam verstohlen tun." (Quintilian, zit. nach Krumbacher 1920, 61)

Verbesserung des Stimmtones

„Bei Überanstrengung erstickt die Stimme und verliert ihren Glanz und gibt gebrochen jenen Ton von sich, dem die Griechen den Namen nach dem Gekrähe junger Hähne geben." (Quintilian, zit. nach Krumbacher 1920, 90) Es wurden Techniken vermittelt, durch die die Stimme bis zum Ende der Rede klangvoll, stark und dauerhaft bleibt. Als besonderer Fehler der Stimme empfand man das Tremolieren, für das Aufregung und Furcht oder eine ungenügende Atemspannung verantwortlich gemacht wurden. Aufgrund der Erfahrung, daß Gesang „*potenzierte Sprache*" ist und eine noch größere Deutlichkeit und sorgsamere Tonbildung erfordert als das

Sprechen, wurde die Singstimme vermehrt in die Stimmbildung mit einbezogen.

Resonanzreiche und tragfähige Stimme

Dies war ein besonderes Anliegen der Stimmbildner, da die Redner nicht wie heute auf ein Mikrophon zurückgreifen konnten, sondern sich mit stimmlicher Kraft bei der Volksmenge Gehör verschaffen mußten. Grundlage waren Übungen zur Ausnutzung der Resonanzräume. Dabei wurde jedoch vor einer zu großen Nasenresonanz gewarnt, ebenso wie vor dem Forcieren der Stimme, verbunden mit überlautem Vortragston, der „etwas Unedles an sich hat, was mehr dem Kreischen eines Weibes nahekommt" (Quintilian, zit. nach Krumbacher 1920, 43).

Sprechstimmlage

Die Stimmbildner waren sich der Tatsache bewußt, daß sich in jeder Stimme ein „Mittelton" befindet, von dem das Sprechen ausgeht. Um von diesem Tonbereich im Eifer des Gefechts nicht in eine zu hohe Stimmlage zu gelangen, sollte der leise tiefe Ton einer begleitenden Flöte den Redner dazu veranlassen, in den stimmschonenden mittleren Stimmbereich zurückzukehren. Diese Handhabung stieß jedoch auch auf Ablehnung, so bei Cicero und Crassus, die rieten, „den Flötenspieler zu Hause zu lassen und statt dessen den Sinn für den richtigen Stimmgebrauch mit auf das Forum zu bringen" (zit. nach Krumbacher 1920, 81).

Gymnastische Übungen

Besonders scheint der Zusammenhang von Kopfhaltung und Kehlkopfstellung beobachtet worden sein. Quintilian hebt mehrfach hervor, daß auf die Stimme besonders „eine entsprechende Haltung des Nackens und des Halses Einfluß hat … Drückt man das Kinn an die Brust, so macht dies die Stimme weniger rein und durch Zusammendrücken der Kehle gleichsam zu breit." (Zit. nach Krumbacher 1920, 105)

Maßnahmen zur Ertüchtigung des Körpers wurden im Zusammenhang mit einer geeigneten Lebensweise im Sinne von Enthaltsamkeit und stimmdiätischen Anweisungen intensiv verfolgt. Ziel war es, den Körper gesund zu erhalten und die Atem- und Stimmorgane zu kräftigen. Bei den Römern wurden Stimmübungen, „Vociferatio" genannt, in der Folge zunehmend auch zu Heilzwecken eingesetzt. Plutarch beispielsweise betonte Mitte des 1. nachchristlichen Jahrhunderts deren gesundheitliche Bedeutung: „Die tägliche Stimmübung ist eine herrliche Leibesübung, die nicht nur gesund, sondern auch stark macht, … die innere Wärme vermehrt, das Blut verdünnt, das ganze Adersystem reinigt, die ganze Stimmröhre öffnet und nicht zuläßt, daß das Ansammeln und Gerinnen der Kot- und Harnfeuchtigkeit wie ein Bodensatz in den zur Aufnahme und der Verdauung bestimmten Gefäßen erfolge." (Zit. nach Krumbacher 1920, 106)

Obwohl die Stimme in der Folgezeit weit weniger beachtet wurde, blieben die antiken Methoden über das ganze Mittelalter hinweg dennoch mehr oder weniger einflußreich. Zudem findet sich in dieser ansonsten auch für die Stimmforschung dunklen Periode bis weit in die Neuzeit hinein nur ein einziger bekannter Versuch, Erkenntnisse über die Zusammenhänge zwischen Stimme und Persönlichkeitsstrukturen zu gewinnen. In dem bereits 1228 von Michael Scotus verfaßten „Liber Physionomiae" (Handbuch der Physiognomie) heißt es über die Frage, wie Stimme und Charakter zusammenhängen und wie man von bestimmten Merkmalen der Stimme auf charakterliche Eigenschaften des Stimmträgers schließen könne, unter anderem: „Wessen Stimme fein und schwach ist mit geringem Atem, der ist schwach, furchtsam, (aber) intelligent, klug, mäßig. Eine im Klang feste Stimme deutet auf einen angemessen tapferen, intelligenten, vorsichtigen, beharrlichen, (aber) neidischen und intriganten Mann." (Zit. nach Habermann 1975, 131) Auch wenn heute die engen Beziehungen zwischen Stimme und Emotionalität bzw. Persönlichkeit allgemein anerkannt werden, sind die Ergebnisse der im übrigen nicht umfangreichen Forschung auf diesem Gebiet noch weitgehend ungesichert.

Eine ganz andere Betrachtungsweise begann um die Mitte des 19. Jahrhunderts: Der Stimmapparat wurde nun – buchstäblich „von innen her" – mit den Methoden der modernen Medizin erforschbar. Historisch ist dabei die Entwicklung des „Glottiscops" – des ersten einem Kehlkopfspiegel vergleichbaren Instruments – von Babington 1829 zu erwähnen, eine Erfindung, die allerdings zunächst weitgehend unbeachtet blieb. Sehr viel mehr Einfluß hatte dagegen der 1854 vom bekannten spanischen Gesangslehrer Garcia durchgeführte Selbstversuch einer Kehlkopfspiegelung. Fortan wurde nach Einführung des Laryngoskops 1857 durch Türck und Czermak „aus dem schmalen Fußpfad durch die Jahrhunderte für die Erforschung von Kehlkopf und Stimme urplötzlich eine breite Straße", wie dies Habermann (1987, 81) sehr anschaulich ausgedrückt hat. Inzwischen ist diese Straße zur Prachtstraße geworden, vergegenwärtigt man sich die modernsten Techniken wie TV-Laryngostrobomikroskopie, Fotokymographie oder Hochfrequenzfilmtechnik.

2.2 Emotionalität und Abstraktion: Evolutionär-phylogenetische Aspekte

In der phylogenetischen Entwicklung kommt der *Vokalisierungsfähigkeit* der Lebewesen als grundlegende Variable eine herausragende Bedeutung zu (Bastian 1985 u. a.). Schon Darwin (1872) hat darauf verwiesen, daß viele der die Affekte begleitenden und häufig eindeutig determinierenden Vokaläußerungen eine äußerst wichtige Rolle bei der Organisation des tierischen Sozialverhaltens spielen. Die bei den evolutionär höheren Gattungen festzustellende Entwicklung einer Emotionalität bzw. Affektivität hatte zunächst den Vorteil, daß starre, reflexartig angelegte Reiz-Reaktions-Muster oder angeborene Verhaltensprogramme durch die gleichsam dazwischengeschalteten Affekte entkoppelt und dadurch eine weit größere und flexiblere Verhaltensvielfalt ermöglicht wurde (Scherer 1982). Emotionen fungieren dabei als eine „Schnittstelle", die zwischen sich ständig verändernden Umweltgegebenheiten und der Verfassung des Organismus vermitteln. Der Organismus als Ganzes steht mit seiner Umwelt in einem Prozeß der Wechselwirkungen, welcher ein Verhalten erzeugt, das geeignete, dem Überleben dienliche Anpassungsvorgänge induziert (vgl. auch Damasio 1996).

Die Vorteile eines solchen emotional differenzierten Verhaltens durch eine stark verbesserte Anpassungsfähigkeit an die äußere Umwelt werden besonders deutlich, sobald man sich bewußt macht, daß Emotionen im Erleben eines höheren Lebewesens immer eine Bewertung der jeweiligen Situation in Bezug auf den eigenen Zustand bedeuten. Diese *emotionale Bewertungsfunktion* ist deswegen so wichtig, weil in ihr der Organismus immer vital betroffen ist. In diesem Zusammenhang weist Ekmann (1973) darauf hin, daß viele Affektvokalisationen ein Nebenprodukt von Verhaltensweisen bei der Anpassung an Umweltereignisse sind, z. B. forciertes Atmen bei Anstrengung oder Seufzen bei emotionaler Entlastung. Evolutionär betrachtet verfügt eine Gattung über um so größere Verhaltens- und Anpassungsmöglichkeiten, je mehr Emotionen sie entwickelt. Beim Menschen wird diese vitale Betroffenheit des emotionalen Erlebens besonders durch den Gegensatz zum abstrakt-logischen Denken deutlich: „Wissen ohne emotionale Bewertung ist keine Erkenntnis." (Ulich 1982, 36)

Die evolutionär durch die Emotionen entstandenen, größeren „Freiheitsgrade" im Sinne eines flexibleren Verhaltens machten allerdings eine gewisse Art von Probehandeln und damit auch eine Abstimmung mit anderen Mitgliedern der Gattung notwendig. Das heißt, der jeweilige Emotionszustand und die damit zusammenhängende Verhaltensbereitschaft mußte kommuniziert werden. Bei dem gattungsgeschichtlich für das Überleben der Art unabdingbaren Aufbau stabiler sozialer Organisations- und Kommunikationsformen kommt der Gebärdensprache und insbesondere den Vokalisationen eine fundamentale Rolle zu: „Die Laute waren zunächst Epiphänomene, Begleitphänomene von Bewegungsabläufen oder physiologischen Vorgängen wie der Atmung. Und da die Tiere nun auch ihre eigenen Geräusche hören konnten, nachdem sie schon andere zu hören gelernt hatten als Anzeichen für Gefahr oder Nahrung, haben sie diese Eigengeräusche bewertet. Dabei konnte es sein, daß vielleicht die einen oder anderen positiv bewertet wurden, und damit wäre ein Selektionsdruck im Sinne der Weiterentwicklung dieser Geräusche gefördert." (Tembrock 1983, 179)

Vergegenwärtigt man sich, daß eine solche Bewertung nur durch die Entwicklung von Affekten und Emotionen möglich geworden war, wird der evolutionär gegebene Zusammenhang von Emotionalität und Stimme sowie insbesondere ihre soziale Funktion als kommunikative „Affektvokalisation" nachvollziehbar: „Diese affektmodulierten Ausdrucksformen der Lautbildung werden in ihrem Mitteilungswert unmittelbar verstanden. Eine vitale, unreflektierte Bedeutungserkennung scheint der Sprache der Emotionen in Laut und Gebärde zugeordnet." (Klix 1983, 106 f) Der akustischen Kommunikation muß also evolutionär eine äußerst bedeutsame Rolle zuerkannt werden. Die Ausbildung von sozialen Organisationen, die für das Überleben notwendig sind, und sozial gefügtem Verhalten ist ohne Integration affektiver bzw. emotional-vokaler Kommunikationsformen undenkbar. Vokalisationen haben darin die Funktion von sozialen „Markern", indem sie etwa das Geschlecht, den Status in der Hierarchie, Verhaltensintentionen oder Emotionszustände zum Ausdruck bringen.

In diesem Zusammenhang werden unter Bezug auf die menschliche Stimme und das menschliche (Sozial-)Verhalten Untersuchungen des Verhaltensforschers Ploog (1969, 1977) bedeutsam. Wie dieser zeigte, können durch Reizung bestimmter Areale des Mittelhirns bei Primaten eine Reihe von Lautäußerungen hervorgerufen werden. Diese Vokalisierungen sind durchweg emotionaler Natur und dienen der sozialen Kommunikation bzw. der Organisation des Sozialverhaltens. Da gesichert ist, daß diese phylogenetisch älteren Hirnstrukturen auch beim Menschen vorhanden sind, können entsprechende Funktionen auch für das menschliche Sozialverhalten angenommen werden.

Ein weiterer Aspekt resultiert aus der Tatsache, daß diese Hirnregionen in unmittelbarer topographischer Nähe und neuraler Verbindung zu den die Emotionalität bestimmenden Hirnstrukturen (u. a. Formatio reticularis, limbisches System) stehen. Die anscheinend selbstverständliche emotionale Funktion der Stimme hat hier ihre biologisch-physiologische Basis (Larbig 1983). Vor diesem Hintergrund wird auch der von Bastian (1982) geprägte Begriff verständlich, wonach die Stimme als ein *„bio-soziales Phänomen"* betrachtet werden muß. Die Stimme verleiht jeder menschlichen Kommunikation einen über den reinen Wortinhalt hinausgehenden sozialen und emotionalen, persönlichkeits- und dialogbezogenen Stimmungsgehalt, der durch die biologisch-organische Funktionalität allein nicht begriffen werden könnte. Da die anatomisch-physiologische Dimension des Stimmapparats als hinreichend untersucht gelten kann, will ich mich im folgenden eingehender mit der eher vernachlässigten psychosozialen bzw. psychologisch-kommunikativen Seite der Stimme beschäftigen.

3. Stimme als Signal: Kommunikative Funktion

3.1 Stimme: Ausdruck der Persönlichkeit

Eine alltägliche Situation: Zwei Menschen begegnen sich und beginnen ein Gespräch miteinander. Ein Thema wird festgelegt und Informationen darüber ausgetauscht; dennoch könnte eine Niederschrift der Worte, die gewechselt werden, nur einen Ausschnitt der Kommunikationssituation wiedergeben. Die Sätze verlaufen rhythmisch gegliedert in individueller Intonation, Artikulation, Lautstärke und Klangfarbe. Begleitet wird die Rede von einer Vielzahl nichtsprachlicher Mitteilungen wie Blicken, mimisch-gestischem Ausdruck und Körperbewegungen, die jeder inhaltlichen Aussage zugeordnet sind, sie unterstreichen oder relativieren.

Die vielfältigen stimmlichen Nuancierungen, in denen etwas gesprochen wird, geben dem Hörer Hinweise über die momentane psychisch-emotionale Befindlichkeit des Sprechers. Die Stimme selbst hat somit eine *kommunikative Funktion,* die über den verbalen Inhalt des Gesagten weit hinausgeht: Dasselbe Wort, emotionell unterschiedlich ausgedrückt, kann völlig andere Informationen vermitteln. Sofern wir zuhören und uns nicht gegenüber einem Teilbereich der Aussagen verschließen, werden wir in der Stimme unseres Gegenüber auch seine Stimmung wahrnehmen. Ebenso werden angeborene und habituelle Eigenschaften des Sprechers mehr oder minder deutlich vermittelt, wie Geschlecht, Alter, Temperament, Herkunft, Intelligenz, Charakter, soziales Umfeld, Erziehung oder ethische Reife. Die Spezifität des stimmlichen Ausdrucks ist so individuell und unverwechselbar, daß durch sie eine dem Fingerabdruck vergleichbare Personenidentifikation möglich ist. Noch nach Jahren genügt oft der Klang eines Wortes, um einen Menschen wiederzuerkennen oder in der Erinnerung sein Bild wachzurufen.

Im Verlauf unseres Lebens unterliegt die Stimme, ihre Eigenschaften und Aufgaben, bedeutsamen Veränderungen. Wie sie sich – abhängig von den Altersstufen – entwickelt, ist in Tab. **1** zusammengefaßt.

Tabelle **1** Die Stimme im Lebensverlauf

Lebensphase	Merkmale/Veränderungen
Säuglingsalter	Schreie als elementarer Gefühls- und Bedürfnisausdruck
Kindesalter	Erweiterung des Stimmumfangs und der Modulationsfähigkeit
Pubertät	Absinken der Sprechstimmlage, Stimm-Mutation als Wandlung der kindlichen zur Erwachsenenstimme
Erwachsenenalter	Stimmumfang erreicht größte Expansion; starke stimmliche Anforderungen, hochdifferenzierte künstlerische Leistungen, intensive Sprachkommunikation mit situativer stimmlicher Leistungsfähigkeit
Spätes Erwachsenenalter	Ausdruck eines komplexen physisch-psychischen Alterungsprozesses mit Reduzierung des Stimmumfangs, des Klanges, der Stimmlage sowie der stimmlichen Leistungsfähigkeit in Verbindung mit Nachlassen der flexiblen muskulären Koordinationsmechanismen sowie vermehrter Trockenheit der Schleimhäute.

In der Forschung über *nonverbale Kommunikation* hat die Stimme neben Gestik, Mimik, Körperhaltung, Blickkontakt eine eher untergeordnete Rolle gespielt. Im Gegensatz zur Sprache bleibt die Stimme auch in neueren anthropologischen Werken fast unbeachtet, obwohl die „vokale Geste" für das Individuum wichtiger ist als alle anderen Gesten: „Wir können uns nicht selbst sehen, wenn unser Gesicht einen bestimmten Ausdruck einnimmt. Aber wir hören uns selbst sprechen." (Mead 1973, 105) In frühen Experimenten (Herzog 1933, Allport 1937) wurde zwar die Genauigkeit untersucht, mit der Hörer die Persönlichkeit eines Sprechers aufgrund seiner Sprechstimme einschätzen können, die Ergebnisse waren allerdings insgesamt enttäuschend. Zwar lassen sich in der Sprechstimme relativ deutlich die Persönlichkeitseigenschaften „Extraversion" und „Dominanz" erkennen (Feldstein u. Welkowitz 1978, Scherer 1982); darüber hinaus verfügt die Stimmpsychologie entgegen mitunter geäußerten Meinungen (Biehle 1970 u. a.) jedoch über keine gesicherten, allgemeingültigen Erkenntnisse. Kraul (1982) führt dies darauf zurück, daß es „immer noch bei der Definition und der Messung von Persönlichkeit große Schwierigkeiten gab und gibt".

Im Gegensatz dazu stehen beeindruckende Erfahrungsberichte von Blinden über ihre geschärfte Hörempfindung, wie sie beispielhaft in dem Leitzitat von J. Lusseyron formuliert sind: „Ich kann in einer Stimme wie in einem Buch lesen". In diesem Sinne äußert sich auch der Kriegsblinde E. Lotz: „Aus der Klangfarbe des Organs entstand mir das Bild des inneren Menschen ... die herb gebieterischen Stimmen, der herzlich warme Tonfall einer impulsiven Natur ... die Disharmonie nervöser greller Stimmen, die fast körperlich weh tun können – sie alle gaben mir den Einblick in einen bestimmten Charakter preis ... Überraschend war es mir selbst, daß aus der Seele, die durch die Stimme zu mir sprach, auch ein ganz bestimmtes Äußeres sich mir mit innerer Notwendigkeit ergab." (Zit. nach Biehle 1970, 40)

Die allgemeine, beinahe als selbstverständlich geltende Auffassung, wonach sich in der Stimme die Persönlichkeit des Stimmträgers ausdrückt, wird durch die Forschung zumindest insoweit bestätigt, daß einzelne emotionale Zustände häufig recht gut erkannt werden – insbesondere Angst, Ärger, Freude, Traurigkeit oder Verzweiflung. Ob über die Beziehung von Persönlichkeit und Stimme zukünftig zuverlässigere empirische Daten erhoben werden können, wird wohl auch davon abhängen, inwieweit neuere Methoden der akustischen Auswertung von Stimmeigenschaften mit Hilfe computergestützter Verfahren erfolgreich eingesetzt werden können. Skepsis ist angezeigt: „Ein Geheimnis läßt sich nicht durchdringen, indem man ihm das Geheimnisvolle raubt – man muß es als Phänomen begreifen und verstehen wollen, warum es in seiner Erscheinung ein ‚Mysterium' ist und bleibt" (Ansermet 1965, 22). So wird man weiter vorwiegend auf intuitive Wahrnehmungen angewiesen bleiben, etwa im Sinne des sokratischen „Sprich, damit ich sehe, wer du bist!".

In diesem Zusammenhang ist auf theoretische und empirische Ansätze im Rahmen der stark kommunikativ und interaktional orientierten Sprech- bzw. Stimmwirkungsforschung (Krech u. Mitarb. 1987; Suttner 1982) hinzuweisen. Stock (1987, 37) definiert „Sprech- bzw. Stimmwirkung" als „das Ergebnis derjenigen Rezeptionsprozesse im Hörer, die in der kommunikativen und nachkommunikativen Phase durch die Äußerung bzw. Äußerungen eines Kommunikationsereignisses ausgelöst werden und die bewußte Tätigkeit oder das Verhalten beeinflussen." In seinen empirischen Untersuchungen konnte Stock beispielsweise nachweisen, daß tiefe Stimmen als sympathisch, mittelhohe und besonders hohe Stimmen dagegen eher als weniger sympathisch wahrgenommen werden; die Erlebnisqualität ist entsprechend kraftvoll-dominierend bzw. kraftlos-unterlegen. Thiel (1987, 202) bewertet auch „die mittlere Sprechstimmlage als wichtiges nichtverbales Mittel in der Sprecher-Hörer-Beziehung, durch das sprecherbezogene Einstellungen mitbestimmt werden".

Dabei stehen Lautstärke und Tonhöhe der Stimme als potentielle Wirkungsdeterminanten nicht für sich allein, sondern können in ihrer kommunikativen Wirkung durch andere Ausdrucksmerkmale wie unterschiedliche Artikulationsspannung, Konsonantenausprägung oder Akzentuierung verstärkt oder abgeschwächt werden. Steigerung der Lautheit kann erhöhte Wirkungsintensität bedeuten, je nach der sozialen Beziehung zwischen Sprecher und Hörer aber auch Angstgefühle auslösen. Pathologische Abläufe beim Sprechenden bewirken unter Umständen funktionelle Störungen im Phonationsapparat des Hörenden und damit unerwünschte kommunikative Effekte. Emotional-negative Reaktionen des Hörers wurden von Bastian (1985) untersucht. Danach beeinflußt eine gesunde Stimme mit klarer Artikulation die Kommunikation im positiven Sinne, während eine heisere Stimme oder eine schlechte Artikulation die Aufmerksamkeit und Rezeptionsbereitschaft des Hörers verringert und die Kommunikation beeinträchtigt.

Grundlage solcher Wirkungen sind u.a. Übertragungsprozesse muskulärer Bewegungsabläufe der Atem-, Stimm- und Artikulationsmuskulatur vom Sprecher zum Hörer, die zu einem unbewußten kinästhetisch-motorischen Mit- bzw.

Nachvollziehen sprecherseitiger Spannungs- oder Überspannungszustände beim Hörer führen. Die stimmlichen Wahrnehmungen des Hörers und seine Bewertungen sind somit nicht allein von der jeweiligen akustischen Intensität abhängig, sondern sie werden von den durch *funktionelles Nachvollziehen* erfaßten muskulären Spannungen des Sprechers beeinflußt. Hieraus wird auch deutlich, was ein Redner beim Zuhörer im positiven wie negativen Sinne bewirken kann. In diesem Zusammenhang ist bereits an dieser Stelle darauf hinzuweisen, daß ein Stimmtherapeut ebenso wie ein Gesangspädagoge über eine physiologische Stimmfunktion, eine einwandfreie Artikulation und eine regelrechte Diktion verfügen muß, damit er seiner stimm- und sprachlichen Vorbildfunktion gerecht zu werden vermag.

3.2 Frühkindliche Vokalisation: Erste Kommunikationsversuche

Die Entwicklung der Stimme umfaßt nicht nur phylogenetische Aspekte, sondern wesentlich auch individuell-ontogenetische: „Es wird angenommen, daß bestimmte ererbte elementare Verhaltensreaktionen, die während der Stammesentwicklung als Erfahrungsmodus gewonnen wurden, gewissermaßen als ein ‚Artgedächtnis' in subkortikalen Hirnstrukturen gespeichert sind. Schon das Neugeborene reagiert unbewußt nach bestimmten Verhaltensmustern, die phylogenetisch entstandene artspezifische Reaktionen sind." (Arnold 1985, 72 f)

Zu den faszinierendsten Phänomenen zählt sicherlich, daß die erste Lebensäußerung des Menschen vokaler Natur ist und sich im „Urschrei" manifestiert. Für die Deutung dieses Phänomens werden vielfach rein physiologische Erklärungen als ausreichend erachtet, z. B. Öffnung der durch Schleim verschlossenen Glottis, um den ersten Atemzug zu ermöglichen, oder reflexartige Reaktion auf Temperaturänderungen zwischen Mutterleib und neuer Umwelt. Aber auch diesseits philosophischer Betrachtungen wie bei Kant und Michelet (Moses 1956) wird deutlich, daß bereits diese erste Vokaläußerung im Menschenleben einen instinktiv emotionalen und kommunikativen Charakter hat: Das Neugeborene macht mit dem ersten Erheben seiner Stimme nachdrücklich auf sich aufmerksam.

Dieser von vielen Autoren als grundlegend eingestufte emotionale und kommunikative Charakter der Stimme wird in der weiteren Entwicklung des Neugeborenen sehr schnell noch offensichtlicher. Auch wer dem Urschrei noch keine kommunikative Funktion einräumen mag, wird dies in der Folge tun müssen. So schreibt Habermann (1978, 185 f): „Dieses Schreien ist eine reine Reflextätigkeit. Solche Reflexlaute halten sich auch noch in den ersten Lebenswochen als unbewußter Ausdruck des Unbehagens an der gegebenen Situation (Schmerz, Hunger, feuchte Windel etc.). Diese zunächst rein instinktiven ungeformten Laute werden dann ein wenig später auch mit Absicht eingesetzt, so als Appell an die Umwelt."

Verschiedene Autoren wie Hirschberg (1966), Sedláčková (1964) sowie Murry u. Murry (1980) haben die *Schreistimme* des Säuglings in ihren charakteristischen Merkmalen und differenzierenden Abweichungen sowie die dafür ursächlichen Faktoren erforscht. Dabei haben sie pathologischen Abweichungen der Stimme selbst, der Atmung und der Hustentöne besondere Bedeutung zugemessen. Hirschberg u. Szende (1986) haben anhand von Sonogrammen und Krankheitsverläufen charakteristische pathologische Stimmphänomene bei 44 Krankheitsbildern dargestellt. Dabei wird deutlich, daß Veränderungen in der Schreistimme des Säuglings frühzeitig Hinweise auf bestimmte Krankheiten geben können.

Nach Lenneberg (1972) gibt es zwei Arten von Vokalisationen, von denen jede eine eigene Entwicklung hat:

- Die erste Art umfaßt alle Laute, die mit dem Schreien an sich zusammenhängen. Diesen frühen Schreilauten fehlt jegliche Artikulation außer dem Öffnen und Schließen des Mundes.
- Völlig getrennt davon scheint die Entwicklung der zweiten Art der Vokalisation zu sein, die erst nach der sechsten bis achten Woche auftritt, nämlich kurze Gurrlaute, die reflexartig auf eine Lächelreaktion folgen.

Diese zweite Art von Lauten verschmilzt schließlich mit den akustischen Manifestationen der Sprache. Etwa mit einem halben Jahr lassen sich vokalische und konsonantische Komponenten der Gurrlaute unterscheiden. Während des ersten Lebensjahrs sind die Vokalisationen des Kleinkindes jedoch noch bezüglich des Zusammenspiels von Atmungs-, Kehlkopf- und Artikulationsmechanismen schlecht koordiniert. In der neueren Sprach-, Entwicklungs- und Sozialpsychologie (Rau 1986, Keller 1978 u. a.) wird dennoch dem dialogisch-kommunikativen und emotionalen Charakter dieser Vokalisationen Rechnung getragen. Leventhal (1982, 1984) beispielsweise prägt den Begriff der „emotionalen Schemata" des Säuglings, die sich aus und in der Interaktion entwickeln. Mit ihrer Hilfe werden ganzheitliche Bedeutungen ausgedrückt, die wesentlich über die Stimme vermittelt werden.

Entscheidendes Gewicht kommt der kontinuierlichen und immer dialogisch-wechselseitigen Interaktion mit der Mutter zu. Der Rhythmus, das Tempo, die Tonhöhe, Klangfarbe und Resonanz, die psychoemotionale Gestimmtheit, der Haut- und Körperkontakt und viele andere Signale schwingen zwischen Mutter und Kind. Das Kleinkind reagiert auf den begütigenden oder ärgerlichen Stimmklang der Mutter, lange bevor es die Bedeutung der Wörter versteht. Durch Nachahmung von stimmlichen und motorischen Ausdrucksbewegungen, die resonanzartig erfaßt werden, lernt es, „in Gefühlen zu denken" und diesen Empfindungen in immer differenzierteren Schreien Ausdruck zu verleihen. Durch die elementaren Ausdruckslaute und Gebärden für bestimmte Gefühlszustände begründet es nicht nur ein Kommunikationssystem mit seiner Bezugsperson, sondern entwickelt und stabilisiert über das emotionale Ausdrucksverhalten gleichzeitig eine soziale Beziehung.

Die Entwicklung der Vokalisationsfähigkeit – schon früh von Kussmaul (1910) untersucht – geht dabei integrativ mit der Entwicklung anderer Fähigkeiten einher. So werden über die eigenleiblich erfahrbare „stimmliche Funktionslust" (Bühler), insbesondere durch die sich allmählich entwickelnde Identifizierung der mütterlichen Stimme und ihrer Verbindung mit Wärme, Nahrung etc., auch andere Geräusche und Laute mit Körperempfindungen verbunden und entsprechend beantwortet. Schon etwa ab dem zweiten oder dritten Monat macht der Säugling eine bezüglich seiner Stimmfähigkeit ähnlich tief- und weitreichende Entdeckung. Er erfährt, daß er „durch nichts anderes als seine Stimme" die Menschen in seiner Umgebung beeinflussen, „zu sich heranziehen oder wegscheuchen" kann (Moses 1954, 22).

In dieser Phase werden nicht nur die für den weiteren Lebensweg möglicherweise entscheidenden „Urgefühle" wie Angst, Wut oder Liebe erfahren, sondern auch stimmlich ausgedrückt und kommuniziert. Das Kind lernt dabei, mit seiner Stimme auf die Außenwelt einzuwirken, wie es umgekehrt viele optische und akustische Umweltphänomene zu erfassen und zu assoziieren lernt. Im Hinblick auf die psychosozial entscheidende Innen-Außen-Differenzierung und die Ich-Werdung ist darauf zu verweisen, daß der immer nuancierter einsetzende Stimmgebrauch in einem engen Verhältnis zur Erfahrung des eigenen Körpers steht (Senf 1989).

„Schon mit wenigen Monaten beginnt das Kind den mimischen Ausdruck, den Tonfall der Stimme und die Gebärden der Erwachsenen mit Aufmerksamkeit zu verfolgen. Es kann durch sie belustigt oder erschreckt werden, ... durch eine flotte und fröhliche Sprechmelodie kann das Kind erheitert, durch eine langsame, dumpfe Sprechmelodie traurig gestimmt werden. Es ist bekannt, daß sich gerade im ersten Lebensjahr die Stimmungen und Affekte der Mutter dem stark empfänglichen Wesen des Kindes intensiv mitteilen." (Wurst 1975, 38)

Die zunehmende artikulatorische Differenzierung der frühkindlichen Intonationsmuster hat Lenneberg (1972) eingehend beschrieben. Auch er räumt der kommunikativen Dimension beim Spracherwerb einen übergeordneten Stellenwert ein. So dürfe man das „anfänglich mangelnde Interesse des Kindes an phonetischer Genauigkeit" nicht als ein triviales oder reifungsbedingtes, biologisches Problem bewerten, vielmehr deute es auf ein „Grundprinzip des Spracherwerbs" hin: Erworben werden nämlich zuerst nicht einzelne Laute bzw. Lautgruppen, sondern prinzipiell die kommunikativ bzw. interaktional bedeutungsvollen Muster und Strukturen (vgl. auch Kainz 1967). Die Differenzierung und Zuordnung erfolgt nicht auf der Basis phonematischer Eigenschaften, sondern auf Unterschieden von komplexen Klangmustern, die im Hinblick auf Stimmklang, Dynamik, Tonhöhe, Lautstärke und anderen Qualitäten voneinander abweichen.

3.3 Klang und Gefühl: Stimme als emotionaler Kommunikationskanal

Die Stimme geht der Sprache voraus, sie ist ihre Grundlage. Als instinktive und angeborene Funktion ist sie nicht wie die Sprache erworben; vielmehr muß sie aus ihrer engen Verbindung zu den evolutionär älteren Teilen des Gehirns begriffen werden.

Eine Vielzahl von Wortverbindungen und Kombinationen deutet darauf hin, welch große Bedeutung die Stimme in verschiedenen Situationen des Alltagslebens hat und wie eng ihre Verbindung zu allen Bereichen der Kommunikation ist. Auffallend viele Wörter des Wortfeldes Stimme drücken die Haltung des Sprechers aus: Harmonie spricht aus den Redewendungen *mit jemanden übereinstimmen* und *jemandem zustimmen*, Selbstsicherheit wird ausgedrückt in Worten wie *bestimmtes* Auftreten, dafür bin ich *bestimmt*, dies ist meine *Bestimmung* im Leben. Macht äußert sich durch die Begriffe *Stimmrecht, Stimmabgabe, Stimmenthaltung* oder *jemanden überstimmen*. Man kann seine *Stimme* erheben und etwas *bestimmen*.

Nur wenige Wörter und Redewendungen drücken aus, daß an der Stimme *etwas nicht stimmt*. Dann allerdings erscheint der Mangel gravierend: *Die Stimme bleibt weg*, jemand spricht *mit gebrochener Stimme* oder leidet gar an *Stimmlosigkeit*. Das wiederum kann bewirken, daß er *den Kopf hängen läßt*, das Gefühl hat, *das Wasser stehe ihm bis zum Hals*, etwas *bräche ihm das Genick* oder *ihm säße eine Faust im Nacken*. In der Folge hat er dann *einen Kloß im Hals, die Kehle ist wie zugeschnürt, die Luft bleibt ihm weg, es verschlägt ihm den Atem* und er *glaubt zu ersticken*.

Etymologisch kommt der Begriff „stimmen" aus dem frühhochdeutschen „gastimnjan", das soviel wie „in Harmonie versetzen" bedeutet. Über das mittelniederdeutsche „stemmen" entsteht die heutige Wortbedeutung „einer Saite die richtige Tonhöhe geben" (Kluge 1967, 750). Im übertragenen Sinne bedeutet der Begriff: „jemanden in die richtige Gemütslage versetzen", „einstimmen". Davon abgeleitet ist „Stimmung" oder „Gestimmtheit": eine länger anhaltende Gefühlslage und seelische Verfassung; man kann „verstimmt", „mißgestimmt" sein oder „in Hochstimmung".

Unter dem kommunikationstheoretischen Gesichtspunkt der wechselseitigen *Sprecher-Hörer-Beziehung* kommt der Stimme sowohl in intra- wie in interpersonaler Hinsicht eine entscheidende Bedeutung zu. Dieser soziale und kommunikative Charakter der Stimme ist von den begleitenden emotionalen Aspekten nicht zu trennen. So sind in jedem Sprechereignis bzw. Sprechakt zwei für die Kommunikation grundlegende Aspekte zu beachten: Während Sprache und Sprechen dem Nachrichten- bzw. Informationsaustausch dienen, verleiht die Stimme der Information eine zusätzliche Dimension. Der Ton macht die Musik, er läßt unbewußt das hörbar werden, was nicht ausgesprochen wird. Die Stimme als Träger der Sprache vermittelt in der Kommunikation die zwischenmenschliche Bedeutung, indem sie als primäres Eindrucks- und Ausdrucksorgan den Aussagen eine psychische und emotionale Wertung beigibt.

Dieser Beziehungscharakter der Stimme erklärt sich aus der phylogenetischen Entwicklung und der damit zusammenhängenden Bedeutung vorsprachlicher bzw. nonverbaler Kommunikationsformen. Wie schon erwähnt, ist die Markierung der „sozialen Identität" eines Organismus bzw. Individuums durch nonverbale Zeichen ein zentraler Bestandteil der sozialen Organisation. Auch beim Menschen wären ohne solche nonverbalen Sprach- und Kommunikationsmöglichkeiten klare Beziehungen nicht gegeben. So weist Ekman (1973) darauf hin, daß die bereits von Darwin angenommene evolutionäre Kontinuität (Abschnitt 2.2), durch nonverbale Zeichen und Gebärden Emotionen auszudrücken, als weitgehend gesichert gelten kann. „Während das vokale Signal des subhumanen Primaten noch gleichzeitig Nachricht an den Partner wie auch Ausdruck der eigenen Emotion ist und nur vom limbischen Cortex kontrolliert wird, hat beim Menschen der Neocortex diese Kontrolle übernommen. Mit dem Erwerb der Sprache hat der Mensch eine (nur) scheinbar nahezu perfekte Kontrolle über seine Stimme gewonnen, ... aber das ältere Kommunikationssystem bleibt auch beim Menschen fortgesetzt im Spiel." (Ploog 1977, 128) Von daher spielt der gegenüber dem visuellen und taktilen Sinnesmodus vernachlässigte vokal-akustische Modus eine zwischenmenschlich grundlegendere Rolle als die sprachliche, rein sach- und inhaltsbezogene Kommunikation.

Für Stock (1987, 67, 72) ist bedeutungsvoll, daß
- aus kommunikationspsychologischer Sicht sprechsprachliche Kommunikation ohne

Rückgriff auf die von nonverbalen Kommunikationsmitteln getragenen Informationen nicht erklärt werden kann,
- die durch den Prozeß der Informationsverarbeitung erschlossene einheitliche Grundbedeutung der kommunikativen Handlungen des Sprechers auf der Koordinierung von Inhalts- und Beziehungsaspekten beruht,
- der Hörer bei interpersoneller Kommunikation in der Äußerung des Sprechers auch den Stimmausdruck als das „ältere Kommunikationsmittel" erlebt, ein Kommunikationsmittel, das bei ihm Anmutungsqualitäten im Sinne von Sympathie, Indifferenz oder Abneigung auslöst.

Die Stimme ist somit nicht nur formelles Ausdrucksmittel, sondern ebenso Ausdruck der Persönlichkeit bzw. der aktuellen Befindlichkeit, der Stimmung des Sprechenden. Eine stimmliche Äußerung ist ein unwiederholbares, einmaliges Ereignis. Die Stimme ist als ein im weitesten Sinne emotionaler Kommunikationskanal zu begreifen, in dem jeweilige Stimmungen, Gefühle oder Affekte genauso zum Ausdruck kommen, wie sie als Wesens- und Persönlichkeitsäußerungen erfahren werden: *Die Stimme ist ein Spiegel der Seele.* Diese Sichtweise ermöglicht auch ein grundlegendes Verständnis für die Äußerung von Moses, nach der Stimmdynamik immer auch Ausdruck verborgener Psychodynamik des Menschen ist.

Hier wird sichtbar, warum der „Kehlkopf eine Prädilektionsstelle zur Manifestation vegetativ oder psychogen ausgelöster Störungen darstellen kann" (Spiecker-Henke 1982, 302). Insbesondere bei funktionellen Stimmerkrankungen gilt dies auch unabhängig davon, ob den jeweiligen psychischen Faktoren eine primäre oder sekundäre Rolle zuzuschreiben ist. Mit Bezug auf den therapeutischen Prozeß ist in diesem Zusammenhang zudem auf die Möglichkeit der stimmlichen Regression zu verweisen: „In den frühen Phasen der Ontogenese mußte der Mensch ausschließlich auf ganz konkrete Ausdrucksmittel zurückgreifen, um (negative) emotionale Befindlichkeiten kommunikativ mitzuteilen. Dieser elementare Kommunikationsmodus wird im Zuge der neurotischen ... Regression insofern wiederbelebt, als das spezifische Symptomgeschehen nicht nur als Anzeichen einer Krankheit, sondern immer auch als Ausdruck einer subjektiv erlebten Notlage zu verstehen ist." (Titze 1989, 509)

Dies zeigt, wie elementar sich das Stimmerkranktsein auf die gesamte Persönlichkeit des Betroffenen auswirken kann. Wenn irgend möglich, müssen dabei die Hintergründe einer solchen Notlage aufgedeckt werden. Insbesondere wird man berücksichtigen müssen, welche Bedeutung die dadurch beeinträchtigte kommunikative und soziale Gestaltungsmöglichkeit für das Individuum hat. Diese Interpretation steht im Gegensatz zu Ansätzen der Phonetik und Lautphysiologie, die die soziale und emotionale Bedeutung lautlicher Äußerungen weitgehend ausblenden. „Sie (die Lautphysiologie wie die Phonetik überhaupt) abstrahiert von allen individuellen Verschiedenheiten der Sprachorgane und betrachtet, wie alle Naturwissenschaften, ihren Gegenstand als einen an sich vorhandenen, abgelöst vom erkennenden Ich." (Trojan 1973, 51) Unterschiedliche Erkenntnisinteressen, Fragestellungen und methodische Vorgehensweisen zwischen psychologisch und physiologisch orientierten Analysen führen zu einer scheinbaren Widersprüchlichkeit, die sich aber bei ganzheitlicher Betrachtungsweise aufhebt.

Da Stimmerkrankungen immer auch als Störungen der Kommunikation und sozialen Interaktion charakterisierbar sind, ist das Einbeziehen der Persönlichkeit des Stimmpatienten in ihren vielfältigen kommunikativen Beziehungen zur Umwelt unumgänglich. Damit ist jede Stimmerkrankung eine Beeinträchtigung des elementaren Ausdrucksvermögens für Basisemotionen wie Freude, Trauer, Wut, Angst, Zuneigung oder Ablehnung, die zu Störungen der Beziehungs- und Begegnungsfähigkeit führen kann. Für das therapeutische Vorgehen bedeutet dies, daß eine rein symptomorientierte Behandlung prinzipiell als zu einseitig eingestuft werden muß. Notwendig ist eine ganzheitliche Vorgehensweise, in der die Gesamtpersönlichkeit des Stimmkranken in ihren organischen, psychischen, sozialen und kommunikativen Aspekten berücksichtigt wird.

4. Ganzheitlichkeit:
Perspektive einer zeitgemäßen Stimmtherapie

> Das Problem des Menschen in der Medizin ... ist, daß er, der Mensch, seine Krankheit, die als Teil seiner Biographie zu verstehen ist, nicht nur hat, sondern auch macht. Daß er die Krankheit, die Ausdrucksgebärde, die Sprache seines Körpers, produziert, wie er jede andere Ausdrucksgebärde und jedes andere Sprechen formt. Noch verstehen wir diese Sprache nicht ganz ...
> Viktor von Weizsäcker

> Fragt man jemanden, zu dem man spricht, wen er eigentlich höre, den Körper oder die Seele ..., dann wird man vielleicht die Antwort erhalten: „Die Stimme, die ich höre, ist etwas Körperliches. Das, was ich höre, ist aber etwas Geistig-Seelisches, also höre ich eine Einheit von Körper und Geist bzw. von Leib und Seele". Eine solche Antwort ist ein Krampf, in dem der Verlust des unmittelbar Gegebenen deutlich wird. Die schlichte Antwort auf die Frage: „Wen hören Sie?", muß doch einfach lauten: „Ich höre Sie ..., diesen bestimmten Jemand!"
> Karlfried Graf Dürckheim

4.1 Mit Leib und Seele: Psychosomatik als Ausdruck eines Paradigmenwandels

Der Begriff der Ganzheitlichkeit hat sich im Zeitalter des „New Age" oder der „Wassermann-Ära" zu einem modischen Schlagwort entwickelt und allerlei Irrationalismen mit sich gebracht. Der rationale Kern ist die Kritik und Überwindung des Cartesianischen Weltbildes des Abendlandes. Als streng logisches und analytisches Denksystem war es in den Naturwissenschaften in nahezu reiner Form jahrhundertelang grundlegend. Die Entwicklung der Technik bis hin zur Raumfahrt, Wohlstand für einen Teil der Menschheit und die Überwindung vieler Krankheiten und Seuchen sind unbestreitbare Erfolge dieses Paradigmas. In neuerer Zeit sind aber auch die negativen Konsequenzen wie zunehmende Umweltzerstörung, Bevölkerungsexplosion und Gefährdung sozialer Beziehungen ins Bewußtsein gerückt.

Insbesondere in der Medizin (als technisierte „Apparate"- bzw. „Organmedizin") und der Psychologie (als Behaviorismus) wurde eine ausschließlich mechanistische Denkweise immer mehr als zu einseitig und reduzierend kritisiert: Das Ganze – um ein Prinzip der Gestaltpsychologie zu zitieren – sei eben mehr als die Summe seiner Teile. Die mit einem analytischen Vorgehen verbundenen Spaltungen und Trennungen – zwischen Subjekt und Objekt, Denken und Fühlen, vor allem aber zwischen Körper und Geist – müssen deshalb überwunden werden.

Die Beziehung zwischen Leib und Seele ist bis heute ein nicht hinreichend erklärtes, ungelöstes theoretisches Problem. Seitdem in der Antike Körper und Seele als zwei wesensverschiedene Welten unterschieden und getrennt wurden, stellt sich die Frage nach der Entstehung des Bewußtseins, nach dem Ursprung des Psychischen. Antworten wurden in den folgenden Jahrtausenden nur von den Religionen angeboten, die Wissenschaft blieb eine umfassende und stimmige Erklärung dieser Zusammenhänge schuldig. Neue zell- und molekularbiologische sowie (elektro-) physiologische Erkenntnisse über die Funktionsweise des Gehirns – konsequente Zuspitzung analytischen Denkens, das sich auf sich selbst richtet – ändern nichts an dieser Aussage.

Im rasch an Bedeutung zunehmenden Bereich der Psychosomatik wird postuliert, daß körperliche Veränderungen seelische Veränderungen nach sich ziehen und umgekehrt. In welcher Weise dies geschieht und wie die Vorgänge beschrieben werden können, ist Forschungsgegenstand dieser Wissenschaft. Arbeiten aus verschiedenen Wissenschaftsbereichen werden verwendet, z. B. quantenmechanische Aspekte der theoretischen Physik (Jonas 1981) oder mathematisch-kybernetische und informationstheoretische Ansätze (Neuroevolutionäre Psychokybernetik, Benesch 1988; vgl. auch den Offenen Interaktionismus, Sallinger 1989). Inwieweit die noch jüngere und gegenwärtig immer stärker diskutierte Psychoneuroimmunologie als Wissenschaft über den wechselseitigen Einfluß von Geist, Körper und Umwelt zu einer Klärung des Leib-Seele-Problems beitragen kann, muß abgewartet werden (vgl. zusammenfassend Miketta 1991, Schedlowski u. Tewes 1996).

Alles in allem galt für die theoretischen Erklärungsansätze – Monismus, Dualismus, Parallelismus etc. – weitgehend noch die bereits Mitte des 19. Jahrhunderts von dem deutschen Physiologen Du Bois-Reymond ausgesprochene Einschätzung „Ignoramus et ignorabimus". („Wir wissen es nicht und werden es auch nicht wissen.") Mit unserem analytisch orientierten abendländischen Weltbild, das ein zweidimensionales *Ursache-Wirkungs-Schema* bevorzugt, fällt es uns schwer, der Erfahrung der psychosomatischen Wirklichkeit in der Theorie gerecht zu werden. Gewöhnlich sind unüberschaubar viele, voneinander abhängige Faktoren und Prozesse an der Entstehung eines einzigen Phänomens oder Symptoms beteiligt. Darüber hinaus treten mit zunehmender Komplexität der Ebenen, also in aufsteigender Reihenfolge in physikalischen, biologischen und sozialen Systemen, sprunghaft neue Zusammenhänge auf. Immerhin weisen diese darauf hin, daß das „Ignorabimus" wohl doch nicht unbegrenzt bestehen bleiben wird.

Trotz dieser theoretischen Schwierigkeiten sind positive Entwicklungen in der praktischen Anerkennung leiblich-seelischer Zusammenhänge unübersehbar. So werden in neueren Klassifikationsschemata wie dem DSM-III (Diagnostic and Statistical Manual of Mental Disorders, 3. Ausgabe 1980, Hrsg.: American Psychiatric Association; deutsche Ausgabe 1986) „psychosomatische Störungen" nicht mehr als eigenständige Krankheit aufgeführt, sondern es wird angenommen, daß bei jeder körperlichen Erkrankung prinzipiell somatische, psychische und soziale Faktoren zusammenwirken (Engel 1976; Bastine 1984). Moses (1956, 7) beispielsweise hat dies in Bezug auf Stimmerkrankungen bereits Mitte der fünfziger Jahre ausgedrückt: „Psychosomatische Prozesse sind nicht einseitig orientiert. Sie sind keine Einbahnstraße, nicht einmal Zweibahnwege. Sie sind komplexe Irrgärten, für die der Ariadne-Faden noch gefunden werden muß."

Heute wird unter Psychosomatik in weiten Bereichen weniger ein eigenständiges Fachgebiet verstanden als vielmehr ein bestimmtes ganzheitliches Verständnis von Gesundheit und Krankheit (Lipowski 1984). Die Mediziner Weiß und English haben wesentliche Elemente dieser Perspektive formuliert (1943, 22): „Psychosomatik ist eine relativ neue Bezeichnung für einen Zugang zur Medizin, der so alt ist wie die Heilkunde selbst. Es handelt sich dabei um keine Spezialwissenschaft, sondern um eine Betrachtungsweise, die alle Fächer der Medizin angeht. Sie schenkt nicht dem Körper weniger, sondern der Seele mehr Beachtung. Sie will nicht die Psychogenese der Krankheiten beweisen, sondern nur, daß Seelisches mit gleicher Sorgfalt behandelt wird wie Bakterien, Allergene usw."

Spezifische Theorien und Modelle wie psychoanalytische (Konversionssyndrome), lerntheoretische, streßtheoretische und soziologische Ansätze (Schulz u. Gerhards 1988) können das ganzheitliche Krankheitsgeschehen ebensowenig angemessen erfassen wie biologisch-medizinische. Eine ganzheitliche Perspektive muß vielmehr im Sinne einer jeweils individuell zu bestimmenden Wechselwirkung körperlicher, seelischer und sozialer Prozesse definiert werden. Entscheidend ist es dabei, die Trennung von Körper (Leib) und Geist (Seele) grundsätzlich in Frage zu stellen und die dualistische Betrachtungsweise durch eine ganzheitlich angesetzte „systemisch-dialektische" Perspektive zu ersetzen (Uexküll u. Wesiack 1986, Häuser 1985). In der Phoniatrie und Logopädie haben hier u.a. Gundermann (1977), Stabenow (1979) und Habermann (1980) maßgebliche Beiträge geleistet.

Grundlagen zu einem ganzheitlicheren Menschenbild und -verständnis unter psychosomatischen Vorzeichen sehe ich dabei in den Erkenntnissen der phänomenologischen Anthropologie, der phänomenologischen (Sozial)Psychologie und der anthropologischen Medizin. Bujtendijk, Dürckheim, Lersch, Linschoten, Merleau-Ponty, von Uexküll, V. von Weizsäcker, Wyss u. a. gehen weniger dem Aspekt nach, wie körperlich-physiologische Prozesse im einzelnen auf seelisch-geistige Vorgänge einwirken und umgekehrt, im Vordergrund steht vielmehr ein Verständnis der im Lebensvollzug immer gegebenen körperlich-geistigen Einheit des Individuums. Auf grundlegende Weise äußert sich dazu Bujtendijk (1967, 82 f): „Die Erfahrung hat aber gelehrt, daß es zwischen physiologischen und psychologischen Erscheinungen keinen vollkommenen Gegensatz gibt, sondern eine dialektische (gegenseitige) Relation, die sich im Laufe eines persönlichen Lebens konstituiert. ... Auch wenn die Leiblichkeit als solche – ebenso wie der Geist und das Menschlich-Sein – ein Geheimnis ist, das für das objektivierende Denken unzugänglich ist, dieses Geheimnis wird in der Einheit von Seele und Körper innerhalb der menschlichen Orientierung sichtbar."

Auch auf dem Gebiet der Stimmerkrankungen wird dem Primat der Leib-Seele-Einheit immer stärker Rechnung getragen. Deutlich wird dies z. B. durch Therapieverfahren, die über am Körper ansetzenden Maßnahmen auch im psychischen Bereich Veränderungen bewirken. Denn „behandeln wir den Körper, behandeln wir nicht nur ihn, sondern den jeweiligen Menschen in seiner Situation und Welt" (Stokvis u. Wiesenhüter 1971, 30). Insgesamt ist das Prinzip der psychophysischen Einheit grundlegend, wie es Petzold (1988, 273) für das Verständnis des Menschen als ein „Körper-Seele-Geist-Subjekt" formuliert. Darüber hinaus steht dieses Subjekt in einem unauflöslichen Verbund mit dem sozialen und ökologischen Umfeld (Lebenswelt) und in vielfältigen Interaktionen mit diesem, in dem es seine Identität erfährt und entwickelt.

4.2 Daseinskategorien: Begriffliches Fundament der Ganzheitlichkeit

Die von mir angestrebte Position eines ganzheitlich vertieften Verstehens des Individuums läßt sich als heuristisches Prinzip charakterisieren, dessen grundlegende Strukturen im Sinne der nun eingehender zu betrachtenden „Daseinskategorien" beschrieben werden können. In den Kernannahmen der daraus hervorgehenden phänomenologischen Strukturanalysen werden nicht nur Subjektivität und Gesamtpersönlichkeit des Menschen reflektiert, sondern gleichzeitig seine immer auch körperliche, seelische, zeitliche, zwischenmenschlich-soziale und gesellschaftlich-kulturelle Umweltbezogenheit. Es sind gerade diese komplexen Zusammenhänge, die für das Verstehen des Patienten im (stimm)therapeutischen Prozeß wichtig sind.

Aus der grundsätzlichen *Intentionalität* menschlichen Tuns resultiert eine unaufhebbare Person-Umwelt-Beziehung, deren ganzheitliche Bedeutung durch die wechselseitig aufeinander bezogenen Daseinskategorien

- Leiblichkeit,
- Umwelt,
- Sozialität und
- Zeitlichkeit (Geschichtlichkeit)

umfassend reflektiert und verstanden werden kann (Abb. **1**). Diese Perspektive macht es ferner möglich, verschiedene psychosomatische bzw. diagnostisch-ätiologische Ansätze zu integrieren und die oft geforderte Interdisziplinarität der Psychosomatik im allgemeinen und in der Stimmtherapie im besonderen zumindest annäherungsweise zu erreichen. Es ist allerdings darauf hinzuweisen, daß bei der Darstellung dieses daseinskategorialen Ansatzes notwendigerweise nur die wesentlichsten Aspekte wiedergegeben werden können. Zu einer Vertiefung sei auf entsprechende Literatur verwiesen, u. a. auf Graumann u. Métraux 1977, Graumann 1986, Linschoten 1961, van den Berg 1955, Schütz u. Luckmann 1985, Uslar 1973.

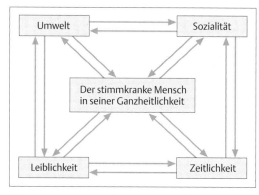

Abb. 1 Die Daseinskategorien mit ihren Bezügen zum stimmkranken Menschen.

Im Zusammenhang mit den in der Phänomenologie entwickelten Daseinskategorien sind aus phoniatrisch-logopädischer Sicht die Überlegungen von Behrendt und Pascher von Bedeutung. Sie fordern Betrachtungsweisen, die über den klassischen analytisch-naturwissenschaftlichen Ansatz hinausgehen, weil dieser zwangsläufig den Menschen auf eine „Objektebene" reduziere und ihn von der lebendigen Gesamtheit seines Erlebens trenne. Dabei betonen auch sie die Bedeutung dieses phänomenologischen Ansatzes (Behrendt u. Pascher 1984, 1): „Der ‚subjektive Faktor', also die eigene Aufmerksamkeit oder die eigenen früheren Erfahrungen usw., werden in den Erkenntnisprozeß mit einbezogen. Jede menschliche Situation ist nicht nur an die Bedingungen von Leiblichkeit, sondern auch an die der Umweltgebundenheit, Sozialität und Geschichtlichkeit geknüpft."

Eine bildhafte Analogie kann dabei helfen, die starke Vernetztheit und die wechselseitige Bedingtheit der Phänomene in diesem Modell zu verdeutlichen: Stellen wir uns eine durchsichtige Glaskugel vor, die von vier räumlich unterschiedlich – und nicht unbedingt winkelsymmetrisch – angeordneten Lampen verschiedener Farb- und Lichtqualitäten angestrahlt wird. Je nach unserer eigenen Perspektive und in Abhängigkeit von der Lampenstellung wird dann diejenige Kugeloberfläche für uns am deutlichsten im Licht derjenigen Lampe erscheinen, der sie am nächsten ist. Gleichzeitig werden in dieser Erscheinung aber auch Strahlen der anderen Lichtquellen manifest, die ihre Farben in unterschiedlichen Quantitäten und Qualitäten der wahrgenommenen Lichterscheinung zumischen. Wechselnde Lichtwirkungen führen zu ungleichen Deutbarkeiten.

Die engen Vernetzungen der verschiedenen Bereiche werden beim stimmkranken Patienten besonders deutlich. So haben psychische Erkrankungen häufig Auswirkungen im Somatischen, z. B. in Form funktioneller Veränderungen innerhalb des Phonationsapparats. Dadurch wird die Kommunikationsfähigkeit behindert, so daß es zu Beeinträchtigungen auf der Beziehungs- und Begegnungsebene kommt. Diese wiederum können Veränderungen im Verhalten auslösen, die sich beispielsweise durch Vermeidung von Kontakten ausdrücken. Auf der anderen Seite haben somatische Störungen wie eine organische Erkrankung im Kehlkopfbereich häufig psychische Auswirkungen. Dabei ist prinzipiell die psychosomatische Wechselwirkung zu berücksichtigen.

Kittel (1989, 5) vertritt die Auffassung, daß zwar die Auswirkungen der Psyche auf das Soma bekannt sind, der Einfluß organischer Stimmlippenveränderungen auf die Psyche aber weniger Beachtung findet. Es wird fast nur von psychosomatischen, kaum aber von somatopsychischen Stimmerkrankungen gesprochen. Wenn wir dieser Überlegung folgen, sind zwei Formen der Wechselwirkung von Seele und Körper zu unterscheiden: Bei der einen besteht primär ein organisches Leiden, das sekundär Auswirkungen auf die Psyche hat, bei der anderen ist primär ein krankhaftes seelisches Verhalten gegeben, aus dem organische Stimmveränderungen resultieren.

Dem Begriff der *Intentionalität* kommt für das daseinskategoriale Modell eine grundlegende Bedeutung zu. Intentionalität ist die bedeutungsgebende Orientierung unseres Bewußtseins in eine bestimmte Richtung, auf ein reales oder ideelles Ziel hin. Bewußtsein kann immer nur Bewußtsein von etwas sein und nicht aus sich selbst heraus existieren. Dies bedeutet, daß alle Erfahrungsmöglichkeiten sich auf etwas beziehen müssen, egal, ob man denkt, wahrnimmt, fühlt oder träumt. Immer wird man dabei an etwas Bestimmtes denken, etwas Bestimmtes wahrnehmen etc. Das heißt wiederum, daß die in der Intentionalität sich vollziehende Sinngebung nie allein „drinnen", also nur im eigenen Kopf, stattfindet, sondern gleichzeitig immer auch „draußen": Bildlich gesehen sind wir damit unaufhörlich in der Welt und mitten im Geschehen.

Daraus ergibt sich die Konsequenz, daß alle individuellen Erfahrungen, die auf den ersten Blick nach unmittelbarster Innerlichkeit des Selbst aussehen, in ihrer Sinnhaftigkeit letztlich immer notwendige Bezüge haben zum Draußen, zur Welt, zum anderen Menschen. In und durch die Intentionalität wird die Person-Umwelt-Beziehung als prinzipiell unauflöslich und ineinander verschränkt konstituiert (Waldenfels 1980).

Diese Zusammenhänge haben für das stimmtherapeutische Vorgehen allein schon deswegen weitreichende Konsequenzen, weil der Therapeut mit dem stimmerkrankten Patienten intentional verbunden ist und daher nie nur außerhalb stehen kann. Dies gilt auch dann, wenn er sich auf eine Behandlung mittels logopädischer funktional-übender Mittel beschränkt.

4.3 Den Menschen in seiner Umwelt verstehen: Daseinskategoriale Strukturanalyse

In seiner leiblichen Existenzform ist der Mensch zugleich als Wahrnehmender wie als Wahrgenommener charakterisierbar. So umfaßt die Daseinskategorie der *Leiblichkeit* ebenso den somatischen Bereich mit der durch die verschiedenen Sinne erfaßbaren Körperlichkeit wie andererseits die psychisch-geistigen Erscheinungen der eigenen Lebensform als denkendes und handelndes Wesen. Der somatische Aspekt schließt somit den naturwissenschaftlich-medizinischen Bereich mit ein, soweit es dabei um die Funktionalität des „materiellen" Leibes, des Körpers und seiner Organe geht. Die psychisch-geistigen Aspekte der Leiblichkeit beziehen sich dagegen auf die Funktionalität des „ideellen" Leibes, dessen umfassende Bedeutung sich am besten durch eine Einsicht Merleau-Pontys beschreiben läßt: „Wir haben nicht nur einen (materiellen) Körper, sondern wir sind unser Körper" (vgl. Petzold 1988).

Merleau-Ponty versteht den Leib als gleichsam verdoppeltes Zentrum der Weltbezüge: Dieser ist sowohl vermittelndes „Medium" zur Welt wie unmittelbare „Verankerung" in ihr. Daher endet die uns umgebende Wirklichkeit auch nie an den Grenzen unseres Körpers, sondern wir sind durch Hören, Sehen, Fühlen, Riechen, Schmecken, Bewegung, Ernährung, Sexualität etc. in die äußere Welt eingebunden. „Psychologische Motivationen und körperliche Anlässe können sich miteinander verflechten, da es keine einzige Bewegung im Leibe gibt, die einen absoluten Zufall darstellt gegenüber den psychischen Intentionen, und keinen einzigen psychischen Akt, der nicht wenigstens seinen Keim fände in den physiologischen Dispositionen." (Merleau-Ponty 1966, 113)

Zur Kategorie der Leiblichkeit zählt selbstverständlich auch die Erfahrung der eigenen Krankheit, und zwar sowohl in somatischer wie in psychischer Hinsicht. Somit sind Stimmanalysen im klassischen medizinisch-phoniatrischen Sinne selbstverständlich notwendig und wichtig. Allerdings sind diese rein biologisch-organischen Zustandserhebungen insbesondere bei funktionellen Stimmerkrankungen erst sinnvoll, sobald sie auch unter der übergreifenden Perspektive ihrer möglichen sinngebenden Bezogenheiten wahrgenommen und interpretiert werden. Denn in diesen (Welt-)Bezügen haben sie sich vorher in der auf ihre Weise immer bedeutungsvollen leiblichen Lebensgeschichte des Stimmpatienten konstituiert. Aus einem anderen Blickwinkel formuliert auch Quitmann (1985, 292) diese Zusammenhänge: „Das Konzept der organismischen Selbstregulierung ... ist am ehesten der phänomenologischen Auffassung der ‚Intentionalität' zuzuordnen. Es wird davon ausgegangen, daß der menschliche Organismus ein Bestreben bzw. eine Tendenz in sich trägt, sich auf Sinnhaftes, auf Werte und Ziele hin zu bewegen und dabei bestehende Grenzen zu überschreiten."

In der Daseinskategorie der *Umwelt* oder Räumlichkeit wird der „äußere" Pol unserer intentionalen Bezogenheit kategorial gefaßt. Dieser Umweltbezug ist dabei zunächst als elementar situationsbezogen aufzufassen, muß aber darüber hinausgehend selbst als im größeren Rahmen unserer „Lebenswelten" stehend verstanden werden. Denn jede äußere Situation ist durch ihre Einbettung in überindividuelle und eigene Beziehungs- und Bedeutungsstrukturen charakterisiert, innerhalb derer das Individuum erst seine situativ sinnvollen Erfahrungen machen kann.

Generell muß man sich dessen bewußt sein, daß je nach intentionalem Bezug qualitativ eindeutig voneinander unterscheidbare „mannigfaltige Wirklichkeiten" (James 1950) erfahren werden: Alltagswelt, Wunschwelt, Spielwelt, Traumwelt, Arbeitswelt und auch Sexualwelt. Bezogen auf die Alltags- und Arbeitswelt unterscheidet Bronfenbrenner (1980) weiter zwischen Mikroebenen (Familie bzw. Familienstruktur), Mesoebenen (Arbeitsbedingungen, soziales Netzwerk, Nachbarschaft etc.), Exoebenen (Gemeinde- bzw. Stadtstruktur, Fernsehen etc.) und Makroebenen (allgemeine soziokulturelle Bedingungen, politische, wirtschaftliche, ökologische Situation). Mittler dieser Welten ist die verbale Kommunikation, das Sprechen miteinander, was auch Berger u. Luckmann (1961, 39) hervorheben: „Vor allem anderen ist Alltagswelt Leben mit und mittels der Sprache, die ich mit den Menschen gemeinsam habe."

Die psychischen Erfahrungsqualitäten des Individuums hängen unmittelbar von diesen sehr verschiedenartigen „Um-Welten" ab, und ein Verständnis des Anderen – gerade im Hinblick auf den Stimmpatienten – muß weitgehend aus seiner Perspektive heraus ansetzen. Daraus folgt: Wer jemand ist, was und wie jemand ist, woher er stammt, welche Interessen, Pläne, Vorlieben, Wünsche, Schwierigkeiten, Abneigungen, Hoffnungen, Ängste etc. er hat, läßt sich wesentlich nur aus seinen Erfahrungen und den erlebten Bezügen zu seinen konkreten Um-, Mit- oder Lebenswelten und ihren unterschiedlichen Bedeutungsqualitäten perspektivisch verstehen und erschließen. Für den diagnostisch-therapeutischen Prozeß bedeutet dies, den Patienten „da aufzusuchen, wo er ist, und so, wie er ist" (Linschoten 1961).

Sozialität beinhaltet die für die zwischenmenschliche Sphäre grundlegenden Beziehungs- und Begegnungsaspekte. Im Verhältnis zu anderen und ihren Reaktionen erfahren wir uns selbst als leibliche Wesen, und wir erfahren den anderen. Wer wir sind, was wir sind, wird uns durch, in und mit den Beziehungen zu den anderen vermittelt; Subjektivität, Ich-Identität oder Reflexivität können sich primär nur in den Interaktionen mit anderen entwickeln. Der Bereich der Sozialität umfaßt vielfältige Aspekte, die auch zur Daseinskategorie Umwelt gehören, wobei nun weniger von außen herangetragene Einflüsse als vielmehr die eigenen Stellungnahmen und Reaktionen im Vordergrund stehen. In Analogie zu Bronfenbrenners Differenzierung der Umwelt in Alltags- und Arbeitswelt sind auch in Bezug auf die Sozialität verschiedene Ebenen zu unterscheiden.

In der *Zeitlichkeit* kommt die bisherige eigene Lebensentwicklung in ihren charakteristischen Lebensphasen zum Ausdruck, mit ihren Wurzeln in der Vergangenheit und ihren Auswirkungen auf die Zukunft. Jedes individuelle oder gemeinsame Empfinden, Denken und Handeln hat immer auch geschichtliche Bezüge und ist in die zeitliche Veränderung und Entwicklung der Umwelt eingebettet. Ein Verstehen des Individuums ist ohne diesen zeitlichen Aspekt unmöglich: Wie hat es seine Vergangenheit selbst erlebt und verarbeitet? Welche Umweltsituationen oder welche anderen Einflüsse haben seine Persönlichkeit geformt, wieweit hat es sich damit identifiziert? Inwieweit hat die Lebensgeschichte Spuren hinterlassen, die das innere und äußere Erscheinungsbild prägen, die Sprechweise, den Stimmausdruck, die Art und Weise des Miteinander-Umgehens und Miteinander-Sprechens? Wie sehen seine Hoffnungen, Pläne und Absichten für die Zukunft aus?

Dabei ist wesentlich, die jeweiligen Vordergrund-Hintergrund-Konstellationen in ihrer Bedeutungs- und Sinnhaftigkeit zu erkennen und zu verstehen (Abb. **1**). In Bezug auf das therapeutische Vorgehen bei Stimmerkrankungen ist gerade das Verstehen grundlegend: Jede Erkrankung hat, in Abhängigkeit von wechselseitig sich bedingenden daseinskategorialen Verhältnissen, eine vom Individuum erfahrene und nachvollziehbare Bedeutung. Dies gilt unabhängig davon, ob die Erkrankung als mehr passiv – man wird von der Krankheit heimgesucht – oder mehr aktiv – man sucht unbewußt die Erkrankung – begriffen wird. Dies unterstreicht auch Stabenow (1976): Unabhängig davon, ob den psychischen Beziehungen eine „psychosomatische" oder „somatopsychische" Rolle zuzuschreiben ist, geht es immer um das Gesamtgeschehen und seine kommunikativ-intentionalen Bezüge (vgl. Kittel 1989, 37, s. auch 33).

Behrendt (1987, 1989) hat auf den für die phoniatrisch-logopädische Praxis zentralen Aspekt des Verstehens wiederholt aufmerksam gemacht: „Im Verstehen bleibt der einzelne mit dem Hintergrund der gesamten Situation verbunden. Nur wenn wir im Bewußtsein vom Zusammenhang des Ganzen wahrnehmen, ist es uns möglich, einen einzelnen Satz, eine einzelne Geste, eine einzelne Handlung oder auch ein Symptom zu verstehen, d.h. ihm einen angemessenen Sinn zuzuordnen." (1987, 18)

Das Bewußtsein vom Zusammenhang des Ganzen ist der Schlüssel dafür, daß die daseinskategoriale Analyse auch für Stimmerkrankungen zu einem geeigneten Instrument einer ganzheitlichen Sicht der Erscheinungen wird. Die Daseinskategorien sind zwar sinnvoll voneinander unterscheidbare Phänomenbereiche, allerdings lassen sie sich nur psychologisch-qualitativ, nicht aber logisch-quantitativ differenzieren. Die verschiedenen Dimensionen stehen nicht nebeneinander, sondern sind miteinander verknüpft, sich gegenseitig bedingend und aufeinander wirkend. Nur so ist ein umfassend anzusetzendes Verständnis der Gesamtpersönlichkeit und Ganzheitlichkeit des Stimmkranken einzulösen.

Solche daseinskategorialen Strukturanalysen haben für den Praktiker weitreichende Konsequenzen. Dies wird unter der Ausgangslage einer prinzipiell mehrschichtigen Perspektivität deutlich: So wird der Phoniater und Logopäde immer wieder mit der Tatsache konfrontiert sein, daß derselbe Tatbestand, der gleiche Befund oder dasselbe Symptom aus verschiedenen Blickwinkeln betrachtet werden kann. Um ein weitgehend ganzheitliches Verständnis zu ermöglichen, müssen unabhängig davon, welchem Bereich ein bestimmtes Faktum schwerpunktmäßig zugeordnet wird, alle vier Dimensionen der Daseinskategorien in mehr oder minder umfangreichem Maß berücksichtigt werden.

5. Offene und versteckte Nachrichten: Kommunikation in der Therapie

> Gerade der Mensch lebt immer im Dialog mit seiner Mitwelt, und es ist eine theoretische Fiktion, wenn man glaubt, ihn psychologisch als isoliertes Einzelwesen betrachten zu können.
> P. Lersch

> Wo der Mensch sich der Sprache bedient, um in ein lebendiges Verhältnis zu sich selbst und seinen Mitmenschen zu treten, ist die Sprache nicht mehr nur Instrument, nicht mehr nur Mittel, sondern Bekundung und Offenbarung seines innersten Seins und des seelischen Bandes, das mit der Welt und unseren Mitmenschen uns verbindet.
> L. Goldstein

5.1 Das Angewiesensein auf andere: Intersubjektivität

Subjektivität – so sinnvoll ihre Thematisierung auch immer ist – kann kein Selbstzweck sein. Subjektivität oder auch die Persönlichkeit des Patienten existieren immer nur in einem größeren Rahmen, der Mit-Sein, d.h. Intersubjektivität, bedingt. Ich messe dem Begriff der Intersubjektivität und dem Phänomen, das er ausdrückt, ein fundamentales Gewicht zu: Kommunikation kann in ihren vielfältigen Aspekten und Bedeutungen nur intersubjektiv begriffen werden. „Intersubjektivität fundiert alle anderen Kategorien des Menschseins. Die Möglichkeit der Reflexion auf das Selbst, die Entdeckung des Ich ... aber auch die Möglichkeit der Kommunikation, der Etablierung einer kommunikativen Umwelt ist auf der Urerfahrung der Wir-Beziehung fundiert." (Schütz 1971, 108)

Auch in der Stimmtherapie gilt es als mehr oder minder selbstverständlich, daß die besten Methoden praktisch wirkungslos bleiben, wenn die „Beziehungsebene" (Kapitel 8) nicht stimmt: „Nicht das *was* der Methode, sondern das *wie* des Therapeuten entscheidet über den Erfolg der Therapie." (Gundermann, zit. nach Stelzig 1987, 184) Allerdings wird diese scheinbare Selbstverständlichkeit nicht weiter hinterfragt und behandelt. Gundermann sieht beispielsweise den Arzt als einen „Künstler", der dem „Magischen" verhaftet bleibt (1987, 62): „Das ist schließlich nur eine Bestätigung unserer täglichen Erfahrung: In jeder menschlichen Beziehung scheint sich zu öffnen und bleibt doch verschlossen – etwas Unaussprechliches, Rätselhaftes, Nichtberechenbares." Damit wird ersichtlich, daß dieses Magische und Rätselhafte gerade in der Intersubjektivität begründet ist. Ein umfassenderes und vertieftes Verständnis dieses „Grundphänomens des Humanen" (Kisker 1970) wird auch dem Stimmtherapeuten hilfreich sein.

Schwierigkeiten bei der Erörterung des Begriffs Intersubjektivität ergeben sich zunächst einmal daraus, daß dieser im Sprachgebrauch praktisch keine Rolle spielt. Über die Bedeutung von Kommunikation, Sprache, Beziehung, Reflexion, Subjektivität etc. hat man zumindest eine wie auch immer begründete alltägliche oder fachliche Vorstellung – aber Intersubjektivität? Dabei stellen alle genannten Begriffe nur Teilbereiche des Phänomens der Intersubjektivität dar. Wenn man diverse Lexika konsultiert, wird man unter Umständen lange suchen müssen, um einen Hinweis zu erhalten. Die dann gefundene Definition lautet: „Intersubjektivität ... ist anthropologisch das Angewiesensein des Menschen auf andere".

Dieses Angewiesensein ist wörtlich zu nehmen: Wir sind von Geburt an unmittelbar und direkt auf andere angewiesen und werden dies, zumindest indirekt, auch unser Leben lang bleiben. Und nur deshalb sind wir überhaupt in der Lage, Mensch zu werden, menschlich zu denken, zu fühlen, zu sprechen, zu handeln oder uns in einer bedeutungsvoll erscheinenden Welt zu orientieren. Nur weil es diese Sphäre der Intersubjektivität gibt, können wir ein Ich entwickeln, Ziele entwerfen, und uns – am anderen – selbst verwirklichen. „Die fundamentale Tatsache der menschlichen Existenz ist weder der einzelne als solcher noch die Gesamtheit als solche. ... Der einzelne ist Tatsache der Existenz, sofern er zu anderen einzelnen in lebendige Beziehung tritt; die Gesamtheit ist Tatsache der Existenz, sofern sie sich aus lebendigen Beziehungseinheiten aufbaut. Die fundamentale Tatsache der menschlichen Existenz ist der Mensch mit dem Menschen." (Buber 1962, 404.) Erst durch das Prinzip „Intersubjektivität" kommt Bedeutung und Sinn in unser Leben. Sehr treffend hat Mead (1968, 174) dazu formuliert: „Es ist absurd, Geist einfach aus der Sicht des einzelnen menschlichen Organismus zu sehen. ... Wir sind, was wir sind, durch unser Verhältnis zu anderen."

Daraus wird auch Sprache verständlich: „Offensichtlich hätten die Körper- und Lautgebärden ohne die ursprüngliche Situation einer sozialen Interaktion niemals ihre Zeichenfunktion erreichen können. Erst durch eine Beziehung auf andere Individuen ist ein Ausdruck von einem bloßen Ausfluß nervöser Erregung zu einer Bedeutung geworden. Und diese Bedeutung bestand eben im Wert einer Handlung für ein anderes Individuum." (Mead 1980, 207) Sprache ist immer intersubjektiv gültig: Wenn ich Baum sage, dann ist weder diese Lautbildung noch dieser Begriff mit dem oder den Bäumen an sich identisch, vielmehr ist es ein gesprochenes und damit sprachliches Symbol. Dieses Symbol bezeichnet für alle Deutsch Sprechenden einen Teil unserer gemeinsamen Wirklichkeit mit der Konsequenz, daß jeder andere sofort weiß, was gemeint ist. Intersubjektivität liegt auch zugrunde, wenn ein zunächst bedeutungsloser Reiz in der gemeinsamen Interaktion eine Bedeutung dadurch bekommt, daß er in den Beteiligten die gleiche Reaktion auslöst. Damit wird eine für alle verbindliche, weil im Wortsinne verbindende Wirklichkeit geschaffen.

Im therapeutischen Prozeß bedeutet dieses, daß auf einen bestimmten Symbolreiz sowohl beim Patienten wie beim Therapeuten eine gleichartige Reaktion ausgelöst und damit eine gemeinsame Wirklichkeit geschaffen wird. Sie bietet die Grundlage für das Gefühl des Patienten, vom Therapeuten angenommen und verstanden zu werden. Dadurch wird eine Ausgangslage geschaffen, die dem Patienten leichter die Möglichkeit bietet, bisher verschlossene Problembereiche einem gemeinsamen Wir-Bewußtsein zu öffnen und Lösungswege zu erkennen. Das Vorhandensein dieser gemeinsamen Wirklichkeit ermöglicht therapeutische Ansätze.

Intersubjektivität hat ihre Heimat in der unmittelbaren Von-Angesicht-zu-Angesicht-Beziehung. Als sprach-, bedeutungs- und wirklichkeitskonstituierendes Prinzip ist sie allerdings nicht nur dort am Werk. Denn die Kultur und die Kulturleistungen des Menschen können nicht von Einzelnen geschaffen worden sein und weiter geschaffen werden. Für das Individuum heißt dies, daß es eine unabänderliche Bedingung eines jeden Lebewesens ist, sich in sozialen Kategorien artikulieren zu müssen. „Von Anbeginn an bilden sich die subjektiven Relevanzstrukturen in Situationen aus, die intersubjektiv sind oder zumindest mittelbar in gesellschaftlich bestimmte Sinnzusammenhänge eingeflochten sind." (Schütz 1975, 245) Dies bedeutet, daß jedes Individuum mit seiner Einzigartigkeit immer in Rahmenbedingungen hinein gestellt wird, die sich aus gewachsenen gesellschaftlichen und damit geschichtlichen, umweltlichen und sozialen Strukturen und Zusammenhängen ergeben. Mit diesen muß sich das Individuum auseinandersetzen, entwickeln und formulieren. Jedes ganzheitlich orientierte therapeutische Vorgehen muß diese Gegebenheiten berücksichtigen, denn im Verlauf der Therapie fließen viele Aspekte der Lebensgeschichte des Patienten ein, bei der der Therapeut auch mit problematischen Geschehnissen konfrontiert werden kann.

„Intersubjektivität muß stets neu gewonnen werden. In wahrhafter Intersubjektivität sind (idealiter) die Beziehungspartner bei aller möglicher Verschiedenheit gleichgestellt. Diese Gleichwertigkeit muß immer wieder in neuen Korrespondenzprozessen erarbeitet werden. Sie ist kein für alle Zeiten erworbener Besitz. Die Beziehung ermöglicht durch wechselseitiges Wahrnehmen, Erfassen, Verstehen, durch wechselseitige Empathie Intersubjektivität und wird damit für die im Beziehungsgeschehen stehenden Menschen in heilender und bereichernder Weise wirksam. Eine gelingende, gute Therapie muß genau dieses in ihrem Verlauf möglich machen. Aber bis dahin ist es oft ein weiter und beschwerlicher Weg durch das Dickicht der Widerstände und Abwehrvorgänge und durch die Netze und Fallstricke der Übertragungen, durch Ängste und Verwirrtheiten, Verzweiflung und Hoffnungslosigkeit, über die nur eine liebevolle und verläßliche Beziehung hinwegrettet." (Petzold 1986, 330)

In der Stimmtherapie werden die hier angesprochenen grundlegenden Strukturen des therapeutischen Prozesses sicherlich nicht so intensiv und umfassend zum Tragen kommen, wie dies in „normalen" Psychotherapien der Fall sein sollte. Dennoch bleibt die Tatsache, daß auch der Stimmtherapeut eine intersubjektiv-therapeutische Beziehung zu seinem Patienten aufbauen muß, um erfolgreich handeln und heilen zu können. Werden diese intersubjektiv notwendigen Grundlagen nicht erarbeitet, ist ein Therapieerfolg grundsätzlich in Frage gestellt.

Es ist daher unabdingbar, daß auch der Phoniater und Logopäde beispielsweise über das „Dickicht der Widerstände und Abwehrvorgänge" Bescheid weiß, die Bedeutung des Erstgesprächs richtig einschätzen kann und mit den Begriffen der positiven wie negativen (Gegen-)Übertragung umzugehen versteht (Abschnitt 6.9 und 6.10). Erst dann wird er zu einer realitätsangepaßten Eigen- und Fremdwahrnehmung kommen, die es auch dem Patienten ermöglicht, sich zu einem intersubjektiv „gleichwertigen" Beziehungspartner zu entwickeln. Der Therapeut wird letzten Endes nur dann sinnvoll helfen können, wenn er sich über den zentralen Stellenwert dieser Beziehung und ihrer Einflüsse bewußt ist und diesen entsprechend berücksichtigt.

5.2 Verständigung als Chance und Risiko: Kommunikationstheoretische Aspekte

„Die Sprache ist die Quelle von Mißverständnissen", sagte der Fuchs zum kleinen Prinzen.
Antoine de Saint-Exupéry

Die Sprache ist ein Verständigungsmittel, das von einem Sprecher im kommunikativ-intersubjektiven Interaktionsprozeß bewußt eingesetzt wird: „Ein Sprechender bedient sich der Sprache, um dadurch das Verhalten seiner Mitmenschen in dem von ihm gewollten Sinn zu beeinflussen und damit seinen Wünschen zur Erfüllung zu verhelfen." (Kainz 1967, 177) Gesprächssituationen sind alltäglich und allgegenwärtig, jedes Miteinander in Partnerschaft und Beruf erfordert eine Vielzahl von Kommunikationsprozessen. Solange diese positiv verlaufen, wird ihnen keine bewußte Beachtung geschenkt, die Selbstverständlichkeit von Kommunikation verstellt den Blick auf ihre Störanfälligkeit. Erst wenn die Verständigung mißlingt, den Wünschen also die Erfüllung versagt bleibt, wird die Kommunikation selbst zum Thema. Kommunikationstheoretische Überlegungen machen deutlich, daß die scheinbar banale Situation des Gesprächs an die Beteiligten hohe Anforderungen stellt.

Im folgenden sollen die allgemeingültigen Grundlagen dargestellt werden, die Kommunikation im intersubjektiven Sinne als soziale und situative Interaktion begreifen. Im Mittelpunkt stehen die den gesunden wie pathologischen Kommunikationsformen zugrundeliegenden regelhaften Strukturen, die gleichermaßen für alltägliche Kommunikationen wie auch für (psycho)therapeutische Interaktionen gelten. In diesem Sinne sind sie auch für den Logopäden als „Kommunikationstherapeuten" ein unerläßliches Fundament, um sein interaktionales und therapeutisches Handeln bestimmen und reflektieren zu können.

Was spielt sich ab zwischen zwei Partnern, die miteinander sprechen? Die Rollen des Sprechenden und des Hörenden, des Verstehenden, wechseln, so daß bei beiden Sende- und Empfangsapparat eng miteinander verbunden sind. Einfache Modelle der Kommunikation wie das von Shannon u. Weaver (1948) reduzieren dieses komplexe Wechselspiel auf die einzelne, einseitige Informationsübertragung (Abb. 2):

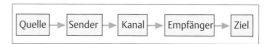

Abb. 2 Kommunikationsmodell von Shannon und Weaver.

Dieses aus der Mathematik und Nachrichtentechnik stammende Modell wurde – im Lauf der Zeit mit vielen Erweiterungen versehen – auch auf die menschliche Kommunikation übertragen (Graumann 1972, für die Phoniatrie z. B. Gundermann 1977). Aufgrund bestimmter Ideen oder Absichten übermittelt der Sender A über einen bestimmten Kommunikationskanal dem Empfänger B Informationen zu einem bestimmten Zweck, wobei die Nachricht vom Sender in verständliche (Sprach-)Zeichen übersetzt bzw. „codiert" werden muß, die der Empfänger entsprechend zu entschlüsseln bzw. zu „decodieren" hat. Das in Abb. **3** dargestellte Modell berücksichtigt zugleich, daß der Sender immer auch Empfänger ist und umgekehrt.

Die in den verschiedenen Kommunikationsmodellen (Hörmann 1970, Clark 1985) enthaltenen Komponenten hatte bereits Lasswell (1948) zusammengefaßt (Tab. **2**). Kommunikation ist hier Austausch von Mitteilungen zwischen Individuen im Sinne eines Regelkreises; dabei wirkt auch das Verhalten des Sprechenden auf den Zuhörenden, dessen Reaktionen wiederum den Sprechenden beeinflussen. Schon in diesem Modell wird deutlich, daß menschliche Kommunikation gleichermaßen durch eine Wortsprache wie auch durch eine Verhaltenssprache erfolgt.

Auch wenn die Fachliteratur über Kommunikation Bibliotheken füllt, ist vielen Modellen eine mehr oder minder ausgeprägte Grundschwäche gemeinsam: Sie thematisieren menschliche Kommunikation nicht als soziale, d. h. wechselseitige und intersubjektiv aufeinander bezogene, situative Interaktion. Im Sinne der „dialogischen Sprachfunktion" (Kainz 1967) ist zwischenmenschliche Kommunikation ohne eine gegenseitige Beziehung undenkbar. Erst auf dieser Basis lassen sich allgemeine Strukturen analysieren und Regeln aufstellen, die gelingenden Kommunikationsprozessen zugrunde liegen. Der Stimmpatient, der häufig in diesem Bereich Schwierigkeiten hat, muß nicht nur in seinen kommunikativen Strukturen, Beziehungen und Situationen erfaßt werden, sondern er muß lernen, sie bewußt wahrzunehmen und zu verstehen, um sie dann verändern zu können.

Da die Entwicklung einer Beziehungs- und Begegnungsebene zwischen Therapeut und Patient einen wesentlichen Schwerpunkt der Therapie darstellt (Kapitel 8), ist das kommunikative Verhalten, das beide im Verlauf der Behandlung anwenden, von besonderer Bedeutung. Gerade hier gilt es, die Kommunikationsmuster ständig zu reflektieren und potentielle Störquellen im Auge zu behalten. Nur wenn der Patient in der Therapiesituation die Unterschiede im Gesprächsstil erkennt und lernt, daß der Verstoß gegen bestimmte Regeln ständig zum Mißlingen der Kommunikation führt, kann er für schwierige Alltagssituationen Strategien entwickeln, die gegenseitige Mißverständnisse und Schuldzuweisungen vermeiden helfen.

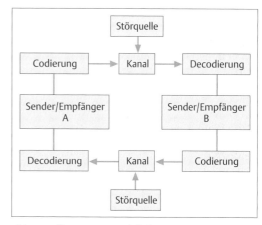

Abb. **3** Allgemeines Modell der Kommunikation modifiziert nach Ellgring (1987).

5.3 Die „pragmatischen Axiome" von Watzlawick

Kaum ein anderer Psychologe ist kommunikationstheoretisch so bekannt und einflußreich wie Paul Watzlawick, ein Schüler von Gregory Bateson. Die von ihm und seinen Mitarbeitern formulierten „pragmatischen Axiome" fassen die Grundformen menschlicher Kommunikation zusammen, wobei er selbst „beim gegenwärtigen Stand unseres Wissens" von „provisorischen Formulierungen" spricht, deren theoretischen Schwächen Watzlawick allerdings ausdrücklich ihre „praktische Nützlichkeit" gegenüberstellt (1969, 50).

Tabelle **2** Komponenten der Kommunikation nach Lasswell (1948)

1. Wer	Sender
2. sagt was	Mitteilung, Nachricht, Botschaft, Information
3. zu wem	Empfänger, Adressat
4. womit, wie	Zeichen, Signal, verbales/nonverbales Verhalten
5. durch welches Medium	Kanal, Modalität
6. mit welcher Absicht	Intention, Ziel, Motivation
7. mit welchem Effekt?	Wirkung: Gedanke, Handlung

Ob sprachliche Interaktion gelingt oder nicht gelingt, ob sie verletzend, heilend oder tröstend ist, hängt davon ab, daß die genannten Grundformen menschlicher Kommunikation und auf ihnen beruhende festlegbare Regeln erkannt und eingehalten werden. Diese Regeln sind für die logopädische Praxis in doppelter Hinsicht von Bedeutung: Zum einen ist das Alltagsleben des Patienten darauf zu untersuchen, ob die Verletzung der Regeln zu Kommunikationsstörungen geführt hat, die für die Stimmerkrankung ursächlich sein können; zum anderen ist die Therapie selbst eine Abfolge von Kommunikationssituationen, die in erheblichem Maße störanfällig ist. Bei der Analyse können Watzlawicks im folgenden kurz dargestellten Axiome als Leitfaden dienen.

Die Unmöglichkeit, nicht zu kommunizieren

Menschliche Kommunikation ist immer als ein wechselseitiger Prozeß zwischen zwei oder mehreren handelnden Personen in ihrem lebensgeschichtlichen Raum zu begreifen. Dabei ist es unmöglich, seine Beziehung zum anderen nicht zu definieren. Watzlawicks These „Man kann nicht nicht kommunizieren" ist somit umfassender als die Formulierung: „Man kann sich nicht nicht verhalten". Er bringt dazu folgendes Beispiel (Watzlawick 1969, 51): „Der Mann im überfüllten Wartesaal, der vor sich auf den Boden starrt oder mit geschlossenen Augen da sitzt, teilt den anderen mit, daß er weder sprechen noch angesprochen werden will, und gewöhnlich reagieren seine Nachbarn richtig darauf, indem sie ihn in Ruhe lassen. Dies ist nicht weniger ein Kommunikationsaustausch als ein angeregtes Gespräch." Daraus ergibt sich: Verhalten hat kein Gegenteil, sei es bewußt oder unbewußt, verbal oder nonverbal. Alle Verhaltensweisen, selbst Schweigen, drücken etwas aus und vermitteln eine Stellungnahme, sie haben eine zwischenmenschliche Bedeutung. Welche Kommunikationsform auch immer in Erscheinung tritt, sie wird die Kommunikationspartner immer beeinflussen, da sie nicht vermeiden können, auf sie zu reagieren.

Inhalts- und Beziehungsaspekte der Kommunikation

In jeder Mitteilung wird eine inhaltliche Information gegeben. Darüber hinaus ist aber immer auch eine zweite Dimension gegenwärtig, nämlich die der Beziehung zwischen den agierenden Kommunikationspartnern. Dabei bestimmt der Beziehungsaspekt das Verständnis des Inhaltsaspektes und hat deshalb eine übergeordnete Bedeutung: „Wenn Frau A auf Frau B's Halskette deutet und fragt: ‚Sind das echte Perlen?', so ist der Inhalt ihrer Frage ein Ersuchen um Information über ein Objekt. Gleichzeitig aber definiert sie damit auch – und kann es nicht nicht tun – ihre Beziehung zu Frau B. Die Art, wie sie fragt (der Ton ihrer Stimme, ihr Gesichtsausdruck, der Kontext etc.), wird entweder wohlwollende Freundlichkeit, Neid, Bewunderung oder irgendeine andere Einstellung zu Frau B ausdrükken." (Watzlawick 1969, 54)

Die Beziehungsebene beeinflußt also in ausgeprägtem Maße das Miteinander zweier Kommunikationspartner. Ist die Beziehung intakt, werden sich die Kommunizierenden in der Regel dieser Ebene nicht bewußt sein, weil Inhalts- und Beziehungsebene gleichzeitig zur Verständigung benutzt werden und miteinander übereinstimmen. In einem gestörten Beziehungsverhältnis kann es aber vorkommen, daß der Empfänger eine an ihn gerichtete Mitteilung infolge der unterschiedlichen Einschätzung der Beziehung falsch interpretiert – sie „in den falschen Hals bekommt" – oder wegen der gestörten Beziehung den Inhalt nicht akzeptieren kann. Allerdings „werden die auf der Beziehungsebene ausgesendeten und ausgetauschten Informationen ... sehr leicht zum Gegenstand des Verständigungsprozesses selbst. Denn die Art, wie ein Partner seine Beziehung zu mir definiert, berührt mich in meinem eigenen Selbstverständnis." (Wulf u. Groddek 1977, 221)

Die Unterscheidung einer Inhalts- und Beziehungsebene hat für jede Interaktion strukturierende Bedeutung: Je konfliktreicher eine Beziehung ist, desto stärker rückt das Bemühen um die Definition der Beziehung in den Vordergrund, während der jeweilige Inhaltsaspekt fast völlig an Bedeutung verliert. Umgekehrt: Je klarer sich eine Beziehung gestaltet, um so mehr steht die Definition der Beziehung dem Inhaltsaspekt gegenüber im Hintergrund.

Die Interpunktion von Ereignisabfolgen

Interpunktion im Bereich von Kommunikationsverläufen bedeutet „Zeichen-Setzen" bzw. Anfangspunkte-Setzen. Zwei Partner machen innerhalb eines sich wiederholenden Kommunikationsablaufs zu der gleichen Sache ihre eigenen, aber unterschiedlichen Interpunktionen geltend. Das bedeutet, daß sie ungleiche Anfänge festlegen. Watzlawick (1969, 59) nennt das Beispiel des „nörgelnden Ehepaares": Der Mann argumentiert, das Nörgeln seiner Frau veranlasse ihn, sich zurückzuziehen. Die Frau nennt das Zurückziehen ihres Mannes als Grund für ihr Nörgeln. Beide nehmen ihr Verhalten „nur als Reaktion auf, aber nicht als Ursache für die Haltung" des anderen wahr. Die Handlung des Partners ist also falsch gedeutet worden. Die fehlerhafte Auslegung wiederum hat zu einer unangemessenen kommunikativen Reaktion geführt, d. h. zu einer „falschen" Interpunktion. Auf der Beziehungsebene erfolgt die Interpretation einer Handlung im wesentlichen unbewußt. Es braucht deshalb einer Person in keiner Weise gegenwärtig zu sein, daß und wie sie auf den Partner reagiert. Dabei besteht die Gefahr, daß jeder sein Verhalten nur aus dem eigenen Blickwinkel und als reine Reaktion auf das Verhalten des anderen betrachtet. So können die Beteiligten den Blick dafür verlieren, daß sie einem gemeinsamen System angehören, welches sich verselbständigt hat.

Auch im Verhältnis zwischen Therapeut und Patient sind Interpunktionen bedeutungsvoll, ebenso wie die anderen Mechanismen der Kommunikation. Es kann der zunächst eher banal erscheinende Fall eintreten, daß ein Patient bereits während des Erstgesprächs die etwas distanzierte Sitzhaltung des Logopäden hinter dem Schreibtisch bewußt oder unbewußt auf sich bezieht – „irgend etwas hat er wohl gegen mich" – und beginnt, sich ihm gegenüber reserviert zu verhalten. Ein negativer Verlauf kann dadurch entstehen, daß der Logopäde seinerseits unbewußt auf diese reservierte Haltung des Patienten reagiert. Der Patient spürt dies und verhält sich entsprechend. Wird diese Situation nicht bereinigt, ist aufgrund der beiderseitigen falschen Interpunktionen ein Aufschaukeln und früher oder später ein Abbruch der Therapie zu erwarten. Im positiven Fall wird der Logopäde frühzeitig erkennen, daß auf der Beziehungsebene etwas gestört ist. Er wird sein eigenes Verhalten überprüfen, interpretieren und durch ein klärendes Gespräch die Situation zu beheben versuchen.

Der digitale und analoge Modus menschlicher Kommunikation

Um einen Sachverhalt darstellen zu können, kann man sich zweier verschiedener Systeme bedienen: der digitalen oder der analogen Form der Kommunikation. *Digital* bedeutet eine eindeutige und analytische Form der Inhaltsvermittlung, die auf begrifflicher Abstraktion beruht. Diese Kommunikationsform bedient sich zur Vermittlung einer Information eines Systems vereinbarter Zeichen. Für ihre Entschlüsselung gibt es eindeutige Regeln, wodurch die Verständigung zwischen den Kommunikationspartnern gesichert wird. Der digital übermittelte Inhalt einer sprachlichen Mitteilung bleibt in der Schriftsprache vollständig erhalten.

Ganz anders dagegen die *analoge* Mitteilungsform, die komplexe ganzheitliche Deutungsweisen und das intuitiv-synthetische Erfassen von Zusammenhängen erfordert. Eine Nachricht wird hier mittels eines Symbols, eines Bildes oder einer Metapher ausgedrückt. Ein wesentlicher Teil des Inhalts wird durch die meist unbewußten, vielschichtigen Verhaltensweisen der nonverbalen Kommunikation vermittelt, durch Stimmklang, Stimmdynamik, Lautstärke und artikulatorische Besonderheiten sowie durch Mimik, Gestik, Körperhaltung und Bewegung. Eine analoge Nachricht ist prinzipiell mehrdeutig und somit offen für unterschiedliche Interpretationen. Bei schriftlicher Fixierung geht die Mehrzahl der analog mitgeteilten Komponenten verloren.

Auf der Beziehungsebene erfolgen Mitteilungen in erster Linie auf dem Weg der analogen Kommunikation. Die Tatsache, daß dieses System keine eindeutigen Regeln zur Entschlüsselung von Informationen besitzt, ist der Grund, warum gerade auf der Beziehungsebene so viele Unsicherheiten und Fehldeutungen auftreten können. In diesem Zusammenhang läßt sich eine eher lakonische Bemerkung der italienischen Familientherapeutin Selvini (1983, 54) als Hinweis auf die Vieldeutigkeit solcher Kommunikationsabläufe interpretieren: „Eine einzige Äußerung kann sechs, sieben, acht oder mehr Beziehungsdefinitionen enthalten." Auch im nonverbalen Bereich ist die Situation ähnlich. Tränen definieren einen situativen Gefühlszustand nur unzureichend. Sie können Ausdruck der Freude, des Schmerzes, des Versagens, des Verletztseins oder der Scham sein, ebenso wie die geballte Faust Drohung oder Selbstbeherrschung ausdrücken kann.

Mit Bezug auf die emotional-interaktionale Funktion der Stimme ist auf einen von Watzlawick hervorgehobenen Aspekt hinzuweisen: Analoge Kommunikation hat ihre evolutionären Wurzeln offensichtlich in viel archaischeren Entwicklungsperioden und besitzt daher eine weitaus allgemeinere Gültigkeit als die jüngere und abstraktere digitale Kommunikationsweise. Immer dann, wenn die Beziehungsdefinition zum kommunikativen Schwerpunkt wird, ist die analoge Kommunikation bedeutsamer als die digitale: „Was du mir gesagt hast, ist ja gar nicht so schlimm, aber wie, das hat mich sehr verletzt." Die Unterscheidung zwischen digitaler und analoger Kommunikation ist besonders für den Therapeuten von Bedeutung, der sich der doppelten kommunikativen Funktion der Stimme bewußt sein muß: einmal digital, insoweit sie der Träger der Sprache ist; andererseits analog als Träger vielschichtiger Befindlichkeits- und Beziehungsaspekte.

Beispiele wie das folgende aus der logopädischen Praxis sind zahlreich:

„Sie haben gerade dargelegt, daß Sie sich durch ihre Stimmerkrankung in Ihrer beruflichen Tätigkeit beeinträchtigt und belastet fühlen", sagt der Therapeut. „Gibt es noch andere Bereiche Ihres beruflichen oder familiären Umfeldes, die Sie eventuell verändern möchten, oder sind Sie mit ihrer Situation im Großen und Ganzen zufrieden?" „Na ja, doch ja, soweit ist alles in Ordnung", antwortet die Patientin zögernd mit brüchiger Stimme, gesenktem Blick und gebeugter Haltung. Digital, also sprachlich-inhaltlich, wird eine Darstellung von Zufriedenheit versucht; sie steht aber in offensichtlichem Widerspruch zu den analogen, nonverbalen Aussagen des Körpers, der ausdrückt, daß vieles nicht in Ordnung ist. Dieses Beispiel zeigt charakteristisch den Gegensatz zwischen digitaler und analoger Informationsvermittlung, der auch typisch für eine inkongruente Kommunikation (Abschnitt 5.4) ist.

Symmetrische und komplementäre Kommunikationsabläufe

Prinzipiell werden Kommunikationsabläufe nach dem Kriterium differenziert, wie groß das Ausmaß an Gleichheit oder Unterschiedlichkeit ist, auf dem die Kommunikation beruht. Symmetrische Kommunikationsformen sind dabei „spiegelbildliche", auf Gleichheit fußende Formen. Beispiele für symmetrische Interaktionsabläufe sind etwa Gespräche zwischen Schülern oder Freunden, bei denen die Partner ein ebenbürtiges Verhältnis zueinander zugrunde legen oder bemüht sind, vorhandene Rangunterschiede zwischen sich zu vermindern. Komplementäre Interaktion basiert dagegen auf sich ergänzenden Unterschiedlichkeiten, auf der Annahme und Anerkennung von Verschiedenheiten, die vorwiegend aus gesellschaftlichen und kulturellen Kontexten herrühren. Eine komplementäre Kommunikation findet z. B. in der Interaktion zwischen Eltern und Kindern oder Therapeut und Patient statt. Bei symmetrischer wie bei komplementärer Kommunikation sind die interaktiven Verhaltensweisen ineinander verzahnt und sollten in einer angemessenen gegenseitigen Abhängigkeit zueinander stehen.

Wichtig ist, daß beide Formen der Kommunikation nicht per se als gut oder schlecht beurteilt werden können. Bei beiden kann sowohl Stärke oder Schwäche, sowohl Güte oder Härte beteiligt sein. Entscheidender in diesem Zusammenhang ist die Frage, ob die Muster der Partner in ihrer Interaktion festgefahren und rigide sind oder ob nicht vielmehr ein freies Wechselspiel beider Arten möglich ist. Dies gilt besonders in der Therapeut-Patient-Interaktion im Rahmen einer zielorientierten Stimmtherapie. Innerhalb des stimmtherapeutischen Prozesses besteht auf der Inhaltsebene infolge der Fachkompetenz des Therapeuten primär eine komplementäre Beziehung zwischen ihm und dem Patienten. Auf der Beziehungsebene dagegen sollte ein Verhältnis der Gleichwertigkeit angestrebt werden, in dem beide sich gegenseitig als Person respektieren und akzeptieren.

5.4 Kongruente und inkongruente Kommunikation

Menschliche Kommunikation verläuft, wie die bisherigen Ausführungen deutlich machen, gleichzeitig über viele Kanäle. Diese können sich ergänzen und verstärken, sie können allerdings auch in Widerspruch zueinander geraten. Eine Nachricht wird dann als kongruent bezeichnet, wenn die Signale aller Ebenen in die gleiche Richtung weisen und so in sich stimmig sind. Dies ist ganz und gar nicht selbstverständlich: Inkongruente Kommunikation wie der Satz „Ich freue mich, daß du gekommen bist", obwohl gleichzeitig Gestik, Mimik und Tonfall das Gegenteil ausdrücken, kommt im Alltag ebenso wie innerhalb der Therapie nicht selten vor.

Die Unterscheidung zwischen kongruenter und inkongruenter Kommunikation wird insbesondere bei der Frage wichtig, wie ein Mensch mit einem Konflikt umgeht und wie er ihn kommuniziert. Wagt er es nicht, diesen Konflikt offen auszudrücken, wird er ihn dennoch auf irgendeine Art und Weise in seiner Kommunikation vermitteln. Auf digitale Weise wird dann etwas anderes ausgedrückt als auf der analogen Kommunikationsebene und umgekehrt. Die inkongruente Nachricht erweist sich somit als eine Art Verschmelzung von zwei unterschiedlichen oder sogar gegensätzlichen Botschaften. Im vorher erwähnten Beispiel hätte die Patientin ihre problematische Situation auch kommunizieren können: „Na ja, wenn Sie mich so direkt danach fragen, dann gibt es doch einige Dinge, mit denen ich eigentlich nicht so gut fertig werde". Eine solche analog (Stimm- und Körperausdruck) und digital (inhaltliche Aussage) kongruente Kommunikation hätte dem Therapeuten schneller Hinweise auf gewisse, die Erkrankung auslösende bzw. aufrechterhaltende Faktoren gegeben als die inkongruente Verhaltensform, die nur den Schein wahren wollte und die Wirklichkeit leugnete.

Für die Therapie ist wichtig, daß kongruente Kommunikationen realitätsangemessen sind, da auf allen Kanälen in sich stimmige Botschaften vermittelt werden, während inkongruente Kommunikationsabläufe Hinweise auf Problembereiche geben. Der Kontext, in dem Inkongruenzen auftreten, bietet häufig richtungsweisende Ansatzpunkte, um recht schnell die für die Stimmerkrankung relevanten individuellen Hintergrundfaktoren zu erfassen.

In Abhängigkeit von der Kommunikationssituation werden in Anlehnung an Haley (1987, 19) verschiedene Formen inkongruenter Kommunikationen unterschieden:

- Widersprüchlicher Kontext: Die verbale Aussage steht, eventuell unter Anwendung übertriebener Formulierungen, im Widerspruch zu den gegebenen Fakten.
- Widersprüchliche Mimik, Gestik, Körperhaltung und/oder Bewegungen: Eine ablehnende Aussage auf der körperlichen Ebene wird von positiven Worten begleitet.
- Widersprüchlicher Tonfall: Der Tonfall steht im Gegensatz zum vermittelten Inhalt.

5.5 Anatomie einer Nachricht

Die Uneindeutigkeit und Widersprüchlichkeit zwischenmenschlicher Kommunikation erfährt jeder von uns tagtäglich bewußt oder unbewußt: Ein und dieselbe Nachricht enthält stets viele Botschaften gleichzeitig, auf die der Empfänger reagieren muß. Diese Gegebenheit macht den Vorgang der Kommunikation „so kompliziert und störanfällig, aber auch so aufregend und spannend" (Schulz v. Thun 1981, 26). In einer Differenzierung des Inhalts- und Beziehungsaspektes im Sinne Watzlawicks geht Schulz v. Thun davon aus, daß zwischenmenschliche Kommunikation eine vierdimensionale Angelegenheit ist. Die vier Aspekte einer Nachricht bezeichnet er als Sachinhalt, Selbstoffenbarung, Beziehung und Appell. Der Sachinhalt ist dabei mit dem Watzlawickschen „Inhaltsaspekt" gleichbedeutend, während durch die drei anderen Faktoren der „Beziehungsaspekt" weiter aufgegliedert und analysiert wird.

Ein alltägliches Beispiel aus der therapeutischen Praxis erläutert dies Modell. Ein Patient ruft den Therapeuten an: „Ich habe schon mehrfach angerufen, Sie jedoch nie erreicht." „Anatomisch" betrachtet vermittelt diese Nachricht folgendes:

- *Sachinhalt: Worüber wird (zunächst) informiert?*
Jede Mitteilung enthält eine Sachinformation, im Beispiel die Mitteilung „Ich habe Sie nicht erreicht".

- *Selbstoffenbarung: Was gebe ich von mir selbst kund?*
Jede Nachricht enthält eine unfreiwillige Selbstenthüllung oder gewollte Selbstdarstellung. „Dieses ist ein existentielles Phänomen, durch das jedes Wort zum Bekenntnis und jede Äußerung zur Kostprobe der Persönlichkeit wird." (Schulz v. Thun 1981, 99) Im Beispiel möchte der Patient mitteilen, daß er wegen der vergeblichen Anrufe ungehalten und verärgert ist.

- *Beziehungsebene: Was halte ich vom anderen, wie ist unser Verhältnis zueinander?*
In jeder Nachricht läuft der Beziehungsaspekt gewissermaßen als intersubjektive Spur nebenher mit und vermittelt durch Tonfall und andere nichtsprachliche Signale, wie der Sprecher zum Empfänger steht und was er von ihm hält. Auf dieser Ebene der Nachricht reagiert der Empfänger überaus sensibel, denn „hier fühlt er sich als Person in bestimmter Weise behandelt oder mißhandelt" (Schulz v. Thun 1981, 27). In dem Beispiel gibt der Patient zu erkennen, daß er es nicht gut fand, daß der Therapeut nicht zu erreichen war.

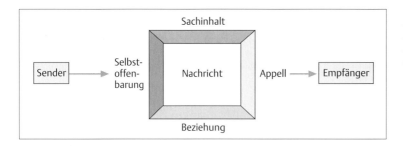

Abb. 4 Die vier Seiten (Aspekte) einer Nachricht – ein psychologisches Modell der zwischenmenschlichen Kommunikation.

Abhängig von der Aggressivität des Tonfalls der Nachricht wird sich der Therapeut gegen diesen Vorwurf wehren und antworten: „Sie können doch nicht annehmen, daß ich dauernd vor dem Telefon sitze!" Seine Reaktion richtet sich in diesem Fall weniger gegen den Sachinhalt, denn für diesen hat er Verständnis, sondern gegen die an ihn herangetragene Beziehungsbotschaft. Ist die Nachricht des Anrufers weitgehend indifferent vorgetragen worden, wird der Therapeut keine verbale Stellungnahme abgeben oder in freundlichem Ton sein Bedauern über die vergeblichen Anrufe zum Ausdruck bringen.

• *Appell: Wozu möchte ich dich veranlassen?*
Alle Nachrichten beinhalten die Absicht, auf den Empfänger einen Einfluß auszuüben, d.h. bestimmte Gefühle oder Denkvorgänge zu bewirken und ihn zu veranlassen, bestimmte Dinge zu tun oder nicht zu tun. Der Appellaspekt einer Kommunikation ist vom Beziehungsaspekt zu differenzieren, da mit dem gleichen Appell auch unterschiedliche Beziehungsbotschaften ausgesendet werden können. In dem Beispiel könnte der versteckte Appell darin liegen, nun möglichst kurzfristig einen Behandlungstermin zu bekommen, nachdem einige Zeit verloren wurde, da der Therapeut nicht erreichbar war.

Diese vier Dimensionen einer Nachricht hat Schulz v. Thun graphisch dargestellt (Abb. **4**).

Bei diesem Modell erfolgt die Betrachtung primär aus der Sicht des Senders (Sprechers): Er teilt den Sachinhalt mit, stellt sich selbst dar, bringt zum Ausdruck, in welcher Beziehung er zum Empfänger (Hörer) steht, und versucht, Einfluß auf ihn zu nehmen.

Was dem Empfänger jedoch nicht vermittelt werden kann, sind die Bedeutungen, die der Sender mit den Zeichen verbindet. Daher hat der Hörer beim Decodieren gewissermaßen freie Auswahl darüber, auf welche Seite der Nachricht er reagiert oder reagieren will. Das Ergebnis dieses Prozesses wird in starkem Maße von seiner Persönlichkeit und seiner derzeitigen Befindlichkeit abhängen. Schulz v. Thun verdeutlicht diesen Sachverhalt mit dem Modell des „vierohrigen Empfängers", und zwar aus der Perspektive des Hörers (Abb. **5**).

Einsichtig ist, daß, je nachdem welches Ohr gerade vorrangig auf Empfang geschaltet ist, das Gespräch anders verläuft. „Oft ist dem Empfänger gar nicht bewußt, daß er einige seiner Ohren abgeschaltet hat und dadurch die Weichen für das zwischenmenschliche Geschehen stellt" (Schulz v. Thun 1989, 44). Dies ist für die alltägliche wie für die therapeutische Praxis von eminenter Bedeutung, denn je nach Beziehungs- oder Rollendefinition der Partner kann es dadurch zu tiefgreifenden Verständnisfehlern kommen. Hört der Therapeut beispielsweise nur oder überwiegend mit dem funktionell ausgerichteten „Sach-Ohr", weil er auf den anderen „hörbehindert" ist, wird er vieles, was ihm der Patient als Selbstoffenbarung, Appell oder Beziehungsangebot mitteilt, gar nicht wahrnehmen und deshalb seinen Patienten in seiner Persönlichkeit nicht angemessen erfassen.

Für den Logopäden ist dabei insbesondere die Kommunikationsstrategie des „aktiven Zuhörens" (Gordon 1972, Tausch 1979) wichtig. Die Grundeinstellung des Therapeuten dabei lautet: „Auch wenn du (der Patient) überwiegend auf der Sachseite sendest, so entdecke ich doch Selbstoffenbarungs-Anteile in deiner Nachricht (dahinterstehende Gefühle und Einstellungen). Ich versuche vor allem, diese Anteile herauszuhören und dir zurückzumelden, so daß du sie direkter vor Augen hast, dich damit weiter auseinandersetzen kannst und so zu einem vertieften Verständnis deiner selbst kommen kannst." (Schulz v. Thun 1981, 58)

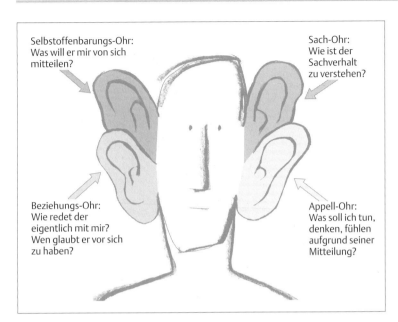

Abb. 5 Der „vierohrige Empfänger" (modifiziert nach Schulz v. Thun 1989, 45).

5.6 Ausweg aus festgefahrenen Strukturen: Metakommunikation

Mit dem Begriff „Metakommunikation" wird eine der wichtigsten Gegebenheiten menschlicher Kommunikation überhaupt beschrieben: das Kommunizieren über die Kommunikation. Gemeint ist damit eine Auseinandersetzung über die Art, wie wir miteinander umgehen, über die Art, wie die gesendeten Nachrichten gemeint sind, wie wir die empfangenen Nachrichten verstanden und wie wir darauf reagiert haben.

Wie aus den Ausführungen zur kongruenten bzw. inkongruenten Kommunikation sowie der Anatomie einer Nachricht und deren Wahrnehmung deutlich wurde, ist eine Kommunikation stimmig, wenn die zwischenmenschlichen Bedeutungen für die Beteiligten klar werden, und auf allen Ebenen, Kanälen und „Ohren" in sich schlüssige Botschaften vermittelt werden. Da dies aber aufgrund der prinzipiellen Mehrdeutigkeit nonverbaler Kommunikationen nicht immer gewährleistet ist, können und müssen sich die Partner oft bewußt verständigen, um sich Klarheit über ihre Beziehung zu verschaffen. Sie „metakommunizieren" dann, indem sie sich Klarheit verschaffen über die gemeinsame Zugehörigkeit zu einem interpersonellen System und die Möglichkeit, es zu gestalten.

Metakommunikation als ein Sprechen und Sich-Aussprechen über die Beziehung – was spielt sich zwischen uns eigentlich ab? – ist oft schwierig, weil sie von den Beteiligten viel Mut zu unbequemer Offenheit und dementsprechend Selbstüberwindung verlangt. „Wird man mich lächerlich machen oder zurückweisen?" Eine Alternative zu dieser Form der Krisenbewältigung gibt es nicht. Der Entschluß zur Klärung ist häufig das Wichtigste. So wäre eine versuchte Metakommunikation im Falle inkongruenter Kommunikation die Frage: „Wie hast du das gemeint?" oder auch: „Ich höre dich das sagen, sehe aber, daß du dich ganz anders verhältst. Woran bin ich jetzt?"

Innerhalb eines Therapieprozesses sollten vom Therapeuten frühzeitig Versuche zur metakommunikativen Klärung ausgehen, wenn sich der Patient inkongruent mitteilt: „Sie sagen, Sie hätten keine Probleme, aber ich habe dennoch den Eindruck, daß etwas in ihrem Verhalten darauf hindeutet, als bedrücke Sie etwas". Damit unterbreitet der Therapeut seinerseits dem Patienten ein metakommunikatives Beziehungsangebot, auf das dieser nun reflektierter und bewußter eingehen kann.

Im Falle des erwähnten Beispiels (der Logopäde sitzt, anscheinend reserviert, hinter seinem Schreibtisch) könnte der Therapeut die klärende Metakommunikation etwa so eröffnen: „Wissen Sie, eigentlich hatte ich zu Beginn der Therapie ein gutes Gefühl, aber mittlerweile habe ich den

Eindruck, als ob irgend etwas nicht richtig läuft. Deshalb war ich bei der letzten Behandlung Ihnen gegenüber selbst etwas reserviert. Stört Sie etwas? Können wir nicht darüber reden?" Der Patient könnte nun seinerseits erkennen, daß der Therapeut an ihm interessiert ist, vorausgesetzt, seine Botschaft ist ehrlich und wurde auch kongruent kommuniziert. „Na ja, wissen Sie, als ich das erste Mal kam und Sie hinter ihrem Schreibtisch so verschanzt dasaßen, dachte ich, für den bin ich sowieso nur eine Nummer. Dieses Gefühl habe ich öfter, wenn ich beim Arzt bin." Durch die metakommunikative Klärung werden die gegenseitigen Blockaden aufgehoben und die Beziehungssituation geklärt, was für den weiteren Therapieprozeß unerläßlich ist.

In diesem Beispiel bezieht sich die Metakommunikation nicht mehr auf ein aktuelles Kommunikationsereignis, sondern auf die übergeordnete Qualität der Beziehung, die von den Kommunikationspartnern über einen längeren Zeitraum hinweg (mehrere Behandlungen) geschaffen wurde. Innerhalb solcher längerfristigen Beziehungen bilden sich typische Strukturen, die auch als Kommunikationssysteme bezeichnet werden. Insbesondere Laing u. Mitarb. haben in ihrem Buch (1978) über „Interpersonelle Wahrnehmung" wichtige Strukturelemente krankhaft festgefahrener, inkongruenter Kommunikationen beschrieben, die nur über eine aufrichtige Metakommunikation der Beteiligten überwunden werden können. Im Mittelpunkt stehen dabei sog. *„Spiralen reziproker Perspektiven"*. In einem einfachen Fall sieht eine solche Spirale beispielsweise so aus:

- Ich weiß, ich mag dich;
- ich weiß aber nicht, ob du mich auch magst;
- doch weiß ich, daß du weißt, daß ich dich mag;
- aber ich weiß nicht, ob du weißt, daß ich nicht weiß, ob du mich magst.

Die offensichtliche Komplexität resultiert dabei daraus, daß Laing die im Alltag fast ausschließlich betrachtete Eigenperspektive (eigene Erfahrungen, Selbstbilder) um eine weitere kommunikative Dimension ergänzt. Dabei handelt es sich um die in allen Kommunikationen notwendig gegebene Metaperspektive. Man versteht darunter die Vorstellung, die ich mir von dem Bild mache, das sich in unserer Beziehung der andere von mir macht (Fremdbilder). Eine optimale Kommunikation kann erst erreicht werden, sobald die jeweils wechselseitigen Selbst- und Fremdbilder weitgehend übereinstimmen, denn nur dann „stimmt" es auch auf der Beziehungsebene. Wie sich mein bester Freund in einer bestimmten Situation fühlt, kann ich mir sehr gut vorstellen und mitfühlen, so wie auch er weiß, daß ich ihn verstehe. Ähnlich ist die Situation in einer auf Vertrauen und Empathie gegründeten Therapiebeziehung.

Ganz anders dagegen verhält es sich in kritischen Paarbeziehungen, in denen sich die Partner gegenseitig isolieren und nicht mehr miteinander kommunizieren, sondern gewissermaßen gegeneinander. Für die Zweierbeziehung gehen Laing u. Mitarb. dabei von einer wechselseitig gegebenen Verschränkung solcher Metaperspektiven aus, die schnell zu einem Teufelskreis fehlangepaßter Interpretationen und Erwartungen führen können. Eine Überwindung wird letztlich nur über häufig sehr schwierige Metakommunikationen möglich sein.

Solche „kommunikativen Spiralen" findet man auch im Alltag (Stichwort Ehekrach). Insbesondere in allen mittel- und längerfristigen therapeutischen Interaktionen und Kommunikationsbeziehungen können sie sehr bedeutsam werden. Auch die Therapeut-Patient-Beziehung kann sich zu einem solchen pathologisch spiralisierten Kommunikationssystem entwickeln und zu vielerlei Mißverständnissen führen, die insgesamt den Therapieerfolg in Frage stellen. Denn in derartigen Beziehungen steht nicht mehr so sehr das jeweils einzelne Kommunikationsereignis im Mittelpunkt; entscheidender ist oft der übergeordnete Rahmen, die Qualität der von den Kommunikationspartnern geschaffenen Beziehung an sich. Man kann dies als ein Regel- bzw. Interpunktionssystem begreifen, in dem die von den Partnern im positiven wie negativen Sinne geschaffene Beziehungsqualität jedes aktuelle Kommunikationsereignis bestimmt.

Andererseits haben die Beteiligten immer die Möglichkeit, bestehende Strukturen zu verändern. Schaffen sie dies über die Metakommunikation nicht, wird das prinzipiell für beide offene System kongruenter Kommunikationen sehr schnell zu einem sich immer mehr schließenden und kaum noch zu durchbrechenden Teufelskreis von Unterstellungen, Mißtrauen, Zweifeln und Vorurteilen, in dem offene Kommunikation letztlich nicht mehr möglich ist.

6. Patient-Therapeut-Beziehung: Schlüssel zur Behandlungseffizienz

> Die wichtigste Situation ist immer die Gegenwart; der bedeutendste Mensch ist immer der, der dir gerade gegenübersteht; das notwendige Werk ist immer die Liebe.
>
> Meister Eckehart

6.1 Echtheit, Empathie und Akzeptanz: Die Therapeutenvariablen nach Rogers

Wie in Kapitel 5 dargelegt wurde, ist der Beziehungsaspekt eine der wichtigsten Grundlagen jeglicher sozialer und zwischenmenschlicher Kommunikation. Mit jeder Botschaft, Nachricht, Information usw. vermitteln wir dem anderen gleichzeitig immer auch die Art und Weise, wie wir ihn einschätzen, was wir von ihm wollen, wie wir uns selbst sehen und fühlen und was wir von uns preisgeben. Unter den Vorzeichen einer therapeutischen Kommunikation gewinnt die Beziehungsebene eine noch größere Bedeutung und wird sehr oft im Vordergrund stehen. Hilfe dort zu geben und Hilfe da anzunehmen, wo etwas „nicht stimmt", wird nur möglich sein, wenn die Beziehung in sich „stimmig" ist. Im Sinne einer gelingenden Beziehung wird dabei vieles – wenn nicht sogar alles – davon abhängen, ob die Kommunikationspartner eine gegenseitige Atmosphäre des Vertrauens und der Offenheit herstellen können. Aufgrund der spezifischen Therapeut-Patient-Situation – Hilfegebender einerseits und Hilfesuchender andererseits – wird dabei zunächst dem Therapeuten die Hauptrolle zufallen, in der er mit Feingefühl und Überzeugungskraft den Patienten im Therapieprozeß leitet und begleitet.

In diesem Zusammenhang ist auch die Äußerung von Balint (1974, 133) zu sehen: „Die am häufigsten in der medizinischen Praxis verschriebene Arznei ist der Arzt selbst." Balint bezieht sich dabei ausdrücklich auch auf die große Zahl von Krankheiten, bei denen körperlich lokalisierbare Störungen nicht entdeckt werden oder eine nur sekundäre Rolle spielen. In diesen Fällen fordert er, die „krankheitszentrierte Medizin" durch eine „*patientenzentrierte* Medizin" zu ersetzen. Diese wie ein Heilmittel wirkende Beziehung zwischen Therapeut und Patient schafft die Voraussetzung für eine strukturierte, auf den Patienten ausgerichtete Therapie.

In der psychologischen Therapieforschung (Howe 1982, Reinelt u. Dattler 1989 u. a.) hat sich, weitgehend unabhängig von den verschiedenen Therapieschulen, in den letzten Jahren gezeigt, daß für einen günstigen Therapieverlauf einige „Therapeutenvariablen" besonders entscheidend sind. Letztlich handelt es sich dabei um die von Rogers (1973) für die Gesprächstherapie formulierten drei „Grundhaltungen" des Therapeuten gegenüber dem Patienten: Echtheit, Empathie und Akzeptanz. Rogers (1975, 50) postuliert, daß „die therapeutische Beziehung nur einen Fall zwischenmenschlicher Beziehungen darstellt und daß die gleiche Gesetzmäßigkeit alle sozialen Beziehungen regelt." Er definiert die verbindliche Aufgabe des Therapeuten dahingehend, daß er auf dieser Grundlage zu seinem Patienten eine „heilende Beziehung" herstellen soll. „Wenn ich diese bestimmte Art von Beziehung herstellen kann, dann wird der andere die Fähigkeit in sich selbst entdecken, sie zu seiner Entfaltung zu nutzen, und Veränderung und persönliche Entwicklung findet statt" (1973, 47).

Echtheit (Wahrhaftigkeit, Authentizität) bezieht sich auf die Frage, ob der Therapeut ehrlich und aufrichtig ist, ob seine Kommunikation dem Patienten gegenüber kongruent ist und damit seine Gefühle mit dem übereinstimmen, was er verbal und nonverbal kommuniziert. Ist dies nicht der Fall, ist offensichtlich die Glaubwürdigkeit des Therapeuten im Ganzen in Frage gestellt. Insgesamt ist Echtheit und kongruentes Verhalten des Therapeuten die notwendige Grundlage, um Empathie und Akzeptanz umsetzen zu können.

Selbstverständlich kann eine Beziehung zwischen Therapeut und Patient nicht in jedem Moment problemlos und konfliktfrei sein. Vielmehr müssen Differenzen angesprochen und möglichst bereinigt werden. Bei aller Einfühlung in die Situation des Patienten hat der Therapeut darauf zu achten, daß er gefühlsmäßig nicht zu sehr involviert wird. Anderenfalls kann er leicht den Abstand verlieren, der zu einer kritischen Urteilsfähigkeit unerläßlich ist. Der Therapeut muß immer wieder reflektieren, wie intensiv er selbst in die Beziehung einbezogen ist und wie er sie erlebt.

Empathie ist die Fähigkeit des Therapeuten, sich in den Patienten einzufühlen: „Man sieht nur mit dem Herzen gut. Das Wesentliche ist für die Augen unsichtbar." (Saint-Exupéry 1956, 52). Das Bemühen um ein einfühlendes Verstehen, ohne den anderen dabei gleich zu be- oder verurteilen, das Sich-vertraut-machen, wie es der Fuchs vom kleinen Prinzen fordert, hat auch im Alltag große Bedeutung. In der Therapie aber ist die Relevanz sogar noch größer.

Teilnehmendes Zuhören ist ein höchst wirksames Mittel; der Therapeut wird ein spürbarer Gefährte für den Patienten, indem er die leisen Klopfzeichen des anderen hört, etwa seinen kaum wahrnehmbaren Wunsch nach Anteilnahme, Zuwendung und Anerkennung seiner unausgesprochenen Bedürfnisse (Tausch u. Tausch 1979, 32). Eine Grundbedingung für die Fähigkeit des Therapeuten zu einfühlendem Verstehen liegt darin, seine eigenen Ansichten oder Wertvorstellungen zurückzuhalten. Gelingt ihm dies, kann er dem Patienten als „Spiegel" dienen, indem er diesem dessen wahrgenommenes Verhalten wertfrei mitteilt und ihm dabei hilft, sich selbst besser zu verstehen.

Akzeptanz ist die Fähigkeit des Therapeuten, dem Patienten mit einer warmen, offenen, entgegenkommenden, nicht besitzergreifenden Wertschätzung zu begegnen. Dies wird nur möglich sein, wenn er den Patienten in seiner ganzen Persönlichkeit akzeptieren kann, frei von Gefühlen und Bewertungen oder Verhaltensweisen des Patienten, dessen Herkunft, Bildung, Intelligenz und äußerem Erscheinungsbild. Kann er dem Patienten zu erkennen geben, daß er ihn als einzigartige Persönlichkeit respektiert und ihn schätzt, so wie er ist, wird dies zu einer oftmals notwendigen Stärkung des Selbstbewußtseins und der Selbstachtung führen.

Es ist zu betonen, daß Echtheit, Empathie und Akzeptanz keine therapeutischen Techniken bezeichnen, sondern ausschließlich patientenzentrierte Grundhaltungen (Howe u. Minsel 1984, Fittkau u. Kalliner 1982). Kann der Stimmtherapeut sie im Sinne einer ganzheitlich verstandenen Grundhaltung dem Patienten gegenüber realisieren, wird ein von zunehmendem gegenseitigen Vertrauen geprägtes Beziehungsklima geschaffen, das dem stimmkranken Patienten ermöglicht, sich in der sicherheitsstiftenden Therapiesituation gerade auch in seinen negativen Teilen zu akzeptieren oder zu verändern.

In einer auf Echtheit, Empathie und Akzeptanz beruhenden Therapieatmosphäre können verdrängte emotionale Aspekte in den Vordergrund rücken und angesprochen werden. Der Patient erhält so das Gefühl: „Ich kann mich dem Therapeuten anvertrauen, ihm alles erzählen". Ist dieses Klima einmal geschaffen, ist es oft nicht mehr weit zu einer sinnvollen und befreienden Verarbeitung seiner Probleme. Wenn dieses bei tiefergehenden neurotischen Erkrankungen im Rahmen der Stimmtherapie als „kleiner Psychotherapie" nicht möglich ist, wird der Patient durch die Erfahrung, wie hilfreich es sein kann, die eigenen Gefühle einem anderen Menschen mitzuteilen, motiviert, die Hemmschwelle zu einer weiterführenden psychologischen oder psychiatrischen Therapie zu überwinden.

6.2 Atmosphäre und Vertrauen: Entwicklung einer Beziehungsebene

Jede Diagnostik und Therapie beginnt mit dem Eintreten des Patienten in die Praxisräume. Bereits die äußeren Gegebenheiten dieser Räume sind von nachhaltiger Bedeutung. Ein helles und freundliches Wartezimmer, Bilder an den Wänden, Grünpflanzen oder Blumen schaffen eine angenehme Atmosphäre und stimmen den oft befangenen Patienten positiv auf das bevorstehende Zusammentreffen mit dem Therapeuten ein.

Im Behandlungsraum ist es bedeutsam, die persönliche Distanzzone des Patienten zu erkennen und zu respektieren (Abschnitt 6.6). Jede Störung dieses persönlichen Distanzbereichs kann die psychische Verfassung des Patienten so irritieren, daß zufriedenstellende Möglichkeiten eines Gesprächs kaum gegeben sind. Besonders introvertierte Menschen und solche, die fremden Kulturkreisen angehören, benötigen zu Beginn oft den Schutz einer größeren räumlichen

Distanz zum Therapeuten, um sich sicher und wohl zu fühlen.

Damit eine vom äußeren Rahmen her gesehene ruhige Atmosphäre für die Entwicklung des weiteren Therapieverlaufs geschaffen wird, ist besonders im Erstgespräch ein erhöhter Zeitaufwand erforderlich. Es kommt dabei darauf an, dem Patienten zu signalisieren: „Ich habe mir Zeit für Sie genommen und bin ganz auf Sie eingestellt." Die menschliche Begegnung und die intensive Zuwendung im Dialog mit dem Patienten stehen beim Erstgespräch im Vordergrund: „Was für ein Mensch ist das, der vor mir sitzt, was vermittelt er mir? Wie würde ich mich fühlen, wenn ich an seiner Stelle wäre und meine Stimme so heiser klänge?" (s. auch Abschnitt 6.5 und 6.6)

In dieser Begegnung reagieren zwei Individuen in ihrer situativen Stimmung aufeinander. Ängstlichkeit und Beklommenheit offenbart der Patient in Symbolen und körpersprachlichen Äußerungen wie dem Vermeiden von Blickkontakt, dem Stimmausdruck oder einer hektischen Sprechweise. Ist der Therapeut hellhörig mit seinem „dritten Ohr", hellsichtig mit seinem „dritten Auge" und mit dem „sechsten Sinn" seiner Aufmerksamkeit auf den Patienten gerichtet, kann er wie an einem Barometer dessen Gestimmtheit und Befindlichkeit ablesen. Dies ist die Voraussetzung dafür, im weiteren Gesprächsverlauf die individuelle Wirklichkeit des Patienten zu verstehen. Durch blitzschnelles Erfassen und Sicheinstellen auf die Wellenlänge des Patienten, von Balint als „flash" bezeichnet, wird der Therapeut im richtigen Moment das rechte Wort finden und das tun, was der Patient braucht und was ihm nützt.

Buber betont, wie wichtig es ist, „die Einzigartigkeit des anderen Menschen zu erkennen, wenn wir zu einem Dialog kommen wollen, denn in der Einzigartigkeit des anderen erblicken wir einen Schimmer Gottes" (zit. nach Friedmann 1982, 124). In einer so verstandenen Begegnung werden die Voraussetzungen für die Entwicklung der fundamental wichtigen Beziehungs- und Vertrauensbasis zwischen Patient und Therapeut geschaffen. Das gilt in ganz besonderem Maße dann, wenn tieferliegende Probleme des persönlichen Bereichs in den Krankheitsprozeß eingebunden sind. Bereits in dieser frühen interaktionalen Phase werden die Weichen für den weiteren Verlauf und damit auch für den Erfolg der Behandlung gestellt (Abschnitt 6.6). Es wird ein schützender und stützender Entwicklungsraum geschaffen, der es dem Patienten erleichtert, sich in den Prozeß der Therapie einzulassen.

Für den Therapeuten ist hierbei ein Perspektivenwechsel für das Verstehen besonders wichtig: Er muß den Blickwinkel des Interaktionspartners einnehmen können. Das aufrichtige und vorurteilslose Eingehen auf den Patienten, das Zuhören- und Heraushören-können, das Verdeutlichen und Mutmachen, das Abwartenkönnen auch bei längeren Gesprächspausen sind ohne ein tatsächliches Hineinversetzen in den Patienten unmöglich. Für den Patienten wird dies unmittelbar erfahrbar, wenn er spürt, daß der Therapeut sein Problem versteht, sich ihm mit innerer Aufmerksamkeit zuwendet und mit professioneller Kompetenz seiner Stimmerkrankung annimmt. In der dialogischen Interaktion wird er den Eindruck gewinnen, der Therapeut „spreche ihm aus der Seele". In diesem Zusammenhang wird auf die im vorigen Abschnitt angesprochene Bedeutung der Therapeutenvariablen nach Rogers hingewiesen: Ohne die Grundlage von Echtheit, Empathie und Akzeptanz wird der Stimmtherapeut zu seinem Patienten niemals eine „heilende Beziehung" herstellen können – gerade dann nicht, wenn dessen Selbstwertgefühl und Selbstvertrauen durch die Stimmerkrankung erschüttert sind.

Das Sich-Hineinbegeben in das unbekannte Gebiet des Anderen wird von Rogers als wesentliche Basis der Therapie angesehen. Er ist davon überzeugt, daß nichts frustrierender ist, „als wenn wir uns einbilden, einen Menschen von außerhalb seines eigenen Wahrnehmungsfeldes durch Bewertungen verändern und lenken zu können, die ausschließlich in unserem eigenen Feld verankert sind." (Zit. nach Hampden-Turner 1982, 116)

6.3 Andere Worte, andere Welten: Die Notwendigkeit einer gemeinsamen Sprachebene

Zwei Menschen beginnen, miteinander zu sprechen, ein anscheinend ganz simpler Vorgang, denn das Sprechen ist so alltäglich wie Atmen und Gehen. Und doch verstehen Gesprächspartner einander oft nicht richtig, obwohl sie annehmen, alles klar und deutlich ausgedrückt zu haben. Auch wenn beide Deutsch sprechen, ist ein wechselseitiges Verstehen nicht garantiert. Nicht nur die Politiker sind angesprochen, wenn

Weiner (1991, 18) sagt: „Wir hören euch reden, streiten, diskutieren, lange Sätze kunstvoll aneinanderreihen und mit Fremdwörtern garnieren – aber wir verstehen eure Sprache nicht. Sie kommt bei uns nicht an." Die Unterschiedlichkeit der Sprachebenen hat Saul Steinberg in vielen Zeichnungen verdeutlicht, von denen Abb. **6** eine wiedergibt.

Es ist von eminenter Bedeutung, daß das wechselseitige miteinander Sprechen auf einer Ebene erfolgt, die der Partner versteht. Besonders im therapeutischen Gespräch ist dieses Prinzip zu berücksichtigen, da sonst dieser Faktor allein zum Scheitern des Therapieprozesses führen kann. Obwohl sich der Therapeut um Verständlichkeit bemüht, muß er sich ständig bewußt sein, daß der Patient möglicherweise nicht alles so aufnimmt, wie der Therapeut es meint. Unterschiedliche Persönlichkeitsstrukturen und soziale Herkunft können dazu führen, daß dieselben Inhalte unterschiedliche Assoziationen und Reaktionen auslösen. Zumeist erfolgt eine subjektive Bewertung der Mitteilung nach den Interessen und Erwartungen des Hörers sowie seinen Möglichkeiten zur Informationsverarbeitung und seinem momentanen emotionalen Zustand.

Nadoleczny (zit. nach Frank 1993, 44) weist auf sprachliche Verständigungsprobleme zwischen Sängern und Ärzten hin: „Die Phantasie der Künstler läßt diese unter Umständen auch Worte wählen und eine Sprache sprechen, die ihnen zwar liegt, aber denen gegenüber die Wissenschaft manchmal verständnislos dasteht." Hierzu kann beispielhaft die Beschwerdeschilderung einer Sängerin angeführt werden: „Seit geraumer Zeit wird es immer schwieriger, den Ton in die Maske zu bringen. Ich spüre kaum Vibrationen am Schädeldach und habe das Gefühl, als ob der Ton irgendwo im Kopf steckenbleibt, irgendwo muß ein Stau sein. Ich bin völlig irritiert, meine gewohnte Empfindung verloren zu haben, und außerdem bin ich jetzt häufig zu tief." Ein in dieser Terminologie Unkundiger

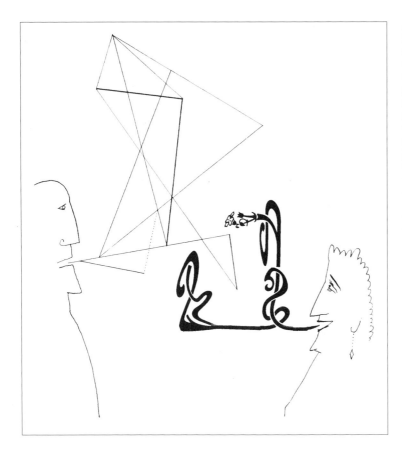

Abb. **6** Gespräch eines Paares. Die Zeichnung versinnbildlicht, wie verschiedenartig die Sprache zweier Partner in einer Kommunikationssituation sein kann. Die Frau benutzt eine gefühlsbetonte, blumige Ausdrucksweise, während der Mann abstrakte Formen verwendet. Es bleibt offen, ob und wieweit dabei verbales und zwischenmenschliches Verstehen möglich ist. (Aus Steinberg, S.: Das Labyrinth. Rowohlt, Reinbek 1961)

6.3 Andere Worte, andere Welten: Die Notwendigkeit einer gemeinsamen Sprachebene

wird in dieser Aussage wahrscheinlich wenig Hinweise auf das dahinterliegende Krankheitsgeschehen finden.

Die für das gegenseitige Verstehen grundlegenden Sprach- und Ausdrucksregeln sind bereits beim Erstkontakt relevant (Argelander 1979; Rahm 1983, Reinelt u. Dattler 1989 u.a.; Abschnitt 6.6) Der Therapeut muß imstande sein, die Strukturen seiner Kommunikation flexibel zu variieren, seine sensorische Erfahrung zu nutzen und einzuschätzen, welcher Sprachstil in welcher Situation der geeignete ist. Die Annäherung des Sprachstils an die Ebene des Partners bezeichnet Giles (1982, 254) als „Kongruenz" und wertet sie gleichzeitig als Anzeichen für soziale Integration. Nach seinen Untersuchungen bezieht sich dabei Kongruenz auf die Reduktion linguistischer Verschiedenheit auf syntaktische und paralinguistische Merkmale. Die Kongruenz wird erhöht, wenn möglichst viele Parameter innerhalb des Anpassungsprozesses angeglichen werden. Andererseits liegt es in der Entscheidung des Therapeuten, auf welchen Ebenen er sich angleichen will und welche er bewußt ausnehmen möchte. Ein solcher sprachlicher Anpassungsprozeß ist für eine gemeinsame kommunikative Basis unabdingbar. Sie wird um so leichter zu erreichen sein, je mehr der Therapeut die Fähigkeit entwickelt, sich in seinen Patienten einzufühlen, d.h. ihm Empathie entgegenzubringen.

Hat der Therapeut eine adäquate Sprachebene gefunden, wird er sich auch davon überzeugen, daß der Patient das, was er verbal verstanden hat, richtig deutet. Dazu sollte der Therapeut den Patienten fragen, wie er ihn verstanden hat, um auf diese Weise die Verbalisierung des Verständnisses herauszufordern. Eine derartige Vorgehensweise des gegenseitigen Vergewisserns fördert zwei entscheidende Faktoren: Zum einen wird durch die gegenseitige Wahrnehmungsüberprüfung die Genauigkeit diagnostisch-therapeutischer Prozesse potenziert, zum anderen beim Patienten durch den Rückkopplungseffekt das Gefühl verstärkt, vom Therapeuten verstanden zu werden.

Viele Menschen bevorzugen ein bestimmtes System der Erfassung und Verarbeitung von Eindrücken, und zwar entweder ein digitales oder ein analoges. Ein *digital* orientierter Mensch denkt vorwiegend in analytisch-rationalen Strukturen und vermittelt diese über die Sprache. Er versucht, Gesetzmäßigkeiten zu erkennen, und verwendet Fakten, um planvoll entscheiden und handeln zu können. Demgegenüber wird ein Mensch, bei dem *analoge* Strukturen dominieren, synthetisierend in Bildern und Analogien denken. Seine Entscheidungen sind spontan und intuitiv; er hat ein Gefühl für nonverbale Botschaften und kann sie gleichermaßen anderen vermitteln.

Es gibt Menschen, die in ihren Wahrnehmungen mehr auditiv ausgerichtet sind, und andere, die ihre Umwelt vorwiegend über das Sehen oder über Körperempfindungen erleben. Die Form der Wahrnehmung drückt sich auch in der Alltagssprache aus, es werden Worte gewählt, die dem bevorzugten Sinnesbereich angehören. Ist ein Patient z.B. taktil-kinästhetisch organisiert, wird er sich auch im sprachlichen Ausdruck an Empfindungen orientieren: „Ich spüre sehr genau, was Sie meinen." Dagegen wird ein Therapeut, der vorwiegend visuelle Eindrücke aufnimmt, bildhafte Formulierungen wählen und mit fotografischer Genauigkeit Einzelheiten schildern. Beide, Patient und Therapeut, verarbeiten und strukturieren ihre Wahrnehmungen verschieden und drücken sie unterschiedlich aus.

Der Therapeut sollte im Gespräch das bevorzugte Wahrnehmungssystem des Patienten erfassen und Worte wählen, die dessen Erlebnisbereich zugehören. Für den Patienten bedeutet eine solche Übereinstimmung einen Vertrauensgewinn. Die folgenden Karikaturen (Abb. **7** bis **10**) stellen unterschiedliche Persönlichkeitsstrukturen mit ihren besonderen Ausdrucksweisen dar. Der Therapeut als Zuhörender geht dabei jeweils auf die Vorgaben des Patienten ein, um eine gemeinsame Kommunikationsbasis zu erreichen. Er erfaßt die strukturelle Eigenart der Denk- und Sprechweise des Patienten und bemüht sich, sich selbst dieser Sprachebene zu nähern.

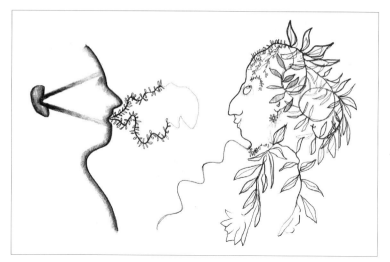

Abb. 7 Karikaturhafte Darstellung der gemeinsamen Sprachebene: blumig-gefühlsbetont (Tendenz: analoge Vermittlungsform).

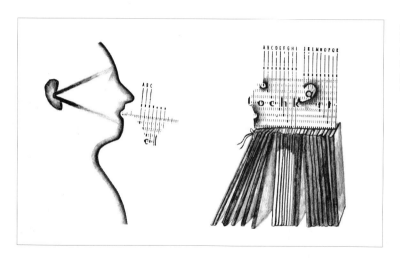

Abb. 8 Karikaturhafte Darstellung der gemeinsamen Sprachebene: informationstheoretisch/computerbezogen (Tendenz: digitale Vermittlungsform).

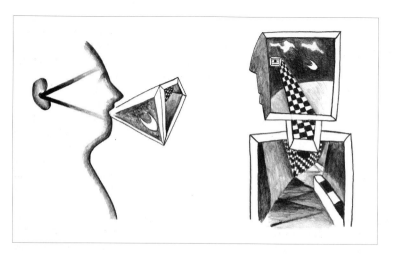

Abb. 9 Karikaturhafte Darstellung der gemeinsamen bildhaft-optischen Sprachebene.

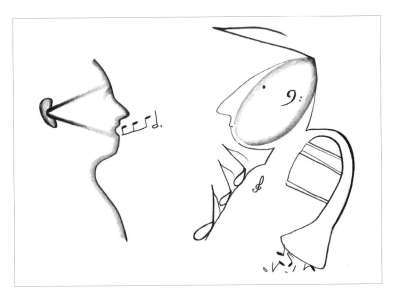

Abb. **10** Karikaturhafte Darstellung der gemeinsamen musisch-auditiven Sprachebene.

6.4 Therapeutische Gespräche: Aufklärung, Beratung und Begleitung

Patienten, die eine logopädische Praxis aufsuchen, haben in der Regel wenig Informationen über die bevorstehende Therapie und fühlen sich entsprechend verunsichert. Die Erfahrung hat gezeigt, daß Motivation und Vertrauen in die Behandlung sehr stark von der Aufklärung abhängen, die der Patient zu Beginn erhält. Es ist daher notwendig, dem Patienten das therapeutische Konzept und die Erfolgsmöglichkeiten ausführlich und für ihn verständlich darzulegen. Je besser und realistischer dem Patienten seine Ausgangslage und mögliche Hilfen vermittelt werden, desto eher wird sich ihm ein Zugang eröffnen, an seinem Heilungsprozeß mitzuwirken (s. auch Abschnitt 6.6).

Im Bereich der ursächlichen Faktoren sucht der Therapeut gemeinsam mit dem Patienten nach Verknüpfungen der Stimmerkrankung mit somatischen, psychischen und sozialen Aspekten. Anhand einer neu gewonnenen Sichtweise wird dargelegt, welche Behandlungsprinzipien und individuellen Maßnahmen er für günstig erachtet und wieviel Eigeninitiative vom Patienten eingebracht werden muß. Auf diese Weise wird der Therapieprozeß für den Patienten nachvollziehbar, so daß er sich auf die ihm bevorstehende Situation einstellen kann. In diesen Gesprächen geht der Therapeut auch auf die Ängste des Patienten ein, etwa die Angst, doch eine bösartige Stimmerkrankung zu haben (obwohl der Arzt dies eindeutig ausgeschlossen hat) oder seinen Sprechberuf nicht mehr ausüben zu können. Solche Erörterungen haben eine entlastende Wirkung, sie vermitteln Beruhigung und Ermutigung.

Erwartungen und Ziele

Bereits in diesem Anfangsstadium sind die Erwartungen, die der Patient an die Therapie hat, mit ihm eingehend zu besprechen. Aus der Kenntnis der Therapieziele läßt sich während der Behandlung ersehen, in welcher Phase des Prozesses sich der Patient befindet und welche Bereiche vorrangig angegangen werden sollten. Für die Motivation des Stimmkranken ist es häufig günstig, Nah- und Fernziele festzulegen. Es hat sich dabei als sinnvoll erwiesen, sich gerade zu Beginn einer Therapie auf ein ganz konkretes Nahziel zu einigen, das für beide – Therapeut wie Patient – erreichbar erscheint. Hierdurch wird der Patient ermutigt, sich intensiver in die Therapie einzulassen. Mit der Festlegung von Zielen eng verbunden sind Hinweise darüber, wie der Therapeut den Verlauf der Behandlung (gegebenenfalls in enger Zusammenarbeit mit dem behandelnden Phoniater bzw. Hals-Nasen-Ohren-Arzt) prognostisch einschätzt. Können die Eigenerwartungen des Patienten nicht erfüllt werden, ist es unbedingt erforderlich, ihm zu einer realistischen Einsicht zu verhelfen, die ihm gleichzeitig Hoffnung auf Besserung gibt. Dadurch können gute Voraussetzungen für mögliche Veränderungen geschaffen werden.

Macht der Behandelnde gleich zu Anfang deutlich, daß es im Therapieverlauf Schwierigkeiten und Rückschläge geben kann, baut er einer möglichen späteren Enttäuschung und Niedergeschlagenheit des Patienten vor. So ist beispielsweise bei der Behandlung einer einseitigen Stimmlippenlähmung häufig zu beobachten, daß in der Phase, in der der Kompensationsmechanismus noch instabil ist, die Stimme an einem Tag klangdichter und lauter produziert werden kann, während sie am darauffolgenden überlüftet und leise klingt. Dieses Schwanken zwischen euphorischen und depressiven Empfindungen des Patienten kann von ihm leichter ertragen werden, wenn ihm verdeutlicht wurde, daß es sich um eine zwar unangenehme, doch ganz normale Zwischenphase des therapeutischen Ablaufs handelt. Der Patient wird dann die auftretenden Schwierigkeiten als Zeichen dafür deuten, daß die Behandlung „richtig läuft".

Behandlungszeitplan und Arbeitsunfähigkeit

Auch über Fragen der Organisation der Therapie muß mit dem Patienten gesprochen werden, z. B. darüber, an welchen Tagen und zu welchen Zeiten eine Therapie stattfinden kann, wie lange eine Behandlung dauert und welche Kosten eventuell entstehen können. Sinnvoll ist auch ein Verweis auf die Schweigepflicht, an die der Therapeut gebunden ist.

Die Häufigkeit der Behandlungen ist abhängig von der Phase, in der sich die Therapie befindet. Zu Beginn sollten sie mehrmals wöchentlich, bei Krankschreibung möglichst täglich erfolgen, da zu diesem Zeitpunkt fehlerhafte Funktionsmuster nicht allein erkannt, gelöscht und durch physiologische Abläufe ersetzt werden können. Auch die Entwicklung einer Vertrauensbasis erfordert zu Beginn häufige Begegnungen. Die Abfolge der Behandlungen ist erst dann zu reduzieren, wenn der Patient in der Lage ist, sich in seiner spezifischen stimmlichen Situation sinnvoll zu verhalten, Stimmübungen selbständig durchzuführen und erste Teilbereiche der veränderten Stimmfunktion in die Alltagssituation zu übertragen.

Oft ist es auch günstig, die Therapie in Blöcken zu organisieren, d. h. zwischen zwei intensiven Phasen eine Pause einzuschalten, in der der Patient jederzeit mit dem Therapeuten Kontakt aufnehmen kann. So wird ihm einerseits das Zutrauen vermittelt, diesen Therapieschritt eigenverantwortlich zu meistern, andererseits das Gefühl, weiterhin begleitet zu sein. Vornehmlich bei Patienten mit Stimmberufen ist es günstig, die Stimmfunktion therapieauslaufend über einen gewissen Zeitraum zu überwachen. Hierdurch läßt sich erkennen, ob sich das individuell erarbeitete Stimmkonzept in den unterschiedlichen Anforderungen des Berufsalltags bewährt oder ob Korrekturen vorgenommen werden müssen; gleichzeitig werden sich anbahnende Rückfälle frühzeitig erkannt.

Die Häufigkeit der Behandlung kann aber nicht nur aus therapeutischer Notwendigkeit festgelegt werden. So sind zum einen technische Belange wie der Anfahrtsweg, die Verkehrsverbindungen, berufliche und familiäre Verpflichtungen (insbesondere bei der Betreuung von Kleinkindern) zu berücksichtigen. Zum anderen muß eine mögliche erhöhte Streßsituation beim Patienten beachtet werden, so daß eine zusätzliche Belastung durch eine zu intensive logopädische Behandlung unter Umständen nicht zu verkraften ist.

Bei einer im Beruf sehr engagierten Lehrerin mit zwei kleinen Kindern, von denen eines an Bronchitis litt, das andere einer ständigen orthopädischen Behandlung bedurfte, kam es in einer solchen Überlastungssituation zu einem seelischen Zusammenbruch, als ihr der Stimmtherapeut eröffnete: „Wenn Sie nicht dreimal wöchentlich zur Behandlung kommen und mindestens acht- bis zehnmal zehn Minuten täglich üben, hat eine Therapie keinerlei Aussicht auf Erfolg. Außerdem sind Sie so verspannt, daß eine zusätzliche physiotherapeutische Behandlung notwendig ist." Die Patientin, die größte Schwierigkeiten hatte, mit ihrer heiseren und nicht belastbaren Stimme den Unterricht und ihre familiäre Situation zu bewältigen, sah durch die Kompromißlosigkeit des Therapeuten keine Möglichkeiten einer Hilfe für sich, die sich in ihren ausgefüllten Alltag integrieren ließ, so daß es zu einem akuten Stimmversagen mit Abbruch der Therapie kam.

In dieser Situation bescheinigte der behandelnde Hals-Nasen-Ohren-Arzt eine Arbeitsunfähigkeit. Gleichzeitig gelang es ihm, die Patientin zu einem nochmaligen Therapieversuch bei einem anderen Therapeuten zu bewegen. Da dieser die besondere Lage der Patientin angemessen berücksichtigte, konnte ein Weg für eine planmäßige Therapie gefunden werden. Das gelang nicht zuletzt deshalb, weil die zeitweilige Herausnahme aus dem Beruf die angespannte Gesamtsituation der Patientin erheblich entschärfte.

Zur Planung des Gesamtablaufs einer Behandlung gehört auch das Ansprechen einer eventuellen Krankschreibung. Dabei ist einerseits die Schwere der Symptomatik, andererseits die spezielle Stimmbelastung im Beruf zu berücksichtigen. Postoperative und organische Krankheitsformen bedingen in der Regel eine Arbeitsunfähigkeit, deren Dauer sich an der Wiederherstellung der Stimmfunktion orientiert. Bei Patienten, die an einer funktionellen Stimmerkrankung leiden und in einem Sprechberuf tätig sind, hat sich eine initiale Krankschreibung von ca. 14 Tagen als günstig erwiesen. Durch sie werden häufig erst die Voraussetzungen für eine Entspannung des psychophysischen Systems geschaffen. Gleichzeitig kann der Patient Abstand vom Berufsalltag gewinnen und hat Zeit, sich auf die Therapie einzustellen. Zudem ist es schwierig, veränderte Stimmuster anzubahnen, wenn der Beruf täglich volle stimmliche Leistung fordert, die dann verständlicherweise mit der bisher praktizierten Technik ausgeführt wird. In der Zeit der Krankschreibung können durch gezielte Arbeit an der Stimme realitätsgerechte Lösungen für die erforderliche Stimmleistung vorbereitet und durchgespielt werden.

Für die Zeit zwischen den einzelnen Behandlungen werden dem Patienten spezielle Übungen aufgegeben, die anfangs etliche Male täglich, aber nur für wenige Minuten durchgeführt werden sollen. Später verlängern sich die Übungszeiten bei geringerer Häufigkeit. Während einer Krankschreibung kann dies Verfahren optimal verfolgt werden. Ansonsten sind so frühzeitig wie möglich kleine Therapieelemente in die Alltagssituation zu übertragen, wie Reduzierung der Lautstärke, Verkürzen von Satzeinheiten mit entsprechender Pausengestaltung oder Beachtung einer geräuscharmen Einatmung.

Eine eventuelle Verlängerung der Krankschreibung ist mit dem behandelnden Phoniater bzw. Hals-Nasen-Ohren-Arzt auf der Basis des aktuellen ärztlichen Befundes abzusprechen. Ferner ist die Möglichkeit zu prüfen, bei berufsbegleitender Therapie zunächst nur stundenweise im Sprechberuf tätig zu sein und die Belastungszeit allmählich zu verlängern. Dabei ist zu berücksichtigen, ob sich der Patient einen solchen Schritt schon zutraut und ob es ihm möglich ist, im Berufsalltag die neuen Stimmuster und Verhaltensweisen zu realisieren. Ein solches Vorgehen bietet die Chance, die Therapieergebnisse frühzeitig in die Praxis umzusetzen und die stimmliche Belastbarkeit schrittweise zu steigern.

Eine logopädische Behandlung wird meist nicht nur eine reine Stimmbehandlung sein, sondern muß auch kommunikative Aspekte integrieren. Stimmerkrankungen als Störungen der Kommunikationsfähigkeit sind auf der intersubjektiven Ebene prinzipiell auch als Störungen der Kontakt-, Beziehungs- und Begegnungsfähigkeit zu betrachten. Insoweit wird die Entfaltung bzw. Wiederherstellung von Intersubjektivität selbst zu einem wesentlichen Anliegen gerade auch der Stimmtherapie.

Die damit zusammenhängenden, in der logopädischen Praxis auftretenden Probleme werden im weiteren Verlauf dieses Kapitels im Vordergrund stehen und an verschiedenen Fallbeispielen gezeigt und verdeutlicht werden. Für eine hier nicht zu leistende weitergehende Diskussion der theoretischen Hintergründe sei auf die Fachliteratur verwiesen (Petzold 1980, Zimmer 1983, Reinelt u. Dattler 1989). Im folgenden werden verschiedene Aspekte aufgezeigt, die dem Stimmtherapeuten unter pragmatischen Vorzeichen entsprechende Anregungen und Impulse vermitteln können.

6.5 Weichen stellen: Was geschieht bei der ersten Begegnung?

D. Tuschy-Nitsch (Abschnitte 6.5 bis 6.12)

Vom ersten Moment an umfaßt die Begegnung zwischen Patient und Therapeut sowohl eine bewußte als auch eine unbewußte Verhaltens- und Erkenntnisebene. Beide Ebenen prägen und bestimmen die Reaktionen und Verhaltensmuster der Interaktionspartner.

Die Tür zur Praxis öffnet sich, zwei Menschen stehen einander gegenüber, und wie im normalen Alltag auch entsteht bei beiden unwillkürlich sofort ein Eindruck: „Den mag ich" oder „Den mag ich nicht" – bisweilen auch Unentschlossenheit oder Ambivalenz. Aus der sozialpsychologischen Forschung zu Personenwahrnehmung und sozialer Urteilsbildung (Graumann 1984, Hiebsch 1986, Rosemann u. Kerres 1986) ist bekannt, daß bei der ersten Begegnung sehr viel mehr geschieht, als man gemeinhin glaubt. In Sekundenschnelle ist eine Verständigung zweier Menschen möglich, und oft entscheiden scheinbare Kleinigkeiten über so grundlegende zwischenmenschliche Reaktionen wie Antipathie oder Sympathie. Wie klingt die Stimme meines Gegenübers, spricht er laut oder leise, welche Bewegungen, welche Motorik und welche Gesten begleiten das Gespräch, ist er verkrampft oder gelöst, schaut er mich an oder ist er befangen, erinnert er mich an früher bekannte Personen? Es sind viele kleine Einzelheiten, die der Mensch in der Begegnung zum anderen registriert und speichert, selbst wenn er sich dessen nicht bewußt ist. Im unmittelbaren intersubjektiven Sinn wirkt die Psyche mit ihren Gefühlen, Wünschen, Phantasien, Sehnsüchten oder Hoffnungen auf den anderen und umgekehrt – auch in diesem Zusammenhang zeigt sich die tiefgreifende Bedeutung des Beziehungsaspekts sozialer Interaktion und zwischenmenschlicher Begegnung.

Zumeist beginnt die Patient-Therapeut-Beziehung bereits am Telefon. Wie verläuft die Terminvereinbarung, ist es schwierig, sich auf eine Zeit zu einigen, ist im Moment ein Therapieplatz frei oder muß der Patient zunächst auf die Warteliste gesetzt werden? Meldet sich der Patient zum vereinbarten Zeitpunkt wieder? Es gibt Patienten, die ihre Behandlungsbedürftigkeit so eindringlich darstellen – etwa wenn die Berufsausübung akut gefährdet erscheint –, daß sich der Therapeut gezwungen fühlt, sofort zu behandeln. Oder aber der Patient schmeichelt dem Therapeuten mit Worten wie „Sie wurden mir von meinem Arzt wärmstens empfohlen". Beides kann den Therapeuten so beeindrucken, daß er sich verpflichtet fühlt, doch noch einen Behandlungsplatz einzuräumen.

Welche der vielen in Betracht kommenden Einzelheiten für den weiteren Verlauf der Behandlung entscheidend sind, ist zunächst nicht auszumachen. Dennoch ist es wichtig, sie festzuhalten, da sie die beginnende Therapie wesentlich mitprägen können. Dies mag das folgende Beispiel verdeutlichen:

Frau F., 70 Jahre, kommt ohne Voranmeldung in die Praxis. Sie möchte unbedingt hier behandelt werden, da ihr der Therapeut von ihrem Arzt empfohlen wurde. Zufälligerweise hat der Therapeut einen Platz frei, den er normalerweise mit einem Patienten von der Warteliste besetzen würde. Er wird von der Patientin überrumpelt und fühlt sich gleichzeitig von ihrem Charme und ihrer Bewunderung so geschmeichelt, daß er sie sofort behandelt. Später gesteht die Patientin dem Therapeuten: „Ich wußte, daß es klappen würde, denn wenn ich so motiviert bin und auf Sie zugehe, müssen Sie mich einfach nehmen."

Die Bedeutung der ersten Begegnung wird auch an folgendem Beispiel offensichtlich:

Der Patient, Herr P., vergißt den ersten Termin, merkt es aber erst am nächsten Tag und ist am Boden zerstört, daß ausgerechnet ihm dies passieren mußte. Er ruft an und fragt, ob er unter solchen Umständen dennoch kommen dürfe. Der Therapeut hatte sich zunächst über den Patienten geärgert, weil er nicht gekommen war und sich auch nicht abgemeldet hatte. Als er sich jedoch am nächsten Tag entschuldigt, erfaßt er seine schwierige Situation und spürt, daß Herr P. seinen Termin aus Angst vor der ungewissen Situation „vergessen", d.h. verdrängt hatte. Sie vereinbaren einen neuen Termin. Angst und Unsicherheit verlieren sich in der Folge dann schnell.

Der Therapeut hätte auch mit Gekränktsein auf die scheinbar zum Ausdruck gebrachte Unwichtigkeit reagieren können, was nur zu leicht zu einer „kommunikativen Spirale" geführt hätte. Meistens wiederholen sich solche Momente im Lauf der weiteren Therapie, so daß das Erkennen der Situation in der Anfangsphase mitunter sehr wichtig sein kann.

Gelegentlich tritt die Situation ein, daß den Therapeuten ein Kollege bittet, einen Patienten zu übernehmen, da dessen Behandlung bei ihm selbst stagniere. Es ist fast nicht zu umgehen, daß sich der Therapeut geschmeichelt, aber auch angespornt fühlt und besonderen Ehrgeiz an den Tag legt. Das kann sicher erfrischend und positiv sein, allerdings auch die Gefahr in sich bergen, durch übereifriges Verhalten Schaden anzurichten, wie folgendes Beispiel zeigt:

Herr F. wird von einem Kollegen zur Weiterbehandlung geschickt. Er ist dem neuen Therapeuten gegenüber äußerst skeptisch und anscheinend eher negativ eingestellt. Der Therapeut gibt sich dennoch besondere Mühe und zeigt möglichst viele Übungen, um dem Patienten eine bessere Therapie anzubieten. Es kommt nun zu einer grotesken Situation. Der Therapeut gerät zusehends unter Bedrängnis: Er bietet alles auf, um dem Patienten zu „gefallen" und ihm natürlich auch zu helfen; der Patient lehnt indes ab und sperrt sich begreiflicherweise gegen seinen Übereifer. Der Therapeut fühlt sich immer hilfloser und kann dies schließlich dem Patienten gegenüber auch zugeben.

Erst hierdurch schafft er die Möglichkeit zu einer beiderseitigen Klärung – in diesem Falle kann der Patient jetzt sogar zugeben, daß der Abbruch der Therapie in der ersten Behandlung beim Kollegen von ihm als persönliches Versagen erlebt worden ist. „Mir kann man sowieso nicht helfen, mich versteht eh keiner" – so hatte er die Situation empfunden, und ähnliche Gefühle sind ihm bereits aus seiner Kindheit bekannt.

Dadurch, daß beide Seiten ihre Gefühle angesprochen haben, ist eine neue Situation geschaffen und damit der Weg für eine „neue" Therapie frei.

Mit dem hier bereits anklingenden Phänomen der Übertragung und Gegenübertragung in der Therapie werden wir uns in den Abschnitten 6.9 und 6.10 beschäftigen. Wenn es in der Stimmtherapie nicht vorangeht, ist zu vermuten, daß ungeklärte Beziehungs- oder Gefühlssituationen vorliegen. Es ist für den weiteren Therapieverlauf und -erfolg unumgänglich, diese herauszufinden und zu klären.

In einem anderen Fall kommt die Patientin eine halbe Stunde früher als vereinbart. Frau C. entschuldigt sich nachdrücklich, sie sei besorgt gewesen, nicht rechtzeitig da zu sein. Sie muß sich zunächst im Wartezimmer gedulden, da der Therapeut noch in einer Behandlung ist. Der Warteraum ist isoliert gelegen, aus dem Behandlungsraum sind keine Geräusche zu vernehmen. Die Patientin kann in Ruhe den Raum auf sich wirken lassen. Die Ausstattung, die Bilder an der Wand, die Zusammenstellung der Zeitungen, die Farben der Wände etc. sind Momente, die im Patienten bestimmte Gefühle auslösen. Die erste, wenn auch kurze Begegnung zwischen Therapeut und Patientin hat stattgefunden.

Im Falle von Frau C. fühlt sich der Therapeut durch das „Zu-früh-Kommen" der Patientin bereits bedrängt und in Zugzwang gebracht, was er mit den Worten „Wir hatten doch elf Uhr vereinbart" auch zum Ausdruck bringt. Es ist zwar eine sachliche Äußerung, kann aber auch als Zurückweisung erlebt werden.

Die äußere Erscheinung des Patienten und des Therapeuten hinterlassen im jeweiligen Gegenüber Eindrücke und Gefühlsreaktionen sowohl auf der bewußten als auch auf der unbewußten Ebene. Erinnerungen und Vergleiche an familiäre Situationen, an die Kindheit und Jugend oder auch an spätere Beziehungen können wach werden. Es wird stark von der Bewußtheit des Therapeuten abhängen, den Ursprung seiner Gefühle aus der eigenen Geschichte abzuleiten. Erst dann ist er in der Lage, seine emotionale Reaktion zu korrigieren und nicht weiter in der Behandlungssituation wirken zu lassen, wie etwa in vergleichbaren Kind-Eltern- oder auch Schüler-Lehrer-Situationen.

Dies ist um so wichtiger, als Frau C. die „brave" Haltung des Schülers oder Kindes geradezu mit dem Übereifer des Zu-früh-Kommens angeboten hatte und durch die Reaktion des Therapeuten wiederum in die Situation des „Sich-entschuldigen-Müssens" hineingedrängt wurde. Die Erfahrung zeigt immer wieder, daß die Komplikationen späterer Behandlungsphasen, bis hin zum Behandlungsabbruch, bereits in der ersten Begegnung begonnen haben. Dies wird im Falle von Frau C. später nochmals zu erörtern sein.

6.6 Das Erstgespräch: Grundlage der Therapie

Sehr wichtig ist, daß sich der Therapeut für die erste Sitzung, in der die Vorgeschichte und Anamnese erhoben werden, genügend Zeit nimmt. Er sollte sich dabei möglichst durch nichts stören lassen; Telephonunterbrechungen etwa haben sich als äußerst problematisch erwiesen. Der Patient muß merken, daß sich der Therapeut ausschließlich ihm widmet.

In der ersten Sitzung deutet sich bereits die ganz spezifische Umgangsart an, die sich später für die Kommunikation dieser beiden Menschen als typisch herausstellen wird. Im günstigen Fall werden bereits in der ersten Begegnung die Grundlagen für ein Vertrauensverhältnis geschaffen. Der Therapeut hat es dabei zumindest teilweise in der Hand, sich fragend so einzufühlen, daß sich der Patient im Gespräch immer mehr öffnet und am Ende der Sitzung gelöst und locker im Sessel sitzen kann. Er kann in diesem Fall spüren und die Sicherheit gewinnen, daß der Therapeut gezielt auf seine Krankheit, wegen der er ja gekommen ist, zugeht und sich kompetent damit befaßt. Im anderen Fall kann der Therapeut sich aber auch unbewußt negativ verhalten, so daß der Patient immer verkrampfter und verschlossener wird. Auf diese Weise wird es ihm nicht gelingen, beim Patienten eine Vertrauensbasis aufzubauen.

Am Fallbeispiel von Frau C. sollen typische Aspekte des Erstgesprächs und seine Bedeutung für die weitere Behandlung geschildert werden:

Dem Therapeuten ist seine eigene, etwas ungehaltene Art zu Anfang bewußt geworden, und er kann sich nun positiver auf die Patientin einstellen. Er bittet sie nach der Wartezeit in den Behandlungsraum und fragt sie, welchen Platz sie einnehmen möchte. Die Antwort ist durchaus üblich und normal: „Das ist mir egal, wo soll ich mich denn hinsetzen?" Viele Patienten sind es offensichtlich gewöhnt, daß ihnen ein Platz zugewiesen wird. Der Therapeut spricht bewußt die aktive Haltung der Patientin an. Sollte sich dies als Überforderung herausstellen, wird er ihr entgegenkommen und ihr einen Platz anbieten, um sie nicht in Verlegenheit zu bringen.

Damit wird bereits in der ersten Stunde ein Signal gesetzt, daß es ganz entscheidend auf die aktive Haltung und Mitarbeit ankommt; dies bezieht sich auch auf zumeist unterschätzte Details wie z. B. die Wahl des Sitzplatzes. Hat der Patient sich gesetzt, muß auch der Therapeut seinen Platz wählen und mit seinem Einfühlungsvermögen erfassen, welches die richtige Distanz für diesen Patienten ist. Man kann die Frage auch bewußt ansprechen und ausprobieren, welche „Sitzordnung" beim Patienten am besten ankommt. In jedem Falle sollte es das Ziel sein, sich auf die Seite des Patienten zu begeben, um ihm dort begleitend zur Seite stehen zu können.

Frau C. zeigt sich ganz erleichtert: „Ich bin froh, daß Sie so auf mich eingegangen sind, ich mag es gar nicht, wenn man mir so nahe kommt. Aber ich habe mich bisher nicht getraut, das zu fühlen, geschweige denn auszusprechen." Bequem lehnt sie sich in den Sessel zurück, ganz im Gegensatz zu vorher, als sie verkrampft auf der Kante gesessen hatte.

Üblicherweise wird als intime Distanz ein Wirkungskreis von einem halben Meter, für den persönlichen Bereich ein halber bis eineinhalb Meter, für den gesellschaftlichen Freiraum eineinhalb bis zwei Meter angesehen und erst ab vier Meter der öffentliche Bereich definiert. Das Umfeld des anderen zu respektieren und zu wahren ist sehr bedeutsam. Wenn die Behandlungssituation, insbesondere bei Körperübungen, Nähe erfordert, wird die kritische Distanz unterschritten. Das erfordert ein ganz besonderes Einfühlungsvermögen und gegenseitiges Vertrauen.

In der ersten Sitzung wird sich auch herausstellen, inwieweit der Patient in der Lage und bereit ist, an seiner Heilung mitzuarbeiten. In vielen Fällen hofft der Patient, daß der Therapeut an ihm etwas ändert, was die Stimme beeinflußt und bessert. Es empfiehlt sich, den Patienten zu bitten, zunächst seinen Eindruck von der eigenen Stimme zu schildern und ihn dann auch zu fragen, ob er mit ihr einverstanden ist oder welche Stimme er gerne hätte bzw. welches Behandlungsergebnis er sich wünsche. Diese Äußerung sollte mitgeschrieben oder auf Tonband aufgezeichnet werden, um am Ende der Behandlung nochmals aufgegriffen und verglichen werden zu können.

Ein pubertierender Junge verbirgt seine bereits männlich tief gewordene Stimme vor seiner Umwelt. Er spricht stets mit heller Fistelstimme. Nur wenn er allein ist, beschäftigt er sich mit seiner tiefen Stimme. Der Therapeut setzt alle ihm zur Verfügung stehenden Übungen ein, um seine Stimme tiefer zu bekommen. Als es dann endlich zufällig gelang, ist er sehr darüber erfreut, im Gegensatz zum Jungen, der eher bedrückt ist; er will diese tiefe Stimme nicht haben. Er ist aber mit der Hoffnung in die Therapie gekommen, daß der Therapeut ihm eine „neue Stimme entwickelt."

Eine andere Patientin beschreibt ihre Stimme wie folgt: „Meine Stimme ist kleiner als ich selbst, unklar, verschwommen, unsauber, eng, da bleibt etwas stecken. Mein Wunsch wäre, daß sie klar und deutlich wird, voller und runder, so wie sie mir wirklich entspricht."

Für eine erfolgversprechende Stimmtherapie sollten am Schluß eines Erstgesprächs klare Prioritäten gesetzt werden. Der Patient ist grundsätzlich mit der Frage zu konfrontieren: „Können Sie sich eine Zusammenarbeit mit mir vorstellen?" Ist die Antwort positiv, sollte der Therapeut die nächsten Sitzungen als Probesitzungen vorschlagen, um beiden Beteiligten die Offenheit der wechselseitigen Beziehung klarzustellen. Es ist wichtig, sich immer wieder neu zu entscheiden, ob man die Behandlung weiterführen will, um sich so eindeutig von Verpflichtungsgefühlen und Zwängen zu befreien. Ein Abbruch ist kein Versagen und sollte daher auch als etwas Natürliches dargestellt werden.

6.7 Fortschritte und Rückschläge: Interaktion zwischen Therapeut und Patient

Gezielt und regelmäßig eingesetzte Übungen führen in der Stimmtherapie relativ oft zu schnellen Teilerfolgen. Wenn die Therapie jedoch die persönlichen Wurzeln der Erkrankung nicht erreicht oder das Verhältnis zwischen Patient und Therapeut ungeklärt bleibt, kommt es regelmäßig zu Rückschlägen. Das Fallbeispiel von Frau C., die im vorigen Kapitel vorgestellt wurde, verdeutlicht, auf welch differenzierte Art eine Stimmbehandlung weiter verlaufen kann:

Frau C., 43 Jahre, kommt nach Überweisung von einem Hals-Nasen-Ohren-Arzt mit einer auffällig heiseren und diplophonen Stimme in die Praxis. Die Diagnose lautet: gemischte, funktionelle Dysphonie im Sprechberuf. Frau C. ist von Beruf Lehrerin und seit zwanzig Jahren stimmlich sehr beansprucht. „Meine Stimme klang schon als Kind immer rostig", berichtet sie. Sie erinnert sich an häufige Ermahnungen, beispielsweise: „Schrei nicht so laut!" Der Wunsch nach einer schöneren Stimme, wie sie die Mutter und Schwester haben, war stets vorhanden. Ihre Stimme ist nie sehr belastbar gewesen, wenngleich bisher keine besonderen Schwierigkeiten eingetreten waren. Probleme gab es erst in letzter Zeit.

Sie gibt zusätzliche Beschwerden wie Kopfschmerzen, „Kloßgefühl" im Hals sowie Verspannungen im ganzen Körper an, Belastungszustände oder neue Situationen führen zu einem „Krallengefühl" in der Kehle. Auf Befragen, wie sie ihre Stimme erlebe, antwortet sie: „Ich empfinde meine Stimme als sehr anstrengend, für andere muß es eine Zumutung sein, mir zuzuhören." Sie bezeichnet dies als persönliche Schwäche, und ihr Wunsch ist es, daß sie durch die Behandlung ihre Stimme nicht mehr spürt. Von einer Kollegin hatte sie gehört, daß solche Störungen durch stimmtechnische Übungen aufzuheben seien. Sie selbst wäre nie darauf gekommen, eine Stimmbehandlung anzustreben.

Nach dem Erstgespräch beginnt sie psychische Zusammenhänge zu erahnen, was sie allerdings erst später dem Therapeuten „offenbart". Sie ist sich deshalb unsicher, ob sie sich überhaupt auf diese Behandlung einlassen soll. Offensichtlich ist sie aber von dem Therapeuten und der Therapie angetan, so daß sie die Frage nach der möglichen Zusammenarbeit zunächst bejahen kann. Sie beginnt dann die Behandlung, ohne auf ihre inneren Konflikte einzugehen. Sehr schnell werden mit Entspannungsübungen hörbare Erfolge erzielt, die Stimme wird klar und voll, wohl eine Folge des insgesamt bereits wesentlich gelockerten Gesamtzustands der Patientin.

Dieser Erfolg hält jedoch nur kurz an. Ganz offensichtlich löst die gelockerte körperliche Verfassung Ängste in ihr aus. Nach zehn Sitzungen kann Frau C. dem Therapeuten von ihren inneren Spannungen erzählen. Sie betont, daß sie sich nicht so offen zeigen möchte und etwas Abstand vorziehen würde. „Es soll keiner wissen, was mit mir los ist", sagt sie in diesem Zusammenhang. Dabei ist Frau C. eine äußerst redselige Person, kann interessant und ausführlich über verschiedene Themen reden, nur nicht über sich. „Ich spreche über alles mit den Leuten, nur nicht über mich." Bis zu diesem Zeitpunkt hat sie stets noch gezweifelt, ob es richtig wäre, die Behandlung weiterzuführen. Nun ist sie sich dessen sicher, weil der Therapeut ihr das Gefühl der Gleichwertigkeit gegeben hat und sie ihm deshalb vertrauen kann.

Bald ist es für sie ein wichtiger Bestandteil ihres Lebens geworden, ein- bis zweimal die

Woche eine Stunde für sich zu haben, in der sie allein im Mittelpunkt stehen und sich erholen kann. Sonst ist sie ständig für andere zuständig. Die Stimme klingt in der Übungssituation bald voll und wohlklingend. Es gelingt jedoch nur schwer oder schlecht, dies in die Alltagssituation zu übertragen, was eindeutig an der ungelösten psychischen Verfassung liegt. Sich wohlklingend darzustellen, scheint ihr „gegen ihre Natur" zu gehen, obwohl der Wunsch immer vorhanden ist. Der Therapeut unternimmt verschiedene Versuche, die seelischen Ursachen ihrer Stimmerkrankung herauszufinden, die Patientin wehrt jedoch ab. Es ist ihr wichtig, die Behandlung nur auf Stimmübungen zu begrenzen.

Damit ist der schwierige Punkt erreicht, an dem sich die Frage stellt, wie die Behandlung weiterzuführen sei, zumal es der Patientin nicht gelungen ist, die in der Übung erhaltene, wohlklingende Stimme ins Alltagsleben zu übertragen. Zwar hat sie subjektiv Erleichterung in der Stimmgebung erfahren und kann diese Funktion auch häufiger anwenden; sie begnügt sich aber mit diesen ersten Teilerfolgen. Die Patientin muß offenbar aufgrund unbewußter Widerstände (Angst vor Nähe) die Behandlung abbrechen, ehe ein befriedigender Erfolg erzielt werden konnte.

In solchen Fällen ist es wenig aussichtsreich, den Betreffenden zur Weiterbehandlung zu motivieren. Der Abbruch würde mit großer Wahrscheinlichkeit nur hinausgezögert. Besser ist es, den Patienten gehen zu lassen mit der Möglichkeit, die Behandlung beim gleichen oder einem anderen Therapeuten später wieder aufzunehmen. In einer derart schwierigen Behandlungssituation ist es von Bedeutung, vorzuschlagen, eine ärztliche Kontrolluntersuchung vornehmen zu lassen, die in bestimmten Abständen ohnehin erforderlich ist. Der Arzt hielt im genannten Fall zwar eine Verlängerung für nötig, aber die Patientin nahm die bewilligten Behandlungen nicht in Anspruch.

Der Therapeut ist in dieser Situation sehr oft in Gefahr, sein eigenes Stimmideal dem Patienten aufzudrängen und ihn zur Weiterbehandlung zu überreden, womit er ihn jedoch überfordert. Der Patient reagiert dann z. B. in folgender Weise: „Ich bin mit dem bisherigen Erfolg eigentlich zufrieden, bezweifle aber, ob Sie es sind." Genau an diesem Punkt gilt es zu vermerken, daß es äußerst wichtig ist, die Ziele und Wünsche des Patienten, die zu Anfang der Behandlung notiert wurden, zu verfolgen und in keinem Fall die des Therapeuten.

Zur Unterstützung der Behandlung empfiehlt es sich von Anfang an, die Sitzungen auf Tonband oder Kassette aufzuzeichnen, um die Übung wiederholen zu können und sie nochmals mit dem Patienten zu erleben. Das Hören der eigenen Stimme wird anfangs oft als unangenehm empfunden, gerade im Vergleich zur Stimme des Therapeuten. Andererseits kann es auch eine Chance und Ermutigung sein, im Verlauf der Behandlung die Entwicklung der eigenen Stimme zu verfolgen. Ob der Patient die Übungen zu Hause wiederholen kann, hängt nicht zuletzt davon ab, wieviel Zeit er aufbringen kann. Dies sollte eingangs immer geklärt werden

---

Frau C. nützt z. B. die häuslichen Übungen in folgender Weise: „Wenn ich zu Hause außer mich gerate und mich mit meinen Kindern streite, dann setze ich mich allein in mein Zimmer und bringe mich mit den Übungen wieder in mein seelisches Gleichgewicht, was sich sofort auch wieder positiv auf meine Stimme auswirkt."

In einem anderen Fall dagegen war das häusliche Üben geradezu kontraindiziert:

Frau J., 52 Jahre, eine sehr bemühte und brave Frau mit einer schweren und langjährigen hyperfunktionellen Dysphonie, fühlt sich nach drei Behandlungen derart überfordert, noch zu Hause zu üben, daß ihre Symptome wie „Druck im Hals" u.ä. immer schlimmer werden und sie dazu neigt, die Behandlung abzubrechen. Ein Kollege von ihr hatte kürzlich auch eine logopädische Behandlung abgebrochen, was sie in ihrem Gefühl bestärkte, daß diese Therapie viel zu schwer für sie sei. Dennoch faßt sie sich ein Herz und spricht mit dem Therapeuten über ihre Nöte. Dieser überdenkt daraufhin sein Konzept und gesteht der Patientin zu, sich zunächst nur auf die Behandlung in der Praxis zu beschränken. Dieses Vorgehen zeigt überraschend beachtliche Erfolge.

Am letzten Beispiel werden Sinn und Unsinn eines starren Konzepts in der Behandlung deutlich.

Letzten Endes gilt auch hier stets als Ziel die ganzheitliche Orientierung am Patienten: Nicht die Methode, sondern der Mensch sollte von Anfang an erster Stelle der Behandlung gesehen werden. Übertrieben formuliert, könnte man sagen: Wenn Führung nötig ist, dann durch den Patienten selbst – was aber nicht gleichzusetzen ist mit einem konzeptionslosen „Laissez-faire"-Stil.

6.8 Krisenreaktion: In welcher Lebenssituation tritt die Stimmerkrankung auf?

Wie wiederholt dargelegt, kommt der Klärung der Frage nach dem lebensgeschichtlichen und situativen Hintergrund der Stimmerkrankung eine herausragende Bedeutung zu. Zunächst ist natürlich auch die medizinische Anamnese zu klären: Gibt es Anhaltspunkte für körperliche Teilursachen, z.B. Traumen der Sprach- und Atmungorgane, im Hals-Nasen-Ohren- oder hirnorganischen Bereich? Erfolgten diesbezüglich fachärztliche Konsultationen? Als ebenso wichtig erweist sich in der Praxis aber oft die Frage: Hat sich in der inneren oder äußeren Lebenssituation des Patienten etwas geändert? Die Hintergründe psychischer Probleme und Krisen können sehr schwer auffindbar sein. Häufig sind Trennung und Verlust einer wichtigen Person auslösend für eine Symptomatik; dabei kann es durchaus genügen, daß ein Verlust nur unbewußt befürchtet wird.

Das Zusammenspiel von körperlichen und seelischen Ursachen kann sich im Sinne der leibseelischen Ganzheit des Menschen sehr vielfältig äußern. Immer wieder begegnet man Fällen, in denen eine Stimmerkrankung zunächst nur organisch bedingt ist und allmählich psychisch überlagert wird. Am organisch bedingten Symptom wird dabei aus unbewußten Gründen festgehalten, da der Patient aus dem Symptom einen sog. sekundären Krankheitsgewinn bezieht. Befindet sich z.B. ein Patient in einer von ihm als ausweglos wahrgenommenen Lebenssituation, kann ihm sein Symptom insoweit Erleichterung bringen, als die Umwelt von ihm als Krankem weniger fordert. An dieser Stelle sei darauf hingewiesen, daß hinter jedem Symptom eine zielgerichtete Absicht steht. Es kann daher nur dann zum Verschwinden gebracht werden, wenn etwas Besseres an seine Stelle tritt. Veränderungen sind möglich, wenn sie in die Ökologie des eigenen Systems passen.

Es muß ausdrücklich betont werden, daß es sich hierbei um überwiegend unbewußte Vorgänge handelt. Es wäre verfehlt, dies dem Patienten zu deuten oder gar vorzuwerfen. Der Betreffende müßte sich vehement dagegen wehren. Gerade in tiefer verwurzelten „Verstimmungen" wird eine reine Symptombehandlung praktisch aussichtslos sein. In einigen solchen Fällen wird auch die Möglichkeit zu berücksichtigen sein, einen Psychotherapeuten oder einen Psychiater hinzuziehen, zumal eine exogene Depression nicht auszuschließen ist.

Gerade im Bereich der Stimmerkrankung gilt wie überall in der Medizin, daß an psychische Faktoren zu denken ist, wenn eine körperliche Krankheit chronisch zu werden droht. Steht die Stimmerkrankung in einem offensichtlichen und direkten Zusammenhang mit einer seelischen Krise, fällt es dem Patienten meist schwer, dies zu akzeptieren. In der Regel ist ihm ein körperlicher Befund lieber als ein psychischer: Seelisch krank zu sein, ist immer noch mit einem persönlichen Schuld- oder Versagensgefühl verbunden. Darum ist hier große Vorsicht und Behutsamkeit geboten, um den Patienten nicht noch tiefer in seine meist unbewußten Verstrickungen hineinzutreiben.

Die meisten Menschen sehen ihre Stimme zudem losgelöst von ihrer Persönlichkeit und ihren Lebensproblemen. Es fällt ihnen schwer, die Stimme als Ausdruck ihres inneren Zustands zu erkennen. Es muß daher berücksichtigt werden, daß eine Stimmbehandlung aufgrund einer dominierenden und nicht ohne weiteres auflösbaren psychischen Problematik in einigen Fällen auch unmöglich erscheinen kann.

◆

Frau H., 58 Jahre, hat seit drei Monaten einen „rauhen, wunden Hals". Sie hatte zum ersten Mal in ihrer langjährigen Ehe die Stimme gegen ihren Mann erhoben, und zwar im Zusammenhang mit ihrem Sohn, der sie zutiefst beleidigt hatte. Sie hatte ihm Geld geliehen und um dessen Rückgabe gebeten, worauf der Sohn sie wüst beschimpfte und beleidigte. Eine solche Verhaltensweise war ihr von ihrem Ehemann her bekannt, ihr Mann hatte es dem Sohn vorgelebt. Daß der Ehemann sie so behandelte, war ihr im Laufe der Zeit vertraut geworden, und sie fühlte sich demgegenüber mittlerweile machtlos. Noch früher war es ihr Vater gewesen, der sie geschlagen und gedemütigt hatte und dessen Rolle, ohne ihren großen Widerspruch hervorzurufen, auf den Ehemann übergegangen war. Aber daß ihr geliebter Sohn, dem sie doch alles gegeben hat, sich nun in dieser Weise auflehnt und widersetzt, das hatte ihre Seele so tief getroffen. Aber eben nicht nur ihre Seele, sondern auch – als ausdrückendes Organ – ihre Stimme, einhergehend mit tiefer Depression und Arbeitsunfähigkeit.

Sie hat zum ersten Male versucht, sich zu wehren, aber der Versuch ist ihr buchstäblich im Halse stecken geblieben. Offen bleibt, inwieweit ihr selbst dies bewußt werden durfte. Zu der nötigen intensiven Stimmbehandlung ist es leider nicht mehr gekommen, da andere körperliche Symptome so vorherrschend wurden, daß die Patientin sich zunächst einer ärztlichen Behandlung unterziehen wollte.

Auch in diesem Fall wird die Erkenntnis bestätigt, daß die Symptome für den Patienten auch einen gewissen Schutz darstellen. Die Krankheit ist das kleinere Übel im Gegensatz zu dem, was hinter den Symptomen stecken mag oder was der Patient dahinter befürchtet. Solange er sich aber nicht vom Therapeuten verstanden und in seiner Beziehung zu ihm aufgehoben fühlt, kann er es nicht riskieren, sich zu öffnen und die für ihn notwendige Abwehrhaltung aufzugeben.

In einem anderen Fall gelangte eine Patientin durch die begleitenden Gespräche mit dem Therapeuten zu einem tieferen Verständnis der auslösenden Situation. Dadurch nahm auch die Stimmübungsbehandlung eine entscheidende Wende.

Frau T., 49 Jahre, Spanierin, ist seit 20 Jahren in Deutschland und hat eine Ausbildung als Lehrerin. Dennoch hat sie auffallende Schwierigkeiten, sich in deutscher Sprache zu äußern. Sie wurde von einem HNO-Arzt wegen einer massiven Stimmerkrankung überwiesen. Nach wenigen Sitzungen kommt eine schwerwiegende Eheproblematik zum Vorschein, die ganz offensichtlich in einem inneren Zusammenhang mit der Symptomatik steht. Ihr deutscher Ehemann, von Beruf Rechtsanwalt, hat sie hinsichtlich ihres deutschen Sprachgebrauchs über Jahre hinweg kritisiert und korrigiert, so daß ihr nicht die Möglichkeit blieb, die deutsche Sprache entsprechend ihrer Intelligenz zu erlernen.

Im Rahmen der Behandlung kommt bald ihre verborgene Not zum Vorschein. Sie erfaßt sehr schnell, daß der Druck im Hals mit den jahrelang unterdrückten Gefühlen zu tun hat, was sie zuvor nur dumpf gespürt hatte. Ihr wird nun bewußt, in welch unglaublicher Art und Weise ihr Ehemann sie über Jahre gekränkt und gedemütigt hat. Das eindeutige Erkennen dieses Zusammenhangs hat eine intensive kathartische und befreiende Wirkung, was auch zu einer emotionellen Entlastung führt, so daß die Patientin sich auch besser auf die Stimm- und Atemübungen einstellen kann. Die Behandlung nimmt einen positiven Verlauf.

In diesem Fall haben über Jahre anhaltende psychische Belastungen schließlich zu einer Stimmerkrankung geführt, d. h. der körperlichen Symptomatik lief eine psychische voraus. Der umgekehrte Fall kann zum Beispiel bei eindeutig physisch verursachten Stimmlippenlähmung vorliegen. Der plötzliche Verlust der Stimme ist ein Schock und kann eine schwerwiegende seelische Krise mit Ängsten und Depressionen auslösen. Die Lähmung einer Stimmlippe kann Atemstörungen bedingen, die wiederum Angstgefühle fördern, so daß sich psychische und körperliche Symptomatik wechselseitig verstärken.

Frau B., 40 Jahre, muß sich wegen einseitiger Stimmlippenlähmung nach Strumektomie in logopädische Behandlung begeben. Die Stimme ist kraftlos, klingt hoch und verhaucht. Ihre Tätigkeit als Telefonistin kann sie nicht ausüben. Sie war über Wochen krankgeschrieben und hat begreifliche Angst, den Arbeitsplatz zu verlieren. Einen erlernten Beruf hat sie nicht. Sie befindet sich bei Behandlungsaufnahme in einem äußerst kritischen psychischen Zustand.

Zur Vorgeschichte ist noch folgendes festzuhalten: Die Patientin hatte eine schwere Kindheit, als Kind ist sie oft geschlagen worden, in den meisten Fällen, um ihren Gehorsam zu erzwingen. Das Resultat ist eine Frau, deren Zustand mit „Zähne zusammenbeißen" zutreffend beschrieben werden kann, was auch durch ihre äußere Erscheinung zum Ausdruck kommt. Insbesondere ist die Gesichtsmuskulatur im Artikulationsbereich in höchstem Maße angespannt, offenbar auch im Schlaf, da sie unter dem Symptom des nächtlichen Zähneknirschens leidet. Wegen organischer Veränderungen im Zahn- und Kieferbereich befindet sie sich seit Jahren in zahnärztlicher Behandlung.

Es hat eine innere Logik, daß sie sich auch krampfhaft bemüht, ihre fast fehlende Stimme mit Gewalt wiederzuerlangen, was aber zwangsläufig eher zum Gegenteil führt. Ihre Gefühlswelt scheint gleichsam in ihrem Körper „eingemauert" zu sein. Es erscheint daher ratsam, in der Behandlung das Hauptgewicht auf Entspannungsübungen des ganzen Körpers zu legen. Dabei muß der Therapeut anfangs besonders behutsam vorgehen, um dieser Frau, einer „Einzelkämpferin" mit strammer Haltung, nicht zu schnell zu nahe zu kommen. Ein direkter Körperkontakt ist erst nach einiger Zeit möglich. „Anfangs wäre ich aus der Haut gefahren, wenn Sie mich angefaßt hätten", kann sie später treffend ihre Verfassung beschreiben.

Nach einem positiven Anfang stagniert die Behandlung jedoch, und die Patientin ist mehrfach nahe daran, sie abzubrechen. Ihre tiefe Hoffnungslosigkeit äußert sich in einer unzufriedenen und mürrischen Haltung, die dem Therapeuten mehr und mehr zu schaffen macht. Es wird zunehmend schwieriger, einer solchen negativen und depressiven Einstellung eine hoffnungsvolle und positiv bejahende entgegenzusetzen. Mitunter wird auch der Therapeut mutlos.

Solche wechselseitigen Gefühlsreaktionen müssen nicht von Nachteil sein, sofern sie bewußt erlebt und verarbeitet werden und nicht wie ein schleichendes Gift wirken. Dem Therapeuten gelingt es immer wieder, diese Schwierigkeiten mit der Patientin anzusprechen und sie zum Weiterarbeiten zu ermutigen. Nach gemeinsamer mühevoller Arbeit ist die Patientin stimmlich wieder voll einsatzfähig und kann zurück in ihren Beruf. „Ich habe bei Ihnen viel gelernt, nicht nur stimmlich, auch sonst fürs ganze Leben" – mit diesen Worten verabschiedet sie sich.

Dieses Fallbeispiel zeigt eindrucksvoll, daß selbst bei einer zunächst rein organisch bedingten Stimmerkrankung der psychische bzw. psychosoziale Hintergrund in jedem Fall mit einbezogen werden muß. Das kann sogar so weit gehen, daß eine Stimmbehandlung zu einem bestimmten Zeitpunkt völlig unangebracht ist, wie im folgenden Beispiel deutlich wird.

Frau K., Lehrerin, wird vom Arzt überwiesen, hat jedoch eine zwiespältige Einstellung zur Aufnahme der Behandlung: „Einerseits will ich meine Stimme in den Griff bekommen, damit nicht jeder gleich merkt, wie schlecht es mir geht, andererseits wäre ich am liebsten stockheiser, damit ich nicht mehr in die Schule gehen muß." Frau K. wäre lieber in einem künstlerischen Beruf tätig, hat auch bereits eine Umschulung beantragt und wartet nun auf das Ergebnis des psychologischen Tests. Es stellt sich bald heraus, daß sie in der Tat im Moment an einer Verbesserung der Stimme nicht interessiert ist, da sie ja unbedingt aus dem Lehrerberuf heraus will. Die Behandlung wird daher im beiderseitigen Einverständnis mit dem Ziel abgebrochen, sie später wieder aufzunehmen, wenn der für die Patientin richtige Zeitpunkt gekommen ist.

6.9 Übertragung und Abwehr: Autorität und Sympathie

Wie wir gesehen haben, lassen sich bei der Begegnung von Patient und Therapeut eine Fülle von Reaktionen beobachten, die teils bewußt, teils unbewußt verlaufen. Die nun im Mittelpunkt stehenden kritischen und problematischen Aspekte fallen im engeren und weiteren Sinn unter den Begriff der „Übertragung" (Projektion, Widerstand). In der Geschichte der „großen" Psychotherapien kommt diesem Konzept seit Freud eine elementare Bedeutung zu. Da die Zusammenhänge für die „kleine Psychotherapie" der Stimmtherapie qualitativ ähnlich – wenn auch in aller Regel nicht so beziehungsintensiv – gegeben sind, werden wir es in pragmatischer Absicht auch verwenden, um neuralgische Momente von Stimmtherapien zu beschreiben. Für eine vertiefte theoretische Auseinandersetzung sei auf die zahlreiche psychotherapeutische Literatur verwiesen (Petzold 1981, Thomä u. Kächele 1985).

Der Patient kommt oft mit dem bewußten Anliegen, die Stimme wiederzuerlangen, am häufigsten wegen der dadurch bedingten beruflichen Beeinträchtigung. Eher selten besteht der ganz persönliche Wunsch, über eine gut funktionierende Stimme zu verfügen. Meist gehen die Patienten davon aus, es genüge, sich einige Male behandeln zu lassen. Es fehlt insbesondere das Bewußtsein, daß die Stimmbehandlung nur erfolgreich sein kann, wenn man selbst aktiv und engagiert mitarbeitet. Der Patient ist in der Rolle des Befehlsempfängers, des „vom Arzt Geschickten" und muß daher vom Stimmtherapeuten erst darüber aufgeklärt werden, daß es vor allem um seine aktive Mitarbeit geht.

Auf der bewußten Kommunikationsebene leuchtet eine solche Aufklärung dem Patienten sicher ein, auf der unbewußten erwartet er jedoch etwas anderes. Er kommt in die Praxis, weil er sich einer „Behandlung" *unterziehen* möchte, im Sinn einer Aufforderung: „Sie wissen schon, was gut für mich ist." Der Patient verhält sich dem Erwachsenen gegenüber wie ein braves Kind und delegiert die Verantwortung an den Therapeuten, der sich dann entsprechend dieser Erwartung verhalten soll. Dies ist am Beginn einer Behandlung ein besonders häufig anzutreffendes Übertragungsphänomen: Der Patient überträgt die gefühlsmäßige Einstellung, die einst den Eltern galt, auf den Therapeuten. Für diesen mag eine Versuchung darin liegen, die Elternübertragung anzunehmen, weil dies sein Selbstgefühl erhöht. Er geht völlig auf das „ohnmächtige Kind" im Patienten ein. Kurzfristige, auf suggestivem Wege entstandene Besserungen sind dabei für einige Wochen durchaus möglich, ein anhaltender Erfolg muß aber bezweifelt werden.

Diese passive Erwartungshaltung kann sich z. B. auch so äußern: „Sie behandeln mich stets so gut, ich fühle mich hinterher wie neugeboren." Das klingt zunächst ganz positiv. Es gibt sicher in jeder Stimmtherapie immer wieder Zeiten, in denen der Therapeut den Patienten tatsächlich „behandeln" muß (kurzfristige Regression als notwendiger Bestandteil einer Therapie). Ein Dauerzustand sollte das jedoch niemals werden, sonst kommt der Patient aus seiner passiven Rolle nicht heraus. Er bleibt das unmündige Kind, und im Gegenzug wird der Therapeut als der „große Heiler" mächtiger.

Die Erwartungshaltung des Patienten kann auch in eine ausgesprochene Anspruchs- und Forderungshaltung einmünden, durch welche der Therapeut nun selbst unbewußt in die Rolle des überforderten „Kindes" gerät. Wenn er diesen Vorgang nicht ausreichend versteht, kann es ihm passieren, daß er den Patienten zurechtweist und ihm klar macht, daß die Behandlung nicht wunschgemäß verläuft. In beiden Fällen stellt sich der Therapeut über den Patienten, einmal in positiver Weise als „Retter", einmal in negativer als besserwisserischer „Oberlehrer" oder „Vater".

Es wird deutlich, wie schnell man in ungewollte Übertragungs-Gegenübertragungs-Situationen hineingeraten kann. Darum ist es so wichtig, sich der eigenen Gefühle mehr und mehr bewußt zu werden, um nicht immer wieder in derartige Fallen zu geraten. Es liegt auch für den Therapeuten eine Chance darin, sich dem zu stellen, um so in seiner eigenen Entwicklung weiterzukommen. Im folgenden Beispiel besteht bei dem Patienten zunächst eine aggressive Erwartungshaltung, die später in angepaßtes und braves Verhalten umschlägt.

Herr T. kommt forsch in den Behandlungsraum und sagt: „So, nun machen Sie 'mal was mit mir, damit die Stimme wieder in Ordnung kommt", als ob er sagen wollte: „Was kann ich dafür, daß meine Stimme so ist." Er spricht so, als ob er überhaupt nichts mit der Sache zu tun habe und überspielt die Situation im Generalston. Der Therapeut zögert, die Behandlung zu übernehmen. Die Haltung des Patienten beinhaltet Konsequenzen wie: „Wehe, wenn die Therapie nicht richtig läuft, dann sind Sie schuld", was die gemeinsame Arbeit empfindlich stört. Der Therapeut spürt die Gefahr und muß daher das Problem ansprechen. Er sagt: „Ich bin mir unsicher, ob meine Behandlungsweise Ihnen entspricht." Herr T. läßt erstaunlicherweise die Aussage gelten und sagt: „Ja, ja, Sie haben recht, es wäre leichter für mich, wenn Sie mir einen Hammer in die Hand geben und ich irgendwo draufschlagen sollte. Und dennoch möchte ich von Ihnen behandelt werden."

Die anfänglich forsche Haltung schlägt später in eine kindlich ergebene um, in der er zu allem bereit ist, was von ihm erwartet wird. Die Behandlung kommt also zustande, und der Patient erfuhr auch einige Erleichterungen durch die Stimmübungen. Dem Therapeuten gelingt es jedoch in diesem Fall nicht, den Patienten zu aktiver Mitarbeit zu motivieren. Es bleibt bei seinem Satz: „Ich möchte von Ihnen behandelt werden", obwohl er natürlich über die Bedeutung seiner eigenen aktiven Rolle aufgeklärt worden ist. Er genießt die Behandlungen und ist mit dem Erfolg zufrieden. Der Therapeut hat das Gefühl, die Behandlung werde in dieser Art endlos weiterlaufen; er schlägt daher vor, sie zu beenden und vorläufig mit dem bereits Erworbenen zurechtzukommen. Der Patient ist einverstanden, und sie einigen sich, die Behandlung, wenn nötig, später wiederaufzunehmen.

Es hat sich bewährt, Behandlungen zu begrenzen und damit die Aktivität des Patienten zu fördern, um gegebenenfalls später wieder mit dem dann erreichten Erfolgserlebnis den Weg für eine weitere, sinnvolle Behandlung freizumachen.

Von *Übertragung* spricht man also, wenn der Patient Gefühlseinstellungen, die einst den Bezugspersonen seiner frühen Kindheit galten, unbewußt auf den Therapeuten projiziert. Der Patient sieht und erlebt im Therapeuten Vater, Mutter oder andere Bezugspersonen, auf die er mit entsprechenden, aus der Kindheit stammenden Verhaltensmustern reagiert, z. B. im Muster eines braven, passiven Kindes oder eines oppositionellen Kindes, das provoziert. Zu derartigen Übertragungsreaktionen kommt es um so eher, je mehr sich der Therapeut in der Realität – offen oder versteckt – autoritär verhält. Die Reaktion des Patienten ist in einem solchen Fall gleichsam Dichtung und Wahrheit zugleich: „Dichtung", weil die Gefühlsreaktionen im Bezug zur Situation seiner Primärfamilie stehen, und „Wahrheit" insofern, als der Therapeut sich tatsächlich (wie vermutlich z. B. der Vater) autoritär verhalten hat.

Je mehr aber projiziert wird, und zwar von beiden Seiten, desto weniger kann eine offene, kongruent kommunizierbare und entwicklungsfähige Beziehung zwischen Patient und Therapeut entstehen. Um so wichtiger ist daher die ständige Auseinandersetzung und das Bewußtwerden solcher Übertragungsphänomene.

Man spricht im allgemeinen von positiver und negativer Übertragung. Eine *positive* Übertragung kann sich z. B. in Bewunderung für den Therapeuten ausdrücken mit der Konsequenz überhöhter Erwartungen, indem Heilung und Erlösung von ihm erhofft wird. Werden diese Erwartungen nicht erfüllt, kehren sich positive Gefühle in negative um, in Ablehnung, Enttäuschung und Abwehr, den Verhaltensmustern in der Primärfamilie entsprechend. In diesem Falle spricht man von einer *negativen* Übertragung. Eine solche kann auch hinter der skeptischen Haltung eines Patienten versteckt sein, der sich von Beginn an überhaupt keinen Behandlungserfolg verspricht. Dies drückt in analoger Weise mangelndes Vertrauen zum Mitmenschen aus, wie es der Patient in der Primärfamilie erfahren hat und dann an den Therapeuten heranträgt.

Eine andere negative Übertragung kann auch darin bestehen, daß der Patient beim Therapeuten Eigenschaften entdeckt, die er in sich selbst unbewußt spürt oder ahnt und bekämpft; indem er einen Aspekt seiner selbst ablehnt, muß er auch den Therapeuten ablehnen. Wie reagiert der Therapeut auf eine solche negative Übertragung? Vielleicht fühlt er sich gekränkt, weil er sich und seine Therapie in Frage gestellt sieht. Dies mag bei ihm tiefsitzende Selbstzweifel aus der Kindheit aktivieren, die er sich bewußt machen muß.

6.10 Gegenübertragung: Der nicht-neutrale Therapeut

Die Gefühle, mit denen der Therapeut auf den Patienten reagiert, positiv wie negativ, nennt man Gegenübertragung. Der Begriff wird in der Fachliteratur unterschiedlich verwendet: Ursprünglich waren damit alle Gefühlsreaktionen gemeint, die er infolge seiner eigenen Kindheitsgeschichte auf den Patienten übertragen hat; später wurde der Begriff erweitert, indem alle bewußt erlebten Gefühlsreaktionen des Therapeuten auf den Patienten darunter gefaßt wurden. Wenn z. B. der Patient primär seine kindlich-hilfsbedürftige Seite an den Therapeuten heranträgt, so kann dies einen fürsorglichen Impuls auslösen. Das heißt jedoch nicht, der Therapeut sollte diesem Impuls auch nachgeben.

Der Begriff der Gegenübertragung erfuhr eine Änderung in dem Sinn, daß das Vorhandensein gefühlsmäßiger Reaktionen des Therapeuten prinzipiell als angemessen, ja unvermeidlich betrachtet wurde. Der Sichtweise einer „berechtigten" Gegenübertragung muß man jedoch kritisch gegenüberstehen. Zum einen ist die Gefahr sehr groß, daß sich der Therapeut dem gemeinsamen Geschehen entzieht, zum anderen verbleibt die Last und Schuld beim Patienten und somit ist auch keine Hilfe möglich. Der Therapeut setzt damit sich ins Recht und den Patienten ins Unrecht.

Bei einem Patienten, der sehr hohe Ansprüche an sich und den Therapeuten stellt, reagiert der Therapeut fast zwangsläufig auch einmal mit Ungeduld, was als berechtigte Reaktion aufgefaßt werden könnte. Allein damit wäre dem Patienten nicht geholfen, da man die Problematik des hohen Anspruchs mit der Ungeduldsreaktion nicht auflöst, sondern verstärkt. Eine Auflösung ist eher möglich, wenn der Therapeut hinter dem hohen Anspruch auch die Not des Patienten erkennen kann, nie den Ansprüchen der Eltern und heute des Therapeuten genügen zu können. Die Konsequenz dieser Erkenntnis aus Sicht des Therapeuten ist, daß er versucht, nicht mit Ungeduld zu reagieren, sondern mit Verständnis. Wenn er doch mit Ungeduld reagiert hat, wird er es zugeben und zurücknehmen können. Erst so ist der Patient in der Lage, sich mit seiner eigenen Haltung auseinanderzusetzen, statt über die Ungeduld des Therapeuten nachzudenken.

Empfindet der Patient die Gegenübertragungen des Therapeuten und spricht sie an (z. B. die Ungeduld), so ist es wichtig, daß der Therapeut darüber offen, ehrlich und kongruent kommunizieren kann und solche „Verfehlungen" einzuräumen vermag. Besonders in solchen Situationen ist die Aufrichtigkeit des Therapeuten von allergrößter Wichtigkeit. Gegebenenfalls muß der Therapeut auch von sich aus solche Gegenübertragungsgefühle ansprechen.

Frau X. äußert in einer Behandlungsstunde, sie habe bei dem Therapeuten eine Ungeduld verspürt, die sie an ihre Mutter erinnerte, wenn diese von ihr etwas verlangte. Folglich war sie beim Üben blockiert. In diesem Fall kann der Therapeut zugeben, daß ihr Gefühl berechtigt ist, weil er in der letzten Stunde tatsächlich im Streß gewesen ist. Damit ist für die Patientin die Situation geklärt, so daß es ihr möglich wird, die eigenen, hohen Anforderungen zu spüren.

Oft sind die Patienten jedoch nicht in der Lage, derartiges wahrzunehmen und solchen Wahrnehmungen zu trauen, geschweige denn, diese zu äußern. Um so wichtiger ist es daher, daß der Therapeut sich immer wieder bemüht, seine Gefühle bewußter zu spüren und damit umzugehen. Wird ein Patient vom Therapeuten als schwierig und problematisch empfunden, ist besondere Vorsicht notwendig. Solche Patienten sollten den Therapeuten ganz besonders über die Regelstunde hinaus beschäftigen. Aus der Distanz läßt sich leichter herausfinden, was das Verhalten des Patienten beim Therapeuten ausgelöst hat. Wird dies nicht rechtzeitig abgeklärt und das Problem verschleppt, kann sich dies für den nächsten Behandlungsabschnitt sehr störend auswirken.

Riemann (1974) spricht von einer adäquaten Gegenübertragung im Sinne einer echten Anteilnahme, Zuwendung oder Besorgnis, eine notwendige Reaktion, damit der Patient sich verstanden und gehalten fühlt. Eine positive Gegenübertragung ist sicher eine günstige Voraussetzung für jede Therapie. Wenn sie zu positiv ist in dem Sinn, daß der Therapeut den sympathischen Patienten braucht und ihn bewundert, kann sie auch zur Abhängigkeit des Patienten führen, der sich auf Grund der Bewunderung nur schwer lösen kann. Genauer betrachtet ist es dann eine beiderseitige Abhängigkeit, die in den therapiefreudigen Vereinigten Staaten in den letzten Jahren zu dem spöttischen Begriff des sog. YAVIS-Syndroms geführt hat: Der Therapeut bevorzugt insbesondere weibliche Klienten mit den Eigenschaften „young, attractive, verbal, intelligent, sympathetic". Wenn dagegen eine anhaltend negative Gegenübertragung vorliegt, sollte sich der Therapeut entschließen, den Patienten an einen Kollegen zu überstellen.

Aus diesen bereits angedeuteten Reaktionsmöglichkeiten kann man erahnen, welche Folgen die entsprechenden Haltungen und Einstellungen des Therapeuten nach sich ziehen, wenn sie unbewußt und unreflektiert bleiben. Am Beispiel von Frau F., die ungeduldig in die Praxis gestürmt war, werden die gegenseitigen Übertragungsreaktionen sichtbar.

Frau F. ist wegen Druckgefühlen im Hals, Atem- und Schluckbeschwerden, starken Halsschmerzen, erschwerter Artikulation und angeschwollener Nasenschleimhaut gekommen. Bei längerem Sprechen neigt sie zu heftiger Nervosität, genaueren Fragen nach der Kindheit weicht sie aus. Sie räumte lediglich ein, daß sie als Kind große Ablehnung erfahren habe und sich allein durchs Leben hätte schlagen müssen. Es ist nicht leicht, die bestimmende Person gewähren zu lassen und doch zu führen. Sie hat schon viel versucht (Yoga, Eutonie, Atemtherapie) und „weiß" daher, wie an ihren Fall heranzugehen sei. Entspannungsübungen im Liegen (die zumeist am Anfang einer Therapie stehen) weist sie gleich zurück, da sie diese in der Eutonie anders erfahren habe.

Es ist schwer, dieser Patientin Übungen anzubieten, die sie akzeptieren kann. Sie bringt nach der ersten Besprechung eine Anzahl von Büchern über ihre Vorbehandlungen mit, um zu dokumentieren, wie erfahren sie schon sei. Die Situation wird für den Therapeuten zunehmend schwieriger. Nach anfänglicher Sympathie kommen Momente, in denen er sich von der Patientin bevormundet fühlt. Der Therapeut spürt die Gefahr, als Gegenreaktion darauf in einen Machtkampf zu geraten, in dem er unbedingt die Oberhand behalten will.

Es liegt zwar in der Natur der Therapiesituation, daß der Therapeut in gewissem Umfang die Spielregeln festsetzen muß; es ist aber unnötig, sich autoritärer Verhaltensregeln zu bedienen.

In diesem Fall gelingt es dem Therapeuten jedoch durch genaue Reflektion der eigenen Gefühle, die Situation positiv aufzulösen. Die Art und Weise, wie die Patientin mit ihm gesprochen hat, enthält Anklänge an die eigene Kindheit (Belehrungen durch die eigene Mutter etc.), die zu Gegenreaktionen führen. Danach ist er wieder besser in der Lage, die Patientin richtig einzuschätzen und ihren überstarken Wunsch nach Anerkennung wahrzunehmen, so daß die Impulse, bei der Patientin die Oberhand behalten zu müssen, nicht mehr existent sind. Es muß jetzt keiner mehr bestimmen, und eine Phase produktiver Zusammenarbeit schließt sich an. Die Patientin kann sich nun, zumindest bis zu einem bestimmten Grad, dem Therapeuten anvertrauen und eine Art „Arbeitsbündnis" (Guggenbühl-Craig) eingehen. Trotzdem fällt es ihr nach wie vor schwer, sich „innerlich fallen zu lassen" und gefühlsbetont zu geben, weil sie alles mit dem Verstand steuern muß. Einerseits leidet sie unter diesem „starren Korsett", andererseits hat es eine notwendige Schutzfunktion.

Auffallend schnell will die Patientin den Abstand zwischen den Sitzungen vergrößern. Sie begründet es damit, jetzt mehr Zeit zu benötigen, da sie die Übungen erst ausreichend ausprobieren müsse. Ganz offensichtlich handelt es sich dabei um eine Abwehr, und es ist wichtig, darauf einzugehen und der Patientin diesen Freiraum zu lassen. Nach wenigen Wochen kommt die Patientin wieder und zeigt stolz, wie sie die neuen Übungen mit den früher erworbenen verbinden kann. Die Behandlung ist bereits nach 10 Stunden beendet. Nach ein paar Wochen kommt sie wieder in die Praxis (gleichfalls ohne Voranmeldung!), um dem Therapeuten mitzuteilen, wie gut ihr die Behandlung getan hat und daß sie täglich weiterübe. Ab und zu würde sie aber gerne noch „zur Auffrischung" kommen.

Im Fall von Frau F. war die erste Begegnung sehr bezeichnend, und wie der Therapeut in weiterführenden Gesprächen nebenbei erfährt, hat die Patientin alle bisherigen Behandlungsformen nur kurz ausprobiert und dann in „eigener Regie" weitergeführt. Dieses Muster wird eine innere Entsprechung zu ihren früheren Lebenserfahrungen haben. Eine therapeutische Situation kommt auch nur begrenzt zustande. Frau F. hat einige wichtige Hinweise und Impulse bekommen, und es ist durchaus möglich, daß durch die nur zehnstündige Behandlung eine bleibende Besserung erzielt werden konnte. Daß sie sich aber letzten Endes nicht richtig anvertrauen konnte, hatte eben mit ihren frühkindlichen Erlebnissen zu tun. Ein Gespräch darüber hatte sie früher stets abgelehnt, wohl aus für sie wichtigen Gründen des Schutzes.

Übertragungs- und Gegenübertragungsphänomene haben in der Behandlung eine so zentrale Bedeutung, daß man sich vor jeder Stunde überlegen sollte: „Wie bin ich eingestimmt, wenn der Patient kommt?" „Ist es eine Pflichterfüllung, habe ich Angst, oder freue ich mich auf den Patienten?" Es kann gelegentlich vorkommen, daß das Verhalten eines Patienten im Therapeuten soviel Antipathie auslöst, daß es besser ist, den Patienten zu einem Kollegen zu schicken, als dieses „Gift der Antipathie" im Sinne einer negativen Gegenübertragung in der Behandlung wirken zu lassen. Man sollte nicht den Ehrgeiz haben, mit allen Patienten arbeiten zu können, denn der Patient ist dann stets das Opfer.

Eine andere Art der Gegenübertragung kann sich einstellen, wenn der Therapeut zu sehr an theoretische Modelle gebunden ist. Der Patient hat in diesem Falle wenig Möglichkeiten, er selbst zu sein, denn er muß die Symptome zeigen, die in die Vorstellung des Therapeuten passen. Er soll entsprechend der Theorie reagieren, und insoweit wird der Therapeut der Eigenart des Patienten nicht gerecht. Je mehr sich der Therapeut von einseitigen Theorien lösen kann, desto flexibler wird er die Behandlung führen können. Er wird z. B. weniger Gefahr laufen, allzu oft die gleichen Methoden anzuwenden. Nicht jede Übung ist für jeden Patienten angemessen.

Jeder Therapeut hat aufgrund seiner Persönlichkeit spezifische Gegenübertragungsprobleme. Ein zu ehrgeiziger Therapeut möchte im allgemeinen Erfolge beim Patienten sehen, die er als Bestätigung seiner Person und der Richtigkeit seiner Therapie benötigt. Ein „guter" Patient stabilisiert sein Selbstwertgefühl – ganz nach dem Motto: „Ein gut geratenes Kind ist der Stolz seiner Eltern."

Schon Freud wies darauf hin, daß der therapeutische Ehrgeiz den Erfolg einer Behandlung gefährden kann. Insbesondere unterliegt man dieser Gefahr bei Patienten, die bei einem anderen Kollegen die Therapie abgebrochen haben. Man „übernimmt" die Behandlung zu sehr, und der erhoffte Erfolg bleibt logischerweise aus. Beide, Patient und Therapeut, reagieren darauf: Der Patient kann dies z. B. direkt zum Vorwurf erheben, indem er offen sagt, die Behandlung tauge nichts, oder indirekt mitteilt, er sei kein guter Patient, er habe die Therapie noch nicht begriffen. Der Therapeut wiederum gibt dem Patienten offen oder versteckt seine Enttäuschung darüber zu verstehen, daß er für die Therapie nicht geeignet sei oder nicht genug geübt habe.

Deutlich wird wieder die Parallele zur Mutter-Kind-Situation:

- Ein hilfloses, entmutigtes Kind wirft der allwissenden Mutter vor, daß es noch nicht schwimmen kann, worauf die Mutter erwidert: „Wenn Du Dich nicht so dumm anstellen würdest, könntest Du es schon längst."
- Ein Kind entschuldigt sich, nicht brav genug gewesen zu sein, es hätte nicht das getan, was die Mutter wollte. Wenn sich das Kind entschuldigt, kann die Mutter verzeihen.

Hier geht es um wechselseitige Schuldzuweisungen. Wenn das Kind die Schuld zugibt, zeigt sich die Mutter großmütig. Wenn in Analogie dazu der Patient die Schuld auf sich nimmt, weil er z. B. zu wenig geübt hat, ist der Therapeut großmütig und verzeiht ebenfalls. Solche verhaltensbezogenen Mechanismen beeinträchtigen oder verhindern eine Entwicklung in der Stimmtherapie genauso wie in der Erziehung und anderen Interaktionen. Mit der nötigen Behutsamkeit angesprochen, können solche Komplikationen metakommunikativ verarbeitet und damit behoben werden.

Sofern ein Patient mit dem Therapeuten konkurriert, kann das Wechselspiel aus Übertragung und Gegenübertragung zum Spiel ohne Ende werden. Das ist dann der Fall, wenn es dem Therapeuten nicht gelingt, aus dem Kampf auszusteigen.

Frau N. kommt wegen Stimmschwierigkeiten in die Praxis. Sie kennt sich auf dem Gebiet der Atmung aus, da sie in einem verwandten Beruf tätig ist. Sie „beherrscht" sozusagen alles und hat dennoch stimmliche Probleme – für Patientin und Therapeut eine schwierige Situation. Bei den einfachsten Atemübungen gibt es schon Meinungsverschiedenheiten. Der Therapeut ist zu jenem Zeitpunkt überarbeitet und fühlt sich überfordert, sich mit solchen elementaren Fragen auseinanderzusetzen. Er stellt zur Diskussion, ob es nicht besser sei, die Behandlung bei einem Kollegen fortzusetzen, mit dem ein besseres Einvernehmen bezüglich der theoretischen Grundlagen möglich ist. Daraufhin lenkt die Patientin ein und besteht auf einer Fortführung. Durch die Beendigung der Konfrontation ist ein Behandlungsbeginn möglich; zudem kann sich der Therapeut jetzt auf jede Stunde innerlich einstellen, ohne sich in den Sog des Konkurrenzkampfes hineinziehen zu lassen. Es gibt innerhalb der Behandlung immer wieder derartige Komplikationen, die sich jedoch durch gegenseitige Offenheit und Aussprache lösen.

An den hier diskutierten kritischen Fällen logopädischer Praxis sollte beispielhaft gezeigt werden, daß die erfolgreiche Behandlung von Stimmerkrankungen, die auf Kommunikationsstörungen beruhen, letztlich davon abhängt, ob es gelingt, eine tragfähige Beziehung zwischen Logopäden und Patienten aufzubauen. Abschließend sei auf die grundlegende Bedeutung der kommunikativen und intersubjektiven Ebene verwiesen, wie sie im Kapitel 5 dargelegt wurde.

6.11 Probleme der körperbezogenen Therapie: Berührungsängste

Die sog. Körperarbeit kann in der Stimmtherapie von großer Bedeutung sein, und diesem Bereich ist ein eigenes Kapitel gewidmet (Kapitel 12). An dieser Stelle soll auf gewisse Probleme aufmerksam gemacht werden, die durch die unmittelbare „Kontakt-Nähe" von Patient und Therapeut entstehen.

Haltung und Bewegung sind Grundvoraussetzungen der Stimmarbeit. Die Skelettmuskulatur und die Atem- und Sprechmuskulatur dürfen sich nicht gegenseitig hemmen, sondern sollten rhythmisch zusammenspielen. Das innere Loslassen kann man durch vielfältige Kontaktübungen am Boden, auf dem Stuhl oder an der Wand erleben. Das Anfassen durch den Therapeuten, sei es durch Anlehnen, sei es durch das Halten mit den Händen und Armen, kann noch weitergehende Dimensionen des Loslassens zur Folge haben. Dies löst in der Regel positive Gefühle beim Patienten aus, weil er sich, vielleicht zum ersten Male, richtig geborgen und aufgehoben fühlt. Es können aber auch schmerzliche Empfindungen entstehen, da er möglicherweise eine so intensive Nähe nicht oder lange nicht erlebt hat. Es empfiehlt sich daher, sich immer wieder zu vergewissern, ob der Patient die Körperarbeit mit der darin liegenden Intimität psychisch verkraften kann. Darum ist es jedesmal notwendig, den Patienten um sein Einverständnis zu bitten, sofern er bei Körperübungen angefaßt werden soll.

Eine weitere Grundsatzfrage ist, in welcher Position (sitzend, liegend, stehend) der Patient an dem betreffenden Tag arbeiten möchte. Häufig kommt auch hier wieder die Antwort: „Das ist mir egal, Sie wissen schon, was richtig ist." Meistens ergibt sich aber nach der zweiten Frage: „Spüren Sie doch mal genau in sich hinein, was Ihr Körper wirklich möchte" eine klare Antwort, z.B.: „Also, liegen möchte ich heute nicht." Damit wird erreicht, daß der Patient mehr auf sein Gefühl achtet und nicht darauf, was der andere möchte.

Als Therapeut muß man sich besonders bei der Körperarbeit über die eigene seelische Verfassung im klaren sein. Jede Mißstimmung und Verspannung überträgt sich unweigerlich auf den Patienten bzw. beeinträchtigt den Therapeuten, mit der nötigen Behutsamkeit auf ihn einzugehen. In jeder Stunde ist man anders gestimmt, und das gilt natürlich auch für den Therapeuten. Fühlt er sich im konkreten Augenblick in der Lage, den Patienten mit der nötigen Sensibilität anzufassen, oder ist er heute selber ziemlich angespannt? Hier sollte man ehrlich zu sich sein und die Übung im Zweifelsfall lieber vertagen.

Eine besondere Gefahr mag vorliegen, wenn der Therapeut selbst ein mangelndes Selbstwertgefühl hat, weil dadurch die Versuchung größer wird, aus der Behandlung narzißtischen Gewinn zu ziehen. Er wird leicht zu aktiv und läuft Gefahr, als „großer Heiler" zu wirken, indem er behandelt, anstelle den Patienten zur Selbsthilfe anzuleiten. Wenn beim Therapeuten die Rolle des „Retters" und „Erlösers" einen entscheidenden Einfluß gewinnt, ist die Gefahr des „Sich-Bemächtigens" sehr groß. Jedes Anfassen dieser Art kann beim Patienten erhebliche Angstgefühle auslösen. Man kann nicht wissen, manchmal vielleicht nur erahnen, ob und wie Situationen seelischer Verletzungen aktualisiert und dadurch Schmerzen und unangenehme Erinnerungen ausgelöst werden.

Eine weitere, sorgfältig zu überlegende Frage ist, wo man den Patienten anfassen soll und darf. Das Berühren der Rückenpartien ist im allgemeinen weniger problematisch als das der vorderen Körperregionen. Die Vorderseite gilt als der empfindlichere oder verletzlichere Teil. Tiere fangen an zu beißen, wenn man sie dort anpackt, oder geben ihrem Wohlgefühl Ausdruck, wenn sie dort gestreichelt werden.

Trotz möglicher Komplikationen stellt die Körperarbeit im Rahmen einer Stimmtherapie im allgemeinen einen wichtigen, oft sogar unverzichtbaren Teil der Behandlung dar. Weitere Grundlagen, Indikationen und Möglichkeiten körperorientierter Verfahren in der Stimmtherapie werden deshalb in Kapitel 12 ausführlich und grundlegend dargestellt.

6.12 Fazit: Welche Anforderungen und Voraussetzungen hat ein Stimmtherapeut zu erfüllen?

In den Ausführungen zu den kommunikativen Grundlagen der Stimmtherapie ist deutlich geworden, daß ein ganzheitlich orientierter Stimmtherapeut eine Reihe von Voraussetzungen erfüllen sollte, die weit über das hinausgehen, was er in einer eher funktional-technisch ausgerichteten Ausbildung erlernen kann. Dennoch oder gerade deswegen möchten wir im folgenden etwas intensiver auf solche Eigenschaften der Persönlichkeit des Stimmtherapeuten eingehen, da diese für seine Rolle als „Kommunikationstherapeut" von entscheidender Bedeutung sein können (Lotzmann 1988).

Der Abschluß eines zunächst oft nur formellen Arbeitsbündnisses schützt den Logopäden nicht vor unbewußten Vorgängen in seiner eigenen Persönlichkeit, die im Einzelfall die Therapie sogar vorrangig beeinflussen können. Je besser er die eigenen Stärken und Schwächen kennt und je ehrlicher er als Therapeut zu sich selber sein kann, desto sicherer ist er im täglichen Auf und Ab vor stärkeren Einbrüchen gefeit. Dann kann er auch leichter den individuellen Bereich des Patienten wahrnehmen, achten und sein Anderssein respektieren und annehmen. Der Vorschlag, sich im Rahmen seiner Ausbildung einer Psychotherapie zu unterziehen, soll den angehenden Stimmtherapeuten zum Nachdenken anregen; er kann ihn als Grundlagenvoraussetzung für seine angestrebte Tätigkeit ansehen.

Aus Beobachtungen und empirischen Untersuchungen zu Therapieverläufen kann als gesichert gelten, daß in erster Linie nicht die angewandte Methode wirksam ist, sondern vielmehr die Persönlichkeit des Therapeuten und die damit unmittelbar zusammenhängende intersubjektive Qualität der Beziehung. Jeder Therapeut muß seine eigene Arbeitsweise weiter entwickeln, über die praktische Erfahrung wachsende Einsicht gewinnen und die eigenen Grenzen immer besser erkennen. Grundvoraussetzung ist, dem Patienten zuzuhören und sich auf ihn einzustellen. Am besten ist es, den Patienten „dort abzuholen, wo er sich befindet" und ihn dann zu begleiten.

Es geht meistens nicht darum, dem Patienten etwas „Falsches" wegzunehmen und an etwas „Richtiges" heranzuführen, sondern darum, seine vorhandenen, schlummernden Potentiale zu fördern und zu entwickeln. Eine ganzheitlich an der Gesamtpersönlichkeit des Patienten orientierte Stimmtherapie wird daher wesentlich versuchen, die selbstheilenden Kräfte im Patienten zu aktivieren. Der Patient soll aus einer eher passiven wieder in eine aktive, eigenständigere Haltung kommen, die es ihm ermöglicht, aus einem unmündigen Wesen ein mündiges Individuum zu werden. Der Therapeut muß diese Prozesse aus eigener Erfahrung kennen, um sie beim anderen zulassen zu können.

Zu dieser therapeutischen Grundeinstellung des „Wachsen-Lassens", „Geduld-Habens" und „Warten-Könnens" zu gelangen, ist oft schwierig. Wir sind alle sehr stark unter dem Einfluß verhaltens(maß)regelnder Vorschriften erzogen worden, wir sind gewohnt zu gehorchen, und als unbewußte Kompensation reagieren wir als Erwachsene dann häufig selbst so, daß wir vorschreiben und bestimmen möchten. Sich damit immer wieder auseinanderzusetzen, stellt hohe Anforderungen an den Stimmtherapeuten. Je mehr er sich eigener schmerzhafter Erfahrungen bewußt wird, desto eher kann er Sensibilität und Einfühlung in das Leiden anderer entwickeln.

Wahrscheinlich gibt es in jedem von uns eine Instanz, die man als „inneren Führer und Heiler" bezeichnen könnte. Diese Instanz sollte auch in einer Stimmtherapie aktiviert werden, um die Autonomie und Selbständigkeit des Patienten zu fördern und eine Weiterführung der Therapie bis zum Abschluß zu ermöglichen. Vor besonderen Anforderungen steht der Therapeut insbesondere in solchen Situationen, in denen er sich eigener Unzulänglichkeiten bewußt wird und Fehler eingestehen muß. Besonders der Berufsanfänger läuft Gefahr, in solchen Situationen an seiner Person zu zweifeln. Unter Umständen werden Gefühle von Scham, Schuld und Versagen aus der Kindheit aktualisiert, Erinnerungen an ängstigende und bedrohliche Situationen des Abgelehntseins. Dies erschwert eine realistische und angemessene Auseinandersetzung mit den Fehlern, aus denen man ja bekanntlich am meisten lernt.

Die Problematik der „hilflosen Helfer" wurde von Schmidbauer ausführlich beschrieben: Ohnmacht und Macht liegen dicht beieinander, sie sind die sprichwörtlichen Seiten derselben Medaille. Ein fordernder und aggressiver Patient kann im Therapeuten Ohnmachtsgefühle auslösen, mit der Folge, daß er wie ein angepaßtes Kind reagiert und alles recht machen will, alles aufbietet, was er an Methoden gelernt hat. Durch diesen Übereifer aus einer Schwächeposition heraus stört er aber seine therapeutischen Bemühungen und der Erfolg bleibt für den Patienten aus. Wird diese Schwäche nicht reflektiert und erkannt, besteht die Gefahr einer forcierten Selbstbehauptung dem Patienten gegenüber. Dies sind verhängnisvolle Mechanismen in der therapeutischen Beziehung. Ein sog. „mächtiger Helfer" braucht einen „ohnmächtigen Patienten", der nicht aktiv werden darf und somit auch nie fähig wird, seine Stimme zu erheben. Diese Übermacht des Therapeuten bewirkt, wie dies Guggenbühl-Craig in „Macht als Gefahr beim Helfer" beschrieben hat, eine Schwächung des Patienten. Sie ist typischerweise ein Ausdruck mangelnden Wissens und fehlender Erfahrung. Aus diesen Gründen rechtfertigt sich nochmals der Hinweis auf eine eigene Psychotherapie.

Den schöpferischen Therapeuten zeichnet der Ausdruck von Kraft und Vitalität aus. Er läßt den Patienten frei, glaubt an seine Entwicklung, fördert seine Selbständigkeit und erfreut sich daran, auch wenn der Patient andere Wege beschreitet, als der Therapeut vorgeschlagen oder für sinnvoll gehalten hat. Auch für den Stimmtherapeuten sollte die Prämisse verbindlich sein, zunächst beim Patienten etwas „in Bewegung setzen und den Heiler in ihm selbst zu sehen".

Erst wenn es gelingt, sich der störenden Übertragungs- und Gegenübertragungsphänomene bewußt zu werden und sie in Grenzen zu halten, wird es möglich sein, die Entwicklung des Patienten in den Mittelpunkt der Therapie zu stellen. In der ständigen Auseinandersetzung mit der eigenen Geschichte kann der Therapeut zunehmend lernen, die Komplikationen der therapeutischen Beziehung aufzufangen und zu beheben. Um sein seelisches Gleichgewicht zu erlangen, ist es also sowohl für den unerfahrenen wie den erfahrenen Stimmtherapeuten unerläßlich, unbewußt-unreflektierte Prozesse bei sich zu erkennen und zu lernen, damit umzugehen.

Auf diese Weise bleibt der Therapeut immer ein lernender und forschender Helfer und nicht einer, der „schon alles weiß". Es gibt immer wieder neue Aspekte, die eigene Persönlichkeit intensiver kennen- und verstehen zu lernen. Je besser und genauer man sich selber kennt, um so leichter wird es möglich sein, den anderen zu verstehen und ihm gerecht zu werden. Dennoch läuft man immer wieder Gefahr, den anderen zu sehr durch die „eigene Brille zu sehen". Vor der Diagnose muß daher immer die Selbsterkenntnis und das kritische, reflexive Wahrnehmen der eigenen Person ihren Platz haben.

Eine wichtige Hilfe für den anderen ist die Ausstrahlung von Hoffnung und Zuversicht auf Heilung, die sich dem Patienten zunächst unbewußt und später erkennend positiv mitteilt. Eine sinnvolle Ausgewogenheit zwischen Arbeits- und Privatleben sollte gegeben sein, damit der Therapeut aus der Fülle seines Lebens – seiner positiven und lebensbejahenden Erfahrungen – schöpfen und damit auch helfen kann. Andernfalls gerät er in Gefahr, durch die Lebensgeschichten und das Leid der Patienten zu „leben" oder sie zum Leben zu benötigen (vgl. die Abhängigkeit der Eltern-Kind-Beziehung, in der die Eltern ihr Kind zum Leben brauchen). Es gehört zur täglichen „Nahrung" des Therapeuten, die eigenen Kraftquellen immer wieder aufzufüllen, um in der Arbeit mit dem Patienten nicht unterzugehen.

In diesem Zusammenhang kann es keine allgemeinverbindlichen Regeln geben, da jede Behandlungsform von der eigenen Geschichte geprägt ist. Jeder Therapeut muß seine eigene Gangart finden, in der er am sinnvollsten arbeiten kann. Genauso individuell muß die eigene Fortbildung organisiert werden. Um aber ständig in lebendigem Austausch mit sich und seiner Geschichte zu stehen, kann es sehr hilfreich sein, sich in einer Selbsterfahrungsgruppe Unterstützung zu holen.

An erster Stelle ist eine Balint-Gruppe zu erwähnen, in der das unbewußte Geschehen zwischen Helfer und Hilfesuchendem bearbeitet wird. Diese Methode ist erstmals in den fünfziger Jahren von dem Analytiker Michael Balint entwickelt worden. In einer kleinen Gruppe von ca. 12 Teilnehmern aus therapeutisch tätigen Berufen – Ärzten, Psychologen etc. – werden Fallbeispiele aus der täglichen Praxis unter psychoanalytischen Gesichtspunkten besprochen. Nicht der Patient, sondern der Therapeut steht im Mittelpunkt: Wie reagiert er auf den Patienten, was löst der Patient in ihm aus? Es geht dabei um die Abklärung von Problemfällen und Komplikationen in der Behandlung, die sowohl durch unbewußte Beiträge des Patienten wie auch des Therapeuten verursacht sein können. Damit bietet die Balint-Gruppe auch eine Art Supervision.

Zur Förderung der Selbsterfahrung des Therapeuten bieten sich somit u. a. folgende Möglichkeiten an:

- Psychotherapie – Psychodrama – Gestalttherapie – Katathymes Bilderleben – Neurolinguistisches Programmieren (NLP) – Transaktionsanalyse,
- psychotherapeutisch orientierte Selbsterfahrungsgruppen,
- tiefenpsychologisch orientierte Körperarbeit (z. B. Konzentrative Bewegungstherapie – Tanztherapie – Biodynamische Massage nach Gerda Boyesen – Rolfing),
- Stimm- und Sprecharbeit nach Schlaffhorst-Andersen,
- Ausbildung in der Sing- und Sprechstimme.

Gerade die beiden letzten Möglichkeiten sind für einen Stimmtherapeuten sehr wichtig, denn neben allen psychologisch ausgerichteten Selbsterfahrungsgruppen muß die eigene Stimmerfahrung im Singen wie im Sprechen als unerläßlich und lehrfähig angesehen werden. Die Möglichkeit, die eigene stimmliche Entwicklung zu erleben und zu erfahren, wie sich psychische Vorgänge im stimmlichen Bereich ausdrücken können, muß ein fester Bestandteil der Ausbildung des Stimmtherapeuten sein. Dies kann durchaus als der klassischen Lehranalyse des werdenden Psychotherapeuten vergleichbar verstanden werden: Man kann nicht vom Patienten stimmliche Leistungen erwarten, die man selbst nicht erfahren hat. Nur so scheint es letzten Endes möglich, ganzheitlich an eine Stimmtherapie heranzugehen und die ganzheitliche Komponente auch beim Patienten zu wecken.

Abschließend sei darauf verwiesen, daß die in Abschnitt 6.1 erläuterten „Therapeutenvariablen" – Echtheit, Empathie, Akzeptanz – in der Behandlung letztlich nur unter der Bedingung einer weitestgehenden „Selbstreflektiertheit" und damit fachlicher und persönlicher Selbstsicherheit realisiert werden können.

7. Aspekte logopädischer Diagnostik bei Stimmerkrankungen

7.1 Grundlagen: Verständnis und Definition funktioneller Dysphonien

Eine logopädische Diagnostik bei Stimmerkrankungen gestaltet sich in Form und Umfang unterschiedlich, immer in Abhängigkeit von dem jeweils vorliegenden Krankheitsbild. Dieses ist kausal und symptomatisch nicht nur als objektiver Befund zu erfassen, sondern stets im Zusammenhang mit der individuellen Persönlichkeits-, Erfahrungs- und Hintergrundstruktur des Patienten. Prinzipiell ist jede Stimmerkrankung zwangsläufig auch eine Kommunikationsstörung. Diese Beeinträchtigung seiner kommunikativen Kompetenz wird dem Patienten oft nicht unmittelbar bewußt. Je nach Persönlichkeitsstruktur kann eine Stimmerkrankung jedoch mit so deutlichen Veränderungen in der zwischenmenschlichen Beziehungs- und Begegnungsfähigkeit verbunden sein, daß sie für die Therapie richtungweisend und handlungsleitend werden.

So kann allein schon eine Heiserkeit durch den veränderten Stimmklang zu einer subjektiven Verunsicherung führen, die möglicherweise ihrerseits Irritationen bei anderen erweckt. Der für die zwischenmenschlichen Beziehungen wichtige, in der Stimme kommunizierte Emotionalitätsaspekt kann dadurch beeinträchtigt werden. Für den Stimmtherapeuten bedeutet dies: Diagnostik und Therapie haben sich an der Gesamtpersönlichkeit des stimmkranken Menschen zu orientieren und an den hinter den Störungen verborgenen Ursachen anzusetzen. Eine rein symptomorientierte und isoliert-organspezifische Vorgehensweise ist als insgesamt unzureichend einzuschätzen. Nur eine ganzheitliche Betrachtungsweise ist effektiv, nicht aber die Analyse einer auf die unmittelbare Erkrankung bezogenen subjektiven Beschwerdenskala mit ihren objektiven Krankheitsveränderungen. Der Patient soll in seinen vielfältigen Lebensbezügen und -erfahrungen erfaßt, verstanden und behandelt werden. Hier ist auf das in Abschnitt 4.1 dargestellte biosoziale Krankheitsmodell nach Engel hinzuweisen.

Die Bezeichnung „Dysphonie" bezieht sich nicht auf eine spezifische Diagnose, sondern ist als Rahmenbegriff aufzufassen, der alle Abweichungen von physiologischen Funktionsabläufen und von normalen akustischen Parametern umfaßt. Herausragende Symptome einer Stimmerkrankung sind pathologische Klangveränderungen und Einschränkungen der Leistungsfähigkeit der Stimme, häufig verbunden mit Mißempfindungen im Hals-Kehlkopf-Rachen-Bereich.

Üblicherweise werden Stimmerkrankungen aufgrund ihrer jeweiligen Ursache in organische und funktionelle Dysphonien differenziert. Wendler u. Seidner (1987, 186) weisen jedoch darauf hin, daß eine solche „Unterscheidung der Stimmerkrankungen in organisch oder funktionell bedingte nur dann sinnvoll ist, wenn die primäre Erscheinung des Krankheitsprozesses gekennzeichnet werden soll". Die vereinfachende Vorstellung, daß eine krankhafte Veränderung durch eine spezifische Ursache ausgelöst wird, durch typische Symptome charakterisiert ist und durch eindeutig bestimmbare Therapiemethoden behoben werden kann, ist lange überholt.

In der Praxis erweist sich vielmehr, daß ein primär funktioneller Prozeß oft sekundär organische Veränderungen bewirkt: Durch langen pathologischen Gebrauch der Stimme kann es z.B. zu Stimmlippenödemen, -knötchen oder Kontaktulzera kommen. Umgekehrt sind organische Veränderungen in der Regel mit funktionellen Beeinträchtigungen verbunden, die nach einer Behebung der Ursache nicht notwendig automatisch verschwinden. „Zwischen ‚funktionell' und ‚organisch' bestehen also keine exklusiven, sondern vielmehr komplementäre Beziehungen. Strukturen und Funktionen bilden eine dialektische Einheit." (Wendler u. Seidner 1987, 187)

Folglich müssen bei dem „bislang ungelösten Problembereich" (Kruse 1989, 1) funktioneller Stimmerkrankungen komplizierte multifaktorielle Zusammenhängen vermutet werden. Sie bilden einen Störungskomplex, über den wir „immer noch ein nur unzureichendes Wissen haben" (Pascher 1982, 72) und bei dem „eine befriedigende Darstellung der Zusammenhänge gegenwärtig noch nicht möglich ist, wobei die große Variationsbreite des ‚normalen' Bereichs, die Vielfalt des komplexen Bedingungsgefüges … wie die Wechselhaftigkeit der klinischen Befunde einer einheitlichen Gesamtdarstellung nach wie vor entgegenstehen" (Wendler u. Seidner 1987, 197). Diese Schwierigkeiten drücken sich auch in den folgenden Definitionsversuchen funktioneller Stimmerkrankungen aus: „Funktionelle Dysphonien sind Krankheiten der Stimme, die durch die Störung des Stimmklanges und eine Einschränkung der stimmlichen Leistung gekennzeichnet sind, ohne daß sich krankhafte primär organische Veränderungen der an der Stimmgebung beteiligten anatomischen Strukturen erkennen lassen. Funktionelle Abweichungen können im Sinne eines „Zuviel' (hyperfunktionelle Dysphonie) oder eines „Zuwenig' (hypofunktionelle Dysphonie) auftreten." (Wendler u. Seidner 1987, 198)

Ähnlich formulieren Pascher u. Bauer (1984, 8): Im Gegensatz zu den organisch bedingten Stimmerkrankungen, bei denen anatomisch faßbare Veränderungen vorliegen, stellen die funktionellen Störungen „reaktive komplexe biologische Vorgänge dar, meist ein unübersehbares Flechtwerk von Korrelationen morphologischer, funktioneller, vegetativer, biochemischer, hormoneller und psychopathologischer Abweichung".

Schultz-Coulon (1980, 6) hebt den kybernetischen Aspekt hervor: „Funktionelle Stimmstörungen sind … das Resultat dyskoordinierter Bewegungsabläufe innerhalb des Phonationsapparates und damit als Ausdruck einer gestörten oder fehlerhaften Steuer- und Regelleistung der zentralnervösen Phonationskontrolle aufzufassen. … Der komplexe Regelmechanismus des Phonationsvorganges kann durch zahlreiche morphologische, psychische, konstitutionelle und verhaltensabhängige Störfaktoren beeinträchtigt werden. Die hieraus resultierende Dysregulation äußert sich entweder in relativ zum physiologisch notwendigen Maß gesteigerter (Hypertonus) oder zu geringer (Hypotonus) Muskelaktivität oder in speziellen dyskoordinierten Bewegungsabläufen."

Für Gundermann (1970, 24) ist „die funktionelle Dysphonie … der symptomatische Ausdruck des Versagens, das einen pathologischen Niederschlag am Stimmapparat und im Psychischen findet, wobei sich beide Funktionskreise berühren und wechselweise bedingen können; sie weist eine psychovegetative Symptomatik auf der Grundlage neurodynamischer Zirkulationsstörungen auf, die unter Umständen im Bereich der Glottis sekundäre organische Veränderungen verursachen können".

Betrachtet man resümierend diese verschiedenen Definitionen, sind Unsicherheiten darauf zurückzuführen, daß der Begriff „funktionell" uneinheitlich und in unterschiedlichen Polaritäten verwendet wird. Die verschiedenen Aussagen spiegeln die Vielschichtigkeit des Problems wider. Übereinstimmung besteht jedoch darin, daß von funktionellen Störungen nur dann die Rede sein soll, wenn nach dem derzeitigen diagnostischen Erkenntnisstand keine anatomisch-pathologischen Veränderungen der an der Stimmbildung beteiligten Strukturen erkennbar sind. Relevant sind hier kybernetische Denkansätze, die eine Funktion primär als Folge von Steuerungs- und Regelungsmechanismen in einem System verknüpfter Vorgänge erklären. Störungen von Funktionsabläufen des Stimmapparats sind demnach als Fehlsteuerungen von Regelsystemgliedern anzusehen.

Bezüglich der Verwendung des Begriffes „psychogen" schließe ich mich Bauer (1975), Wendler u. Seidner (1977) und Pascher (1982) an, für die psychogene Störungen keine eigenständige Gruppe bilden, sondern einen Teilbereich der funktionellen Dysphonie. Diese Sichtweise wird durch meine praktisch-therapeutische Erfahrung, daß psychische und psychogene Komponenten in unterschiedlicher Ausprägung in fast jeder funktionellen Stimmerkrankung bedeutsam sind, bestätigt. Zwar sieht Krumbach (1987, 149) eine eigene Ätiologie der psychogenen Gruppe und damit die Zweckmäßigkeit einer Trennung von den übrigen funktionellen Stimmerkrankungen. Die Etikettierung bestimmter Krankheitsbilder als „psychogen" würde jedoch den psychischen Anteil der anderen unterschlagen und das Prinzip der Ganzheitlichkeit, der Wechselwirkung von Soma und Psyche, negieren. Im Bereich der Stimmerkrankungen gibt es somit kein entweder/oder, sondern ein sowohl/als auch.

7.2 Kategorisierung und Klassifizierung: Die Notwendigkeit differenzierender Diagnostik

Die Vielfalt der in diesem Zusammenhang zu beachtenden Elemente – konstitutionell-biologische, emotional-psychologische, soziale und kulturelle – in ihren wechselseitigen Bezügen erfordert eine nachvollziehbare Darstellung. Im folgenden soll der diagnostische Prozeß auf der Grundlage allgemeiner Modellannahmen aufgezeigt und analysiert werden. Der Versuch einer solchen Strukturierung erscheint insbesondere deshalb notwendig, weil umfassende Klassifikations- und Ordnungssysteme in diesen Zusammenhängen bisher nicht in befriedigender Weise erarbeitet worden sind. Umfassend bedeutet, daß sämtliche Aspekte einer manifesten Stimmerkrankung als Teile eines ganzheitlichen Geschehens zu berücksichtigen sind, und zwar im Hinblick auf ihre Entstehung und Erscheinung, auf Prognose und Verlauf sowie auf die therapeutische Vorgehensweise. Ein solcher Bezugsrahmen soll dazu anregen, die jeweiligen Einzelsymptome in ihrer Bezogenheit und Abhängigkeit vom übergeordneten Ganzen her einzuordnen und zu verstehen.

Allein auf diese Weise wird es möglich sein, den stimmkranken Patienten in seiner individuellen Situation aus den unterschiedlichsten Blickwinkeln wahrzunehmen. Und nur so kann ein den komplexen Verhältnissen entsprechendes Bild der aktuellen Krankheitssituation zustande kommen. Selbstverständlich wird dabei die „klassische" phoniatrische Primärdiagnostik eine nach wie vor grundlegende Rolle spielen. Aber erst wenn die Gesamtheit des komplexen Geschehens einer Kommunikationsstörung möglichst weitgehend erfaßt wird, sind die Probleme ihrer Diagnostik und damit ihrer Therapie zu lösen.

So wird die Notwendigkeit immer deutlicher, besonders bei komplexer und vielschichtiger Ätiologie neben Phoniatern und Hals-Nasen-Ohren-Ärzten auch Fachkräfte anderer Disziplinen – Hausärzte, Psychologen, Psychiater, Internisten und eventuell Bewegungs- oder Physiotherapeuten – hinzuziehen und den logopädischen Sektor interdisziplinär zu integrieren. Diese wünschenswerte und anzustrebende Teamarbeit hat sich im klinischen Bereich immer mehr durchgesetzt (Pascher 1987, 191–210). In der freien Praxis ist die Verwirklichung des Modells wesentlich schwieriger zu organisieren. Daher wird der Stimmtherapeut häufig auch die Randgebiete der benachbarten Disziplinen orientierend anamnestisch und diagnostisch mit erfassen müssen, um die Grundlage für eine differenzierte und individuell ausgerichtete Therapie zu erlangen.

Üblicherweise werden die vielfältigen Einzelerscheinungen einer Stimmerkrankung in zusammengehörenden Gruppen erfaßt, und zwar so, daß trotzdem die übergeordneten Bezüge erkennbar bleiben. Symptomatische Zustandsbeschreibungen und Befindlichkeitsauffälligkeiten, geordnet nach definierten funktionalen oder kausalen Gesichtspunkten, genügen in der Regel nicht. Solche Betrachtungen erscheinen zu wenig differenziert und gewährleisten die angemessene Zuordnung aller Einzelsymptome nicht in befriedigender Weise. Weiterhin vermitteln sie mitunter eine unzulässige Gewichtung einzelner Merkmale und lenken die Aufmerksamkeit von der Ganzheitlichkeit eines Krankheitsprozesses ab.

Inzwischen wird bei vielen psychosomatisch orientierten Medizinern, Psychiatern und klinischen Psychologen ein Wandel spürbar: „Mehr und mehr von ihnen fühlten die Vergeblichkeit, wenn sie die Teile isoliert vom Ganzen studierten. Für sie war das Chaos das Ende des reduktionistischen Programms der Wissenschaft." (Gleick, zit. nach Briggs u. Peat 1993, 17) Betrachtungsweisen, die ein Krankheitsgeschehen ausschließlich auf organische Ursachen zurückzuführen versuchen, verlieren immer mehr an Gewicht (Kapitel 4). Mit Bezug auf Ätiologie, Diagnostik und Therapie wird ein „psychosoziales" bzw. „biopsychosoziales" Modell angegeben, das dem streng kausal orientierten „organischen Modell" als überlegen einzustufen und daher vorzuziehen ist (Engel 1980, Uexküll 1986, Uexküll u. Wesiack 1986; bezüglich einer Hintergrunddiskussion vgl. insbesondere Bastine 1984, Tölle 1987, Engel 1979, 1980).

Dies bedeutet jedoch nicht, daß auf differenzierende Überlegungen im Sinne einer Klassifizierung sowie auf eine entsprechende Terminologie gänzlich verzichtet werden kann. Wendler u. Seidner (1987, 1991) sehen funktionelle Dysphonien in einer Präzisierung ihrer oben zitierten Definition als multifaktorielles Geschehen, das sie nach ätiologischen Gesichtspunkten in vier Hauptkomponenten gliedern:

- *konstitutionell:* Durch Anlage bedingt, lokale und allgemeine Merkmale sind zu berück-

sichtigen (lokal z. B. Größe und Form des Kehlkopfes, Masse der Kehlkopfmuskulatur, Schleimhauttyp; allgemein z. B. Körpergröße und -typ, Herz-Kreislauf-Stabilität, neurovegetative Erregbarkeit, psychische Struktur).
- *habituell:* Durch Gewohnheit bedingt, erworben durch unbewußtes oder bewußtes Lernen bestimmter funktioneller Abläufe bei der Phonation.
- *ponogen:* Durch stimmliche Arbeit (griech. ponos = Arbeit) bedingt, durch zu starke stimmliche Anstrengung, zu langes oder zu lautes Sprechen.
- *psychogen:* Durch psychische Fehlhaltungen bedingt, durch endogene oder exogene Neurotisierung.

Eine zusätzliche Gruppe kann als *symptomatisch,* d. h. durch eine andere Grundkrankheit bedingt, bezeichnet werden. Diese Benennung ist nur im Zusammenhang mit einer Zweitdiagnose zulässig, also z. B. symptomatische hypofunktionelle Dysphonie bei konsumierenden Erkrankungen wie Tumoren oder Diabetes mellitus.

Pascher (1982, 7.2) modifiziert dieses Schema, indem er „habituell" durch „somatogen" ersetzt. Er möchte dadurch den Bereich von organischen Erkrankungen berücksichtigt wissen, der nicht selten Ursache für die Entstehung funktioneller Störungen ist, z. B. entzündliche und allergische Prozesse oder morphologische Veränderungen. Weitere ätiopathologische Modelle stammen von Bauer (1975) und Schultz-Coulon (1980). Abb. 11 zeigt ein Modell nach Friedrich u. Bigenzahn (1995).

In diesem Zusammenhang erscheint die sog. „Multikausalitätsannahme" wichtig. Die Entstehung von Störungen wird hier als ein komplexes Wirkungsgefüge betrachtet und nicht mehr als ein linearer Zusammenhang von Ursache und Wirkung. Reduktionistische Regelstrukturen können nicht funktionieren: „Heute haben wir

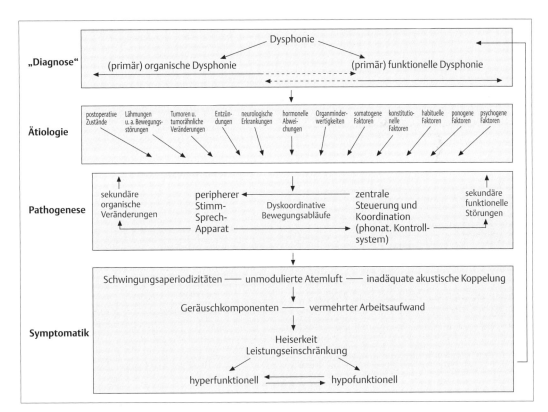

Abb. 11 Modell der Vorgänge, die an der Entstehung, Auslösung und Aufrechterhaltung funktioneller Stimmstörungen beteiligt sind (nach Friedrich u. Bigenzahn 1995, 68). Die Begriffe werden von den Autoren in Anlehnung an Modelle von Wendler u. Mitarb. (1973, 1977), Bauer (1975), Schultz-Coulon (1980) und Pascher (1982) verwendet.

eine ganz andere Auffassung von Kausalität. In der Medizin wie in der Physik sind die spezifischen Ursachen ersetzt worden durch komplexe Ketten von Ereignis-Sequenzen, die in einer dauernden Wechselwirkung miteinander stehen. Die bloße Idee der ‚Ursache' ist bedeutungslos geworden, und sie dient nur noch als Bezeichnung für den Punkt in der Kette der Ereignis-Sequenzen, an dem man am leichtesten eingreifen kann." (Kendell 1978, 56)

Multikausal bedeutet im Rahmen eines Krankheitsgeschehens, daß Ursachen für die Entstehung von Krankheiten prinzipiell auf drei zusammenhängenden Gebieten, dem somatisch-biologischen, dem psychologischen und dem soziologischen, zu suchen sind. Diagnose und Therapie haben folglich alle drei Bereiche angemessen zu berücksichtigen. Insbesondere in bezug auf die Diagnostik sind sie im Sinne eines Suchrasters zu verstehen, das jeweils mit spezifischen Inhalten zu füllen ist. Ein multikausaler Ansatz ist deshalb in der Lage, die Forderung nach Berücksichtigung der Ganzheitlichkeit des Patienten und der Einbettung seiner Krankheit in alle Lebenssphären einzulösen. Er ist daher gegenüber einer ausschließlich symptomorientierten Orientierung der Diagnostik als überlegen anzusehen.

Allerdings sei ein Problem des multikausalen Ganzheitlichkeitsansatzes nicht verschwiegen: Die gegenseitige Verbindung und Abhängigkeit der biologischen, psychologischen und soziologischen Systemebenen wird zwar postuliert, nicht aber inhaltlich definiert. Die Zusammenhänge gelten vielmehr als von Individuum zu Individuum unterschiedlich, so daß sie auch nur individuell nachvollzogen werden können. Die Probleme systemtheoretischer Ansätze sollen hier nur angedeutet werden. Bastine (1984, 56) beispielsweise kommt zu der kritischen Bewertung: „Es dürfte sich ferner als schwierig erweisen, die Systemebenen eindeutig zu definieren und voneinander abzugrenzen. ... Eine wissenschaftlich befriedigende Bestimmung der Systemebenen und ihrer Vermittlungsprozesse ... steht also noch in weiter Ferne." In der Praxis hat dies zur Folge, daß Regeln für eine ganzheitliche Diagnostik nur sehr eingeschränkt aufgestellt werden können und der Intuition und dem Einfühlungsvermögen des einzelnen Therapeuten eine entscheidende Rolle zukommt.

Bei dieser Ausgangslage bietet es sich an, die in der Phänomenologie entwickelten „Daseinskategorien" und das Modell der „daseinskategorialen Strukturanalysen" (Abschnitt 7.3) auf das Geschehen bei einem stimmkranken Menschen anzuwenden und in die Diagnostik einzuführen. Dadurch wird es möglich, die ganzheitliche Betrachtung näherungsweise im Rahmen eines systemorientierten Prinzips zu verwenden, da alle Einzelerscheinungen der individuellen Erkrankung einschließlich der objektivierbaren und kausal erklärbaren organischen Sachverhalte darin eingeordnet werden können. Dabei werden die analytischen Einheiten in größere synthetische Bezüge sinnhaft eingebunden. Aufgrund der gegebenen wechselseitigen Abhängigkeiten erfüllen die Daseinskategorien in ätiologischer wie symptomatologischer Hinsicht eine wesentlich heuristische Funktion, d. h. sie ermöglichen durch neue Denkanstöße Lösungen der jeweils anstehenden Probleme. Die sich daraus ergebenen Hypothesen sind die Voraussetzung für neue Betrachtungsweisen.

7.3 Daseinskategoriale Strukturanalyse: Basis ganzheitlicher Diagnostik

Bei der Diagnostik von Stimmerkrankungen begründet ein Ansatz auf der Grundlage daseinskategorialer Strukturanalysen eine Sichtweise, die wesentlich von der Überzeugung getragen wird, daß der Mensch in einem vorgegebenen Bedingungsgefüge gesehen werden muß. Dieses wirkt mit seinen das Individuum übersteigenden Bedeutungs- und Wirklichkeitsstrukturen historischer, sozialer und kultureller Art zutiefst prägend auf die leib-seelische Verfassung. Diese Perspektive mit den Kategorien der Leiblichkeit, der Umwelt, der Sozialität und der Zeitlichkeit erscheint diagnostisch und therapeutisch wichtig, um die vielfältigen, sich wechselseitig beeinflussenden Beziehungen innerhalb dieser Ganzheitlichkeit begrifflich zu erfassen. Hierbei muß auf die bereits angesprochenen Überlegungen von Behrendt u. Pascher (1984) hingewiesen werden, die mit Bezug auf den diagnostischen und stimmtherapeutischen Prozeß definierte Betrachtungsweisen fordern, die über den reduzierenden analytisch-naturwissenschaftlichen Ansatz hinausgehen und ihn ergänzen.

In diesem Zusammenhang zeigen Behrendt u. Pascher (1984, 1 f) die Möglichkeit eines phänomenologischen Ansatzes auf: „Jede menschliche Situation ist nicht nur an die Bedingungen von Leiblichkeit, sondern auch an die der Umweltgebundenheit, Sozialität und Geschichtlichkeit geknüpft. Daraus leitet sich ab, daß zu jeder Erfassung einer Situation – z.B. des aktuell kranken Körpers – auch die Analyse der dazugehörigen Hintergrundstruktur erforderlich ist, wie sie in den genannten Faktoren menschlicher Bedingungen vorhanden ist. … Im phänomenologischen Ansatz wird der kranke Mensch als Subjekt wahrgenommen. Die Bedeutung der Lebenswelt des Patienten ist ebenso wichtig wie seine Beziehung zu anderen und Prägung durch andere Menschen. Dazu gehört auch die subjektive Wertung der eigenen Krankheit und die zwischen Untersucher und Patient gemeinsam entwickelte Vorstellung der Erkrankung und der Wege zur Heilung bzw. Bewältigung." Leider bleibt es bei Behrendt u. Pascher im wesentlichen bei einem theoretischen Denkansatz, ohne daß ein definiertes und in der Diagnostik von Stimmerkrankungen praktisch anwendbares System entwickelt wird.

Ähnliche Überlegungen zu einem ganzheitlichen Menschenbild finden sich im Bereich der klinisch-psychotherapeutischen Diagnostik insbesondere auch im Umfeld der „Integrativen Therapie" (Petzold 1980, 1982; Bünte-Ludwig 1984; Behrendt u. Mitarb. 1989).

Um den inhaltlichen Rahmen der Daseinskategorien präsent zu machen, werden an dieser Stelle die wesentlichen Aspekte noch einmal kurz dargelegt:

- Mit der *Leiblichkeit* wird das Individuum als ein Wesen begriffen, das einen Körper im biologisch-materiellen Sinne nicht nur hat, sondern im existentiellen Sinne gleichzeitig sein Körper ist. Der Leib/Körper wird zum Zentrum der individuellen Erfahrungen und Sinnbezüge, in denen dieser auf vielfältige Art und Weise – Erinnern, Denken, Handeln, Sehen, Hören, Fühlen, etc. – mit der Welt verwoben ist.
- Die *Sozialität* des Menschen beschreibt unmittelbar oder mittelbar die Abhängigkeit von den anderen. Alle menschlichen Erfahrungen und Erlebnisse müssen vor dem Hintergrund dieser sozialen Dimension unseres Daseins gesehen werden, denn jegliches individuelle Verhalten hat direkte oder indirekte Bezüge zu seinen zwischenmenschlichen Beziehungen und Erfahrungen.
- Mit der Dimension der *Umwelt* wird dem Draußen Rechnung getragen, der Tatsache, daß sich der Mensch notwendig in einem übergeordneten soziokulturellen Raum orientiert, der seinen Handlungen einen Sinn verleiht.
- Im Begriff der *Zeitlichkeit* wird der in allen individuellen und kollektiven Handlungen vorhandene zeitliche Charakter gefaßt. Alles menschliche Tun hat eine Vergangenheit und ist auch im Hier und Jetzt auf die Zukunft gerichtet bzw. hat zukünftige Konsequenzen.

Dabei ist zu betonen, daß diese daseinskategorialen Dimensionen auch im diagnostischen Prozeß nicht isoliert interpretiert werden dürfen. Vielmehr hängen sie voneinander ab und beeinflussen sich wechselseitig. Dadurch wird auch dem in der Diagnostik wichtigen Prozeß des Verstehens Rechnung getragen, denn nur „im Verstehen bleibt das einzelne mit dem Hintergrund der gesamten Situation verbunden. Nur wenn wir im Bewußtsein vom Zusammenhang des Ganzen wahrnehmen, ist es uns möglich, … auch ein Symptom zu verstehen, d. h. ihm einen angemessenen Sinn zuzuordnen." (Behrendt 1987, 18) Dabei ist eindeutig, daß sich dieses Verstehen selbstverständlich auch auf medizinisch-objektiv faßbare organische Sachverhalte bezieht, insoweit diese analytischen Fakten im Bezug zum übergeordneten Ganzen gesehen werden.

In der Diagnostik sind prinzipiell disponierende, ursächliche, auslösende und aufrechterhaltende Komponenten zu differenzieren (Bauer 1980). Werden diese in ungenügender und nicht ganzheitlicher Weise erfaßt, wird die angesetzte Behandlung symptomorientiert bleiben müssen. Es wird bisweilen bei der Summation von Bedingtheiten und ihrer Einbettung in komplexe Struktur- und Erfahrungsgefüge zunächst nicht immer eindeutig zu entscheiden sein, in welchem Bereich die primär verursachende Störung liegt. Mitunter führt eine therapeutische Maßnahme, die an einem günstig beeinflußbaren Element angesetzt hat, zu einer spürbaren Verbesserung der Gesamtsituation. Dieser Effekt darf aber nicht zu dem vorschnellen Schluß verleiten, die Ursache einer Beeinträchtigung sei gefunden. Auf die fortgesetzte Analyse des krankheitsverursachenden Bedingungsgefüges darf daher nicht verzichtet werden. Solange der oder die ursächlichen Faktoren weiter erhalten bleiben, wird es auch nach einer vorübergehenden Besserung zu erneuten Symptomen kommen, die sowohl an dem primär betroffenen Organ als auch in anderen Körperbereichen auftreten können.

In **Abb. 12** sind in den vier Daseinskategorien eine Reihe von Bereichen bzw. Ebenen aufgeführt, die eine Stimmerkrankung verursachen

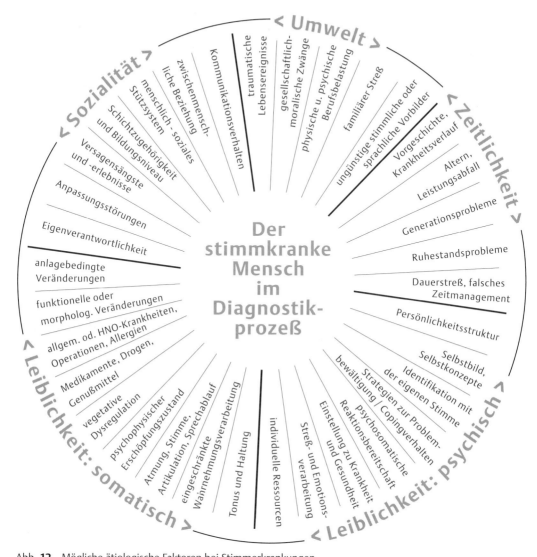

Abb. 12 Mögliche ätiologische Faktoren bei Stimmerkrankungen.

und aufrechterhalten können. Diese Auflistung ist in keiner Weise vollständig, sondern bietet nur Hinweise und könnte beträchtlich erweitert werden. Die Zuordnung zu den einzelnen Daseinskategorien ist keine absolute, vielmehr sind je nach spezieller Fragestellung unterschiedliche Bereiche gleichzeitig angesprochen. So können Ereignisse und Strukturen in der Familie unter Umwelt eingeordnet werden, jedoch mit dem gleichen Recht auch unter Sozialität. Zur Zeitlichkeit haben sie ebenfalls Bezüge, da ein Mensch von seiner Geburt bis zum Lebensende in einer sich ändernden Familienstruktur lebt. Schließlich setzt auch die Leiblichkeit Akzente, weil ein Mensch physisch wie psychisch nicht ohne die Genstruktur und den geistigen Einfluß seiner Eltern und Vorfahren betrachtet werden kann.

Das Beispiel Familie macht die Vernetzung sich gegenseitig bedingender und beeinflussender Grundaspekte besonders deutlich. Daraus ergibt sich, daß beinahe alle Konstellationen unseres Lebens unter einer großen Vielfalt von Sichtwinkeln betrachtet werden können und müssen. Das System der Daseinskategorien bietet einen Weg, diese analytisch zu ordnen, impliziert aber gerade nicht, daß jeder Sichtwinkel für sich alleine und ohne Bezüge zu den anderen Bereichen gesehen werden darf.

7.4 Den Patienten wahrnehmen: Diagnostik als Prozeß

Wie bei anderen Vorgängen, die den psychischen Bereich zumindest mit betreffen, gilt auch für die Diagnostik von Stimmerkrankungen, daß diese nur in den wenigsten Fällen unmittelbar zu einem abgeschlossenen Ergebnis führt. Diagnostik ist vielmehr als ein prozeßhaftes Geschehen aufzufassen, das letztlich solange dauert, wie der Patient behandelt wird. Dabei ergeben sich aus den Reaktionen des Patienten auf jede therapeutische Aktion ständig neue diagnostische Hinweise, die wiederum den weiteren Therapieverlauf verändern. Hierzu gehört auch die Kontrolle, die sich auf die laufende Verständigung zwischen Therapeut und Patient über die objektive und subjektive Entwicklung und Wirkung der Therapie stützt. Diagnostische und therapeutische Prozesse lassen sich nicht voneinander trennen, sie bilden durch ständige Rückkopplungseffekte ein zusammenhängendes Ganzes.

Eine solche Betrachtungsweise von Diagnose als Prozeß erfordert vom Therapeuten eine fortwährend intensive und kritische Beobachtung des Patienten. So sind beispielsweise bestimmte, in die Kategorie der Leiblichkeit fallende körperliche Bewegungsabläufe des Patienten aufgrund ihrer nonverbalen Bedeutung sehr wichtig. Da solche Kommunikationsformen praktisch immer unbewußt ablaufen, vermitteln sie die jeweilige Befindlichkeit des Patienten auf sehr direkte Weise. Die Art der Atmung, des Stimmklanges, der Haltung, der Mimik, der Bewegung oder der Gestik übermitteln Botschaften, die der Therapeut zu verstehen suchen sollte.

Die Aufnahme dieser nonverbalen Botschaften ermöglicht dem Therapeuten Schritte zur diagnostischen Abklärung der emotional-psychischen Ebene. Das Eindringen in diesen Bereich kann aber nicht wie das Erfassen biologischer Parameter durch wenige gezielte Fragen erfolgen. Vielmehr erfordert es ein vorsichtiges Herantasten an den möglichen Problembereich. Dies gelingt meist nur in einem langsamen Prozeß sorgfältiger Abwägung von Aktion und Reaktion und entwickelt sich parallel zur Tragfähigkeit des Vertrauensverhältnisses. Das folgende Beispiel verdeutlicht die Prozeßhaftigkeit des diagnostischen Vorgehens.

Frau H., 46 Jahre alt, Museumspädagogin, wurde wegen einer seit sieben Monaten bestehenden funktionellen Dysphonie mit aphonischen Schüben zur logopädischen Behandlung überwiesen. Ihr äußeres Erscheinungsbild ist von dezenter Eleganz, sie hat einen gewandten Redestil und vermittelt einen selbstsicheren Eindruck. Dennoch ergeben sich bereits beim Erstgespräch mit der Patientin Hinweise auf mögliche psychogene Komponenten der Stimmerkrankung: Zu nennen sind Aussagen wie „plötzliches Auftreten der stimmlichen Beeinträchtigung mit wechselndem Verlauf", „Verschlechterung der akustischen Parameter bei Kontakt mit bestimmten Personen" oder die Bemerkung, daß „Stimmruhe kaum eine Veränderung bringt". Dieser Eindruck wird noch dadurch verstärkt, daß die Symptomatik bereits am Morgen auftritt und sich zum Abend hin etwas abschwächt.

Vorsichtige Fragen nach einer psychischen Komponente werden jedoch abgewehrt und statt dessen rationalisierend die erhöhte Stimmbelastung durch täglich mehrere Gruppenführungen im Störlärm in den Vordergrund gestellt. In den nächsten beiden Therapiesitzungen wird allerdings die Diskrepanz zwischen gesamtkörperlichem Ausdruck sowie den verbalen Mitteilungen immer deutlicher. „Ich lebe seit dem frühen Tod meines Mannes mit meinem Sohn allein zusammen, und eigentlich kommen wir ganz gut zurecht", sagt die Patientin – und stockt. Ihr Körper erzählt weiter: Er ist nach vorne geneigt, der Atem unregelmäßig, die Augen unsicher auf den Boden geheftet. Sie weicht dem Blick aus, gleichzeitig bewegen sich ihre Hände unruhig im Schoß.

„Sie kommen ganz gut zurecht?" fragt der Therapeut und versucht dabei, den Stimmklang und abgemildert den Körperausdruck der Patientin zu übernehmen, um ihre Aussage offensichtlicher zu machen. Frau H. schaut den Therapeuten daraufhin irritiert an. Nach einer gewissen Pause beginnt sie, von „quälenden Schlafstörungen" zu berichten, so daß sie sich am Vormittag immer völlig zerschlagen fühle und Mühe habe, sich zu konzentrieren. Sie sei deswegen bereits bei zwei Neurologen gewesen. Bei dem einen habe sie mit Autogenem Training begonnen, dies dann aber abgebrochen, weil sie immer unruhiger wurde und ihre Gedanken „wie wild durcheinander gingen". Der andere Neurologe gab ihr ein Schlafmittel und entließ sie mit den Worten: „Na, so wie ich Sie einschätze, werden Sie schon recht schnell wieder alles in den Griff bekommen."

Erst mit der wachsenden Vertrauensbeziehung ist es Frau H. möglich, über sich selbst zu sprechen. Die Rolle der nach außen hin aufrechterhaltenen selbstsicheren Erscheinung zerbröckelt dabei immer mehr. Zum Vorschein kommt ein nach Hilfe suchender, verzweifelter Mensch, der seine Lebensgeschichte nicht mehr bewältigen kann, aber ängstlich bemüht ist, die eigene innere Situation zu verbergen und sich hinter der Fassade der Selbstsicherheit zu verstecken. Angesichts der tiefgreifenden Problematik offenbaren sich die Grenzen einer weiteren alleinigen stimmtherapeutischen Behandlung. Dies wird offen besprochen, für die Patientin alternative Therapiemöglichkeiten dargelegt und gemeinsam diskutiert.

Frau H. entschließt sich daraufhin, einen Psychiater außerhalb ihres Wohnortes zu konsultieren, da sie befürchtet, daß jemand aus ihrem privaten und beruflichen Umfeld davon Kenntnis bekommen und sie als psychisch Kranke abstempeln könnte. Die schwerwiegenden, schicksalhaften Erfahrungen im Leben von Frau H. sind verantwortlich für eine latente endogene Depression, durch die letztlich ein längerer Aufenthalt in einer psychiatrischen Klinik erforderlich wird.

Tabelle 3 Im diagnostisch-therapeutischen Prozeß zu berücksichtigende Ressourcen des Patienten

Eigenressourcen
Das Auffinden und Bewußtmachen von Kompetenzen:
- persönliche Kompetenzen zur eigenen Lebensbewältigung (Selbstwahrnehmungs-, Selbstregulations- und Selbstverwirklichungsfähigkeiten)
- soziale Kompetenzen im Umgang mit anderen (öffentliches „Rollen"-Auftreten, Beziehung zu Freunden oder Bekannten, etc.)
- fachliche Kompetenzen und die Bewältigung sachbezogener Aufgaben (u. a. in Familie und Beruf).

Fremdressourcen
Das Auffinden und Bewußtmachen von Unterstützungsmöglichkeiten von außen:
- Gibt es Freunde, Bekannte, Verwandte, unerkannte materielle Hilfsmöglichkeiten (Kuren, Sozialbeihilfen etc.) oder sonstige Entlastungspotentiale?

Interessen
- In welchem Umfang verfügt der Patient über Motivations- und Interessensbereiche?
- Wie kontinuierlich und ausreichend sind diese?
- Inwieweit besteht die Möglichkeit, sie konstruktiv in den therapeutischen Prozeß einzubeziehen?

Eine prozessuale Diagnostik versucht nicht nur die Erkrankung und ihre Ursachen zu ermitteln, sondern darüber hinaus auch positive Elemente und Ressourcen des Patienten zu berücksichtigen. Dieser ist ja nicht ausschließlich krank, sondern hat auch viele „gesunde" Anteile, die der Therapeut zu entwickeln und zu stärken versuchen sollte. Auch die Umwelt ist meist nicht nur feindlich, stressig und lästig, sondern kann bisher verborgene positive Aspekte und Hilfen anbieten.

Der 49jährige Patient Herr E. leidet an erheblicher Heiserkeit infolge einer Kehlkopfverletzung. Er ist mit Leib und Seele Lehrer und kann sich ein Leben ohne diesen Beruf nicht vorstellen. Im Verlauf der Stimmtherapie wird erkennbar, daß der Verbesserung der Sprechstimme Grenzen gesetzt sind, so daß eine weitere Tätigkeit in einem so ausgeprägten Sprechberuf wie dem des Lehrers nicht mehr möglich ist. Herr E., der keine Chance sieht, seinen Beruf wieder aufzunehmen, ist vermehrt deprimiert und will die Stimmtherapie abbrechen.

Der Therapeut versucht daraufhin, das Interesse an Geschichte, das er bei ihm entdeckt hat, zu aktivieren. Langsam gelingt es ihm, ihn zu motivieren, im örtlichen Heimatverein aktiv zu werden, in dem er schon lange Mitglied ist. Nach anfänglichem Zögern findet Herr E. einen seinen Neigungen gemäßen Ansatzpunkt. Er beginnt, das Lebenswerk eines bekannten Gelehrten seiner Stadt wissenschaftlich zu bearbeiten und kann die Ergebnisse in einer vielbeachteten Dokumentation veröffentlichen. Herr E., der niemals daran gedacht hatte, wissenschaftlich und schriftstellerisch tätig zu werden, findet auf diesem Wege eine ihn befriedigende neue Aufgabe, die den Verlust der pädagogischen Tätigkeit ausgleichen kann. Im kleinen Rahmen hält er diese jedoch aufrecht, indem er Schülergruppen interessante Aspekte der Stadtgeschichte vermittelt.

Petzold (1984) hat verschiedene Bereiche möglicher Ressourcen zusammengestellt, die im Rahmen des diagnostisch-therapeutischen Prozesses für den Patienten nutzbar gemacht werden können (Tab. **3**). Sie vermitteln als stützendes Netzwerk positive Komponenten zur Überwindung der Krankheit und zur Aufrechterhaltung bzw. Wiedererlangung des Selbstwertgefühls.

Ein spezieller Aspekt des diagnostisch-therapeutischen Prozesses ist noch hervorzuheben. Dieser betrifft die in den Sozialwissenschaften und der Psychologie als Etikettierung oder sich selbst erfüllende Prophezeiung bezeichneten Phänomene. *Etikettierung* bedeutet im Rahmen der Diagnostik, daß ein Therapeut vorschnell zu einer bestimmten Diagnose kommt und alle therapeutischen Maßnahmen unter diesem Gesichtswinkel betrachtet und durchführt, ohne die Wirkungen kritisch zu bewerten. Gerade darin, daß die Therapieeffekte immer wieder neu kritisch bewertet und nachfolgende Therapieschritte entsprechend angepaßt werden müssen, besteht ein wesentliches Prinzip des diagnostisch-therapeutischen Prozesses.

Unter dem Eindruck einer *sich selbst erfüllenden Prophezeiung* verhält sich der Patient teils bewußt, teils unbewußt so wie prognostiziert, obwohl durchaus andere Verhaltensweisen möglich wären. Begünstigt wird diese Entscheidung durch das Verhalten der beiden Partner, die sich in ihrer vorgefaßten Meinung bestätigt sehen und dies dem anderen vermitteln. Durch diesen Prozeß erfüllt sich die Vorhersage „von selbst". In der Diagnostik muß folglich darauf geachtet werden, daß bestimmte Verhaltensformen durch Etikettierungen und sich selbst erfüllende Prophezeiungen zustande gekommen sein können und entsprechend bewertet werden müssen.

8. Praxis der Diagnostik

8.1 Personenbezogenheit und Subjektivität: Zur Besonderheit logopädischer Funktionsdiagnostik

Die ärztliche beziehungsweise phoniatrische sowie die logopädische Diagnostik von Stimmerkrankungen bilden eine Einheit, obwohl sie jeweils unterschiedliche Zugänge zum Krankheitsgeschehen haben. Während von ärztlicher Seite primär eine anatomisch-pathophysiologische Befundung erfolgt, bringt die logopädische Funktionsdiagnostik die verschiedenen Ergebnisse von Atem-, Stimm-, Artikulations-, Körperhaltungs- und Bewegungsabläufen ein. Beide Formen der Diagnostik haben ihre spezifischen Stärken und Schwächen; in vielen Fällen wird daher ihr Zusammenwirken Voraussetzung für ein Ergebnis sein, aus dem therapeutische Konsequenzen resultieren.

Die Rahmenbedingungen einer logopädischen Praxis ermöglichen meist ein ausgiebigeres Befassen mit dem Patienten, eine tatsächlich prozedurale Diagnostik, wie sie in einer Hals-Nasen-Ohren-ärztlichen Praxis normalerweise nicht möglich ist. Dadurch wird eine intensivere zwischenmenschliche Beziehung ermöglicht, die eher den Zugang zu den Hintergründen des Krankheitsgeschehens eröffnet.

Demgegenüber stehen insbesondere die ersten Kontakte mit dem Arzt häufiger unter der Belastung einer emotionalen Spannung beim Patienten. Hervorgerufen und verstärkt wird diese durch die ungewohnte Situation im allgemeinen, die Irritation durch apparative Untersuchungen und die Hemmungen, die sich bisweilen aus dem Status des Arztes ergeben, oft auch durch die Angst vor einem ungünstigen Untersuchungsergebnis. Dabei werden alle diese Faktoren mehr als normal wirksam, da sie auf einen in seinem Selbstwertgefühl mehr oder weniger beeinträchtigten Patienten treffen. Dieser ist verunsichert: So alltäglich wie das Atmen war ihm bisher der Gebrauch seiner Stimme, und nun funktioniert sie nicht.

In ärztlich-diagnostisch völlig klaren und eindeutigen Fällen wie bei einer Stimmlippenlähmung wird in der Regel bereits in der ersten logopädischen Sitzung eine den Stimmbefund direkt betreffende Therapie eingeleitet. Aber auch in schwierigeren Situationen ist es nach meiner Erfahrung nicht günstig, mehrere rein anamnestisch-diagnostische Sitzungen durchzuführen, bis die Krankheitssituation in allen Einzelheiten abgeklärt ist. Vielmehr ist es notwendig, möglichst schon neben der noch laufenden Diagnostik mit stimmtherapeutischen Maßnahmen zu beginnen, die auf die Beeinflussung der Beschwerden abzielen und im Sinne einer tonusregulierenden Basistherapie (Spiecker-Henke 1982, 303) wirksam werden. Diese enthält Bereiche, die sich in ihrer Aufeinanderfolge den therapeutischen Notwendigkeiten ebenso wie den Bedürfnissen des Patienten anpassen: Entwicklung einer Beziehungsebene, therapeutische Gespräche, Wahrnehmungssensibilisierung, Körpertherapie, Atemregulierung und emotionsgesteuerte Bewegungsphonation. Ein solches Vorgehen ist in keiner Weise ein Kurieren an Symptomen, sondern ein zielgerechter Weg zu möglichst frühzeitigen positiven Effekten bezüglich der Stimmbeschwerden. Dadurch gewinnt der Patient die Zuversicht, einen Weg zu beschreiten, der für die Verbesserung seiner Stimmerkrankung hilfreich ist.

Leitende Funktion bei allen diagnostischen und therapeutischen Maßnahmen hat die Frage, was die erkrankte Stimme für den betroffenen Menschen bedeutet. Existentiell bedroht sind Sänger und Schauspieler, die auf eine außergewöhnlich differenzierte Funktion ihrer Stimme angewiesen sind. Diese Menschen, deren Stimme ein ganz wesentlicher Teil ihres Lebens ist und die gewohnt sind, daß auf sie in den vielfältigsten Situationen Verlaß ist, sind vielfach im höchsten Grade irritiert, wenn es zu stimmlichen Einbrüchen oder gar zur Katastrophe des Stimmversagens kommt. Ihr Selbstvertrauen in die eigene Leistung ist zerstört, sie erleben bewußt ihr Unvermögen und empfinden vitale Angstgefühle. Sich in seinem Versagen, seiner

Hilflosigkeit zu zeigen, ist für einen erfolgsgewohnten Sänger oft kaum zu ertragen. In solchen Fällen verzichte ich bei der Erstuntersuchung zunächst auf eine umfassende funktionelle Überprüfung. Wenn von einem solchen Patienten verlangt wird, sein Unvermögen in unterschiedlichen Differenzierungen hörbar werden zu lassen, kann dies seine psychische Ausnahmesituation und die Versagensangst noch verstärken. Statt dessen versuche ich, mich vorerst von erhaltenen Funktionen der Sprechstimme dem Erkrankungsbereich zu nähern.

Ein weiteres Problem der Funktionsdiagnostik kann darin liegen, daß überwiegend negative Parameter erfaßt und dem Patienten vermittelt werden: „Sie atmen oberflächlich." „Sie schnappen schon nach wenigen Wörtern nach Luft." „Ihre Stimme ist zu leise." „Ihre Stimme klingt zu laut und hart." Um den Patienten von Beginn an psychisch zu stützen und seine Motivation zu fördern, sollten auch positive Bereiche und vor allem Entwicklungsmöglichkeiten deutlich gemacht werden.

Zu den wichtigsten Instrumenten der logopädischen Stimmdiagnostik zählt die Wahrnehmung des Therapeuten. Durch sie erhält er Informationen nicht nur über das stimmliche Erscheinungsbild des Patienten, sondern auch über die emotionale Grundhaltung, die geistige und sprachliche Situation sowie über Körperhaltung und Tonuslage. Der Therapeut muß die fachliche Kompetenz zur Beurteilung besitzen und in der Lage sein, die wahrgenommenen Teilaspekte im Kontext der ganzheitlichen Struktur des Stimmkranken zu werten.

In diesem Zusammenhang ist auf eine Besonderheit der Diagnostik hinzuweisen: Der Therapeut kann nur begrenzt objektiv beurteilen, er wird notgedrungen alle Tatbestände durch die Brille seiner subjektiven Wahrnehmung beobachten. Ausgenommen davon sind nur solche Parameter, die apparativ registrierbar, meßbar und reproduzierbar sind. Dabei sollte der technische Aufwand und die dadurch bedingte Belastung des Patienten in einem angemessenen Verhältnis zur Aussagekraft des Meßergebnisses stehen. In bestimmten Fällen ist selbstverständlich auf die entsprechenden technischen Mittel medizinischer Praxis zurückzugreifen. Im Berufsalltag einer stimmtherapeutischen Praxis ist die Funktionsdiagnostik jedoch zum heutigen Zeitpunkt und vermutlich auch in der nächsten Zeit primär auf die Leistungsfähigkeit der Wahrnehmung des Therapeuten angewiesen. Das bedeutet aber, daß nicht nur fachliche Aspekte eine Rolle spielen, sondern gleichzeitig der soziokulturelle Hintergrund des Untersuchers. Viele lebensgeschichtlich geprägte Einstellungen und Erfahrungen des Therapeuten sowie angeborene bzw. habituelle Reaktionsweisen und emotionale Bewertungen fließen in seine Beurteilung mit ein. In Kapitel 7 wurde darauf hingewiesen, daß solche (Vor-)Urteile in aller Regel unbewußt sind; im ungünstigsten Fall finden sich selbst erfüllende Prophezeiungen und Etikettierungen statt. Die einzige Möglichkeit, derartige Fehlentwicklungen zu erkennen und zu unterbinden, besteht in der nur reflexiv zu gewinnenden Erkenntnis dieser Zusammenhänge.

Eine andere Variante relativer Beurteilung basiert auf der Grundeinstellung des Therapeuten und den Maßstäben, die für ihn relevant sind. Schmidt (1987, 214) konnte in ihren Untersuchungen nachweisen, daß das Eindrucksstereotyp von der eigenen Stimme bei der Beurteilung fremder Stimmen zugrunde gelegt wird. Der eine wird somit hohe Ansprüche an die zu beurteilende Stimme stellen, wenn er selbst überhöhte Vorstellungen über Ästhetik und Funktion in sich trägt; ein anderer wird die Stimmfunktion weitaus weniger kritisch bewerten, da er aufgrund niedriger Normvorstellungen zu anderen Ergebnissen kommt. Intensive Selbsterfahrung durch eigene gesangliche und sprecherische Aktivitäten führt zu gesteigerter Sensibilität in den betroffenen Bereichen. Außerdem ist der ständige Umgang mit gesunden und kranken Stimmen unerläßlich, um das eigene Diskriminationsvermögen des Hörens immer wieder neu zu fördern und zu trainieren.

8.2 Hören, Sehen, Fühlen: Subjektive Befunderhebung

Es ist für die Beurteilung von Funktionen unabdingbar, daß der Therapeut in der Lage ist, das *Wie* des Funktionsablaufs beim Patienten zu hören, zu spüren und mitzuvollziehen. Diese Fähigkeit setzt voraus, daß der Therapeut durch intensive Selbsterfahrung eine entsprechende Sicherheit in der Beurteilung muskulärer Bewegungsabläufe und Höreindrücke gewonnen hat. Bei Unsicherheiten in der Beurteilung hat es sich als günstig erwiesen, daß der Therapeut den Bewegungsablauf bzw. die Stimmfolge des Patienten nachzubilden versucht, um am eigenen Körper die Störungen in den funktionellen Abläufen sowie die Einbindung in den Zusammenhang des Gesamtgefüges aufzudecken.

Die verschiedenen Parameter der Stimmerkrankung werden erfaßt durch:

- das Gespräch als interaktionalen Prozeß,
- funktionelles Hören als akustischen Erfassungsprozeß,
- gezielte Beobachtung als visuellen Erfassungsprozeß,
- funktionelles Erspüren als taktil-kinästhetischen Erfassungsprozeß.

Das bedeutungsvollste Mittel im diagnostischen Prozeß von Stimmerkrankungen ist das geschulte Gehör des Stimmtherapeuten, das bis heute durch keinerlei apparative Verfahren zu ersetzen ist. Es ist sein wertvollstes Kapital, das sich täglich an den Stimmen der Patienten schult, entwickelt und verfeinert und ohne das eine Arbeit an einer Stimme nicht möglich ist. Voraussetzung ist jedoch, den Ton in der eigenen Kehle entwickelt und im Körper erspürt, den ganzheitlichen Prozeß des Sprechaktes als Aktion erfahren zu haben. Die Gesangspädagogin Martienßen-Lohmann (1963, 120) vergleicht das geschulte Ohr eines Stimmdiagnostikers „mit ‚Röntgenohren', die im Moment des Hörens die Funktionen (Kehlkopffunktion, Funktionsverschiebungen) wie im Röntgenbild erfassen, so daß die helfende, zurechtrückende oder heilende Stimmtherapie sofort vor dem geistigen Auge steht".

Die so auf den Hörer übertragenen Abläufe können einen Eindruck von der funktionellen Qualität vermitteln und auch Spannungen übertragen. Jeder wird solche Gegebenheiten kennen: Einen knödelnden Sänger, der die höheren Töne nur unter größter Kraftanstrengung erreicht; einen Marktverkäufer, der mit gequetschter Stimme sein Obst anpreist. Solche akustischen Eindrücke lösen durch die ungewollt nachvollzogenen Muskelvorgänge Empfindungen des Unbehagens aus, die der Hörer parallel zu den Aktionen des Sängers bzw. Sprechers in seinem eigenen Körper als Verspannungen bis hin zu einem krampfartigen Druck im Hals fühlt.

Beim *funktionellen Hören* werden also die Sprechabläufe vom Hörer durch unbewußte kinästhetisch-motorische Bewegungen mitempfunden. Gleichzeitig mit dem Klang werden noch andere Komponenten des komplexen Geschehens, etwa unphysiologische Bewegungsabläufe im Artikulations- und Atemorgan sowie ungünstige Einflüsse durch Körperhaltung und Tonus, fühlend-nachvollziehend „gehört". Lusseyron (1983, 74) hat es im Eingangszitat ausdrückt: Will man die Stimme „richtig hören, so muß man sie im Kopf und in der Brust vibrieren, in der Kehle nachklingen lassen, als ob sie für einen Augenblick die eigene wäre."

Bei der *gezielten Beobachtung* der Bewegungsabläufe kommt es nicht so sehr darauf an, welche Bewegungen der Patient ausführt, sondern darauf, wie er sie unter verschiedenen Bedingungen ausführt, ob sie eckig oder fließend sind, koordiniert oder unkoordiniert, isoliert oder eingebunden in die Harmonie des ganzen Körpers. Durch reflektierende Beobachtung und Mitvollziehen der Bewegung wird deutlich, wie die einzelnen Parameter in ihrem Verhältnis zueinander und in ihrer Gesamtheit wirken, so daß sich entsprechende Schlußfolgerungen ziehen lassen. Voraussetzung für das Mitbewegen ist die intentionale Hinwendung zur Erfassung des Bewegungsablaufs. Dadurch kommt es zur parallelen unbewußten Aktivierung der muskulären Strukturen, die an der beobachteten Bewegung beteiligt sind. Die als „Carpenter-Effekt" bekannte Erscheinung beinhaltet, daß „jede Wahrnehmung oder Vorstellung einer Bewegung im Wahrnehmenden einen unwiderstehlichen Antrieb zur Ausführung dieser Bewegung hervorruft" (Meinel 1972, 167).

Funktionelles Erspüren durch taktil-kinästhetische Maßnahmen erweitert den Eindruck, den der Therapeut durch die akustischen und visuellen Beobachtungen gewonnen hat. Es vermittelt ergänzende, differenzierte Informationen über das muskuläre System, die Beschaffenheit des Muskeltonus sowie dessen Verhalten bei Bewegungsabfolgen.

Am Atemvorgang soll beispielhaft verdeutlicht werden, wie akustischer, visueller und taktil-kinästhetischer Eindruck eine Aussage über das Gesamtgeschehen vermitteln:

- akustisch: Wahrnehmen von Atemgeräuschen;
- visuell: Beobachtung des Atemweges, der Atembewegung unter verschiedenen Bedingungen und in bestimmten Körperregionen, der Atemfrequenz, des Atemrhythmus', des Atemtyps, der Körperhaltung und ihres Einflusses auf die Atmung;
- taktil-kinästhetisch: Zwerchfellaktionen können durch Umfangsveränderungen im Flanken- und Lendenbereich überprüft werden (eine Hand liegt z.B. auf dem Brustkorb, die andere in der Bauch-, Flanken- oder Lendenregion); zu beurteilen ist dabei, ob und wo Be-

wegungen stattfinden und wie koordiniert, fließend und intensiv oder wie blockiert und eingeschränkt sie sind.

Unter Einbeziehung der Phonation gewinnt der Therapeut einen integrierenden Eindruck von dem funktionellen Zusammenspiel von Atmung, Kehlkopffunktion, Artikulation sowie Körperhaltung und Tonus, zusammenfassend: vom Sprechen als gesamtkörperlichem Ausdrucksgeschehen.

8.3 Diagnostik in Gesprächsform: Unstrukturierte Anamneseerhebung

Bereits bei der ersten Kontaktaufnahme beginnt die Diagnostik und vermittelt dem Therapeuten eine große Anzahl verschiedener Einzelinformationen über den Patienten. Diese sind für das diagnostische Gesamtbild von richtungsweisender Bedeutung, weil sie für eine spätere gezielte Diagnostik Hinweise geben: Bestimmte Bereiche können unter Umständen vernachlässigt werden, in anderen ist eine Intensivierung notwendig.

Nach meiner Erfahrung ist es nicht zweckmäßig, bereits zu diesem Zeitpunkt eine strukturierte Anamnese und eine systematische Funktionsanalyse durchzuführen. „In jedem Fall soll die Erhebung der Anamnese ein Gespräch sein, das dazu beiträgt, schon bei der ersten Begegnung zwischen Arzt und Patient die Grundlage für ein gutes Vertrauensverhältnis zu schaffen. Das ist ohne Frage immer wichtig, aber bei Krankheiten der Stimme und Sprache kommt es besonders darauf an, daß der Patient im Arzt [und erst recht im Stimmtherapeuten; eigene Anmerkung] nicht nur einen sachkundigen Fachmann, sondern auch einen verständnisvollen Zuhörer findet, einen Partner, der es versteht, das Gespräch ... zu leiten, ohne daß eine bürokratische Fragebogenaktion oder eine Art Verhör dabei herauskommt." (Wendler u. Seidner 1987, 102) Auch Bauer (1987, 12) ist der Ansicht, daß die „Grundlage für die Durchführung der Anamnese das verstehende ärztliche Gespräch ist".

Gleichzeitig können das geschulte Ohr, die aufmerksame Beobachtungsgabe und das subjektiv-teilnehmende Vorgehen des Arztes bzw. des Therapeuten bereits in der Gesprächssituation zahlreiche wesentliche Parameter der Stimme und Verhaltensweisen des Patienten erfassen. Diese eher unstrukturierte Vorgehensweise kann eine Grundlage zum Verstehen der stimmlichen Erkrankung sein.

Unstrukturiert bedeutet in diesem Zusammenhang aber in keiner Weise konzeptlos. Der Therapeut muß vielmehr nach einem gewissen Plan bestimmte anamnestisch-diagnostische Bereiche ansprechen, wobei je nach Reaktion des Patienten bzw. den ermittelten Fakten eine deutliche Variabilität dieses Planes gegeben sein sollte. Der Therapeut erzielt dabei erste Einblicke in die Lebensgeschichte des Patienten, die eingebunden ist in die daseinskategorialen Erfahrungsbereiche Leiblichkeit, Sozialität, Geschichtlichkeit und Umwelt. Im Erstkontakt geht es primär um ein Erkennen der Zusammenhänge. Der Therapeut soll dabei auch die Selbstdarstellung des Patienten in seiner Gesamtheit auf sich wirken lassen – was sagt er, wie drückt er seine Stimmbeschwerden aus, was vermeidet er, warum verstummt er? Dabei bleibt die Vielzahl an Eindrücken kein summarisches Aneinanderreihen; vielmehr müssen immer wieder Zusammenhänge zwischen den beobachteten Fakten hergestellt werden, damit es zu einer Komplexität des Erfassens kommt.

Das erste Gespräch vermittelt dem Therapeuten einen Eindruck von der Art der Beschwerden, der Vorgeschichte und vom beruflichen wie familiären Umfeld des Patienten. Es werden z. B. bei funktionellen Stimmerkrankungen mögliche auslösende bzw. aufrechterhaltende Anlässe erörtert, die zu der Stimmerkrankung geführt haben könnten. Bei der Erhellung der subjektiven Daten gilt es zu erfahren, in welcher Weise der Patient und seine Mitmenschen die Stimmerkrankung erleben, welche Bedeutung und Bewertung er selbst ihr zumißt und wie sehr er unter der stimmlichen Veränderung leidet. Ebenso notwendig sind Informationen darüber, ob und, wenn ja, in welchem Ausmaß der Patient in seinem zwischenmenschlichen Ausdruck und seiner beruflichen Tätigkeit behindert ist. Eine wichtige Aufgabe liegt weiterhin darin, herauszufinden, welche Erwartungen der Patient an den Stimmtherapeuten stellt und was er sich von der Therapie erhofft.

Zu den wahrnehmbaren Aspekten sind alle Äußerungen des Patienten zu zählen, die der Therapeut sieht, hört und gegebenenfalls aufzeichnet. Was nicht durch Sprache ausgedrückt wird, kann seinen unbewußten Ausdruck in Stimmklang, Sprechmelodie, Sprechablauf, Lautheit, Stimmlage, Atmung und Artikulation sowie dem nonverbalen Verhalten des Patienten finden. All diese Merkmale werden in unterschiedlicher Ausprägung miteinander zu spezifischen und individuellen Ausdrucksgestalten verflochten. Wenn wir mit einem Menschen in Kontakt treten, nehmen wir zunächst nicht vorwiegend einzelne Merkmale wie seine Augen, Haare, Kleidung etc. wahr, sondern die ganze Gestalt. In der Umgangssprache spricht man von der Ausstrahlung eines Menschen. Dabei gilt das Erfassen einzelner Merkmale als sog. „sekundäre" Wahrnehmung im Gegensatz zur übergeordneten primären ganzheitlichen Wahrnehmung.

Durch aufmerksames, einfühlendes Hören und Beobachten kann der Therapeut viele unterschiedliche Phänomene erkennen, die häufig Schlüsselfunktion haben zur Erkennung psychosomatischer Bereiche. Beispiele für die im Rahmen der ganzheitlichen Betrachtungsweise zu berücksichtigenden Einzelaspekte im Sinne einer Zustands- bzw. Situationsdiagnostik sind in Tab. 4 zusammengefaßt. Hier fällt dem kommunikativen Aspekt und der kommunikativen Situation, in denen diese Parameter zum Ausdruck kommen, eine besondere Rolle zu.

Tabelle 4 Situationsdiagnostische Aspekte im Erstgespräch

Aspekte akustischer Wahrnehmung		
Stimme	• Gewohnheitsmäßige Stimme	Stimmklang: resonanzarm oder -reich, klangvoll, belegt, heiser, monoton Intensität: laut, leise, dynamisch; Stimmeinsatz: hart, überlüftet Sprechstimmlage: normal, überhöht
	• Veränderung bei bestimmten Gesprächsinhalten	Erhöhung der Sprechstimmlage heiserer, gepreßter oder brüchiger Stimmklang Ängstlicher oder aggressiver Ausdruck Inkongruenz zwischen Stimmausdruck und Inhalt
Atmung	• Gewohnheitsmäßige Atmung	Gleichmäßiger bzw. ungleichmäßiger Atemrhythmus Hörbares Einziehen der Luft Reflektorische Atemergänzung während des Sprechablaufs
	• Veränderung bei bestimmten Gesprächsinhalten	Frequenter Atemrhythmus Stocken der Atmung Seufzeratmung Luft durch die Nase schnaufen
Sprache, Artikulation und Sprechablauf	• Gewohnheitsmäßiger Sprachstil	Lange Sätze, Füllwörter, Verzögerungsfloskeln, komplizierter Satzbau, unbeendete oder unterbrochene Sätze
	• Gewohnheitsmäßige Artikulation und Sprechablauf	Artikulation: verwaschen, übermäßig akzentuiert, Pausengestaltung sinnentsprechend oder nicht Kontinuität: stille Pausen, Einsprengsel; Seufzen, Schlucken, verlangsamt oder beschleunigt Intensität: unauffällig, leise, laut, monotone oder dynamische Gestaltung
	• Formulierung der Beschwerden	Aussagen wie: „Die Angst sitzt mir in den Knochen." „Mir schnürt sich die Kehle zu." „Ich fühle einen Eisenring um meine Brust."
	• Veränderung bei bestimmten Gesprächsinhalten	Auffälliger Sprachgebrauch, verschachtelte Satzbildung, ungewöhnliche Formulierungen, Verzögerungs- bzw. Schweigepausen, inspiratorisches Sprechen

Tabelle 4 (Fortsetzung)

Aspekte visueller Wahrnehmung

Mimik	• Gewohnheitsmäßige Mimik	Ausdruckslos, verschlossen, interessiert, zusammengepreßte Lippen, freundlich lächelnd
	• Veränderung bei bestimmten Gesprächsinhalten	Runzeln der Stirn, starres Lächeln, zusammengepreßte Lippen, Zunge preßt sich zwischen die Lippen, Inkongruenz zwischen mimischem Ausdruck und Inhalt
Blick	• Gewohnheitsmäßiger Blick	Angemessener Blickkontakt, Vermeidung des Blickkontakts, Blick nach unten gesenkt
	• Veränderung bei bestimmten Gesprächsinhalten	Unstetes Hin- und Herwandern des Blickes Schließen der Augen, Blinzeln Vermeiden von Blickkontakt Inkongruenz zwischen Blickverhalten und Inhalt
Körperhaltung, Tonus, Bewegung, somatische Reaktionen	• Gewohnheitsmäßige Körperhaltung	Aufrecht, steif, schlaff, eingesunkener Brustkorb, überspannte, hochgezogene Schultern
	• Sprachbegleitende Bewegungen	Drehen am Ring, Spielen mit den Fingern, unruhige Bewegungen mit Händen und Füßen, Brille auf- und absetzen, Kiefer zusammenpressen, auf die Lippen beißen, Haarsträhnen drehen
	• Auffällige Bewegungen	Unharmonische Bewegungen, unruhige Bewegungen der Beine und Arme, sprunghafte Bewegungen, nervöses Mundzucken
	• Somatische Veränderungen	Rote Flecken am Hals, Rötung des Gesichts, Schweißausbruch, feuchte Hände
	• Veränderung bei bestimmten Gesprächsinhalten	Zurücklehnen, nach vorne bewegen, Beine übereinanderschlagen, Arme verschränken, auf die vordere Stuhlkante rutschen, Abstand zum Therapeuten verändern, Hände zusammenpressen, ineinander verschränken, nach vorne unten geneigte Kopfhaltung, Inkongruenz zwischen Körperhaltung und Inhalt

8.4 Anamneseschemata: Teilstrukturierte Anamneseerhebung

In einer Exploration, die nicht als Abfrageaktion abläuft, sondern in Form eines interaktionalen Gesprächs geführt wird, ist die Gefahr, wichtige Problembereiche des Patienten zu übersehen, leicht gegeben. Es ist daher notwendig, die weitere Diagnostik nach einer vorgegebenen Struktur durchzuführen. Anamneseschemata bieten hier die Gewähr, alle wesentlichen Gebiete und Einzelfaktoren zu erfassen, und haben bezüglich der zu ermittelnden Parameter eine strukturierende Hilfs- und Ordnungsfunktion; die Daten bedürfen der weiteren Interpretation, Bewertung und Einordnung. Aus der Art der erlangten Informationen ergibt sich, daß anamnestische Erhebungen und diagnostische Erkenntnisse in einer engen Verzahnung zueinander stehen, weil das Wissen über bestimmte Fakten gerichtete Rückschlüsse und das Erkennen von Zusammenhängen erlaubt. Dies veranlaßt weitere Befragungen in gezielt ausgewählten Bereichen.

Schmidt u. Kessler (1976, 27) wollen *Anamnese* verstanden wissen als eine Sammlung, Systematisierung und diagnostische Verarbeitung von Informationen

- zum biographischen Hintergrund („harte" Fakten),
- zu gegenwärtigen und früheren körperlichen Zuständen sowie Verhaltensweisen und Erlebnissen eines Individuums in seinem sozialen Umfeld (unter Berücksichtigung der gestörten und nicht gestörten Komponenten),

- zu den verursachenden, auslösenden, aufrechterhaltenden und beitragenden Bedingungen und
- zu prognostischen Entscheidungen mit oder ohne nachfolgenden Maßnahmen.

Generell haben Anamnesestrukturen und -schemata keine allgemeine, sondern immer nur spezifische Geltung; sie sind von den theoretischen Ansätzen der Exploration und ihren Schulen abhängig. Da dies selbstverständlich auch für den phoniatrisch-logopädischen Bereich gilt, sollen hier nur einige der qualitativ wichtigsten Parameter angesprochen werden. Dabei steht zunächst die orientierende Erfassung der stimmlichen Beschwerden des Patienten im Vordergrund, zu der beispielsweise die in Tab. 5 aufgelisteten Aspekte zählen.

Im weiteren gilt es, die sich ergebenden relevanten Bereiche differenzierter zu hinterfragen und ihre Einbettung in den größeren Rahmen des Bezugs zu den Daseinskategorien zu explorieren. Die Tab. 6 bis 12 sollen Anhaltspunkte hierfür geben, beanspruchen aber keine Vollständigkeit.

Häufig wird eine Stimmerkrankung von „Globusgefühl" bzw. von Mißempfindungen im Halsbereich begleitet, die vom Patienten oft als so schwerwiegend empfunden werden, daß sie im Vordergrund der angegebenen Beschwerden stehen; sie können auch als alleiniges Symptom auftreten. Kittel (1993, 18) weist darauf hin, daß „Globusgefühl" immer noch viel zu häufig als Verlegenheitsdiagnose gestellt wird: „Da Globusgefühl nur ein Symptom bei verschiedenen Krankheitszuständen unterschiedlichster Genese sein kann, sollte Ausschlußdiagnostik, manchmal auch mittels interdisziplinärer Zusammenarbeit, erfolgen." Bevor jedoch aufwendige Untersuchungsverfahren in Anspruch genommen werden, sollte in jedem Falle eine differenzierte laryngologische Funktionsdiagnostik durchgeführt werden, „zumal häufig zumindest diskrete, leicht übersehbare, aber kausal nicht zu unterschätzende Minimalbefunde vorliegen" (Kittel 1993, 18). Kittel vertritt die Ansicht, daß darüber hinaus zu klären ist, ob eine gastroösophageale Refluxkrankheit, eine Funktionsstörung des oberen Halswirbelsäulenbereichs oder psychische Komponenten einen Kausalzusammenhang zur Stimmerkrankung haben. Die Tab. 7 faßt besonders oft angegebene Beschwerden im Bereich des Halses zusammen.

Die Daseinskategorie der Leiblichkeit ist jedoch nicht auf die genannten somatischen Faktoren beschränkt, sondern umfaßt auch psychische Dimensionen und Dispositionen. Da die Wurzeln einer Stimmerkrankung bisweilen in frühkindlichen Interaktionen liegen können, kommt der subjektiven Stimm- und Kommunikationsgeschichte – der „Kommunikationsbiographie" (Geißner 1988) – in der Anamnese besondere Bedeutung zu. Häufiger als positive Unterstützung der Stimmentwicklung finden sich

Tabelle 5 Orientierende Stimmanamnese

Vorgeschichte	Beginn der Stimmerkrankung und bisheriger Verlauf; subjektive Stimm- und Kommunikationsgeschichte
Vorerkrankung	Bronchitis, Laryngitis mit/ohne Stimmschonung
Art der Erscheinung	Veränderung der stimmlichen Leistungsfähigkeit, schnelle Ermüdbarkeit, Versagen der Stimme, wechselnde Heiserkeit, Schmerzen und Mißempfindungen, unzweckmäßiger Stimmgebrauch, fehlerhafte Stimmtechniken
Zeitliche Zusammenhänge	Wann im Laufe der Stimmbelastung, wann Erholungsphasen, tageszeitliche Schwankungen, Symptomatik am Wochenende, in den Ferien, Schilderung eines typischen Tages in der Berufssituation
Umfeldbedingte Zusammenhänge	Stimmliche Berufs- oder Familiensituation, Lärm, schlechte Akustik, Staub, Streß und andere Abhängigkeiten (z. B. Reaktion auf bestimmte Personen oder Situationen), ungünstige Sprach- und Stimmvorbilder
Psychische Zusammenhänge	Einstellung des Patienten zu seiner Stimmerkrankung: Welche Bedeutung hat sie für ihn? Wie sehr leidet er unter ihr? Reaktion der Umgebung auf die Stimmerkrankung
Bisherige therapeutische Maßnahmen	Operationen, Hormonbehandlung, vorangegangene Stimmbehandlung

8.4 Anamneseschemata: Teilstrukturierte Anamneseerhebung

Tabelle 6 Allgemeine somatische Faktoren (Leiblichkeit)

• Konstitutionelle Komponenten (allgemein und speziell)	Anlagebedingte Schwäche des Kehlkopfes und Ansatzrohres Angeborene oder erworbene Veränderung im Phonationsapparat Körperliche Haltungsanomalien Schleimhautbeschaffenheit: Trockenheit, Borkenbildung, vermehrter Schleim, Ödeme Störung der Lippen-Mund-Zungen-Motorik sowie des weichen Gaumens
• Störungen der Wahrnehmung	Störungen des Gehörs Störungen der akustischen Diskrimination Störungen der kinästhetischen Diskrimination
• Störungen mit direktem Bezug zur Phonation	Akute oder chronische Erkrankungen im HNO- und Bronchialbereich: häufige Infekte, Bronchitis, Sinusitis, Asthma, Trockenheit im Mund-Rachen-Raum etc. Störungen der Atmung Operationen im HNO- oder Schilddrüsenbereich Veränderungen des muskulären Tonus, Halswirbelsäulensyndrom
• Störungen mit indirektem Bezug zur Phonation	Nervenleiden/(psycho)vegetative Labilität Allergien Herz-Kreislauf-Erkrankungen, Magenleiden Andere komplexe Erscheinungen: Erschöpfungszustände, Konzentrationsschwäche, Kopfschmerzen, Schlafstörungen, Wetterfühligkeit
• Schädigende Einwirkungen	Medikamentöse Einwirkungen (z. B. anabole und/oder virilisierende Hormone, Schmerzmittel, Tranquilizer) Gifte (z. B. Nikotin, ätzende Dämpfe) Suchtprobleme Lärm Temperaturschwankungen Luftfeuchtigkeit bzw. Trockenheit und Staub

Tabelle 7 Spezielle somatische Beschwerden im Halsbereich (Leiblichkeit)

- Fremdkörpergefühl
- Kratzen oder Wundgefühl
- Trockenheitsgefühl
- Räusperzwang, Hüsteln oder Hustenreiz
- Schluckbeschwerden
- Kloß- oder Engegefühl, häufig verbunden mit einer Karzinophobie
- Brennen/Stechen
- Sprechanstrengung
- Schmerzen mit unterschiedlich lokalisierter Ausstrahlung
- vermehrte Schleimbildung
- Leerschlucken (Zwangsschlucken)

hier negative Aussagen wie „Sei endlich ruhig", „Quatsch nicht so viel", „Frag nicht dauernd, du nervst mich", „Halt den Mund" oder „Hör auf mit dem falschen Gesinge". U. Geißner (1988, 19) stellte in einer Erhebung fest, daß von 158 befragten Studenten nur 11 in ihrer Kindheit wegen ihrer Art zu sprechen gelobt worden waren – die restlichen 147 hatten nur negative Urteile über ihre Stimme gehört.

Erlebnisse mißlungener und verletzender Kommunikationen beeinflussen in unterschiedlichem Maße das weitere kommunikative Verhalten und Handeln eines Menschen. Es resultieren daraus Ängste beim Sprechen mit anderen, und je nach dem situativen Kontext werden Versagensängste lebendig. Auffällig ist bei Stimmpatienten die Häufung von Aussagen wie „Meine Stimme ist mir fremd", „Ich fühle mich durch sie unsympathisch" oder „Ich mag meine Stimme nicht hören", die letztlich Selbstablehnung signalisieren.

Da der Stimmausdruck wie ein Barometer die Gestimmtheit des Menschen und somit seine Furcht oder Aggression zu erkennen gibt, ist dieser Aspekt auch bei der Anamnese zu berücksichtigen. Nahezu jede Stimmerkrankung ist mit Ängsten, Hemmungen und Beeinträchtigungen des Selbstwertgefühls verbunden (Tab. 8), die umgekehrt auch Ursache der Stimmprobleme sein können. Angst (lat. angustus: eng, Beengt-

Tabelle 8 Ängste und Hemmungen in Sprechsituationen

- Konstitutionelles sprechängstliches Verhalten
- Disposition zu Ängsten vor dem Sprechen
- Kein Selbstvertrauen in die eigene Stimmleistung
- Nicht-Akzeptieren des eigenen Stimmklanges
- Angst vor Mißerfolg in Verbindung mit Sprechen
- Nervosität, vor einer größeren Gruppe zu sprechen, Angst zu versagen
- Gefühl von Blockierung gegenüber sozial höherstehenden Personen
- Psychophysische Veränderungen während der Sprechsituation
- Erlebtes Versagen in stimm-sprecherischen Situationen
- Vermeidungsverhalten, um nicht sprechen zu müssen

Tabelle 9 Persönlichkeitsmerkmale für Labilität

- Überschwenglich, impulsiv
- Optimistisch
- Leicht ablenkbar
- Leicht erregbar, ruhelos
- „Nervös", ängstlich als konstitutionelle Verhaltensweise
- Inadäquate Verarbeitung von Problemen
- Unausgeglichen, launisch
- Aggressiv, unbeherrscht
- Empfindlich, leicht verstimmbar

heit) ist häufig gekoppelt mit dem Erlebnis der Enge im Kehlkopfbereich oder einem Gefühl der Atemnot.

Eysenck (zit. nach Hampton-Turner 1982, 78) hat in einem Schema unterschiedliche psychische Verhaltensweisen zusammengestellt und sie einem Achsenkreuz mit den Polaritätspaaren labil/stabil und introvertiert/extravertiert zugeordnet. Bis zu einem gewissen Grad entspricht das Gleichgewichtssystem labil/stabil der Polarität von Sympathikus und Parasympathikus. Vermehrte Aktivität des Sympathikus bewirkt über eine Adrenalinausschüttung eine Steigerung von Herzschlag, Atemfrequenz und Muskeltonus, ein Austrocknen der Mundschleimhaut, Schweißausbrüche sowie eine Beschleunigung der Strömungsgeschwindigkeit des Blutes. Der so hervorgerufene Erregungszustand gewährleistet und reguliert schnelle Reaktionen, z. B. bei Gefahr. Demgegenüber hat der Parasympathikus eine reduzierende Wirkung und bremst die genannten Funktionen.

In Anlehnung an Eysenck sind der Dimension der Labilität die in Tab. **9** genannten Persönlichkeitsmerkmale zugeordnet.

Eine ähnliche Polarität besteht bei den Persönlichkeitsdimensionen der Introvertiertheit und Extravertiertheit: Eine extravertierte Person hemmt durch ihren Eigenrhythmus die von außen eingehenden Reize und unterliegt damit weniger deren Einflüssen. Im Gegensatz dazu nimmt ein introvertierter Mensch weitaus mehr Stimuli in sich auf und ist intensiv und nachhaltig damit beschäftigt, sie zu verarbeiten. Der Extravertierte kann durch Ausleben seiner Emotionen übermäßige Spannung regulieren – er „läßt Dampf ab", „platzt vor Zorn" –, während der Introvertierte seine Erregung nicht ausleben kann. Statt dessen staut er sie in sich auf, er wird wortkarg und stumm.

Zur Persönlichkeitsdimension der Introversion im Sinne des Eysenckschen Modells gehören die in Tab. **10** zusammengestellten Merkmale.

Eine labile und introvertierte psychische Grundstruktur begünstigt die Entstehung und Aufrechterhaltung von Stimmerkrankungen, wie in einigen Fallbeispielen im nächsten Kapitel deutlich wird. Empirische Untersuchungen zur Persönlichkeit von Patienten mit funktionellen Stimmerkrankungen wurden u. a. von Gundermann (1970), Pfau (1975), Rees u. Mitarb. (1971) und Krumbach (1987) durchgeführt. Stellvertretend für die Resultate sei hier Krumbachs Fazit zitiert (1987, 140): „Funktionelle Dysphonien basieren auf einem Defizit in der emotionalen Selbstwahrnehmung und im emo-

Tabelle 10 Persönlichkeitsmerkmale für Introversion

- Überhöhte Selbstbeobachtung, verstärkte Wahrnehmung körpereigener Vorgänge
- Pedantisch
- Psychosomatisch reaktionsbereit
- Vermindert selbstbewußt, unsicher
- Kontaktscheu
- Kein Zutrauen zur eigenen Leistung
- Überhöht leistungsorientiert, verbissen
- Verschlossen, reserviert
- Pessimistisch

tionalen Selbstausdruck. ... Zentrale Gefühle hält er [der Stimmkranke] unter Verschluß, ... die er bei sich nicht akzeptieren kann oder deren Gewahrwerden vor anderen Menschen Angst macht. Meist sind dies die depressiven Stimmungslagen sowie Angst- und Unsicherheitsgefühle."

Neben einer anlagebedingten Bereitschaft zu funktionellen Erkrankungen, darunter auch Stimmerkrankungen, spielen exogene Faktoren eine wesentliche Rolle. Gravierende Lebenskrisen verändern mehr oder weniger plötzlich die vorher stabile psychische Gesamtsituation und bewirken eine nachhaltige Erschütterung der Lebensstruktur, so daß sie die Ätiopathogenese mitbestimmen. Gleichzeitig ist eine erhöhte Bereitschaft zu psychosomatischer Reaktion gegeben (s. hierzu die empirischen Arbeiten von Gundermann 1970, Aronson 1980 und Winkler 1987). Die Tab. **11** und **12** weisen auf einige Formen kritischer Lebensereignisse im Bereich der Sozialität und Umwelt hin, die Risikofaktoren für die Auslösung bzw. Aufrechterhaltung einer Stimmerkrankung darstellen können.

Entscheidend für das Ausmaß der Bedrohung durch ein kritisches Lebensereignis ist die persönliche Bedeutung, die es für den betroffenen Menschen hat, die subjektiv erlebte Wahrnehmung, die Reaktion und Bewertung sowie der zeitliche Abstand zur Auslösung des Ereignisses. In engem Zusammenhang dazu stehen die individuellen Möglichkeiten zur Verarbeitung und Bewältigung des Ereignisses und die damit verbundene Chance zur Neuorientierung.

Streß in jeglicher Form ist einer der wichtigsten Risikofaktoren für die Auslösung und Aufrechterhaltung von funktionellen Stimmerkrankungen. Jeder Mensch hat schon ein Gefühl der Überlastung erlebt, das zu plötzlichen oder länger anhaltenden Einschränkungen seines körperlichen und seelischen Wohlbefindens führte. Physische und psychische Reaktionen auf Streß reichen von erhöhter Muskelspannung, verminderter Konzentration und negativer Selbstbewertung bis hin zu Panik und Angst. In solchen Situationen wird die Diskrepanz zwischen den Anforderungen der Umwelt und den zur Verfügung stehenden Möglichkeiten zu ihrer Bewältigung offenbar. Kurzzeitige Streßsituationen, besonders wenn sie häufig auftreten und sich summieren, bewirken meist eine größere Irritation als solche, die sich über einen längeren Zeitraum erstrecken. Da Streß als komplexes Geschehen auf der somatischen, psychischen und sozialen Ebene gleichzeitig stattfindet, können akute und chronische körperliche Erkrankungen, darunter auch Stimmerkrankungen, die Folge sein.

Wichtig ist dabei, daß Streß nicht nur von äußeren Ereignissen und Situationen herrührt, sondern wesentlich auch von Ereignissen und Vorgängen in der betroffenen Person selbst (Tab. **13**): „Gedanken, Bewertungen und wahrgenommene Bedeutungen über uns selbst sowie die Umwelt beeinflussen wesentlich unsere Ge-

Tabelle 11 Risikofaktoren für die Auslösung bzw. Aufrechterhaltung von Stimmerkrankungen aus dem individuellen und familiären Bereich (Sozialität)

- Behinderung, Krankheit, Krebsangst
- Suchtprobleme
- Allgemeine Versagensängste und -erlebnisse
- Übersteigertes Verantwortungs- und Pflichtgefühl
- Zwang, es allen recht machen zu wollen
- Zu hohe Maßstäbe an sich selbst stellen (Perfektionismus)
- Tägliche Überforderungen
- Moralische Verpflichtungen
- Psychische und/oder soziale Vorteile durch Krankheit
- Zuwendungsbegehren
- Sich minderwertig/wertlos fühlen
- Verlust eines vertrauten Menschen
- Partnerkrise (Trennung, Scheidung)
- Pensionierung
- Kinder gehen aus dem Haus

Tabelle 12 Risikofaktoren für die Auslösung bzw. Aufrechterhaltung von Stimmerkrankungen aus dem Bereich Umwelt und Beruf (Umwelt)

- Beruf mit stimmlicher Belastung
- Beruf mit physischer/psychischer Belastung
- Unzufriedenheit mit der beruflichen Tätigkeit
- Angst vor dem Verlust des Arbeitsplatzes
- Arbeitslosigkeit
- Konflikte mit Kollegen/Vorgesetzten, Mobbing
- Einkommensverlust, wirtschaftliche Sorgen
- Übergehung bei Beförderung
- Berufswechsel
- Beendigung der Berufstätigkeit
- Einbindung in gesellschaftliche Normen
- Überforderung und Streß in Beruf und Familie

Tabelle 13 Einfluß von Überlastung und Streß auf Gefühle, Denken und Handeln (nach Tausch 1993, 14)

Gefühle	Erregung – Spannung – Ungeduld – Angst – Ärger – Wut – Reizbarkeit – Zorn – Überlastung – Enttäuschung – Verzweiflung – Bitterkeit – Unsicherheit – Resignation – Traurigkeit – Kraftlosigkeit
Körperempfindungen	Herzklopfen – schnellerer Puls – schnelleres flaches Atmen – Zittern der Hände – Schweißausbruch – Verspannung – Steifheit mit leichten Schmerzen besonders im Rücken-Hals-Schulter-Gebiet – unangenehme Empfindungen im Magen-Darm-Bereich – Kopfschmerzen Nach einigen Stunden: Erschöpfung, Müdigkeit, Schlafschwierigkeiten
Gedanken	Schnell, „rasende", immer wiederkehrende Gedanken über die Beeinträchtigung/Gefährdung: „Werde ich es schaffen?" – „Ich schaffe es nicht!" – „Es ist zu schwer!" – „Ich werde es ihnen zeigen!" – „Was soll ich tun?" – „Ich werde sie vernichten!" – „Ich kann das nicht leisten!" – „Wie furchtbar!" – „Wie gemein von den anderen!" – „Ich mag diesen Menschen nicht!" – „Mir entgeht etwas sehr wichtiges!" – „Ich bin wehrlos!" – „Ich will das nicht!" – „Ich bin verloren, ich bin verlassen!" – „Er / Sie will mich vernichten!" – „Es wird schlimm ausgehen!" – „Warum muß denn das sein?" – „Ich bin ein Versager!" – „Ich habe keine Hilfe!" – „Jetzt ist es bald aus!"
Verhalten und Handlungen	Hastig – „kopflos" – planlos – unüberlegt – orientierungslos – Neigung zu Radikalität, Lautheit, Aggressivität, Gewalt oder zu Resignation, Unentschiedenheit, Rückzug/Flucht – emotionales Klagen – Selbstmitleid – Vorwürfe/Beschuldigungen – unkontrollierte Nahrungsaufnahme – Rauchen – Alkoholkonsum

fühle." (Tausch 1993, 42) Die Auswirkungen einer Streßsituation auf ein Individuum sind daher von persönlichen Merkmalen, Kompetenzen und Fähigkeiten zu ihrer Bewältigung abhängig. Streß kann auch eine positive Funktion im Sinn einer Störungsvorbeugung und -behandlung haben. Die Erfahrung, eine Belastungssituation erfolgreich bewältigt zu haben, kann künftigen Problemen bei Anpassungsleistungen vorbeugen oder zumindest auf sie vorbereiten.

Nach meinen Erfahrungen sind es bei vorwiegend psychogen-funktionellen Stimmerkrankungen nicht nur die kritischen Lebensereignisse, die ihren Ausdruck in stimmlichen Veränderungen finden. Oft sind es auch Mehrfachbelastungen, häufig aus einer Mischung von Arbeitsüberforderung und persönlichen Problemen bestehend, sowie die täglichen, oft trivialen Details, die sich summieren. Hier fallen besonders die Patienten auf, deren individuelle Belastbarkeitsgrenze herabgesetzt ist, so daß eine erhöhte Anfälligkeit des vegetativen und physischen Bereichs resultiert. Es ist dann wie bei einem vollen Faß, das nur durch ein paar Tropfen zum Überlaufen kommt.

Charles Bukowski (zit. nach Brockert u. Brokkert 1985, 105) hat zu dieser Situation eine überspitzte, aber eindrucksvolle Formulierung gefunden: „Es sind nicht die großen Dinge – nein, es ist die Serie kleiner Tragödien, die uns ins Irrenhaus bringen ..., nicht der Tod der Geliebten, sondern ein Schnürsenkel, der reißt, wenn keine Zeit mehr ist." Auch Winkler u. Winkler (1990, 202) heben den Aspekt der alltäglichen undramatischen Streßerfahrung („hassles") hervor, durch die Stimmerkrankungen ausgelöst bzw. aufrechterhalten werden können. Unter „hassles" verstehen sie „frustrierende Ereignisse des Alltags, Zwistigkeiten, bedrückende Anforderungen, Enttäuschungen usw. ..., all jene Faktoren, welche die Auseinandersetzung mit der Umgebung charakterisieren".

Eine Möglichkeit, dem Streß des Alltags zu entgehen, ist die Flucht in die Krankheit: Durch die Erkrankung fühlt sich der Patient vor bestimmten Belastungen geschützt und der eigenen Verantwortung enthoben. Die Umwelt nimmt Rücksicht auf ihn, sie kümmert sich um ihn („sekundärer Krankheitsgewinn"). Die Krankheit wird zum Ausweichmanöver: Konflikte in der Familie werden häufig totgeschwiegen, es fehlt der Mut, sich auszusprechen, um nicht den Raum der Sicherheit zu gefährden. Die Schutzfunktion des vom Patienten „gewählten" bzw. produzierten (Stimm-)Symptoms wird nur unter der Bedingung aufgegeben und überwunden, wenn er aufgrund der neuen Geborgenheit in der therapeutischen Interaktion sein Vertrauen auch gegenüber der Wirklichkeit im Alltag wiedergewinnt.

Unter der Kategorie der Zeitlichkeit ergeben sich verschiedene Fragestellungen, die auf eine

Tabelle 14 Zeitlicher Ablauf und langfristige Einwirkungen (Zeitlichkeit)

- Familienanamnese
- Eigene Anamnese
- Spezielle Krankheitsanamnese
- Tageszeitliche Veränderungen der Symptomatik
- Falsches Zeitmanagement
- Generationsprobleme
- Familienverpflichtungen
- Leistungsabfall durch Altern
- Ruhestandsprobleme
- Einbrüche im Lebensplan

Disposition zu Stimmerkrankungen hinweisen können, z. B. ähnliche Krankheitsbilder bei Familienmitgliedern der gleichen oder früheren Generation. Andere Zusammenhänge sind mehr psychologischer Art, wie Belastungsfaktoren auf der Basis von Generationsproblemen. Eine Anzahl verschiedener Einwirkungsmöglichkeiten aus diesem Bereich gibt die Tab. **14** wieder.

8.5 Funktionsbeurteilung der Stimme: Strukturierte Diagnostik

Um die diversen am Phonationsvorgang beteiligten Funktionsparameter zu erfassen, werden seit vielen Jahren strukturierte Schemata benutzt, mit deren Hilfe eine situative Diagnostik möglich ist. Durch die Funktionsbeurteilung der Stimme und des Sprechens (Tab. **15**) soll die Art und der Grad der Erkrankung festgestellt werden. Fehlerhafte Bewegungsabläufe bzw. unphysiologisches Zusammenwirken von Atmung, Phonation, Artikulation und Körperhaltung werden registriert und interpretiert. Hinsichtlich der „Normbeurteilung" besteht jedoch ein breit gestreutes Feld, in das die eigenen Kriterien des Untersuchers hineinfließen. In diesem Zusammenhang wird auf die Ausführungen in Abschnitt 8.1 verwiesen.

Als Leitsymptom einer Stimmerkrankung ist die *pathologische Klangveränderung* der Stimme anzusehen. Wendler u. Seidner (1987, 133 ff) empfehlen als Oberbegriff hierfür die Bezeichnung „heiser". Darunter verstehen sie alle Stimmklänge mit pathologischen Geräuschanteilen, die entweder durch unmodulierte Luft infolge von unvollständigem bis fehlendem Stimmlippenschluß oder durch Ungleichmäßigkeiten des Schwingungsablaufs in bezug auf Frequenz, Amplitude oder Phasenverhältnisse verursacht werden. Diese verschiedenen ursächlichen Mechanismen bedingen eine ganze Reihe unterschiedlicher Klangqualitäten, die im einzelnen zu differenzieren sind. Bezüglich der Intensität werden jeweils die Stufen 0–3 unterschieden.

Verschiedene Autoren wie Nessel (1965), Isshiki u. Takeuchi (1970), Habermann (1976), Klingholz (1986), Wendler u. Mitarb. (1986) haben versucht, anhand von Adjektiven die Klangeigenschaften der Heiserkeit zu charakterisieren bzw. durch psychoakustische Kategorien zu systematisieren. Isshiki und Takeuchi halten dabei eine Beschränkung auf die Faktoren Heiserkeit, Rauhigkeit, Behauchtheit und Asthenie (Stimmschwäche) für ausreichend. Klingholz unterscheidet zwei psychoakustische Kategorien der Heiserkeit, nämlich Rauhigkeit („Roughness") und Verhauchung („Breathiness"). Von der Rauhigkeit, deren Kennzeichen eher gleichmäßige Schwankungen im glottalen Schwingungsablauf mit relativ konstanter Modulationsfrequenz sind, grenzt er die „Harshness" ab, die sich durch eher unregelmäßige Schwankungen mit Brüchen und Sprüngen im Frequenzverlauf auszeichnet (Klingholz 1986, 19).

Vergleichende Hörerstudien haben ergeben, daß Rauhigkeit stärker negativ bewertet wird als Behauchtheit. Nawka u. Mitarb. (1994, 132) schließen in bezug auf „die physiologischen und akustischen Grundlagen, daß die Irregulation der Stimmlippenschwingungen mit den daraus folgenden Aperiodizitäten der Grundfrequenz von größerem Einfluß auf die Empfindung der Heiserkeit ist als die unvollständige Schlußphase mit Turbulenzgeräuschen im Stimmklang, die als Behauchung wahrgenommen wird".

Wie Wendler u. Mitarb. (1986) feststellen, haben sich in der Praxis zur Beurteilung des Stimmklanges die Parameter Rauhigkeit, Behauchtheit und Heiserkeit (RBH-Schema) als günstig erwiesen, was auch in einer neuen Studie (Nawka u. Anders 1996) bestätigt werden konnte. Dennoch halten die meisten Autoren alle auditiven Beurteilungsschemata bis heute für Kompromißvorschläge für die Praxis, die schwer zu systematisieren sind.

Im Rahmen der Beurteilung muß aber auf jeden Fall zwischen einer guten (physiologischen) und einer schönen (ästhetischen) Stimme, die unterschiedlichen subjektiven Wertmaßstäben unterliegt, differenziert werden. Panconcelli-

Tabelle 15 Parameter im Rahmen der Funktionsprüfung der Stimme

Elemente aus dem Bereich Atmung	Ruheatmung – Frequenz – Regelmäßigkeit – Form des Ablaufs – Relation Bauch-/ Brustatmung – Auxiliäre Atmungskomponenten Phonationsatmung – Zwerchfellmobilität – Atemmittellage – Reflektorische Atemergänzung – Erhöhter/verminderter Atemdruck – Schnappatmung – Inspiratorischer Stridor
Elemente aus dem Bereich der Sprechstimme	Stimmklang (bei Konversation, im Beruf, beim Rufen, bei Vertäubung) Stimmlage (bei Konversation, im Beruf, beim Rufen, bei Vertäubung) Stimmresonanz Stimmstärke Stimmansatz, -einsatz, -absatz Stimmreaktion (im Lärm, in Problemsituationen) Stimmdynamik (Steigerungsfähigkeit) Stimmstabilität Stimmbelastbarkeit (30 Minuten lautes Lesen bei 80 dB und 20 cm Mikrophonabstand)
Elemente aus dem Bereich der Singstimme	Tonhöhenumfang (physiologisch, musikalisch) auf Vokal a Dynamikentfaltung in der Vokalise, im Lied Klangfarbe Stimmeinsatz (piano – forte), -absatz Stimmansatz Tonhaltedauer Kontinuität der Stimme Intonationsgenauigkeit der Stimme Tragfähigkeit der Stimme Schwelltonvermögen und Steigerungsfähigkeit der Stimme Resonanz Registerdivergenzen beim Hinauf- und Hinuntersingen: gleichzeitige Kehlkopfbewegungen Vibrato Musikalität Rhythmus Stimmgebung und begleitende Bewegungen Stimmgattung

Calcia (zit. nach Habermann 1978, 151) hält eine *gute Stimme* dann für gegeben, wenn sie frei von Nebengeräuschen und Fehlspannungen, in jeder Höhe beliebig kräftig oder leise erklingen kann, dabei resonanzreich, weich und anstrengungslos ist und auch bei längerer Belastung leistungsfähig bleibt.

Zu berücksichtigen ist ferner, in welcher Weise die Ästhetik der Stimme von der Gesellschaft beurteilt wird und welchen modischen Einflüssen sie unterworfen ist. Auf der einen Seite stehen die perlenden Koloraturen einer Joan Sutherland, für deren Gelingen eine physiologische Funktionsweise absolute Bedingung ist, auf der

Tabelle 15 (Fortsetzung)

Elemente aus dem Bereich der Artikulation	Abweichungen von der phonetischen Norm
	Artikulationsbewegungen (Einzelfunktionen, Koordination)
	Okklusionsverhalten der Zahnreihen beim Öffnen und Schließen
	Zahnstellung
	Zahnprothesen
	Empfindlichkeiten im Bereich der Kaumuskulatur
	Knirschen und Knacken im Kiefergelenk
	Kaugewohnheiten
Individuelle Verlaufsqualitäten des Sprechens	Sprechstimmlage
	Sprechtempo bei Konversation, beim Lesen
	Pausenverhalten
	Innere Dynamik des Sprechens wie Sprechspannung, Sprechanstrengung
	Prosodische Merkmale: melodische, dynamische, temporale Komponenten bei Konversation, beim Lesen
	Veränderung der Kehlkopfstellung aus der Indifferenzlage – Kontinuität des Sprechablaufs – Wiederholungen, Umformulierungen – Verzögerungsfloskeln (Hüsteln, Räuspern, Schlucken) – eingesprengte Laute (eh-, ah-, hm, tz/Schnalzen)
	Artikulation, Dialekt
	Mitbewegungen beim Sprechen
Formale Qualitäten kommunikativen Verhaltens	Sprachstil
	Satzbau, Wortwahl
	Satzlänge
	Kongruente/inkongruente Kommunikation

anderen die rauchige, heisere, bisweilen brüchige Stimme von Jazz-, Blues- und Rocksängern, für die stellvertretend Louis Armstrong zu nennen ist. Hier vermischen sich ästhetische und -physiologische Elemente – für den Stimmtherapeuten oft eine konfliktreiche Situation.

Eine Jazzsängerin wurde mit Stimmlippenknötchen zur logopädischen Therapie überwiesen: „Ich muß ja gezwungenermaßen zu Ihnen kommen, weil meine Stimme immer häufiger weggeht und ich die hohen Töne oft nicht bekomme, oder nur unter größter Anstrengung. Aber wehe, es ändert sich dadurch etwas an meinem Stimmklang – die Leute sind ganz verrückt nach meiner tiefen, rauchigen Stimme!"

Tab. 16 gibt einen Überblick über pathologische Stimmfunktionsmuster mit Zuordnung zu verschiedenen Krankheitsbildern.

Ein *Stimmbelastungstest* wird in der initialen Diagnostikphase nicht immer durchgeführt, jedoch immer dann, wenn die angegebenen Beschwerden nicht mit dem situativen Stimmeindruck übereinstimmen. Auf diese Weise werden Stimmveränderungen unter Belastung erkennbar, die sonst nicht faßbar wären: Ermüdungserscheinungen, Zunahme von Spannungen in den Funktionsebenen Atmung, Stimme und Artikulation und im Bereich von Nacken und Schultergürtel sowie Veränderungen der Sprechstimmlage, der Lautstärke und des Stimmklanges.

Ein sehr einfach anzuwendendes diagnostisches Mittel ist die *binaurale Vertäubung,* die dem Erkennen von Leistungsdefiziten des taktilkinästhetischen Analysators und damit der kinästhetisch-reflektorischen Kontrollfähigkeit der Stimmfunktion dient. Sie ist außerdem hilfreich bei Verdacht auf psychogene Störungskomponenten sowie zur Kontrolle des Therapieverlaufs. Meßtechnisch kann die Leistungsfähigkeit der Stimme durch die *Erstellung eines Stimmfeldes* erfaßt werden (Klingholz 1983, Seidner 1984, Schultz-Coulon 1990). Zur Dokumentation und zur therapeutischen Verlaufskontrolle erfolgt eine Tonbandaufnahme (DAT-Recorder) eines standardisierten Textes sowie mit den Grundvokalen in kürzerer und längerer Aushaltedauer.

Tabelle **16** Übersicht pathologischer Stimmfunktionsmuster mit Zuordnung zu verschiedenen Krankheitsbildern in Anlehnung an Schultz-Coulon (1982, 2.37)

Diagnose	Mittlere Sprechstimmlage		Stimmumfang		Stimmdynamik		Tonhaltedauer	Heiserkeit		Stimmeinsätze	
	gesenkt	erhöht	Verlust der Tiefe	Verlust der Höhe	Verlust des Piano	Verlust des Forte	verkürzt	behaucht → heiser	Rauhigkeit	überlüftet	hart
Stimmlippenpolyp				+		+	+	+			+
Chronische Laryngitis	+		+	+	+		(+)		++		+
Einseitige Rekurrenslähmung		(+)	+			+	++	++	+	+	
Beidseitige Rekurrenslähmung		(+)		+		++	++	+		+	
Parese des N. laryngeus superior	+			++	+		+	(+)			
Mutationsfistelstimme		++	+			(+)					
Hormonstimmstörung der Frau	+			+			+	(+)	+		
Hyperfunktionelle Dysphonie		(+)			+	+	(+)		+		
Hypofunktionelle Dysphonie	(+)		+	+		+	(+)	+		+	
Taschenfaltenstimme	+		++	++	+	+	+		++		+

Neben der speziellen Stimmdiagnostik ist die Notwendigkeit zu betonen, auch den Bereich des Körpers als dem Klanginstrument des Menschen in die Gesamtbetrachtung einzubeziehen. Bei den Bewegungsabläufen ist zu beachten, daß Einzelbewegungen nur im Zusammenhang mit der Gesamtbewegung zu betrachten sind, d. h. in einem Wechsel von analytischer und synthetischer Vorgehensweise (Tab. 17). Bezüglich der körperlichen Ausdruckselemente Gestik, Mimik und Blick wird auf Tab. 4 verwiesen. Häufig wird über den Körper auch der Zugang zur psychischen Situation des Patienten leichter und eindeutiger möglich.

Alle diese Erhebungen dienen dazu, die Einzelkomponenten einer Stimmerkrankung durch eine vielschichtige Betrachtungsweise zu erfassen und in Zusammenhänge einzuordnen. Einerseits ist eine solche Vielschichtigkeit unerläßlich, damit alle Möglichkeiten zur Besserung einer Krankheitssituation erkannt und ausgeschöpft werden können. Andererseits weist eine differenzierte Zuordnung zu bestimmten ätiologischen Faktoren auf bestimmte Wege therapeutischen Handelns hin. Friemert u. Pahn haben z. B. die Gruppe der ponogenen Formen von Stimmerkrankungen, für die sie den Begriff „usogen" (durch Gebrauch verursacht) vorschlagen, weiter aufgegliedert und aus den unterschiedlichen Ursachen des Krankheitsgeschehens bestimmte therapeutische Schwerpunkte abgeleitet (Tab. 18).

Ähnliche Auflistungen ließen sich in pragmatischer Absicht auch für andere Stimmerkrankungen erstellen. Angesichts der von uns vielfach unterstrichenen Bedeutsamkeit psychischer Faktoren ist die Reichweite eines solchen Vorgehens jedoch begrenzt. Daher wird ein integriertes, ganzheitliches Therapiekonzept vorgeschlagen, das in Kapitel 13 beschrieben wird.

Abschließend ist darauf hinzuweisen, daß es vielfach nicht notwendig ist, alle denkbaren Ursachen der Stimmerkrankung wie nach einer Checkliste abzufragen. Oft sind frühzeitig kausale Schwerpunkte zu erkennen, auf die sich die weitere Diagnostik konzentriert. Dies befreit allerdings nicht von der Verpflichtung, auch in den anderen Bereichen wenigstens stichpunktartig weitere Einflußfaktoren auszuschließen. Im Wesen der Prozeßhaftigkeit der Diagnostik liegt es,

Tabelle 17 Körperliches Erscheinungsbild

Körperhaltung/ Bewegung	Abweichungen von der hypothetischen aufgerichteten Normalhaltung
	Abweichungen von der physiologischen Form und Beweglichkeit der Wirbelsäule
	Beckenstellung
	Kniestellung und Auswirkung auf die Beckenstellung
	Schultergürtelhaltung
	Auswirkungen der Kopfhaltung auf den Kehlkopfbereich
	Brustkorb: Beweglichkeit und Stand des Brustbeines
	Beeinträchtigung der Atmung durch die Körperhaltung
	Bewegungsabläufe (koordiniert, flüssig, eingeschränkt)
	Körperhaltung bei der Berufsausübung
Muskulärer Tonus	Tonuslage (Grundtonus/Abweichungen)
	Muskuläre Balancestörungen
	Erhöhte/verminderte muskuläre Anspannung während des Sprechens

daß unvermutet neue Gesichtspunkte auftauchen können, die zu Anfang nicht erkennbar waren, nun aber berücksichtigt werden müssen. Daraus folgt, daß der Therapeut allen psychophysischen Veränderungen des Patienten immer wachsam begegnen und sie kritisch werten muß.

8.6 Beispiele aus der Praxis

Um die Vielzahl der Erscheinungsweisen, Formen und Hintergründe funktioneller Stimmerkrankungen in ein ordnendes Strukturgefüge bringen zu können, das auch der Ganzheitlichkeit der Person Rechnung trägt, sind sie unter dem Blickwinkel der Daseinskategorien – Umwelt, Leiblichkeit, Sozialität und Geschichtlichkeit – zu betrachten. Anhand von Falldarstellungen soll ihre Nützlichkeit und Relevanz sowie das Zusammenwirken und Ineinandergreifen der verschiedenen Bereiche beispielhaft aufgezeigt werden.

Herr H., 52 Jahre alt, wird wegen einer funktionellen Dysphonie vom Hals-Nasen-Ohren-Facharzt zur logopädischen Therapie überwiesen.

Unter dem Blickwinkel der Geschichtlichkeit ergibt sich, daß stimmliche Störungen in

Tabelle 18 Differenzierung usogener Stimmerkrankungen (nach Friemert u. Pahn, zit. nach Pahn u. Pahn 1994, 215)

Ätiologie		Therapieeinsatz
Ponogen	quantitative und qualitative Überlastung	Stimmschonung Beratung
Technogen	mangelhafte Technik bei Stimmprofession	Aufbau einer instrumental-ökonomischen Technik
Mimetogen	Nachahmung unökonomischer Bewegungen und Spannungen und ungünstiger Stimmqualitäten durch Kinder	Behandlung der Erzieher stimm-sprachliche Sensibilisierung
Adaptogen extern	Fehlanpassung an eine ungewohnte Belastung	Konditionierung Korrektur von Teilfunktionen
Adaptogen intern	Fehlanpassung durch Imbalance zwischen zentralem Programm und verändertem Erfolgsorgan in Struktur und Innervation	Anpassung eines neuen Programms an das veränderte Erfolgsorgan
Sensoaudiogen	schwache perzeptiv-analytische Fähigkeit	Hörtraining
Sensokinetogen	schwache expressiv-motorische Fähigkeit	Bewegungstraining autogenes Training

diesem Ausmaß früher nie aufgetreten waren. Der Krankheitsbeginn liegt aber schon länger zurück; am Anfang stand ein Infekt. Der Patient klagt darüber, daß ihn in der Vergangenheit auch vermehrt Kopf- und Magenschmerzen geplagt hätten. Zeitlich fielen die ersten Symptome mit einer massiven Kränkung am Arbeitsplatz zusammen. Jetzt besteht bereits seit drei Monaten eine Arbeitsunfähigkeit wegen der Stimmerkrankung.

Im Bereich Umwelt ergeben sich einige wichtige Belastungsfaktoren. Der Patient hat infolge einer Umstrukturierung seiner Firma seinen Arbeitsplatz als höherer Angestellter verloren. Eine Stellung in einer vergleichbaren Institution meint er aufgrund einer Verleumdung durch einen Arbeitskollegen nicht erhalten zu haben. Er nahm daraufhin eine Tätigkeit in einer 600 km entfernten Stadt an, wo er während der Woche wohnt. Diese Situation löst innerhalb der Familie Konflikte aus, zumal diese auch einem Wohnungswechsel ablehnend gegenübersteht.

Auch die Sozialität ist betroffen: „Am liebsten möchte ich weg", sagt Herr H., „Augen und Ohren verschließen und alles vergessen". Herr H. isoliert sich, verliert weiter an Selbstwertgefühl. Die Dominanzverhältnisse in seiner Familie zeichnen sich stärker ab: dominante, überprotektive Ehefrau – schwacher, ineffektiver Ehemann. Er ist jetzt der Schwache, der Hilfsbedürftige. Eine ungeduldige Reizbarkeit nimmt zu, so daß es teilweise zu krisenhaften Konflikten kommt. „Manchmal fühle ich mich wie ein Pulverfaß vor der Explosion", äußert er.

In leiblich-psychischer Hinsicht erwies sich Herr H. als übergenaue Persönlichkeit, in allen Dingen sehr akkurat mit engen Wert- und Ehrvorstellungen. Er äußert sich dazu: „Das Sprechen strengt mich an, so daß ich nicht den Mund auftun mag. Meine Stimme ist so schwach, daß mich die anderen häufig nicht verstehen. Sie reden weiter und übergehen mich. Ich bin mit den Nerven fix und fertig; ich schlafe schlecht, fühle mich benommen und zerschlagen. Manchmal habe ich das Gefühl zu ersticken. Die Eisenklammer um meine Brust wird immer fester. Ich habe Angst, daß etwas Böses in meinem Hals ist; unser Nachbar ist an Kehlkopfkrebs gestorben. Ich fühle mich krank."

Der somatische Anteil der Leiblichkeit wird durch die Erhebung des Stimmstatus, der Atemfunktion und der Körperhaltung erfaßt. Auf eine Überprüfung der verschiedenen Parameter der Stimme wird in diesem Fall vorerst verzichtet, da in diagnostischer Hinsicht keine neuen Aspekte zu erwarten sind, die über den akustischen Befund während der Gespräche hinausgehen würden. Die Stimme klingt sehr leise, überlüftet, teilweise aphon. Nachdem es sich zeigt, daß die vitalen Reflexe erhalten sind, wird der Tonbereich aufgesucht, in dem sich eine Stimmproduktion am leichtesten erzeugen läßt.

Der stimmliche Istzustand wird während der Gesprächssituation anhand eines Tonbandes dokumentiert. Werden im Gespräch belanglose Alltäglichkeiten angesprochen, verbessern sich Stimmklang und gesamtkörperliches Verhalten meist geringfügig. Eine Verschlechterung tritt ein, sobald es um die Problemsituation von Herrn H. geht. Dabei kommt es zu einer extremen Anspannung der gesamten Körpermuskulatur, zu Stauungen der oberflächlichen Halsvenen infolge überhöhter subglottischer Druckverhältnisse und zu livider Gesichtsrötung, bis sich die Anspannung mit einem leisen, ächzenden Laut löst. In solchen Momenten werden die Zusammenhänge zwischen der Stimmerkrankung und den auslösenden Problemkreisen besonders offensichtlich.

Die Berücksichtigung der verschiedenen Faktoren wies darauf hin, daß die Stimmerkrankung hier Ausdruck einer psychischen Krisenkonstellation war. Diese wurde durch das Persönlichkeitsmerkmal einer Übergenauigkeit sowie durch die Unfähigkeit, Konfliktsituationen in einer dem Ereignis adäquaten Weise zu verarbeiten, begünstigt. Gleichzeitig waren verschiedene negative Elemente aus den Bereichen Umwelt und Sozialität beteiligt, wodurch die Komplexität des Gesamtgeschehens deutlich wurde.

In dieser Situation konnte eine Stimmtherapie nur vorübergehend zu einer Verbesserung führen; primär mußten die Probleme psychotherapeutisch angegangen werden. Der hinzugezogene Psychotherapeut führte eine tiefenpsychologische Behandlung durch. Dabei ergaben sich Hinweise auf die Reaktivierung eines alten Vater-Sohn-Konflikts, der in die Therapie einbezogen wurde. Die Psychotherapie erbrachte eine angemessene Verarbeitung der Konfliktprobleme, so daß der Patient mit ihnen umzugehen lernte. Aufgrund dieser Fortschritte konnte auch auf der somatischen Seite die stimmliche Leistungsfähigkeit durch die logopädische Behandlung verbessert werden, was wiederum den psychotherapeutischen Prozeß günstig beeinflußte.

Die fließenden Grenzen zwischen somatischem und psychischem Bereich verdeutlicht auch das folgende Beispiel. Hier befindet sich die Stimmerkrankung im Zusammenhang mit einer überhöhten Beachtung körpereigener Vorgänge. Das Konzept „Gesundheit" steht im Selbstbild des Patienten sehr weit im Vordergrund.

Herr S., 47 Jahre alt und nicht verheiratet, ist von Beruf Lehrer und wegen somatischer Störungen in verschiedenen Körperbereichen für ein Jahr vom Schuldienst beurlaubt. Die Überweisung zur logopädischen Therapie erfolgte wegen druckartiger Schmerzen im Halsbereich, Schluckbeschwerden und leichter Heiserkeit. Für die Symptomatik sind ebenso wie für die vorher aufgetretenen Beschwerden keine organischen Ursachen festgestellt worden.

Auf kleinste Einflüsse durch körperliche und psychische Ereignisse reagiert Herr S. übersensibel und mit verstärkter Selbstbeobachtung. Die eigene Befindlichkeit steht uneingeschränkt im Zentrum seiner Aufmerksamkeit. Hierdurch werden auch geringfügige Veränderungen bewußt spürbar und lösen zum Teil panikartige Reaktionen aus: „Ich mache mir Sorgen um meine Gesundheit. Da ich ziemlich anfällig für Krankheiten bin, vermeide ich soweit wie möglich, an Orte zu gehen, wo mehrere Menschen zusammenkommen. Ich kaufe nur noch in kleinen Läden ein, und auch meine Volkshochschulkurse besuche ich aus Angst vor Infektionen zur Zeit nicht mehr. Der Arzt sagte mir, daß mein Hals leicht gerötet ist. Ich schaue mehrmals täglich in den Spiegel, um meinen Rachen genau zu kontrollieren."

Aus der offensichtlichen psychosomatischen Reaktionsbereitschaft heraus wird auch die Stimmerkrankung als Anzeichen einer bedrohlichen Krankheit gewertet: „Hinter der Heiserkeit und den Schluckbeschwerden, die ich ganz genau beobachte, steckt bestimmt ein Krebs; ich habe mir schon Literatur dazu besorgt. Die bisherige ärztliche Therapie hat überhaupt nichts gebracht, ich bin ja auch nicht einmal vernünftig untersucht worden. Angeblich soll nichts Ernsthaftes hinter den Beschwerden stecken, aber eigentlich kann das nicht sein. Schließlich hat man Schmerzen nicht einfach so, oder was glauben Sie?"

Nach einer Untersuchung durch einen weiteren Hals-Nasen-Ohren-Arzt, die dem Bedürfnis des Patienten nach Rückversicherung Rechnung tragen soll, gibt ihm der Therapeut u. a. anhand von Bildmaterial erneut klare Informationen darüber, wie es auch ohne Krebs zu Heiserkeit und Schmerzen in Halsbereich kommen kann. Ein gewisses Mißtrauen ist jedoch nicht auszuräumen und begleitet die folgende Intensivtherapie, die vier Wochen lang fast täglich durchgeführt wird. Die Behandlung zielt darauf ab, die Ressourcen des Patienten im Atem- und Stimmbereich zu entfalten, um über diesen Weg sein Selbstbild im Hinblick auf eine besondere Krankheitsanfälligkeit zu korrigieren. In dieser Situation sind Maßnahmen zur Schulung der kinästhetischen Wahrnehmung kontraindiziert, weil der Patient aufgrund eines erhöhten sensorischen Erregungsniveaus ohnehin übermäßig stark auf körperliche Vorgänge reagiert.

Am Ende der Therapie sind für Herrn S. die Beschwerden „nicht immer befriedigend" gebessert. Obwohl eine weitere Hals-Nasen-Ohren-ärztliche Untersuchung sowie die abschließende Überprüfung der Stimme im Belastungstest, im Bereich der Stimmdynamik und im Rufstimmbereich völlig unauffällige Parameter zeigen, kann der Patient dies nur bedingt nachvollziehen: „Haben Sie gemerkt, daß ich am Ende des Satzes kaum noch Luft hatte?" – „Eben war meine Stimme nicht ganz klar." – „Da war doch noch ein Nebengeräusch zu hören."

Auch wenn die Stimmtherapie hier subjektiv gewisse Erfolge zeigte, hat sie doch die Wurzeln des komplexen, in das ganze Leben des Patienten eingebetteten Geschehens der Stimmerkrankung nicht erreicht. Herr S. war nicht bereit, seine in übertriebener Selbstbeobachtung ausgedrückte Einstellung zum eigenen Körper, die zu weitgehenden Einschränkungen im Bereich der Sozialität und der privaten und beruflichen Umwelt geführt hatte, in Frage zu stellen. Folglich gab er die von ihm „gewählte" Symptomatik nur widerwillig und mit Einschränkungen auf. Da auch unter dem Blickwinkel der Daseinskategorien die ursächlichen Zusammenhänge nicht ausreichend zu klären waren und die hypochondrische Grundhaltung offensichtlich einen maßgeblichen Faktor im Krankheitsgeschehen darstellte, wurde Herr S. darauf eingestimmt, eine weitere Behandlung durch einen Arzt mit psychosomatischer Ausrichtung aufzunehmen. Auf diese Weise sollten die in der logopädischen Therapie erreichten Veränderungen stabilisiert und möglichst erweitert werden.

Das folgende Beispiel macht die oft weitreichenden Auswirkungen kritischer Lebensereignisse deutlich. Die Stimmerkrankung steht im Kontext einer alle Bereiche des Daseins umfassenden Lebenskrise und ist deshalb durch eine isolierte Stimmtherapie kaum beeinflußbar.

Frau K., 51 Jahre alt und halbtags als Kindergärtnerin tätig, wird wegen einer funktionellen Dysphonie zur logopädischen Behandlung überwiesen. Im Vorfeld der Stimmerkrankung hat der Unfalltod ihres jüngsten, noch im Elternhaus wohnenden Sohns das psychische Gleichgewicht der Patientin nachhaltig erschüttert. Mit Hilfe des Ehemannes und der anderen Kinder gelang es ihr jedoch allmählich, den Verlust ihres Sohnes anzunehmen und ihr Leben neu einzurichten. Auf der Grundlage ihrer Ausbildung an Musikinstrumenten wie Blockflöte und Gitarre erweiterte sie ihr Arbeitsfeld in den Bereich der musikalischen Früherziehung. Hier entfaltete sie neue Kreativität, Aktivitäten, die ihr viel Anerkennung einbrachten, so daß sie in ihrer Arbeit einen neuen Lebenssinn fand.

Als jedoch ihr Mann nur ein Dreivierteljahr später an einem Herzinfarkt stirbt, ist sie nicht in der Lage, auch noch diese Situation zu meistern. Sie reagiert mit psychosomatischen Erscheinungen wie Hypertonie, Herzrasen und wechselnden Heiserkeiten, verbunden mit aphonischen Schüben. Da sie Hilfsmöglichkeiten aus ihrem persönlichen Umfeld diesmal ablehnt und sich mehr und mehr zurückzieht, kann sie immer weniger über ihre belastende Situation sprechen. Sie gleitet unaufhaltsam in die Rolle der Leidenden und Unverstandenen, sie spricht leise, fast monoton. Immer häufiger kommt es zu regelrechten Sprechblockaden: „Ich mag mich nicht äußern, Brust und Hals sind wie mit Eisenklammern zusammengepreßt. Das Leben ist für mich gelebt, es hat alles keinen Sinn mehr."

Kritische Lebensereignisse und das individuelle Potential, sie zu bewältigen, sind eng miteinander verzahnt. Beim ersten krisenhaften Einbruch war es Frau K. mit Hilfe des familiären, sozialen und beruflichen Umfeldes noch gelungen, Strategien zur Bewältigung der Lebenskrise zu entwickeln. Nach dem zweiten Schicksalsschlag, sicher auch unter dem Eindruck der Summation der Ereignisse, gelingt der Umgang mit Trauer und Leid nicht mehr. Die Betroffene weicht jeder Auseinandersetzung mit ihrer Situation aus, die sie als aussichtslos empfindet und die im Versagen der Stimme zum Ausdruck kommt. Die Stimmerkrankung ist untrennbar mit dem Lebensschicksal der Patientin verknüpft. Die Symptome sind hier nicht „gewählt", sondern notwendiger Selbstschutz; sie geben Frau K. ein „Alibi", sich nicht zu äußern, weil sie es nicht kann.

Eine psychotherapeutische Hilfe wurde von Frau K. abgelehnt. Da sich zwischen Logopäden und Patientin in der Behandlungsphase nach dem Tod ihres Sohnes eine Vertrauensbasis gebildet hatte, war es aber möglich, eine spannungslösende Körpertherapie einzuleiten, in die auch stimm- und gesprächstherapeutische Komponenten einbezogen wurden. Langsam gelang es, die abschirmende Haltung zu verändern und zu bewirken, daß die Patientin wieder Kontakte mit ihrer Umwelt aufnahm.

In weniger tragischen Fällen führt es oft zu positiven Ergebnissen, wenn das Bewußtsein für die eigene Lebenssituation geweckt wird. Im folgenden Beispiel ist die Umwelt, besonders der berufliche Bereich, zentral an der Entstehung der Stimmerkrankung beteiligt:

Frau B., 49 Jahre alt, lebt nach der Scheidung vor drei Jahren mit einem deutlich jüngeren Lebensgefährten zusammen. Sie ist Lehrerin an einer Grundschule und strebt jetzt eine Stundenreduzierung an, da sie an Heiserkeit und immer geringer werdender Belastbarkeit der Stimme leidet. Häufig kommt es schon nach der zweiten Unterrichtsstunde zum stimmlichen Versagen.

Zu Beginn des Gesprächs stellt die Patientin ihre Arbeitssituation als befriedigend dar. Ein Nachfragen ergibt jedoch, daß Frau B. die Position der Schulleiterin, um die sie sich beworben hatte und die ihr zugesichert worden war, nicht erhalten hat. „Man setzte mir einfach eine jüngere Kollegin vor die Nase. Mein bisheriges Engagement, z.B. der Aufbau von Theatergruppen, wurde knallhart niedergemacht. Ich mag kaum noch die Schule betreten, ich habe das Gefühl, daß alle gegen mich sind. Nachts schlafe ich schlecht, Rücken und Schultern fühlen sich wie ein Brett an. Morgens würge ich mein Frühstück hinunter und würde mich am liebsten wieder ins Bett legen. Meine Stimme wird immer krächziger, ich habe Angst, daß sie eines Tages ganz versagt. Der Druck in meiner Kehle wird fast unerträglich, ich fühle mich total genervt. Gesprächen mit meinem Partner gehe ich nach Möglichkeit aus dem Weg, denn dabei bekomme ich ein zittriges Gefühl und unangenehmes Herzklopfen."

In der Therapie werden Frau B. die Zusammenhänge und Wechselwirkungen zwischen ihren Stimmbeschwerden, unter denen sie sehr leidet, und ihrer beruflichen und privaten Situation deutlich gemacht. Die logopädische Behandlung beinhaltet neben Maßnahmen zur Verbesserung der Stimmleistung therapeutische Gespräche, die das Selbstwertgefühl der Patientin und die gegenseitige Abhängigkeit der drei Störungsfelder herausstellen. In Rollenspielen werden fehlerhafte kommunikative Verhaltensstrukturen aufgezeigt, durch die es zu Mißverständnissen und Schwierigkeiten im Umgang mit anderen Menschen, besonders auch mit dem Lebenspartner, gekommen ist. Gemeinsam werden Wege zur Veränderung erarbeitet, die in kleinen Schritten auch in die Alltagssituation des Berufs überleiten. Mit der Zunahme der stimmlichen Leistungs- und Ausdrucksfähigkeit sowie angemessenen Verhaltensweisen in kommunikativen Situationen vermag Frau B. nun ihre Belange erfolgreicher als zuvor zu vermitteln.

Im Fall von Frau B. hat sich die Stimmerkrankung als Chance erwiesen: In der Therapie konnte ihr ein Weg gezeigt werden, ihre Lebenssituation zu verstehen und sich ihr aktiv zu stellen. Die Stimme besserte sich allein schon dadurch, daß sie nicht mehr primärer Ausdruck der psychischen Krise sein mußte. Gleichzeitig wurde der Patientin bewußt, in welcher Weise sie ihre Stimmkrankung „gestaltete" und so für sie mitverantwortlich war.

Im letzten Beispiel liegt die Ursache der Stimmerkrankung primär im somatischen Bereich.

Die 27jährige Bankangestellte Frau G. gibt an, sie sei schon während der Schulzeit wegen ihrer piepsigen Stimme gehänselt worden: „Die anderen übertönten mich und nahmen mich nicht für voll." In ihrem Beruf arbeitet sie als Finanzberaterin in einem Großraumbüro mit entsprechender Lärmkulisse. Morgens sei die Stimme besser als am Nachmittag: „Dann ist meine Stimme oft ganz dünn, und ich muß mich anstrengen, um durchzuhalten. Mein Hals fühlt sich wund an, und ich verspüre einen Druck." Ihre Vorgesetzten halten Frau G. für einen gehobeneren Posten als ungeeignet, weil sie durch ihren zarten und wenig dynamischen Stimmklang nicht überzeugend genug auf den Gesprächspartner wirken würde.

Frau G. wird wegen ihrer hohen mittleren Sprechstimmlage verbunden mit geringer Lautstärke als „kleine", unsichere Persönlichkeit eingeschätzt. Diese Charakterisierung sowie die berufliche Zurücksetzung kränken sie nachhaltig. Sie hat sich schließlich wegen ihrer Stimmschwäche in ärztliche Behandlung begeben; dort wurde eine konstitutionsbedingte Schwäche des Stimmapparats festgestellt. In ihrem Erscheinungsbild wirkt Frau G. feingliedrig und von etwas schlafferer Körperhaltung. Sie spricht resonanzarm, in überhöhter Sprechstimmlage und eher leiser Stimmstärke, die sich nur geringfügig steigern läßt. Die Phonationsatmung wird primär thorakal gesteuert, die artikulatorische Ausformung ist vermindert.

Im Zentrum der logopädischen Behandlung stand eine tonisierende körperorientierte Therapie zur Harmonisierung von Haltung, Bewegung, Atmung und Phonation. Psychische Komponenten waren vorhanden, hatten aber noch keine bestimmende Wirkung auf das Gesamtgeschehen. Die speziellen stimmtherapeutischen Maßnahmen richteten sich vorwiegend auf die Erweiterung des Stimmumfangs sowie auf die Verbesserung der Resonanz und auf dynamische Ablaufformen des Sprechens. Da sich eine konstitutionell begründete hohe Sprechstimme nur geringfügig absenken läßt, lag die therapeutische Aufmerksamkeit auf einer Abdunklung der hellen Klangfarbe. Trotz der beschränkenden Ausgangslage der Konstitutionsschwäche bewirkte die Therapie eine so weitgehende Verbesserung, daß Frau G. eine ihren fachlichen Fähigkeiten angemessene Position erhalten und diese von der Stimme her zur Zufriedenheit ihrer Vorgesetzten ausfüllen konnte. Zudem wurde ihr ein anderer Raum zugewiesen, so daß sie nicht länger der Gefahr der Stimmüberlastung im gesteigerten Lärmpegel des Großraumbüros ausgesetzt war.

9. Ansätze und Methoden zur Therapie von Stimmerkrankungen

9.1 Von der Symptombehandlung zur Therapie der Kommunikationsstörung: Wege der Stimmtherapie

Die scheinbare Vielfalt der Ansätze zur Stimmtherapie ist mit einiger Skepsis zu betrachten. Hinsichtlich effektiver übender Verfahren gab und gibt es viele Ideen, teilweise über lange Zeit erprobt und oft strukturiert. Mit mehr oder weniger neuartigen Erkenntnissen und individuell hervorgehobenen Ansätzen werden immer wieder „neue" Methoden entwickelt, die nur selten über ihren jeweiligen Initiator hinaus Bedeutung erlangen. Auf diese Weise haben sich eine Vielzahl therapeutischer Verfahren entwickelt, die sich trotz unterschiedlicher Schwerpunkte deutlich an gemeinsamen Grundrichtungen orientieren. Besonders in den Teilbereichen Stimmbildung und Sprechererziehung, die als Grundpfeiler einer jeden Stimmübungsbehandlung anzusehen sind, stimmt das Übungsinventar mit geringfügigen Abweichungen in fast allen Verfahren überein.

Wie in Abschnitt 2.1 herausgestellt, wurden die Wurzeln der praktischen Stimmbildungslehre schon in der Antike gelegt; wegweisend war Quintilians „Institutio Oratoria". Die verschiedenen Bereiche, die zur Entwicklung der Stimme herangezogen werden, sind bis heute weitgehend gleichgeblieben: Atemtechnik, Entfaltung des Stimmklanges, physiologischer Stimmeinsatz und Stimmumfang, Resonanz, Sprechstimmlage, deutliche Aussprache, rhetorische Gestaltung, Intentionalität, physiologische Leistungsfähigkeit der Stimme sowie gymnastische Übungen zur Ertüchtigung des Klanginstruments Körper. Waren es seinerzeit subjektive Beobachtungen über die Art des Vortrags, das Verhalten der Stimme bei unterschiedlichen Anforderungen und Situationen, werden diese heute zusätzlich durch objektivierbare Analysen auf eine theoretische Basis gestellt, in der verschiedene Disziplinen ineinandergreifen, wie Kommunikationswissenschaften und Informationstheorie, Kybernetik, Biophonetik und Psycholinguistik.

Wollte man die heutige Stimmtherapie mit einigen charakteristischen Eigenschaften und wissenschaftlichen Ansätzen gemäß ihrer interdisziplinären Einbindung umreißen, würde man über die bereits genannten Bereiche eine größere Anzahl von Begriffen benötigen, wie: multidimensional, individuumsbezogen, prozeßorientiert, integrativ, kommunikativ-interaktional, sozial- und sprechwissenschaftlich, psychosomatisch, verhaltens- und gesprächstherapeutisch, lerntheoretisch, kybernetisch, funktional-übend.

Ohne auf die Brauchbarkeit und Wertigkeit der verschiedenen Verfahren einzugehen, sollen nachstehend einige Stimmethoden aufgezeigt werden, von denen Elemente in jeder stimmtherapeutischen Praxis zu finden sind. Wie Tab. **19** zeigt, spiegeln die unterschiedlichen Verfahren den Weg wieder, den die Stimmtherapie seit den dreißiger Jahren genommen hat. Ausgehend von einer symptombezogenen Behandlung, in der die verschiedenen Teilbereiche vorwiegend isoliert nebeneinander betrachtet wurden, öffnete sich der Einblick in die Zusammenhänge des übergeordneten Gesamtsystems.

Solange noch vergleichende Untersuchungen zu den entsprechenden Theoremen fehlen, wird das therapeutische Vorgehen primär unter empirischen Aspekten zu betrachten sein. Jeder Therapeut wird gemäß seiner Begabung und seiner praktischen Erfahrung zu einer persönlichen Integration verschiedener Methoden kommen. Das Neue oder gar Revolutionierende wird meist nicht in der Erfindung neuer Übungen oder der Bevorzugung bestimmter Therapieverfahren zu finden sein, sondern in einer veränderten Sicht und vor allem in der Art und Weise, wie der Therapeut selbst in der von ihm vermittelten Methode lebt und wie es ihm gelingt, auch beim Patienten einen Funken zu entzünden.

Tabelle 19 Entwicklung der Stimmtherapie von Froeschels bis Gundermann

Froeschels	nutzte die Wirkungen der rhythmisch fließenden Bewegungen beim Kauakt für Ausgleich muskulärer Spannungsverhältnisse und für ein flexibles Zusammenspiel der am Sprech- und Stimmvorgang beteiligten Muskeln.
Fernau-Horn	brachte die Zusammengehörigkeit von Atmung, Stimmgebung und Artikulation ein und erreichte damit eine flexible Abstimmung im Phonationsapparat.
Trojan	stellte die emotionale Ebene in den Vordergrund und suchte über den Emotionsausdruck die Stimme zu korrigieren, indem er emotionsbeladene Wörter mit entsprechenden Bewegungsabläufen verband.
Svend Smith	formulierte ein Konzept, bei dem dynamisch schwingende Körperbewegungen, Atmung, Stimmfunktion, Sprechablauf und emotionaler Ausdruck in einem kommunikativen Wechselspiel als gesamtkörperliches Geschehen gesehen werden.
Krech	stellte den Patienten als Individuum in den Mittelpunkt und kombinierte übende Stimmverfahren mit Autogenem Training und gesprächstherapeutischen Elementen, um eine psychophysische Ausgeglichenheit zu erreichen.
Coblenzer und Muhar	heben die intentionale Ausrichtung des Sprechens auf den Partner hervor, verbunden mit mimisch-gestischen Ausdrucksgebärden sowie einer „atemrhythmisch angepaßten Phonation" mit reflektorischer Atemergänzung.
Gundermann	postuliert eine situationsgebundene, partnerbezogene und stimmungsgetragene Stimmgebung und bezieht, ausgehend von einer ganzheitlichen Betrachtung des Menschen als Stimmträger, Elemente psychologischer, akupädischer und phonopädischer Behandlungsformen ein.

9.2 Über Kiefer, Zunge und Lippen zur Stimme: Die Kaumethode nach Froeschels

In den dreißiger Jahren entwickelte Froeschels seine „Kaumethode". Ihr Grundgedanke ist die „Einschaltung einer phylogenetisch älteren Funktion zur Regeneration der überlagerten jüngeren; die Wiederherstellung einer differenzierten Funktion soll über die Rückkehr zur primitiveren, wesentlich somatisch gesteuerten Automatie erfolgen" (Krech 1963, 93).

Ziel

Diese Methode versucht, über den Wechsel von Spannung und Lösung in der Kiefer-, Zungen- und Lippenmuskulatur unphysiologische Spannungsverhältnisse aufzulösen und diese normalisierende Tendenz auf die Artikulationsvorgänge zu übertragen. Angestrebt wird ein ökonomisches Zusammenspiel aller am Stimm- und Sprechgeschehen beteiligten Muskeln.

Methode

Der von Froeschels entwickelte Gedanke des Zusammenhanges von Kau- und Sprechbewegungen basiert auf der Tatsache, daß die beiden unterschiedlichen Funktionen durch dieselbe Muskulatur ausgeführt werden. Alle Organe, die zum Sprechen benötigt werden, sind solche, „die bereits eine elementare biologische Funktion haben" (Kainz 1967, 276). Die Methode macht sich daher die Bewegungen des Kauens zunutze, indem sie Blockierungen und falsche Artikulationsgewohnheiten durchbricht. Gleichzeitig überträgt sich das angeborene, flexible Zusammenspiel der Kaumuskulatur auf die Bewegungen und die Koordination des Atem-, Stimm- und Artikulationsapparats.

Durch den ständigen Wechsel von Spannung und Lösung bei den Kaubewegungen kann ein gesteigertes kinästhetisches Empfinden für den physiologisch-phonetischen Normbereich der Artikulationsbasis erlangt und auf den Sprechablauf übertragen werden. Der fließende Wechsel von Mundöffnung und -schluß bedingt „eine relativ starke Anteiligkeit von Nasallauten bei vorwiegender Nasenatmung" (Orthmann 1956, 103), da während der Initialphase der Stimmgebung eine Verbindung von Nasenraum und Pharynx hergestellt wird. Beim sog. geschlossenen Kauen werden die Lippen nicht geöffnet. In den langsamen Ablauf der kauenden Abwärtsbewegung des Unterkiefers – der Rachenraum weitet sich dabei etwa wie im Vorstadium des Höflichkeitsgähnens (s. Abschnitt 9.3) – schaltet sich die Stimme hinzu. Dabei entstehen unter der

Vorstellung des Genusses einer köstlichen Speise dynamisch abgestufte Glissandofolgen im Wechsel von aufwärts und abwärts. Die Phonation von Silben wie mnjam, mnjum, mnjim etc. bewirkt langsam gleitende Bewegungen, bei denen sich der Mund unter Beibehaltung des nasalierten Stimmklanges nur geringfügig öffnet und schließt.

Über die Spannungsregulierung hinaus ist die Kaumethode geeignet, die individuelle Sprechstimmlage einzupendeln und gleichzeitig die Resonanz im Nasenraum zu intensivieren.

9.3 Federung und Atemwurf: Stimmtherapie nach Fernau-Horn

Diese Therapieform wurde von Helene Fernau-Horn (1956) zur Behandlung funktioneller Stimmstörungen sowie postoperativer Krankheitsbilder entwickelt.

Ziel

Durch „Federung" des Kehlkopfes, „Atemwurf" und „Pleuelübung" der Zunge soll eine Lockerung muskulärer Spannungen im Atem-, Phonations- und Artikulationstrakt erreicht werden, die eine Weitung des Kehl- und Rachenraumes sowie eine flexible Tiefstellung des Kehlkopfes ermöglicht. Stimmstörungen mit fehlerhaften Haltungen des Körpers, des Kopfes, der Kehlkopfstellung und pathologischer Spannungen der Nacken- und Halsmuskulatur werden durch das Prinzip der Federung günstig beeinflußt. Es kommt zu einer Verbesserung der motorischen Koordination, durch die positive Voraussetzungen für eine ökonomische Stimmfunktion geschaffen werden.

Methode

Die Therapie wird in verschiedenen Einzelschritten durchgeführt, die jedoch möglichst frühzeitig in die funktionelle Einheit des Sprechaktes integriert werden sollen. Die *Federung des Kehlkopfes* beinhaltet einen lockeren Wechsel von Heben und Senken des Kehlkopfes, wie bei einem Gewicht an einer Spiralfeder, das auf und ab schwingt. Im Gesamtgeschehen kommt es dadurch zu einem Kehlkopftiefstand mit Lockerheit der Muskulatur und Weitung der supraglottischen Resonanzräume.

Der *Atemwurf* soll an dem Wort „Lob" demonstriert werden: In der Initialphase des Wortes wird die Bauchmuskulatur ruckartig angespannt mit dem Effekt, daß das Zwerchfell steigt. Während das auslautende „b" in der Verschlußphase etwas länger aufrechterhalten wird, staut sich die Luft hinter den Lippen, die beim Lösen des Lippenverschlusses explosionsartig entweicht. Synchron zu diesem Vorgang federt die Muskulatur der angespannten Bauchdecke in die Lockerheit der Ausgangsphase zurück. Übungen wie Bauchschnellen, Blasebalgübungen, Flankenatmung und kombinierte Zwerchfell-Flanken-Atmung unterstützen diesen Funktionsvorgang des Atemwurfes.

Zur Weitung des Kehl- und Rachenraumes verwendet Fernau-Horn die *Pleuelübung,* das elastische Vor- und Zurückrollen des Zungenkörpers bei geöffnetem Mund über die an den unteren Schneidezähnen liegenbleibende Zungenspitze hinaus, um dann wieder in die Ausgangslage zu schnellen. Ziel ist es, eine stark in den hinteren Bereich des Artikulationsraumes zurückgezogene Zunge in ihre phonetisch regelrechte Ausgangsstellung gelangen zu lassen. Gleichzeitig wird durch das Vor- und Zurückschnellen der Zunge der Kehlkopf federnd auf- und abwärts bewegt.

Mit der *Gähnübung* ist beabsichtigt, eine Lösung von Spannungen im gesamten Phonationstrakt zu bewirken. Es handelt sich um ein Gähnen bei geschlossenem Mund, um das sog. „Höflichkeitsgähnen". Durch das Gähnen wird infolge der muskulären Dehnung gleichzeitig mit der Weitung des Rachenraumes eine Lösung von Verspannungen des artikulatorischen Traktes und eine Tiefstellung des Kehlkopfes bewirkt.

Eine besondere Aufmerksamkeit wird dem *physiologischen Stimmeinsatz* geschenkt. Zur Vorübung der Stimmeinsätze und zur Erlangung eines kinästhetischen Gefühls in der Glottisebene sowie eines flexiblen Muskeltrainings der inneren Kehlkopfmuskeln verwendet Fernau-Horn das Ventiltönchen nach Schilling (1929). Durch lockeren Schluß der Glottis kommt es zu einer leichten Stauung der subglottischen Luft. Wird diese für eine kurze Zeit geöffnet, entweicht Luft mit einem zarten Knall, so als ob eine Seifenblase platzt. Fernau-Horn nennt diesen akustischen Effekt „Abknall". Aus der Art des Abknalls lassen sich Hinweise auf die Schlußfähigkeit der Glottis ableiten.

Die Verlagerung des Sprechablaufs in den vorderen Bereich der Artikulationsbasis und die Verstärkung der Resonanz durch Arbeit mit

Summtönen sind weitere Schwerpunkte der Stimmarbeit Fernau-Horns. Entscheidend ist für sie das Anliegen, die erarbeiteten neuen Muster der Atem- und Stimmfunktion möglichst frühzeitig in den Alltag zu integrieren.

9.4 Emotionsausdruck durch Stimme und Körper: Die Akuem-These von Trojan

Im Rahmen der Forschungen des Wiener Phonetikers und Sprechwissenschaftlers Felix Trojan nahmen die Arbeiten über den Ausdruck der Sprechstimme einen zentralen Raum ein. Wesentliche Erkenntnisse daraus kommen in der Stimmtherapie zur Anwendung.

Ziel

Eine emotionale stimmlich-sprecherische sowie körperliche Äußerung soll erfahren und zu einem komplexen Gesamtausdruck entwickelt werden. In diesem treten die antagonistischen Tendenzen der Schon- und Kraftstimme, der Rachenweite und -enge und des Kopf- und Brustregisters in Erscheinung. Wirksames Prinzip ist dabei einerseits die Sensibilisierung zum Erspüren emotionaler und körperlicher Spannungszustände einschließlich der jeweiligen Wechselwirkungen, andererseits das Erlernen, emotionale Vorgänge als ganzheitlichen Ausdruck zu formulieren.

Methode

Grundlage des gedanklichen Konzepts Trojans ist der „stimmliche Ausdruck zwischen den Polen der trophotropen (vorherrschend parasympathischen) und ergotropen (vorherrschend sympathikotonen) Stimmgebung, der Schon- und der Kraftstimme, wie sich am Gegensatz des Ausdrucks von Ruhe und zorniger Erregung beispielhaft aufzeigen läßt" (Trojan 1973, 53). Die Schonstimme verbindet Trojan mit den Merkmalen: verminderter Muskeltonus, weiche Stimmeinsätze, mittlere Sprechstimmlage, leise Stimme und ausgeglichene Atmung; die Kraftstimme dagegen mit hohem Muskeltonus, harten Stimmeinsätzen, überhöhter Sprechstimmlage, zu lauter Sprechstimme und stoßweiser Atmung.

Trojan weist nach, daß alle Ausdrucksarten von Lust und Unlust mit Rachenweite bzw. -enge gekoppelt sind. So ist Rachenweite im Zusammenhang mit Gefühlen der Lust, der Freude, beim Lachen, dem Genießen köstlicher Speisen oder angenehmer Situationen zu erkennen. Rachenenge dagegen ist bei somatischen Beschwerden zu verspüren sowie bei Emotionen von Trauer, Wut und Weinen. Experimentell belegte er, daß Rachenenge mit Hochstellung des Kehlkopfes und Muskelkontraktionen im Kehl- und Mundraum einhergeht und mit Auswirkungen auf eine Verminderung der hohen Frequenzbereiche. Die Gefühle, die Rachenweite bzw. Rachenenge bewirken, spiegeln sich auch im stimmlichen, mimischen und im gesamtkörperlichen Ausdruck wider. Sie verdeutlichen in ihren Unterschieden die Merkmale von Schon- und Kraftstimme.

Nach Trojan kommen die verschiedenen elementaren Affekte wie Zorn, Angst, Ekel, Zärtlichkeit und Freude, die „auf der Grundlage von angeborenen Grundmustern gelernt werden" (Stock 1987, 74) in bestimmten Strukturen eines Schallbildes zum Ausdruck. Er prägte dafür den Terminus *Akuem* als „Inbegriff aller Merkmale, durch die sich ein Affekt oder Gefühlszustand phonisch und artikulatorisch kundgibt und die sich in den Realisationen wiederfinden müssen, damit deren Bedeutung verstanden werden kann" (zit. nach Matt 1968, 31). Ein Schallbild stellt eine Kombination von fünf Parametern dar: Atemdruck, Muskelspannung, rhythmische Gliederung, faukale Distanz und näselnder Klang.

Die von Trojan aufgestellten Kategorien für Ausdrucksübungen beinhalten Begriffe wie Wohlbefinden, Lust und Schmerz, durch die positive oder negative Empfindungen ausgelöst werden. Dieser Gefühlszustand bildet den Motor für das stimmlich-körperliche Ausdrucksgeschehen und den Zusammenschluß verschiedener Funktionsebenen von muskulärem Tonus, Atemform, faukaler Weite bzw. Enge, Stimmeinsätzen, Intonation, Lautheit, Stimmklang, Dynamik und Rhythmus sowie der intentionalen Ausrichtung von Sprech- und Körperaktivität.

9.5 Einheit des gesamtkörperlichen Geschehens: Die Akzentmethode nach Svend Smith

Bei dieser vom dänischen Phonetiker und Sprachheilpädagogen Svend Smith (1978) entwickelten Akzentmethode handelt es sich um ein pädagogisches Verfahren zur Verbesserung stimmlicher, sprachlicher und sprecherischer Funktionen, das er zur Prävention und Therapie von hyper- und hypofunktionellen Dysphonien sowie während der Basisbehandlung von Störungen des Sprechablaufs einsetzt.

Ziel

Angestrebt wird eine dynamische gesamtkörperliche Ausdrucksbewegung in koordinativer Flexibilität von Atmung, Stimmgebung, Artikulation und Intention, die eine sich wechselwirksam bedingende, funktionelle Einheit bilden. Jeder Schüler soll lernen, seine eigenen Möglichkeiten weitgehendst auszuschöpfen, ohne sich an Idealwerten zu orientieren. Der pädagogische Lernprozeß vollzieht sich unbewußt durch einen sensomotorischen, visuellen und auditiven Wahrnehmungsprozeß.

Methode

Sie stellt ein Konzept dar, bei dem rhythmisch schwingende Körperbewegungen, Atmung, Stimmfunktion, Sprechablauf und emotionaler Ausdruck in variabler Akzentuierung miteinander zu einem einheitlichen funktionellen Ganzen verbunden werden. Gesteuert durch die Körperbewegungen, lassen sich subkortikale Bereiche wie die Atmung und Stimmgebung quasi im Schatten kortikaler Bewegungsaktivitäten zu einer physiologischen Gesamteinheit zusammenschließen. Auf dieser Basis wird das Einpendeln des individuellen physiologischen Atemrhythmus erleichtert, eine Sensibilisierung für den Rhythmus von Einatmung, Stimmansatz und -einsatz erreicht. Die Regulierung der subglottischen Druckverhältnisse wird mit Hilfe von aktiven Kontraktionen der Bauchmuskulatur in Verbindung mit flexibler Stimmgebung erzeugt.

Das Leichtbewegliche, das Elastische, Durchdringende, Klangreiche und das Kommunikative sind die Grundelemente dieser Methode. Der Schüler übt in intentionaler Ausrichtung und ständigem Wechsel mit dem Lehrer, wobei kommunikative Aspekte eine besonders große Rolle spielen. Die Übungen bestehen aus einem unbetonten, einem betonten und wieder einem unbetonten Element, d.h. in einem dynamischen Wechsel von Spannung und Lösung. Stehen spannungslösende Aspekte im Vordergrund, werden zu Beginn Silben in Kombination von Hauchlaut und Hinterzungenvokalen (hu, ho etc.) dynamisch und überlüftet in tiefer Stimmlage phoniert. Bei spannungsaktivierenden Maßnahmen fällt die deutliche Artikulation des Vokals mit der betonten Phase des Ablaufs zusammen. Lautsprachliche Äußerungen wie spontanes Sprechgeschehen und Texte werden ebenso wie die Körperbewegungen in drei Grundtempi durchgeführt, dem Largo, Andante und Allegro, mit der Intention, zu einem flüssigen Gesamtablauf zu verschmelzen.

9.6 Das Individuum im Mittelpunkt: Die kombiniert-psychologische Übungsbehandlung nach Krech

Bei dieser ganzheitlichen Methode ist der psychische Einfluß auf stimmliche und sprachliche Fehlleistungen Ausgangspunkt für die Behandlung.

Ziel

Angestrebt wird eine ganzheitliche Verbesserung der Situation des Patienten, der „mit seiner Stimmstörung in seiner Ganzheit desintegriert" ist (Krech 1963, 90). Neben der sozialen Einordnung, der eine besondere Bedeutung zukommt, werden gleichzeitig auch die biologischen Aspekte berücksichtigt. Bewußtmachen der stimmsprachlichen Funktion, Auflösung negativer Spannungszustände sowie die Wiederherstellung der verlorengegangenen „Bewußtheit des Könnens" gehören zu den Zielvorstellungen dieser Therapiemethode.

Methode

Das Verfahren ist nicht allein auf einzelne Symptome ausgerichtet; vielmehr wird der Mensch als eine Einheit von Leib und Seele mit seinen Umweltbezügen erfaßt und steht im Mittelpunkt der Therapie. Psychische Beeinflussung durch entlastende Gespräche, z. B. durch Elemente der kleinen Psychotherapie, wird verbunden mit übenden Verfahren der Stimm- und Sprachtherapie.

Krech geht von der Wiedererlangung der „Bewußtheit des Könnens" (kortikales Niveau) aus, die entsprechend dem Grad der Stimmstörung eine starke Beeinträchtigung erfahren hat. Tonbandaufnahmen und -wiedergaben, die als wesentliches Therapiemittel einbezogen werden, intensivieren das Einfühlen und Einhören in das Hörbild der eigenen Stimme. Ebenso werden Verbesserungen der Stimmfunktion bewußt gemacht. Durch eine gezielte Begegnung mit der eigenen Stimme gelangt der Patient zu einer Bewußtheit der stimmlich-sprachlichen Funktion und kann so eine positivere Einstellung zu seiner Stimmsituation finden. Die Froeschelsche Kaumethode als Lusterlebnis sowie Gruppentherapie sind ebenfalls Bestandteile dieses Therapieverfahrens.

In die Behandlung mittels der kombiniertpsychologischen Methode integriert Krech eine modifizierte Form des autogenen Trainings. Dabei wird nur mit Wärme- und Schwereübungen gearbeitet, um auf diese Weise stimmliche und körperliche Unlustherde zu erkennen und aufzuarbeiten. Dieses Entspannungstraining (ET) wird mit freien Assoziationen durchgeführt, wobei der Stimme des Therapeuten eine besondere Bedeutung zukommt. Außerdem werden neben dem Wort, der Musik mit ihren spannenden und entspannenden Elementen sowie Landschaftsbildern, die eine gelöste Stimmungslage herbeiführen sollen, immer wieder therapeutische Gespräche in die Therapie einbezogen.

9.7 Ausrichtung auf den Partner: Stimm- und Sprecherziehung nach Coblenzer und Muhar

Die allzu oft gestörte Funktionseinheit von Atmung und Stimmgebung veranlaßte Coblenzer und Muhar, unter den Gesichtspunkten Atemrhythmus und Stimme die Phonationsatmung zu untersuchen. Bei guten Sprechern und Sängern, aber auch bei Personen, die „motorisch-sensorisch instinktsicher" (Coblenzer u. Muhar 1970, 78) geblieben sind, konnten sie eine dynamische Anpassung der Stimmtätigkeit an den physiologischen Atemrhythmus nachweisen. Dabei werden die Phasen der Ruheatmung in ihrer Reihenfolge auch während der Phonation beibehalten mit der Folge, daß „aus der Ausatmungsphase die Phonation, aus der Pause das Abspannen und aus der Einatmung die reflektorische Atemergänzung wird" (Coblenzer 1980, 88). Dieses funktionelle Geschehen wird als „atemrhythmisch angepaßte Phonation" bezeichnet und wegen seines hohen Grades an Atemökonomie für die Stimmfunktion pädagogisch wie therapeutisch zu einem zentralen Anliegen.

Ziel

Ziel ist es, die Stimme ökonomisch in allen Bereichen und Situationen klangdicht einzusetzen, zu führen und am Phonationsende durch das sog. „Abspannen" zu entlasten. Es wird eine ausgewogene Koordination von Atmung, Stimme und Artikulation in Verbindung mit größtmöglicher Umwandlung von Atemluft in Klangleistung angestrebt. Dabei soll die Phonation rhythmisch gegliedert immer aus der Atemmittellage heraus beginnen und wieder in diese zurückfedern, so daß eine Balance zwischen den Kräften der Ein- und Ausatmung aufrechterhalten werden kann. Als wesentlichste Zielsetzung für die Stimmpädagogik und -therapie erachten Coblenzer und Muhar eine eutone gesamtkörperliche Bereitschaft: Kein willkürliches Luftholen vor Beginn der Phonation, nicht zu viele Wörter in einer Ausatmungsphase, aus der Mittellage heraus kleine Sinneinheiten phonieren, zeitig abspannen und es zulassen, daß sich die Luft von selbst ergänzt. Bei allen Übungen ist die Stimme als wichtigstes Bindeglied zwischenmenschlicher Kommunikation immer im situativen, emotionalen und intentional ausgerichteten Kontext zu sehen.

Methode

Hauptmerkmale dieser Methode sind ein geringer Luftverbrauch beim Sprechen und Singen sowie eine schnelle, mühelose und geräuschlose Atemergänzung. Voraussetzung für die reflektorische Luftergänzung ist das prägnante Aufgeben des Stimmlippenschlusses beim auslautenden Vokal oder an einer der entsprechenden Artikulationsstellen eines Konsonanten. Durch diesen Vorgang kommt es zu gleichzeitiger Lösung des intrathorakalen Druckes, so daß die Luft reflektorisch einströmen kann.

Coblenzer benutzt das Schaukeln zum langsamen Einpendeln der Phonation in den individuellen Atemrhythmus, dessen Ausgangsbasis die Atemmittellage ist. Durch den Rhythmus wird außerdem die kinästhetische Wahrnehmung infolge der unterschiedlichen muskulären Spannungsphasen gefördert. Bewegung in Verbindung mit der Phonation wird zu einem Wechselspiel von Spannung und Lösung, wodurch eine verbesserte Koordination aller am Phonationsvorgang beteiligten Funktionsbereiche (Atmung, Stimme, Artikulation und Bewegung) erreicht wird.

Im Rahmen der pädagogischen bzw. der therapeutischen Vorgehensweise wird die Aktivierung der Körpermotorik intensiviert, die entsprechende Effekte auf die Stimm- und Sprechmotorik überträgt. Es wird mit Übungen zur Verbesserung der Körperhaltung gearbeitet; ebenso wird die phonetisch einwandfreie sowie die „plastische Artikulation" einschließlich elastischer Stimmeinsätze geübt. Bei allen diesen Übungen spielt die intentionale Zuwendung eine entscheidende Rolle, die mit einem für die Phonation wichtigen Atemantrieb einhergeht. Geistige und muskuläre Spannung müssen zusammenwirken, da gesteigerte Aufmerksamkeit eine erhöhte Aktionsbereitschaft der beteiligten Muskeln mit einer für den Vorgang erforderlichen Spannung hervorruft.

Coblenzer und Muhar sind überzeugt, daß alle Interventionen im stimmtherapeutischen Prozeß bezüglich der Phonation von der Qualität der Pausensetzung abhängig sind. Für den Sprecher bedeutet diese eine regenerierende Wirkung auf die Muskulatur des gesamten Atem-, Stimm- und Sprechapparats. Diese Situation überträgt sich auf den psychischen Bereich im Sinn einer erhöhten Präsenz sowie eines „In-Kontakt-Bleibens" mit dem Zuhörer. Der Zuhörer erfährt dadurch die Möglichkeit, den Inhalt des Gehörten leichter zu erfassen und nachzuvollziehen.

9.8 Stimme, Stimmung und Interaktion: Die kommunikative Stimmtherapie nach Gundermann

Die Basis dieses ganzheitlichen stimmtherapeutischen Vorgehens ist es, eine Korrektur fehlerhafter Stimm- und Sprechleistungen unter kommunikativen Gesichtspunkten durchzuführen. In diesem Zusammenhang vertritt Gundermann die Ansicht, daß eine Stimmtherapie erst dann effektiv sein kann, wenn sie „auf Wandlung von Stimme und Stimmung eines spezifischen Stimmträgers zielt und als eine kollektive Leistung unter stationären, möglichst Heimbedingungen" erfolgt (Gundermann 1977, 44). Gleichzeitig soll durch dieses Modell einer Stimmheilkur erreicht werden, den Patienten aus dem stimmbelastenden und eventuell auch psychisch problematischen Umfeld herauszunehmen und ihn mit unterschiedlichen therapeutischen Maßnahmen täglich zu behandeln.

Ziel

Es ist das Anliegen dieser Methode, eine belastbare, dynamische Stimmfunktion in einer ausbalancierten Sprechstimmlage bei einer mittleren Lautstärke und Sprechgeschwindigkeit zu erreichen. Der enge Zusammenhang von Stimme und Stimmung wird bewußt zum Erleben gebracht. Gundermann sieht in jedem Stimmakt einen Verhaltensakt und somit einen Ausdruck der seelischen und gesamtkörperlichen Grundbefindlichkeit des stimmkranken Menschen.

Methode

Dieses komplexe stimmtherapeutische Verfahren ist ganzkörperlich orientiert und wird auf der Grundlage einer situationsgebundenen, stimmungsgetragenen und partnerbezogenen, kommunikativen Stimmbehandlung durchgeführt.

Die Therapieeinheit wird mit Elementen des autogenen Trainings eingeleitet und individuell auf den Patienten ausgerichtet. Es folgen verschiedene therapeutische Maßnahmen, von denen hier die wichtigsten aufgeführt sind:

- Einführung in die Funktionsweise des Stimm- und Sprechorgans und Hinführung zu einem hygienischen Stimm- und Sprechverhalten,
- Stimmübungsbehandlung,
- Phonorhythmik nach dem Motto: Die Bewegung fördert den Laut, der Laut die Bewegung,
- Akupädie (Hörerziehung),
- Atemtherapie,
- Psychotherapie,
- physiotherapeutische Maßnahmen.

Gundermann hält bei der kommunikativen Stimmtherapie die Behandlung in der Gruppe als „soziales Interaktionsfeld" für unentbehrlich. Daher werden die meisten der genannten Behandlungsformen im Rahmen von Gruppensituationen durchgeführt.

10. Schulung der Körpererfahrung und wahrnehmungszentrierte Maßnahmen

> Man entdeckt keine neuen Weltteile, ohne den Mut zu haben, alle Küsten aus den Augen zu verlieren.
> André Gide

10.1 Wahrnehmen: Voraussetzung für therapeutische Maßnahmen

Wahrnehmung ist der physiologische Prozeß, bei dem ein Reiz durch das entsprechende Sinnesorgan erfaßt, in bioelektrische Signale (Aktionspotentiale) umgewandelt und von Nervenzellen an die zugehörigen Zentren im Gehirn geleitet wird; dort erfolgt eine Weiterleitung über mehrere Schaltstellen und eine Verarbeitung unter Rückgriff auf gespeicherte Muster, die gleichzeitig eine Bewertung einschließt. In der Hirnrinde werden die Signale in einem dem entsprechenden Körperteil zugeordneten Areal weiterverarbeitet und die verschlüsselte Information gespeichert. Wahrnehmung bedeutet für das Nervensystem, in jedem Augenblick eine astronomische Zahl von Signalen zu erzeugen, weiterzuleiten und zu verarbeiten. Damit aus dieser übergroßen Zahl von Signalen die wichtigen herausgefiltert werden können, verfügt der menschliche Organismus über ein System zur Datenreduktion. Diese erfolgt in wesentlichen Anteilen bereits auf der Ebene des Hirnstammes und bleibt damit unbewußt.

Nur eine vergleichsweise kleine Zahl von Signalen bzw. Informationen gelangt überhaupt in das Bewußtsein. Das Erreichen dieser Ebene setzt eine Unzahl von Einzelschritten voraus, die in Filtern, Erkennen, Zuordnen und Bewerten bestehen. Maßgeblichen Einfluß auf alle operativen Entscheidungen der Verarbeitung hat dabei das ständige Vergleichen der eingehenden Informationen mit den vorwiegend im Langzeitgedächtnis gespeicherten Daten. Dabei fließt nicht nur das abgerufene Muster, sondern häufig auch die zu diesem Muster gehörende Gesamtsituation in die Bewertung ein. Im Prozeß der Wahrnehmung erlangen alle zunächst objektiven Reize eine subjektive Bedeutung durch die Einbeziehung der gespeicherten Erfahrungen in die Reizbewertung. Das Hören eines Geräuschs, z.B. eines Knalles, vermittelt nicht nur eine Information über seine Tonhöhe, Lautstärke, Dynamik, Richtung und andere Qualitäten, sondern es wird zudem Reaktionen wie Blickbewegungen, motorische Abwehr- oder Fluchtmechanismen auslösen. Jeder Sinnesreiz kann auch verwandte Eindrücke von Erfahrungen aus dem Langzeitgedächtnis aktivieren. Mit Erfahrenem und Erlerntem angereicherte Wahrnehmungsmuster werden mit früheren Erlebnissen assoziiert, die oft stark emotionalen Charakter haben, beispielsweise mit den in einer ähnlichen Situation erlebten Gefühlen von Angst oder Gefahr.

Die Zusammenhänge mit emotionalen Komponenten haben therapeutisch weitreichende Konsequenzen. Wird durch einen bestimmten Reiz eine frühere Emotion aktiviert, kann diese in negativer, aber auch in positiver Weise auf die aktuelle Situation einwirken. Der Therapeut muß deshalb darauf vorbereitet sein, aus zunächst nicht erkennbarem Anlaß heftige emotionale Reaktionen des Patienten zu erleben, die er nicht nur aufzufangen hat, sondern die auch im Rahmen der Behandlung hinsichtlich weiterer diagnostischer und therapeutischer Maßnahmen zu verwerten sind. Andererseits können auf diesem Wege auch günstige Beeinflussungen erreicht werden.

Das Wirksamwerden von Reizen unterliegt bestimmten Gesetzmäßigkeiten. Zunächst muß eine gewisse Mindestsignalstärke (Reizschwelle) überschritten werden. Unterhalb dieser Schwelle kommt es nicht zur Reizwahrnehmung. Überschwellige Reize werden in der Regel dosisabhängig wahrgenommen, d.h. je intensiver das auslösende Moment ist, desto stärker ist die physiologische Reizantwort. Bei anhaltender, gleichförmiger Reizwiederholung tritt sowohl auf der Ebene der Sinneszellen als auch in der zentralen Verarbeitung ein Gewöhnungseffekt ein, der zu einer abnehmenden Wahrnehmungsintensität bei gleichbleibender Reizstärke führt. Nach einer gewissen Wirkungsdauer verliert der Reiz seine Signalwirkung, allenfalls wird er noch unbewußt empfunden. Das Ticken einer Uhr z. B. wird beim Betreten eines Raumes gehört, nach einiger Zeit jedoch nicht mehr. Erst beim erneuten Zuwenden der Aufmerksamkeit auf das Ticken wird es in der gleichen Stärke wie zu Beginn wahrgenommen. Sinnesorgane passen sich also in ihrer Funktionsweise der Qualität und Quantität des Reizflusses an, es findet eine sog. Adaptation statt.

Kommt es zu einer Reizüberflutung durch die Einwirkung gleicher oder unterschiedlicher, sehr starker Reize bzw. durch Summation zahlreicher verschiedener Einzelreize, wird die Reizwahrnehmung dadurch reduziert. Ist z.B. ein hoher Geräuschpegel durch Maschinenlärm vorhanden, werden leise Geräusche davon überdeckt und nicht mehr wahrgenommen. Verschiedene Personen kommen durch einen gleichen Reiz auf ein ungleiches Erregungsniveau, das keine konstante Größe ist, sondern in Abhängigkeit von der momentanen Befindlichkeit des Wahrnehmenden, seiner Erwartungshaltung und den wechselnden Umfeldbedingungen Schwankungen unterliegt. In der Therapie muß das Reizangebot daher individuell dosiert werden, um Adaptations- und Summationseffekte zu vermeiden.

Einen herausragenden Einfluß auf die Situation der Reizauswahl und -auslösung hat die gerichtete Aufmerksamkeit, die zur bevorzugten Beachtung der Reize führt, die den momentan bedeutsamen Aufmerksamkeitsbereich betreffen und ihn in die Bewußtheit bringen. Hierbei ist zunächst über die Richtung zu entscheiden, in der man sich anbietende Signale sucht. Die Situation entspricht einem Scheinwerfer, der ein bestimmtes Areal erhellt: Die dort befindlichen Objekte sind deutlich wahrnehmbar, während die im Dunkel liegenden Bereiche kaum zu erkennen sind. Die zweite Komponente ist die selektive Funktion, durch die einzelne Teile ausgewählt werden, während andere unbeachtet bleiben. Stehen mehrere Personen direkt nebeneinander, ist es trotzdem möglich, die Aufmerksamkeit auf einen Sprecher in der eigenen Gruppe zu richten und ihn auch zu verstehen, obwohl die Stärke der akustischen Reize aus der Nachbargruppe fast gleich stark ist. Eine dritte Komponente ist der psychische Zustand der Aufmerksamkeit im Augenblick der Reizaufnahme und -verarbeitung, der auf einem gehobenen, aber wechselnden Aktivitätsniveau abläuft.

Regulator dieser Funktionsabläufe ist die Formatio reticularis (Retikulärformation) im Hirnstamm. Die von den Sinnesorganen einlaufenden Informationen werden hier unter Mitwirkung des Langzeitgedächtnisses im Sinne einer Hemmung oder Verstärkung verarbeitet. Von hier aus bestehen wichtige Schaltungen zum limbischen System, der Großhirnrinde sowie zu den Zentren des vegetativen Nervensystems, die über entsprechende Reaktionen die Stimmungslage und Motivation verändern. Schewe (1988, 81) weist besonders auf die Bedeutung der Erhöhung der Leistungsbereitschaft des Organismus einschließlich der Sinnesorgane durch die Einflußnahme der Formatio reticularis hin. Hierdurch wird die jeweilige Sensibilität erhöht, was einerseits zur Aufnahme auch schwächerer Signale führt, andererseits eine schnellere und intensivere Auswertung gewährleistet.

Da die Anzahl der gleichzeitig aufnehmbaren und verarbeitbaren Signale begrenzt ist, bedient sich der Organismus des Systems der Muster, zu denen 7 ± 2 Signale zusammengefaßt werden (Miller 1956, zit. nach Schewe 1988, 84), wobei Zusammenschlüsse mehrerer Muster zu größeren Einheiten erfolgen können. Immer spielt die Erfahrung, d.h. der Vergleich mit bereits erlebten und gespeicherten Mustern, eine wesentliche Rolle bei der Bewertung der aktuell aufgenommenen Reizgruppen.

In der Regel werden verschiedene Arten von Sinneseindrücken zu einer integrierten Gesamtwahrnehmung verbunden. Solch eine Situation erleben wir z.B. beim Essen: Sensorische Erfahrungen der Geschmacksrezeptoren vermitteln Informationen darüber, ob eine Speise süß, sauer, bitter oder salzig ist; dazu kommen über den Geruchssinn gleichzeitig weitere Eindrücke. Durch die Art der Nahrung werden Wärme- und Tastrezeptoren aktiviert und durch den Kauvorgang entsprechende kinästhetische Empfindungen. Alle Elemente gelangen über unterschiedliche Leitungsbahnen zum Gehirn, wo sie zu einer summierenden Wahrnehmung zusammengefaßt werden, z.B. zu dem subjektiven Gesamteindruck „es schmeckt gut". Auch bei Äußerungen zu Empfindungen während einer Körper- oder Stimmtherapie wählt der Patient häufiger pauschale Formulierungen wie: „ich fühle mich wohl" oder „das ist mir unangenehm". Es werden also keine Einzelempfindungen wahrgenommen, sofern es sich um eine komplexe Gesamtfunktion handelt. Trotz einer zusammenfassenden Empfindung bleibt eine Differenzierung der einzelnen Sinnesqualitäten möglich, sobald ihnen eine gerichtete Aufmerksamkeit zuteil wird.

Schwierigkeiten innerhalb des stimmtherapeutischen Vorgehens bestehen meist darin, daß eingefahrene und automatisierte Bewegungs-, Stimm- und/oder Hörmuster gelöscht werden müssen, damit neue Muster erworben werden können. Jeder Mensch lebt und formt sich in individuellen Strukturen, die er für gut und richtig hält. Sollen diese verändert werden, ist es notwendig, daß der Betroffene lernt, die gewohnten Muster kritisch wahrzunehmen. In der Regel ist es daher erforderlich, die Wahrnehmungsfähigkeit so zu verfeinern, daß der Unterschied zwischen den bisherigen und den neuen Mustern erkannt werden kann. Durch Einschaltung der Sinne wie Hören, Sehen und Fühlen – im wissenschaftlichen Sprachgebrauch: Kognition, Emotionalität und Motorik – und mit Hilfe gerichteter Aufmerksamkeit kann auf gewohnheitsmäßige Abläufe Einfluß genommen werden. Dazu müssen bestimmte Abläufe erkannt und bewußt gemacht, analysiert und kritisch bewertet sowie unter kortikaler Leitung verändert und wieder automatisiert werden. Daraus ergibt sich, daß jegliches therapeutisches Geschehen, das etwas bewirken will, unabdingbar über den Leitstrahl einer differenzierenden Wahrnehmungsschulung eingeleitet werden muß.

10.2 „Alles unter Kontrolle" versus „Himmelhoch jauchzend, zu Tode betrübt"

Zu Beginn einer Behandlung sollte der Therapeut frühzeitig erfassen, ob es sich bei dem Patienten um einen vorwiegend verstandes- und willensbetonten Menschen handelt oder einen solchen, dessen Lebensabläufe primär durch Gefühle bestimmt werden. Dieses Erkennen ist notwendig, um den Patienten seiner Persönlichkeit gemäß einzuschätzen, damit ihm ein Therapieweg angeboten werden kann, der seinem Lebenskonzept und seiner Erfahrungswelt entspricht.

Im folgenden sind drei Formen typischer Verhaltensweisen karikaturhaft dargestellt. Natürlich gibt es nur äußerst selten extreme Ausprägungen, vielmehr sind in der Regel trotz einer überwiegenden Eigenschaft auch andere Komponenten mehr oder weniger deutlich vorhanden.

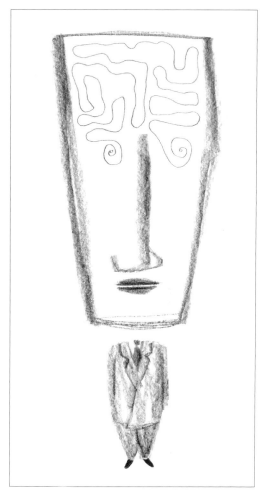

Abb. 13 Kopfbetonter Mensch, bei dem körperliche und gefühlsmäßige Komponenten in den Hintergrund treten.

Bei einem *verstandesmäßig* ausgerichteten Menschen (Abb. **13**) leiten rationale Grundsätze seine Lebensplanung und Daseinsgestaltung. Er ist voller Skepsis, handelt nüchtern in planender übergenauer Voraussicht, unbeeinflußt von Stimmungen und Gefühlen. Emotionale Faktoren haben in dieser Kopfwelt wenig Platz.

Innerhalb der Therapie zeigt sich, daß kopfbetonte Menschen kaum Verbindung zu ihrem Körper haben und somit immer mehr das Gefühl für diesen verlieren. Sie unterliegen einer verstärkten Selbstkontrolle, an der sie hartnäckig festhalten, was auch in ihrer Haltung, ihrem Gesichtsausdruck, ihrer Gestik und ihrer Stimme zum Ausdruck kommt. Alles unter Kontrolle zu haben bedeutet für diese Menschen Ordnung und Struktur, sich nur nicht gehen zu lassen, möglichst alles zu verstehen und schwarz auf weiß vor sich zu haben. Es hat sich bei diesen Menschen als günstig erwiesen, die therapeutischen Vorgänge in ihren Zusammenhängen und wechselseitigen Bezügen genauestens zu erklären. Da der kopfbetonte Mensch glaubt, sich seinen Eigenwert ständig neu beweisen zu müssen, stellt er überhöhte Ansprüche an sich. Emotionen und Gefühle zu zeigen bedeutet meistens eine persönliche Irritation. Werden diese mit dem Verstand abgewehrt, kommt es häufig zu einer Blockierung im Hals-, Schultergürtel- und Zwerchfellbereich.

Der *gefühlsbetonte* Mensch (Abb. **14**) läßt sich primär von seinem Gefühl leiten, er überläßt sich seinen Stimmungen, aus denen vorwiegend seine Handlungen und Bewertungen gesteuert werden. Im Wahrnehmungsprozeß können diese Menschen sich flexibel auf die Spürfähigkeit der eigenen Körperlichkeit einlassen, sowie auf musische, rhythmische und stimmliche Improvisationselemente. Sie können vorgegebene Bilder oder eine Idee in ihrer Phantasie entstehen lassen und verfügen in der Regel über die Gabe, mit den Übungsangeboten kreativ umzugehen und neue Bewegungsmuster zu erproben.

Daneben gibt es Menschen, die *übermäßig sensibel* sind, bei denen alle Sinne wie mit ausgefahrenen Antennen ständig auf Empfang geschaltet sind (Abb. **15**). Vieles bedroht sie und ängstigt sie, da es ihnen nicht gelingt, den notwendigen Filterungsprozeß durchzuführen. In der Praxis zeigen diese Menschen oft ein hypochondrisches Verhalten. Bereits ein geringfügiges Kratzen im Hals verunsichert sie. Gelingen Übungsabläufe nicht, geraten diese Menschen schnell aus dem Gleichgewicht, ja sogar in Panikstimmung, da sie das System nicht erkennen und somit nicht wissen, was sie eigentlich tun sollen. Intensive Wahrnehmungsübungen sind bei diesen Patienten kontraindiziert. Vielmehr müssen enge Strukturen gesetzt werden, damit der Patient lernt, Begrenzungen zu finden, die ihm Sicherheit in seiner labilen Gefühlswelt geben.

10.3 Spüren, Tasten und Sehen: Wahrnehmung des eigenen Körpers

Wenn jemand spricht, lacht, sich bewegt oder schreibt, so wird er dies auf eine ihm eigene Art tun, ohne zu überlegen, wie er es tut. Er hat die Intention zu einer Aktion, und in dem Moment, wo er handelt, erfährt er die Realisation seiner Intention. Die Verfügbarkeit seines Könnens erlebt er unreflektiert im Vollzug von Gewohnheitshandlungen. Ist diese Verfügbarkeit nicht mehr gegeben, wenn z.B. die Stimme versagt oder ein sonst gewohnter Bewegungsablauf nicht gelingt, dann wird diese Selbstverständlichkeit in Frage gestellt. Erst dann bemerkt das Individuum seine Unzulänglichkeiten, die es meist als Einbruch in seinen Lebensraum und als

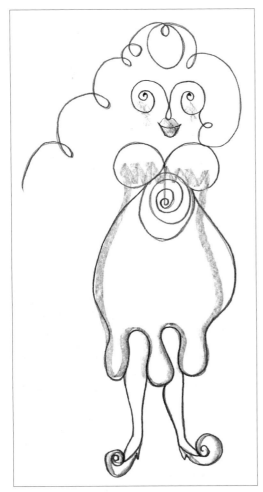

Abb. **14** Gefühlsbetonter Mensch, bei dem Körperbewußtsein und Stimmungen die Lebensabläufe beherrschen.

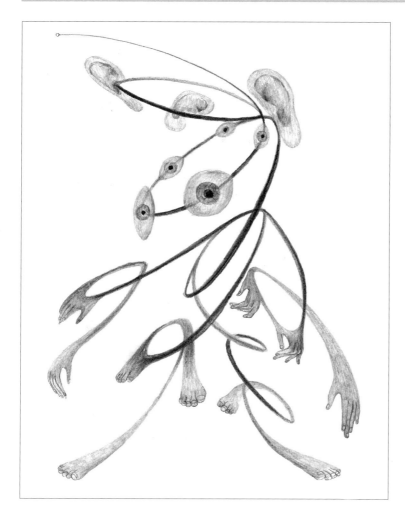

Abb. **15** Allegorische Darstellung eines übersensiblen Menschen, der von allen Seiten Reize aufnimmt, sie aber nicht adäquat verarbeiten kann.

Verunsicherung seines Selbstwertgefühls empfindet.

Gewohnheiten, die dem Menschen „einverleibt" und somit vertraut sind, spiegeln das Bild wieder, das er von sich hat. Dieses Selbstbild kommt in den unterschiedlichen Belief-Systemen des Menschen wie auch seinen Denkgewohnheiten, seinen Einstellungen und Werthaltungen zum Ausdruck, die einen wesentlichen Teil seiner Lebensphilosophie ausmachen. Die tägliche Erfahrung zeigt, daß das Selbstbild in der Regel weit hinter den vorhandenen Möglichkeiten zurückbleibt und nur einen Teil des nutzbaren Potentials enthält.

Ansatzpunkt für eine Veränderung und Erweiterung der scheinbar unverrückbaren Begrenzungen ist der eigene Körper. Mit Hilfe einer verfeinerten Bewußtheit, die als „Fähigkeit der Wahrnehmung, der Achtsamkeit, des Gewahr-Seins in bezug auf Verhalten, Deuten, Fühlen und Handeln" zu verstehen ist (Peter-Bohlander 1991, 252), gelingt es, den Körper zu erspüren, um ein subtil entwickeltes Körperbewußtsein zu erlangen. Hierdurch wird der Patient befähigt, Erfahrungen darüber zu sammeln, was in seinem Körper auf welche Weise abläuft, welche Empfindungen vermittelt werden und wie der Körper in die Umwelt einbezogen ist. Die Erfahrung der Selbstwahrnehmung bedeutet für den Lernprozeß, „ähnliche Situationen bereits erlebt zu haben, sich daran zu erinnern und das Erinnerte in den aktuellen Situationen zur Analyse und Entscheidung einsetzen zu können" (Schewe 1988, 87).

Im Bereich der Körpererfahrung sind es die Sinnesorgane der Haut, die am elementarsten mit dem Umfeld in Verbindung stehen. Die Haut enthält Rezeptoren für die Sinnesqualitäten Kälte, Wärme, Schmerz und für Druck- und Berührungsempfindungen, den Tastsinn. Wärme-, Kälte- und Schmerzsinn funktionieren im wesentlichen als Signalorgane für Störreize. Die Druckempfindlichkeit der Haut reagiert zwar auch auf Störreize, etwa dann, wenn ein Gürtel zu eng ist und die Atmung behindert, darüber hinaus aber dient der Tastsinn als Orientierungs- und Informationsquelle.

Wahrnehmung und Kontrolle über den eigenen Körper, seine Lage im Raum, die Stellung seiner Glieder und die Spannungsverteilung in seiner Muskulatur werden durch den kinästhetischen Sinn vermittelt. Er ist phylogenetisch jünger als der Tastsinn und umfaßt Stellungssinn, Bewegungssinn und Kraftsinn. Der kinästhetische Sinn ist bei allen Bewegungsabläufen beteiligt. Stellungsrezeptoren an den Gelenken sowie insbesondere Zugspannungsrezeptoren in Sehnen und Dehnungsrezeptoren in Muskeln vermitteln Informationen über die Muskelaktivität und die Stellung der einzelnen Körperteile zueinander und im Raum – Informationen, die in Hirnstamm, Kleinhirn und Großhirn verarbeitet werden. In noch stärkerem Maße ist die Mitarbeit dieser Rezeptoren bei den ständigen Ausgleichs- und Haltefunktionen der Muskulatur in verschiedenen Körperhaltungen erforderlich, die weitgehend unbewußt verlaufen. Bei der Integration sensorischer Informationen aus dem Tastsinn (Oberflächensensibilität) und dem kinästhetischen Sinn (Tiefensensibilität) entsteht der subjektive Gesamteindruck des Körpers, das *Körperbild*.

10.4 Spüren lernen: Schulung der Körpererfahrung

Körpererfahrung ist der Bereich von Erfahrungen, die das Individuum über seinen eigenen Körper gemacht hat. Sie basiert auf einer intentional ausgerichteten Aufmerksamkeit auf den Körper, dem Erspüren und Verarbeiten von taktilen und kinästhetischen Sinneseindrücken sowie den damit verbundenen Befindlichkeitsqualitäten. Im Rahmen der Entwicklung der Spürfähigkeit und des Erfahrens des eigenen Körperbildes sind nachstehende Bereiche bevorzugt zu berücksichtigen:

- Wahrnehmen des Körpers in seiner Lage und seinen räumlichen Stellungen sowie des Beziehungsgefüges der einzelnen Körperteile zueinander,
- Erspüren der Funktionen des Skeletts als des Gerüsts, das den Körper trägt,
- Erspüren des eigenen Körpergewichts, sich der Schwerkraft überlassen,
- Wahrnehmen von Kontakt und Nichtkontakt von Körperbereichen mit der Unterlage,
- Entwicklung des Bewußtseins für die Innenräume des Körpers,
- Erweitern des Körperraumes durch „Über-ihn-hinaus-Dehnen und -Spüren",
- Deuten von Signalen des eigenen Körpers.

Ausgangslage ist eine Diskrepanz zwischen Gewohnheit und Wahrnehmung: Das Gewohnte erscheint als das Richtige, das Ungewohnte als das Falsche. Der Patient, der mit nach vorne gesunkenen Schultern, rundem Rücken und übermäßig lordosierter Halswirbelsäule auf dem Stuhl sitzt, fühlt sich in dieser für ihn gewohnten Haltung wohl. Bringt er jetzt seinen Körper in eine aufgerichtete Position, der die Schultern folgen, indem sie nach unten hinten gleiten, und streckt sich die Wirbelsäule, wird er das Gefühl haben, daß er mit starkem Hohlkreuz auf dem Stuhl sitzt. Diese Haltung ist ihm unangenehm, sein Rücken beginnt in der ungewohnten, jedoch physiologischen Haltung zu schmerzen. Er wird daher diese als falsch empfundene Position ganz schnell wieder verändern, um in seine gewohnten Muster zurückzukehren, in denen er sich „zu Hause" fühlt.

Gewohnheitsmäßiger Fehlgebrauch beeinflußt nachhaltig die Zuverlässigkeit des kinästhetischen Empfindens und verzerrt das Gefühl für die „Richtigkeit" von Haltungen und Bewegungen. Das Gehirn bekommt die Rückmeldung „alles in Ordnung", obwohl objektiv Verspannungen und Überbelastungen vorliegen. Es muß daher eine neue Basis der Beurteilung gefunden werden: Der Patient kann unter Leitung des Therapeuten neue Funktionsabläufe bewußt erkennen, sie erforschen und ausprobieren, damit alte Bewegungsmuster gelöscht werden können.

Das Selbstbild wandeln

Haltung und Bewegung, Stimme und Sprache, emotionaler Ausdruck, Denken und Fühlen haben sich als spezifische Eigenschaften eines Menschen im Zusammenspiel seines biologischen Erbes und seiner bisherigen Erfahrung unter dem Einfluß seiner Umwelt entwickelt. Alles, was der Mensch tut, entspricht den scheinbaren Grenzen seines Ich-Bildes, die in seinen verschiedenen Belief-Systemen zum Ausdruck kommen und seine Handlungen, Fähigkeiten und Möglichkeiten bestimmen: Ich schaffe es nicht, vor so vielen Menschen zu sprechen, ich bin häßlich, ich kann nicht singen. Ein Mensch, der plötzlich seine Stimme nicht mehr wie gewohnt gebrauchen kann, erlebt eine Erschütterung des Ich-Bildes und empfindet diese Situation als bedrohlich. Er ist nicht mehr derselbe, der er vorher war, als noch alles „stimmte". Ist die Stimmerkrankung gravierend und hält sie länger an, kann die Identitätsstörung weitere psychische Bereiche betreffen, weil ja die Kommunikation und damit die Sozialität des Individuums zu einem wesentlichen Teil auf der Stimme beruht.

Bevor etwas verändert werden kann, muß der Patient daher sich selbst kennenlernen, seine gewohnheitsmäßigen Bewegungen und Haltungen und die damit verbundenen Gefühlsmuster. Es genügt nicht, bei Veränderungen der Körperhaltung nur muskuläre Spannungsfelder und Bewegungsabläufe zu erfassen, denn das Selbstbild als Erfahrung wird alle zu verändernden Vorgänge zu erhalten versuchen. Aus diesem Grunde müssen Anregungen erfolgen, das innere Bild des Menschen, seine Modelle und gewachsenen Anschauungen in eine Veränderung mit einzubeziehen, damit die Seele dem Körper folgen kann und eine neue Haltung angenommen und zum gewohnheitsmäßigen Gebrauch werden kann. Dadurch bilden sich neue Körperwahrnehmungs- und Denkgewohnheiten aus, die wiederum das Selbstbild des Menschen nicht nur ändern, sondern auch bereichern. Selbsterfahrung des Körpers bewirkt damit auch Erkennen und Entfalten der Persönlichkeit.

Erproben: Neue Wege finden

Dem Therapeuten müssen die verschiedenen Stufen innerhalb der Entwicklung der Wahrnehmungssensibilisierung durch eigenes Erleben vertraut sein. Nur dann kann er in diesem Prozeß als kompetenter Begleiter des Patienten wirken. Er muß durch Suchen, Erspüren und Beobachten alle Veränderungen erfassen, die der Patient in Funktionsabläufen, Verhalten und Ausdruck mitteilt. Doch es genügt nicht, nur zu erfassen; er muß die einzelnen Spuren auch deuten und in ihren Zusammenhängen interpretieren können. Dieses Vermögen erfordert ständige Übung, Präsentsein und Offensein für neue Möglichkeiten, die es zu entdecken und entwickeln geben könnte.

Damit für Handlungen und Bewegungsabläufe, die sich bisher als praktikabel erwiesen haben, vielleicht bessere Lösungen gefunden werden können, müssen verschiedene Möglichkeiten *erprobt, erfahren, verglichen, bewertet* und *integriert* werden, um individuelle Lösungsstrategien zu finden und neue Musterkombinationen zu erlernen. Neue Wege entdecken und erproben bedeutet gleichsam das Auskundschaften neuer Nervenbahnen, das Aufgeben verinnerlichter Programme, das Aktivieren bisher ungenügend tätiger Muskelgruppen sowie das Zulassen neuer Empfindungen. Der Patient wird neugierig gemacht im Sinne einer „sich selbst stimulierenden Erfahrung" (Weinert 1991, 8), die ihm das Gefühl vermittelt, die Grenzen seiner Fähigkeiten erweitern zu können.

Erst wenn man bereit ist, Gewohntes aufzugeben, kann Neues entdeckt werden. Durch Entfalten seiner Phantasie und aufmerksames, spielerisches Erproben und Beobachten, was bei einem Funktionsablauf geschieht, sammelt der Patient neue Erfahrungen in bisher unbekannten Situationen. Es kommt darauf an, sein Interesse zu wecken für das, was geschehen will, sichtbare Impulse aufzugreifen und zu verstärken. Das kreative Experimentieren mit Bewegungen, Atemabläufen und Stimmfunktionen kann am ehesten fixierte Muster auflösen. Zugleich wird auch das Einlassen auf einen Prozeß der Veränderung erleichtert, Abwehrmechanismen gegen das Neue vermindern sich. Für all diese Situationen ist es notwendig, daß der Patient sie möglichst gelassen angeht, denn nur dann werden die richtigen Impulse erkennbar. Jedes zwanghafte Bemühen, etwas erreichen zu wollen, blockiert die Neugier und die Möglichkeit ganz anderer Sichtweisen.

Nicht jeder Patient kann sich auf diese Form des Experimentierens einlassen. Dann müssen ganz konkrete Aufgaben vermittelt werden, die ihn leiten. Bisweilen ist es auch nötig, eine vorgegebene Reihenfolge von Übungen einzuhalten, weil der Patient einen strukturellen Rahmen benötigt, der ihm gemäß ist. Besonders zu Beginn der Behandlung muß der Therapeut den Patienten dadurch anleiten und unterstützen, daß er ihn darüber informiert, welche Reaktionen zu erwarten sind und welche Signale Aufmerksamkeit erfordern. Begonnen wird möglichst mit einem Körperteil, der viel motorische Erfahrung hat. Die geeignetsten Bereiche sind die, die der Mensch in seiner Alltagssituation besonders intensiv gebraucht: Hände, Arme oder auch Beine.

Beispiel einer praktischen Anwendung: Führen Sie auf dem Rücken liegend mit seitlich abgestreckten Armen in sehr langsamem Tempo Rollbewegungen nach innen und außen durch, so daß einmal die Handflächen, dann wieder die Handrücken auf dem Boden liegen. Erspüren Sie, welche Veränderungen im Bereich der Schultern und des Rückens wahrnehmbar sind und in welcher Bewegungsphase der Arme eine Weitung im Brustkorb zu empfinden ist. Was verändert sich und wo, wenn Ihre Arme verschieden weit vom Körper die Rollbewegungen durchführen? Sind Einwirkungen auf Atmung und Stimme wahrzunehmen? Stehen Sie jetzt auf, und gehen Sie im Zimmer umher. Wie hängen jetzt Ihre Arme neben dem Körper? Welch ein Gefühl haben Sie für Ihre Schultern, Ihre Halswirbelsäule? Kann sich Ihr Kopf flexibel bewegen? Wie spüren Sie den Brustkorb? Ist er aufgerichtet? Wie klingt Ihre Stimme jetzt?

10.5 Imaginationen: Psychophysische Wirkungen durch mentale Strukturen

Auch wenn in der Körpererfahrungs- und Stimmarbeit der Zugang über Imaginationen und Vorstellungen für unser logisches und begrifflich-rational orientiertes Denken zunächst eher ungewöhnlich erscheinen mag, haben sie sich in der Therapie als äußerst wirksam erwiesen. Beim autogenen Training beispielsweise, bei dem allein die konzentrierte geistige Vorstellung von „Schwere" oder „Wärme" zu entsprechenden körperlichen Veränderungen führt, sind diese objektiv meßbar. Unter Hypnose werden noch sehr viel weitergehende geistige Einflüsse auf den Körper deutlich. Die Wissenschaft ist seit längerem um eine „naturwissenschaftliche" Erklärung solcher metaphysischen Phänomene bemüht. So konnte zum Beispiel der Neurophysiologe Basmajian (1976) nachweisen, daß die elektrische Ladung einzelner Motoneuronen willkürlich unterdrückt oder gesteigert werden kann. Allers u. Scheminsky (1926) zeigten, daß die Vorstellung einer Bewegung mit der Stimulierung jener Muskeln einhergeht, von denen sie bewirkt wird. Mentales Üben löst reduzierte Aktionspotentiale aus, ohne daß die betreffenden Muskeln real bewegt werden.

Imaginationen werden in verschiedenen Bereichen für bestimmte Ziele eingesetzt, beispielsweise im Sport. Der Skiläufer etwa stellt sich den Verlauf einer Piste und die dazu passenden Körperbewegungen gedanklich vor. Gelingt dies im notwendigen Ausmaß, erspürt er dabei mental die in jedem Augenblick notwendige Körperreaktion und ist in der Lage, seinen Bewegungsplan zu korrigieren, bis er seine körperliche Ideallinie gefunden hat. Diesen Plan muß er so verinnerlichen, daß er nach ihm die reale Abfahrt durchführen kann. Aus der Tatsache, daß Imaginationen meßbare psychophysische Wirkungen auslösen können, wird auch der Einfluß des oftmals belächelten „positiven Denkens" deutlich.

Imaginationen lassen sich über die subdominante Hirnhälfte besser verwirklichen als über die dominante. Die dominante Hirnhälfte führt vorwiegend analytische Prozesse mit logischer, semantischer und phonetischer Repräsentation aus. Demgegenüber dient die subdominante Hirnhälfte der ganzheitlichen Erfassung komplexer Zusammenhänge, Muster, Konfigurationen und Strukturen. Daraus folgt, daß die ausschließliche Verwendung einer analytisch-verbalen Form der Übungsanweisung Möglichkeiten ungenutzt läßt, die eine bildhaft-komplexe Übermittlungsform zusätzlich bietet. Die aufgerichtete Körperhaltung könnte vermittelt werden durch das Bild eines „im Boden verwurzelten Baumes, der vom Wind gebeugt wird, sich aber immer wieder aufrichtet". Ein Bild für die Spannungslösung wäre das „Sich-sinken-lassen", ein gelöstes Überlassen einzelner Glieder oder des ganzen Körpers an die Schwerkraft.

Eine funktionelle Synergie beider Hirnhälften, bei der sich ihre jeweiligen Stärken ergänzen, ist durch imaginative Techniken zu entwickeln. Ein solches Training kann helfen, die Fähigkeit zur Selbstbeobachtung zu stärken, die Sensitivität gegenüber nonverbalen Sprachsignalen und Körpersprache zu erhöhen, Symbole und Metaphern besser zu verstehen, bildhaft und holistisch zu denken, mit Affekten konstruktiv zu arbeiten und das imaginative Denken zu verbessern. Umgekehrt muß der mehr zur gefühlsmäßigen Verarbeitung neigende Mensch über strukturierende Bilder und Vorstellungen dazu angeregt werden, systematisierende und analysierende Aspekte stärker als bisher einzusetzen, ohne seine Kreativität zu verlieren. Daraus ergibt sich die Forderung an den Therapeuten,

Imaginationen und Bilder zu entwickeln, die beim Patienten auf mentalem Wege Veränderungen begünstigen oder überhaupt erst ermöglichen und so die jeweils unterrepräsentierte Hirnhälfte fördern.

Gerade im Stimmbereich, in dem man es mit ausgeprägten Verflechtungen willkürlicher und unwillkürlicher Funktionen zu tun hat, ist die Verwendung mentaler Strukturen besonders sinnvoll.

Inneres Sprechen und Singen

Im Zusammenhang mit der Imagination steht das *innere Sprechen* bzw. *Singen*. Darunter versteht man das gedankliche Erklingenlassen von Sprache, eines Tons oder einer Folge von Tönen ohne hörbare Realisation. Dabei sind alle zum tatsächlichen Sprechen oder Singen notwendigen Funktionen rudimentär aktiviert, so daß sich in der Atem-, Kehlkopf- und Artikulationsmuskulatur Aktionspotentiale messen lassen. Es fehlt lediglich der Luftstrom, der die Stimmlippen in Schwingung versetzt. Die Aktivierung kann bewußt oder unbewußt ablaufen. Bewußt ist sie dann, wenn der Impuls zum inneren Sprechen dem eigenen mentalen Plan entspringt; unbewußt erfolgt sie, wenn es sich um Übertragungsvorgänge handelt, wenn also ein Zuhörer die phonatorischen Vorgänge eines Sprechers in seinen eigenen Phonationsorganen mitvollzieht.

Therapeutisch läßt sich das innere Sprechen dazu verwenden, kinästhetische Einstellungen und Abläufe vor der eigenen klanglichen Leistung und ohne Belastung der Stimmlippen innerlich zu erspüren und durchzuspielen. Auf dem Wege des Vorausempfindens und -hörens können unter Einbeziehung von Erfahrung und Intention optimierte Konstellationen für den Stimmgebungsprozeß erlernt werden. Durch Anwendung bestimmter muskulärer Kombinationen werden alte Muster modifiziert, neue erprobt und veränderte Strategien der Phonation entworfen. Außerdem ist dieses Vorgehen hilfreich beim Einüben von klanglichen Sequenzen und Texten sowie von zielgerechten Ansatz- und Einsatzvorgängen der Stimme. Die mentalen Übungsphasen stehen im Wechsel mit realen Phonationssituationen, in denen der Patient den jeweils erreichten Stimmklang audiophonatorisch überprüfen und gegebenenfalls weiter verändern kann.

10.6 Sich selbst erleben: Erspüren des Körperbildes

Das *Körperbild* ist das subjektiv erlebte Bild, das sich der Mensch von seinem eigenen Körper macht. Es muß nicht mit den physischen Gegebenheiten übereinstimmen. Einzelne Teile des Körpers können im Körperbild ausgespart bleiben oder sich langsam daraus verlieren, wenn sie nicht benutzt oder gar verdrängt werden, andere sind überrepräsentiert. Um das Körperbild zu erfahren und Zonen verminderter Präsenz sowie „weiße Flecken" in der Körperlandschaft aufzufinden, ist ein planmäßiges Erspüren aller Bereiche notwendig.

Bielefeld (1991, 17) definiert das Körperbild als den psychologisch-phänomenologischen Teilbereich der Körpererfahrung, der alle emotional-affektiven Leistungen des Individuums bezüglich des eigenen Körpers umfaßt. Dem stellt er das Konzept des *Körperschemas* gegenüber, das den neurophysiologischen Teilbereich der Körpererfahrung mit allen perzeptiv-kognitiven Leistungen des Individuums bezüglich des eigenen Körpers einschließt.

Beispiel einer praktischen Anwendung: Schließen Sie die Augen, erspüren Sie ganz langsam Ihren Körper. Erfassen Sie, wo Sie sich in ihrem Körper gedanklich befinden, welche Veränderungen wahrnehmbar sind und wo sie muskuläre Spannungen spüren. Zur Unterstützung rollt der Therapeut einen Tennisball an den Füßen beginnend über den Körper. Der Patient verfolgt den Weg des Balles und vergleicht sein mentales Bild mit der realen Situation. Alternativ kann der Therapeut einzelne Körperteile mit den Fingerkuppen beklopfen oder flächig darüber streichen. Bereiche, die nicht erspürt werden, können auf Kastanien, Glaskugeln, einen Tennisball oder eine Stange gelegt werden. Der Patient nimmt Kontakt mit dem Gegenstand auf und versucht zu spüren, was dann geschieht. Dort, wo der Druck auf verhärtete Strukturen stößt, entsteht Schmerz. Durch Konzentration auf den betreffenden Bereich wird versucht, den Schmerz und die muskuläre Spannung über den Gegenstand „abzuleiten". Wenn die Spannung oder der Schmerz sich nicht lösen, ist es günstig, kleine Bewegungen auszuführen. Nachdem der Patient auf diese Weise sein Körperbild ertastet hat, wird er aufgefordert, den Körper als Ganzes wahrzunehmen und diese Eindrücke auf einen großen Papierbogen zu übertragen. Abb. **16** und **17** zeigen zwei Beispiele solcher „Körperlandschaften" mit Schilderung der subjektiven Empfindungen der Patienten.

Dem Therapeuten geben solche Darstellungen Hinweise auf Zonen, die der Patient an seinem Körper als problematisch empfindet und auf die er entsprechend einwirken wird. Außerdem

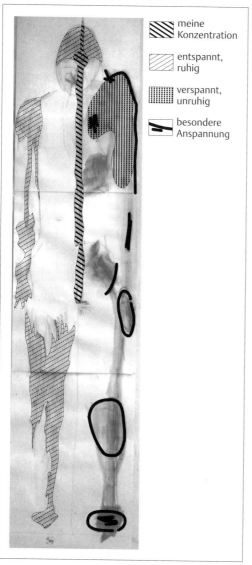

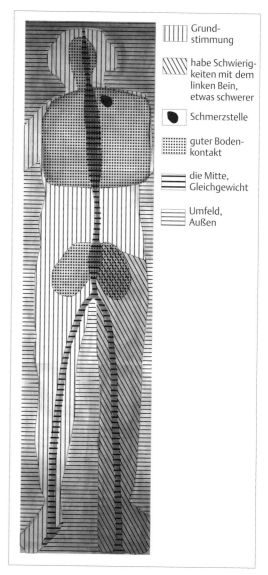

Abb. **16** „Ich bin Linkshänderin. Auf der rechten Seite fühle ich den Arm und das Bein ruhig und entspannt. Vom Rumpf bis zum Becken ist ein Loch. Links empfinde ich mich fest, die linke Schulter fühlt sich an, als wäre sie nach oben gezogen. Mein linker Arm und die Hand möchten ‚abheben', sie wollen nicht den Boden berühren. Ebenso fühle ich auch mein Becken. Vom linken Unterschenkel spüre ich nur die Außenseite, in der Mitte und an der Innenseite kann ich nichts wahrnehmen."

Abb. **17** „Die linke Seite empfinde ich eckiger als die rechte. Ich stehe häufig auf dem linken Bein, oft sehr fest. Ich empfinde, zu sehr in der linken Körperhälfte zu stecken. Die rechte Körperseite ist weniger gespannt als die linke. Ich akzeptiere meine rechte Körperhälfte mehr. Im Brustbereich fühle ich einen druckartigen Schmerz, den ich auch sonst häufig wahrnehme."

10.6 Sich selbst erleben: Erspüren des Körperbildes

kann er möglicherweise Zusammenhänge mit anderen Symptomen erkennen, die im Rahmen des übergeordneten Ganzen diagnostische Schlüsse auf Ursachen der Stimmerkrankung und Gründe für ihr Fortbestehen zulassen.

Die Sensibilisierung für das Einwirken der Schwerkraft auf den Körper ist ein wesentlicher Bereich der Körpererfahrung, wie auch die folgende Übungsanweisung zeigt.

Beispiel einer praktischen Anwendung: Legen Sie sich auf den Boden, überlassen Sie ihr Körpergewicht der Unterlage, lassen Sie sich sinken und geben Sie sich Zeit, Ihren Körper dabei wahrzunehmen und den Einfluß der Schwerkraft zu empfinden. Erspüren Sie, wie sich der Boden anfühlt, ob hart, abstoßend kalt, weich, ob er eine Mulde bildet, die Sie aufnimmt, oder ob er Sie trägt. Möchten Sie irgend etwas verändern? Falls Sie dem Impuls nachgegeben haben, wie fühlen Sie sich jetzt? Hat es Druckveränderungen gegeben? Wo und wie spüren Sie Kontakt mit dem Boden? Gibt es Flächen, die gut aufliegen, andere, die keinen Kontakt haben, und wieder andere, die gar nicht spürbar sind? Als wie groß empfinden Sie den Raum zwischen dem Boden und der Lendenwirbelsäule? Paßt Ihre Hand darunter? Können Sie sich in diese Stelle hineinspüren und ein Nachgeben bodenwärts zulassen und empfinden? Gibt es Veränderungen bei der Ein- und Ausatmung?

In der Rückenlage ist folgende Variante möglich: Heben Sie ein Bein ein klein wenig vom Boden ab und spüren Sie das Gewicht und geben Sie es langsam wieder dem Boden zurück. Wieviel Zeit haben Sie benötigt, bis es dort angekommen ist? Konnten Sie es gut abgeben, oder ist das Bein wie ein Stück Holz auf den Boden gefallen? Was haben Sie auf dem Weg zum Boden gespürt? Konnten Sie ungestört weiteratmen, oder haben Sie die Luft angehalten?

Erspüren von Bewegungsabläufen

Von entscheidender Bedeutung für die genaue und sichere Funktion von Bewegungsabläufen ist die Entwicklung des kinästhetischen Wahrnehmungsempfindens, durch das Bewegungen präzise gesteuert und koordiniert werden können. Im Sinne eines sensomotorischen Prozeßgeschehens (vgl. hierzu auch von Weizsäckers Gestaltkreistheorie, Abschnitt 12.3) wird dadurch gleichfalls das Einpendeln auf einen individuellen Grundtonus begünstigt.

Beispiel einer praktischen Anwendung: Probieren Sie verschiedene Sitzhaltungen aus, und versuchen Sie, Ihre Sitzhöcker wahrzunehmen. Wenn Sie diese nicht spüren, legen Sie die Hände unter das Gesäß, oder setzen Sie sich auf zwei Tennisbälle. Rollen Sie langsam über die Sitzhöcker nach vorne. Wie verlagert sich Ihr Gewicht? Gleiten Sie wieder zurück, bis Ihr Rücken so rund wie der einer Katze ist. Erspüren Sie, wie sich dabei Ihr Becken bewegt hat. Wie empfinden Sie die Verengung im Bauchbereich, wie verhalten sich Kopf und Schultern dabei? Welchen Einfluß hat die Bewegungsveränderung auf die Ein- und Ausatmung? Wie spüren Sie Ihre Füße? Hat die ganze Fußsohle permanent Kontakt mit dem Boden?

Richten Sie sich jetzt wieder auf und spüren Sie, was in Ihrem Oberkörper geschieht und wo bzw. wie es überall Auswirkungen gibt. Lenken Sie Ihre Aufmerksamkeit auf Ihr Körperskelett, das Sie trägt. Recken Sie sich nicht hoch, sondern geben Sie der Schwerkraft nach. Es wird dann nicht nötig sein, sich über die Muskulatur zu halten.

Sie sitzen aufgerichtet auf einem Hocker. Legen Sie Ihre Hände in den Bereich der Schädelbasis und des Nackens, und dehnen Sie die Halswirbelsäule leicht nach oben. Spüren Sie, was geschieht, wenn Sie den Mund in unterschiedlichen Graden öffnen und schließen. Wo werden Muskeln aktiv? Wie verhalten sich Zungen-, Rachen-, Unterkiefer- und Kehlkopfbewegung zueinander? Gibt es irgendwo Spannungen? Was geht in Ihnen vor? Kann der Unterkiefer durch sein Eigengewicht nach unten sinken? Wenn ja, ist gleichzeitig ein lösendes Nachgeben im Bereich der Bauchmuskulatur spürbar?

Differenzieren: Unterschiede erspüren

Um Unterschiede muskulärer Art zu erkennen, ist die allgemeine propriozeptive sensorische Reizstufe zu verringern: Je kleiner der Reiz ist, der auf das Sinnesorgan trifft, um so besser muß das Unterscheidungsvermögen werden. Die vergleichende Wahrnehmung verfeinert die Bewußtheit und macht Veränderungen des Körperzustands deutlich. Sie ist notwendig, um verschiedene Lösungsmöglichkeiten eines Vorgangs bewußt zu erleben und um dann wählen zu können, welche die geeignete ist.

Als günstige Wege haben sich erwiesen:
- Zwei voneinander abweichende Zustände bzw. Positionen (z. B. Beugen und Strecken) einzunehmen und bewußt die Veränderungen in anderen Körperbereichen zu erspüren.
- Nur mit einer Körperseite arbeiten, um im Vergleich mit der anderen eine deutliche Wahrnehmung für Veränderungen zu erfahren. Das Gefühl des Unterschieds bleibt solange bestehen, bis sich die unbearbeitete Seite von innen löst und sich der anderen angleicht (s. auch Feldenkrais 1981, 187).
- Eine Bewegung auf zwei verschiedene Weisen ausführen, z. B. den Kopf einmal in gesenkter Haltung und dann aufgerichtet nach links und rechts drehen. Beim ersten Vorgang wird die Einengung zwischen Kehlkopf und Kinn wahrnehmbar sein, das Gewicht des Kopfes, die Spannung in der Nackenmuskulatur, sowie die Bewegungseinschränkung. Dagegen wird in aufgerichteter Haltung der entstehende Raum im Hals- und Kehlbereich sowie die Leichtigkeit der Drehbewegung empfunden.
- Ein Symptom bewußt verstärken, z. B. eine habituelle Hochatmung. Aus dieser Situation heraus verschiedene Möglichkeiten der Veränderung ausprobieren.

10.7 Therapeutisches Vorgehen bei der Schulung der Körperwahrnehmung

Verbalisierung von Körperempfindungen

Der Patient findet häufig nicht die Worte, die von ihm wahrgenommenen Empfindungen mitzuteilen. Es ist daher besonders zu Beginn der Therapie erforderlich, ihm zu erklären, welche Sinneseindrücke entstehen können, und ihm Anregungen für die Art des Spürens zu geben. Fragen und Anweisungen, die der Therapeut an den Patienten richtet, sollen ihm helfen, in dem Moment des Geschehens innerlich achtsam zu bleiben: „Spüren Sie einmal, was Ihre Schulter und ihr Arm machen, wenn Sie diesen Ton singen." Die wichtigsten Empfindungsqualitäten betreffen das Gewicht, die Temperatur, die Lage und die Größe. So können sich bei einem Patienten einige Körperregionen angenehm anfühlen, andere dagegen schmerzen. Der eine verspürt eine Leichtigkeit im Körper, der andere bei gleicher Übung eine Schwere. Körperbereiche können sich z. B. kalt oder warm anfühlen, hart oder weich, lang oder kurz, weit oder eng, dick oder dünn. Mit zunehmender Intensivierung der Wahrnehmungsfähigkeit schöpft der Patient selbst eine Vielfalt von Wörtern, um seine unterschiedlichen Erfahrungen und Befindlichkeiten auszudrücken.

Wichtig ist, daß der Patient überhaupt etwas spürt und den Unterschied zwischen Fühlen und Denken zu differenzieren lernt. Die Art der Antwort auf die Fragen vermittelt dem Therapeuten einen Eindruck von der Weise des Beteiligtseins: So bringt „Ich *glaube*, mein Arm ist ganz warm" zum Ausdruck: „Ich *fühle* nichts." Es gibt bei der Bewertung kein richtig und falsch; es gilt, was der Patient wahrnimmt und spürt. Die Empfindungen sind einem ständigen Wandel unterworfen. Was sich vorher kalt oder hart anfühlte, kann warm und weich werden und umgekehrt. Verwirrung kann eintreten, wenn sich z. B. die behandelte Körperseite warm und weit anfühlt, während die andere als eng empfunden wird oder so, als wäre sie gar nicht vorhanden.

Häufig wird eine bleierne Schwere empfunden, bei der der Patient bisweilen in einen schlafähnlichen Zustand kommt. Eine solche Erschlaffungsschwere wird in suggestiven Verfahren vielfach als „Entspannung" gewertet. Dies ist aber keine erstrebenswerte Situation, da eine ausreichende Wachheit und Bereitschaftsspannung erforderlich ist, um eine effektive Stimmtherapie durchzuführen.

Langsames Vorgehen

Damit ein Vorgang in die Bewußtheit gelangt, ist ein langsames Vorgehen erforderlich. Langsam Vorgehen bedeutet, sich Zeit lassen für das, was in jedem einzelnen Augenblick geschieht. Auf diese Weise kann die innere Achtsamkeit geweckt und gefördert werden. Der Patient soll nicht gedrängt werden, seine Empfindungen zu äußern, da dadurch sein Wahrnehmungsprozeß gestört und er in seiner Spürfähigkeit blockiert wird, zumal er meist zunächst bemüht sein wird, eine rational gesteuerte Antwort zu finden. Der unterschiedliche Zeitbedarf zur Informationsverarbeitung muß hier berücksichtigt werden. Langsames, bewußtes Vorgehen erfordert häufig auch Mut, um gelassen abzuwarten, was geschehen will. Der Drang, etwas zu wollen oder zu machen, und zwar gut, oder gar der Gedanke, gut sein zu müssen, weil dies dem Selbstbild entspricht, hemmt oft mehr, als er fördert.

Der Therapeut muß ein Gespür dafür haben, wann er weitere Anregung für eine Aktivität geben kann, um die Entwicklung des Prozesses zu fördern. Die Folge der einzelnen Schritte muß so gewählt sein, daß sie dem individuellen Tempo der Spürfähigkeit des Patienten und der Beibehaltung einer gerichteten Aufmerksamkeit entsprechen. Wird ein bestimmtes Muster zu oft wiederholt, stumpft die Reaktion auf den Reiz ab. Zwischen dem Ende einer Übung und dem Beginn der nächsten sollte dem Patienten Zeit gegeben werden, damit er den Ablauf noch einmal nachspüren kann. Ein langsamer Wechsel von gewohnten Handlungsmustern zur Veränderung ist sinnvoll, um keine Verunsicherung durch zu schnelles Auflösen vertrauter Muster und Gefühle aufkommen zu lassen. Leitende Funktion hat auch in diesem Prozeß die Eigendynamik des Patienten.

Kraftaufwand richtig einschätzen lernen

Es ist notwendig, ein Empfinden dafür zu entwickeln, wo überall gewohnheitsmäßig ein zu großer Aufwand an Muskelkraft für die jeweils beabsichtigte Aktivität eingesetzt wird, wo diese behindernd wirkt und ob nicht auf sie verzichtet werden kann. Unzweckmäßige Kraft einzusetzen bedeutet gleichzeitig, unnötige Spannungen zu aktivieren, z. B. vor dem Sprechen oder Singen mehr Luft aufzunehmen als situativ angemessen. Dadurch werden die subglottischen Druckverhältnisse gesteigert und als Folge die äußere und innere Kehlkopfmuskulatur übermäßig angespannt sowie der Schwingungsmechanismus der Stimmlippen gestört. Das Klangergebnis ist häufig eine gepreßte Stimme. Wird die übermäßige Kraft reduziert, geben die in Wechselbeziehung tätigen Bereiche – in diesem Fall primär die Schulter- und Nackenmuskulatur – ebenfalls ihren unnötigen Krafteinsatz auf mit der Konsequenz, daß sich die Hebermuskulatur des Kehlkopfes entspannt und ein Gleichgewicht mit den Senkern hergestellt werden kann.

Widerstände gegen Veränderungen

Die Handlungsweise und Lebensform, die ein Mensch verkörpert, ist für ihn zum gegenwärtigen Zeitpunkt die scheinbar bestmögliche. Veränderungen bedeuten ein Eindringen in seine Sicherheit, so daß er unbewußt Ängste hat, den gewohnten Boden zu verlassen, und deshalb Widerstände entwickelt. Diese sind als Teil des Menschen und als Schutzmaßnahmen gegen eine innere Bedrohung aufzufassen, sie sind ein Sich-Wehren gegen die Veränderung seines Selbstbildes. Eine Patientin reagierte z. B. auf die rein informativ gemeinte Frage, ob sie als Kind gesungen habe, mit Abwehr und Erschrecken: „Ich singe hier aber nichts vor!" Sie war erst beruhigt, als ihr der Anlaß der Frage erklärt wurde.

Für den Patienten besteht die Schutzfunktion primär in der Vermeidung von bewußten Wahrnehmungsprozessen, um sich vor der Wirkung schmerzlicher Gefühle und Erlebnisse zu schützen. Während aller therapeutischer Interventionen ist es daher notwendig, daß der Therapeut diese schützende Funktion berücksichtigt und hilft, eine Abstimmung zwischen Festhalten und Aufgeben von Gewohnheiten und Haltungen zu finden. Der Patient kann und will sie zulassen oder auch nicht. Diese innere Auseinandersetzung wird jeder Patient in dem ihm eigenen Tempo austragen, das auch der Therapeut zu respektieren hat.

Jeder Schritt in eine Veränderung ist somit für den Patienten ein Wagnis. Um bei diesem prozeßhaften Geschehen dem Patienten das Vertrauen in sich selbst zu erhalten, ist es notwendig, in einem Bereich zu beginnen, der Sicherheit und physiologisches Funktionieren zuläßt. Wenn der Patient immer wieder in vertraute Haltungen, Bewegungen und Klangmuster zurückkehren kann, wird die Ablehnung gegen das unbekannte Neue gemildert, die Gefahr einer Überforderung ist geringer. In bestimmten Therapiephasen ist es auch vorteilhaft, den Patienten selbst entscheiden zu lassen, welche der bisherigen Übungen er gern aufnehmen und ob er dabei sitzen oder liegen möchte. Seine Reaktionen vermitteln dem Therapeuten gleichzeitig auch die jeweilige Befindlichkeit.

10.8 Das Ohr als Brücke von Mensch zu Mensch: Auditive Wahrnehmung

Wir können die Augen schließen oder den Blick abwenden, jedoch nicht die Ohren vor dem eindringenden Ton verschließen. Diese sind ohne Schutz unweigerlich und permanent jedem akustischen Signal (Tonhöhen bis zu 20000 Hertz) ausgesetzt. Auch während des Schlafens bleiben sie aufnahmebereit, so daß uns ein Geräusch, ein Ton aus tiefem Schlaf wecken kann. Odysseus verschloß seinen Gefährten die Ohren mit

Wachs, als sie durch das Gebiet der Sirenen segelten, um sie vor der Verlockung durch deren betörenden Gesang zu schützen, der sie ins Verderben führen würde. Seine eigenen Ohren blieben offen, aber er ließ sich an den Mast des Schiffes binden, um dem Gesang nicht zu verfallen. Die Schiffer, die an der Lorelei vorbeifuhren, hatten ihre Ohren nicht verschlossen; sie erlagen dem Zauber der Stimme dieser Rheinnixe und ließen sich in die falsche Richtung leiten, so daß ihre Schiffe zerschellten.

Über das Ohr werden psychische Reaktionen und Emotionen unmittelbar und nachhaltig ausgelöst. Durch das Hören wird auch untrüglich die vielschichtige Befindlichkeit des anderen wahrgenommen, die positive und negative Resonanzen auslöst, wie „Da hast du mir aus der Seele gesprochen."

Ohne das Vorhandensein eines analytischen Hörvermögens für Stimmfunktion, Artikulation und Sprechablauf sind den stimmtherapeutischen Maßnahmen in ihren Entfaltungsmöglichkeiten Grenzen gesetzt. Somit sind innerhalb der Schulung der auditiven Wahrnehmung primär zwei Schwerpunkte zu verfolgen: das Hören von Geräuschen, Klängen und fremden Stimmen (Fremdhören) sowie das Hören der eigenen Stimme (Eigenhören). Folgende Fähigkeiten zur Verarbeitung von akustischen Reizen lassen sich differenzieren:

- Erkennen und differenzieren von Geräuschen und Klängen sowie ihrer Veränderung.
- Raumorientierung: Erkennen der Richtung einer Schallquelle.
- Lernen, auf die Raumakustik zu reagieren.
- Bestimmte Laute selektiv heraushören: Sprache und andere Informationen im Störlärm hören und erkennen.
- Ignorieren von Reizen, die im Sinnesfeld erscheinen: Sie werden überhört, wenn ihnen kein Informationsinhalt zukommt.

Als Teilbereiche des Gesamtphänomens Hören sind intentionale auditive Aufmerksamkeit, Merkfähigkeit, Diskriminationsvermögen und Klangvorstellung hervorzuheben. Voraussetzung hierfür ist die Funktionstüchtigkeit der am Hörvorgang beteiligten Organe und ein intaktes zerebrales Leistungsvermögen.

Das Klangphänomen umfaßt die Bereiche Tonhöhe, Intensität und Klangfarbe. Das bedeutet, daß das Unterscheidungsvermögen dieser Qualitäten geschult werden muß. Wird der Tonhöhenunterschied um einen bestimmten Grenzwert unterschritten, kann eine differenzierende Beurteilung nicht mehr erfolgen. Das Gehör verfügt über besonders gute Differenzierungsmöglichkeiten bei Frequenzen zwischen 500 und 4000 Hz. Von diesem Bereich nimmt die Unterscheidungsfähigkeit „nach den unteren Frequenzen erheblich, nach den oberen in geringem Grade ab ... Die besten Differenzierungsleistungen werden erreicht, wenn Bezugston und Vergleichston wiederholt im Wechsel dargeboten werden, und zwar mit einer Wechselfrequenz von 2–4 Hz" (Lindner 1969, 112). Bezüglich der Intensität werden zwei Töne dann als verschieden perzipiert, wenn die Differenz mindestens 10% beträgt.

Das Hören erfordert einen schnellen Decodierungsprozeß, da das Gesprochene bzw. die Musik weiterlaufen. Dies macht ständig neue Wertungen und Gewichtungen notwendig, da man in jedem Augenblick etwas Neues hört. Zudem reagiert das Gehör als Kontrollinstanz immer eine Nuance später. Das Ohr kann nur im Vergleich Veränderungen wahrnehmen, trotzdem muß in der Regel ein einmaliges Hinhören genügen, um subtile Abweichungen zu differenzieren. Erschwerend kommt hinzu, daß jeder Mensch eigene vorgeformte Hörmuster ausgebildet hat. Als Konsequenz sind in der Therapie Übungen zur Diskrimination und Differenzierung von Klängen von besonderer Bedeutung.

Dilemma: Eigenhören – Fremdhören

Unterrichtet ein Instrumentalist seinen Schüler, ist es egal, wer gerade auf dem Instrument spielt; beide haben denselben Klangeindruck, über den sie sich konkret verständigen können. Anders ist es bei dem Austausch über das Hören zwischen Therapeut und Patient oder zwischen Gesangspädagoge und Sänger. Hier wird zum Erbringen und Nachahmen von Tönen nicht dasselbe Instrument benutzt, sondern zwei verschiedene: Der Patient produziert einen Ton, der für ihn in einer bestimmten und gewohnten Weise mit einer fest verwurzelten Klangvorstellung erklingt. Der Therapeut gibt mit seiner Stimme einen veränderten Klang vor, der aber für den Patienten anders klingt als für den Therapeuten selbst. Hinzu kommt, daß der jeweilige Hörer auch unbewußt psychisch auf die Stimme des anderen reagiert.

In etwa vergleichbar ist dieses Phänomen mit einer Tonbandaufnahme: Jeder, der sich selbst zum ersten Mal auf diese Weise hört, wird irritiert sein und meinen, daß es nicht die eigene

Stimme sein könne. Aber es ist seine Stimme, nicht wie er selbst sie hört, sondern wie sein Gesprächspartner sie hört. Infolge dieses Phänomens entstehen häufig Divergenzen in der Beurteilung eines Klanges durch Patient und Therapeut. Der Patient hört und empfindet seine Stimme z. B. als belegt, der Therapeut dagegen kann dies nicht wahrnehmen. Dadurch kommt es beim Patienten zu Irritationen und Verwunderung. Grund für eine verstärkte Veränderung des Eigenhörens kann z. B. eine abklingende Erkältung mit Restzuständen einer Verschleimung im Bereich der Eustachischen Tuben sein.

Die vom Sprecher erzeugten Schallwellen erreichen sein eigenes Ohr nicht nur wie den Zuhörer über Luftleitung, sondern auch über Knochenleitung. Ein etwas länger ausgehaltenes „ng" wie in dem Wort „Klang" ruft ein deutliches Gefühl der Vibration der Kopfknochen hervor, das gleichzeitig zu spüren und zu hören ist. Wie der Klang klingt, wenn er das eigene Ohr erreicht, hängt auch von den akustischen Gegebenheiten des Raumes ab, die klangverstärkend bzw. klangdämpfend wirksam werden können. Daher rührt sicherlich die Äußerung etlicher Patienten, daß im resonanzverstärkenden Badezimmer die Stimmübungen am besten gelingen.

Auf Schwierigkeiten, die eigene Stimmfunktion über das Gehör zu kontrollieren, weisen häufig Äußerungen von Patienten hin: „Klang jetzt meine Stimme besser?", fragt zweifelnd der Patient, „Ich habe gar keinen Unterschied gehört, aber wenn Sie meinen, dann wird es wohl stimmen." Probleme werden auch durch festgefügte ästhetische Normvorstellungen über den Stimmklang verursacht, die mit der Realität nicht in Einklang stehen, wie das folgende Fallbeispiel zeigt.

Frau W., eine 33jährige Sopranistin, kommt wegen rezidivierender Heiserkeit zur Behandlung. Die Sprechstimme klingt laut und wenig resonanzreich, die Vokaleinsätze hart. Die Singstimme präsentiert sich besonders in der Mittellage überlüftet. Zur Höhe hin wird sie mit verstärktem subglottischen Druck sowie engem und scharfem Klang geführt.

Frau W. ist davon überzeugt, nur dann singen zu können, wenn sie eine überhöhte Muskelaktivität einsetzt und diese als festen Halt, verbunden mit einem Gefühl der Sicherheit, im ganzen Körper spürt. Es werden daher therapeutisch Elemente der progressiven Muskelentspannung (Abschnitt 12.4) verwendet, um erst einmal eine Differenzierung von muskulären Anspannungs- und Lösungsvorgängen zu entwickeln. In kleinen, langsamen Schritten wird versucht, Töne und Tonfolgen aus der Bewegung zu erschließen und ihr zu vermitteln, daß auch diese dann gut und sogar besser gelingen können, wenn sie mit einer flexiblen Körperspannung verbunden sind. Frau W. verhält sich jedoch mißtrauisch und abwartend, zumal sie sich durch das Lösen punktueller überspannter Haltestrukturen verunsichert fühlt.

Hinzu kommt, daß sich durch die beginnende Flexibilität im Bereich der Körperräume auch der Stimmklang verändert: Er wird schwingender, resonanzreicher und verliert an Schärfe. Die Sängerin empfindet die Töne als zu dunkel, zu tief und nach hinten verlagert, da sich auch der Kehlraum zu öffnen beginnt. Jetzt ist die Irritation und der Konflikt mit der gewohnten Klangvorstellung so groß, daß es zu gereizten Ausbrüchen kommt. In einem behutsamen Prozeß gilt es, die bisher gewohnte Höreinstellung und Klangvorstellung zu wandeln.

Je mehr das neue Klangbild von Frau W. angenommen werden kann, um so besser entwickelt sich ihre Stimme. Frau W. fühlt sich im weiteren Verlauf der Therapie wie befreit, da sie ihren Körper beim Singen nicht mehr in muskulärer Hochspannung halten muß. Den neuen, weicheren und volleren Klang ihrer Stimme empfindet sie nun selbst als wesentlich schöner und ist bemüht, ihn weiter zu entfalten.

10.9 Sensibilisierung für Klanghören und Klangspüren

Im allgemeinen bleibt es schwierig und problematisch, die eigene Stimme über das Ohr objektiv zu beurteilen. Die Wahrnehmung ist beeinflußt von gewohnten Höreindrücken: Normalerweise erscheint jedem seine Art zu sprechen und zu klingen als die richtige, so daß sich ein inneres klangliches Leitbild entwickelt hat. Hierzu gehören nicht nur akustische Eindrücke, sondern auch kinästhetische und taktile Muster, die die jeweiligen muskulären Spannungen sowie die ablaufbedingten Steuerungs- und Regelprozesse eines Klanges umfassen. Erweisen sich vorhandene Muster als veränderungsbedürftig, so ist die Entwicklung eines Gespürs für körperliche Prozesse bei der Erzeugung von Klängen einer der ersten Schritte.

Erst wenn diese Spürfähigkeit hinreichend vorhanden ist, ist es möglich, neue Klangmuster zu entwickeln. Hierzu ist zunächst die Vorstellung eines Klanges und seiner verschiedenen Nuancen nach einem inneren Konzept notwendig. Dies bedeutet, den imaginierten Klang zu „hören" und zu „empfinden". Im Bereich der Atmung und des Kehlkopfes führt die Vorstellung zur realen Vorbereitung der angestrebten Tongebung (s. auch A.6 im Anhang). Mit dem Einsetzen der Phonation wird die akustische Kontrolle möglich: Durch Vergleich der bereits gespeicherten, der vorgestellten und der neu produzierten Klangbilder bietet sich die Möglichkeit zur Nachkorrektur und zum Erproben der Einstellungen für ein optimales Klangergebnis. Das neue Klangbild mit seinen akustischen, kinästhetischen und taktilen Mustern kann dann in den Langzeitspeicher aufgenommen und bei Bedarf abgerufen werden.

Ausgangspunkt jeder Schulung der Hörwahrnehmung ist das Wahrnehmen von Stille und die Konzentration auf den inneren Hörraum.

▪ Halten Sie sich beide Ohren zu und hören Sie in sich hinein. Horchen und spüren Sie, wie und wo das Körperinstrument klingt: das Pulsieren des Blutes, das Pochen des Herzens, die Bewegungen der Gelenke, das Atmen, wie die Luft abgegeben und wieder aufgenommen wird. Hören und spüren Sie den Unterschied, wenn der Atemweg durch den Mund oder die Nase erfolgt. Wie verändert sich parallel dazu der Körperraum? Lösen Sie die Hände von Ihren Ohren. Was hören und spüren Sie jetzt?

Stellen Sie sich einen Klang vor. Versuchen Sie, ihn zu hören und im Körperinstrument zu spüren, bevor Sie ihn zum Klingen bringen. Stimmt der reale Klang mit Ihrer Vorstellung überein?

Hören und fühlen Sie die innere Dynamik von Musik. Welche Art von Musik löst bei Ihnen welche Stimmungen aus, welche Erinnerungen an Menschen und Situationen? Welche Musik ist Ihnen vertraut? Lauschen Sie bevorzugt auf die Tonhöhenbewegung, den Rhythmus, das Tempo, die variablen Lautstärkeverschiebungen. ▪

Wenn das Interesse für Klänge geweckt und die eigene Klangvorstellung bereichert wird, erschließt sich die Möglichkeit, eine neue Klangqualität zu produzieren. Nur das, was ich als Klangvorstellung in mir trage, kann ich produzieren. Ein wichtiger Weg zur Sensibilisierung des Hörempfindens ist es, aus dem Alltag vertraute Klänge wahrzunehmen und zu versuchen, die Gefühle, die sie auslösen, zu beschreiben und stimmlich auszudrücken. Wie klingen zwei leere Gläser, die gegeneinander gestoßen werden, und wie klingt es, wenn sie unterschiedlich gefüllt sind? Wie klingt das unterschiedliche Trommeln der Finger auf verschiedenen Gegenständen?

Ein weiterer Schritt ist die intentionale Hörausrichtung sowie die akustische Differenzierungsfähigkeit, das Vermögen, durch Zuwendung der Aufmerksamkeit relevante Signale aus verdeckendem Störlärm herauszuhören. Der Patient lernt, horchend auf ein bestimmtes Instrument im Orchester oder auf eine bestimmte Stimme während einer Unterhaltung von mehreren Menschen ausgerichtet zu sein. Dabei entwickelt er die Fähigkeit, Schallreize zu überhören, die nicht bedeutungsvoll sind.

▪ Lenken Sie Ihr Hörbewußtsein in verschiedene Richtungen auf die Geräusche der Straße. Differenzieren Sie diese: Welche Laute hören Sie besonders, die Stimme des Nachbarn, das Schreien des Kindes, den Wind in den Blättern, die Regentropfen am Fenster? Vergrößern Sie Ihre Ohren mit den Händen: Wie hören Sie jetzt? Wie fühlt sich dabei Ihr Körperraum an? Hören und spüren Sie einen Unterschied, wenn Sie mit geschlossenen oder geöffneten Augen hören? Auf welche Geräusche werden Sie sofort aufmerksam, und welche hören Sie erst bei gerichteter Hinwendung? ▪

Intensivierung der Hörwahrnehmung im Alltag

Die Vermittlung von Interesse am Hören ist eine wichtige Aufgabe der Stimmtherapie. Der Patient soll neugierig auf Geräusche und Stimmen des Alltags ausgerichtet sein: die Stimmen der Kollegen im Betrieb, die des Chefs während der Unterredung, die der Kinder in der Schulklasse und die des Mannes am Verkaufstresen. Wie verändern sich die Stimmen und in welchen Situationen? Wie ist ihre Tonhöhe, ihre Klangfarbe, ihre Lautstärke? Mitteilungen des Patienten über das Gefühl beim Hören von bestimmten Stimmen können auch Hinweise auf Konflikte und Probleme geben: Wie spricht der Freund?

Warum versagt der Patientin in dessen Gegenwart so häufig die Stimme, verbunden mit der Empfindung von Hilflosigkeit, Druck und Enge im Halsbereich?

Das Hören fremder Stimmen wird unter folgenden Leitfragen anhand von Tonaufnahmen analysiert: Wie hören und empfinden Sie die Stimme des Sprechenden? Was nimmt Sie gefangen, was stößt Sie ab? Wirkt die Stimme auf Sie angenehm oder unangenehm? Die Aufmerksamkeit wird dabei vorwiegend auf Parameter wie Tonhöhenbewegung, Lautstärke, Resonanz, Dynamik, Tempo, Klang und Artikulation gerichtet. Differenzierungen erfolgen an Beispielen von

- pathologischen Stimmen,
- Erzählungen, gesprochen von professionellen Sprechern,
- Stimmen mit unterschiedlichen Dialekten,
- Stimmen in unterschiedlichen beruflichen Situationen.

Erfahren der eigenen Stimme

Viele Patienten wissen oder können die Entdeckung machen, daß ihre Stimme im Verlauf eines Tages unterschiedlich klingt. Die Vielfalt der Gefühle und Emotionen kommt in den unterschiedlichsten Situationen durch die Stimme zum klingenden Ausdruck.

Wie erfahren Sie Ihre Stimme im Verlauf eines Tages? Wie klingt sie am Morgen, wenn Sie aufgestanden sind? Wie fühlen Sie sich dabei? Klingt sie ungeschmeidig, etwas rauh und dumpf, hört sie sich fremd an? Ihre Stimme am Arbeitsplatz, ist sie dort anders? Sie fühlen sich überfordert und gehetzt. Würde man hören und spüren können, daß Sie Unbehagen vor dem heutigen, mit Terminen randvoll gepackten Tag verspüren? Um sich in Ihrer unruhigen Schulklasse durchzusetzen, benutzen Sie die Stimme, von der Sie aus Erfahrung wissen, daß sie mit ihr die gewünschte Wirkung erzielen können? Ein Kind ist hingefallen, können Sie sofort auf eine Stimme umschalten, die tröstet, Zuwendung und Ermutigung vermittelt?
Wie klingt Ihre Stimme in Streßsituationen? Sie sprechen vor einem unbekannten Publikum; Sie haben Auseinandersetzungen mit Arbeitskollegen und Angst, die eigene Ansicht zu vertreten; Sie fühlen sich im Betrieb der überfordernden Situation nicht gewachsen. Ist Ihre Stimme dann meistens zu leise oder zu laut, zu hoch, brüchig belegt oder krächzig? Wie empfinden Sie dann Ihre Stimme? Klingt sie für Sie unangenehm? Was fühlen Sie dabei in Ihrem Körperinstrument, spüren Sie Druck im Kehlkopfbereich, ein nervöses Gefühl in der Magengegend, Verspannungen in Schulter und Nakken? Wie war Ihr Verhalten dabei, welche ablaufenden Muster haben Sie beobachtet? Zeigten sich dieselben Reaktionen in anderen Situationen? Empfanden Sie Ihre Stimme in Einklang mit Ihren Gefühlen?

Der Wechsel der Stimme in unterschiedlichen Situationen hängt mit den verschiedenen Rollen zusammen, die ein Mensch in seinem Umfeld einnimmt. Er muß ständig bereit sein, mit Leib und Seele in diesen Rollen aufzugehen. „Soziale Rollen sind im kommunikativen Vollzug Sprechrollen", formuliert Geißner (1981, 81), „und da das Individuum nur in Rollen existiert, folglich auch gerade nicht als ‚Individuum', sondern nur rollenhaft sprechen kann, gibt es kein rollenloses Sprechen". Dies heißt nicht, daß ein Mensch keine Eigenstruktur hat; vielmehr variieren die verschiedenen Rollen mehr oder weniger stark das individuelle Grundmuster.

Lernen, dem anderen zuzuhören

„Jeder Versuch, sich mitzuteilen, kann nur mit dem Wohlwollen des Anderen gelingen", sagt Max Frisch. Mittler bei diesem Versuch ist die Stimme. „Du hörst mir ja gar nicht zu, dann kann ich ja gleich den Mund halten", sagt verletzt meine Tochter und verstummt. Mein Sohn wird ärgerlich und geht fort, wenn er mit mir redet und ich antworte, ohne den Kopf von meinem Buch zu heben. Oder in einer anderen Situation: „Wenn Du genauer hingehört hättest, wüßtest Du, wie es gemeint war." Solche Begebenheiten, die jeder in ähnlicher Weise tagtäglich erfährt, können existentielle Bedeutung erlangen, wenn der Mensch kein Gegenüber hat, das ihm zuhört, ihn erhört. Er wird zu einem Verstummenden, und nur durch die Sprache kann „der Mensch erlöst werden aus der Stummheit seiner Innerlichkeit" (Lersch 1970, 434).
Innerhalb der Therapie ist dieses Phänomen aus zwei Richtungen anzugehen: Einerseits wird der Hörer für die verschiedenen Wirkungen, die der Sprecher in ihm auslöst, sensibilisiert; andererseits wird er auf die zusätzlichen Informationen aufmerksam gemacht, die der Sprecher ihm

auf unterschiedliche Weise geben möchte. Das heißt im einzelnen:

- Zuhören lernen im dialogischen Prozeß: Nicht die Aussage allein wird in den Raum gestellt, sondern gleichzeitig weitere Mitteilungen und Hinweise zur Deutung. Der Hörende erspürt seine intentional ausgerichtete Einstellung zum Sprechenden und was sie im eigenen körperlich-geistigen Bereich auslöst: Wie habe ich mich beim Zuhören gefühlt? Habe ich verstanden, was mir der Sprecher mitteilen wollte? Konnte ich aufmerksam zuhören? Was störte mich? Warum ermüdete ich beim Zuhören? Umgekehrt gilt es zu erspüren, was das aufmerksame Zuhören beim Sprechenden bewirkt.
- Signale der Stimme hören, sehen und verstehen lernen: Das Gehör empfängt über die musikalischen Elemente der Stimme die innersten Gedanken des anderen: Hinhören, was der andere inhaltlich sagt, erlauschen und erspüren, was er meint; Lernen, durch die Worte hindurch zu hören, was die Seele mitteilen möchte. Als Konsequenz ergibt sich, daß man ein Gefühl für das Wechselspiel zwischen Sprecher und Hörer entwickelt.

Für den Patienten gilt es also, unter Beachtung der Regeln für den Kommunikationsprozeß (Kapitel 5) sowohl die sprecher- als auch die hörerseitigen Vorgänge erfassen zu lernen, da in jedem Dialog ein ständiger Rollentausch erfolgt. Gleichzeitig kann der Therapeut notwendige und mögliche Therapieansätze im Hinblick auf Defizite in den verschiedenen kommunikativen Ebenen ausloten.

11. Das Primat der Spannungsregulierung in der Stimmtherapie

11.1 Schlaffheit und Verkrampfung: Der muskuläre Tonus

Es gibt viele Arten von Spannung und Entspannung, wobei beide Begriffe unterschiedliche Phasen eines gemeinsamen funktionalen Geschehens einschließen. Alle Spannungszustände bedingen immer wieder neue und sich ständig verändernde Spannungsverteilungen im Sinne eines dynamischen Geschehens zwischen den Polaritäten von Ge-spanntsein und Ent-spanntsein. Spannung und Entspannung können also nicht isoliert und rein organbezogen betrachtet werden, sondern sind in den umfassenden Rahmen eines Individuums mit all seinen physischen und psychischen Bedingtheiten eingebunden. Dabei wird ein hypothetischer idealer Spannungszustand als physiologisches Optimum unterstellt. Von diesem aus sind unterschiedlich stark ausgeprägte Abweichungen in beiden Richtungen möglich: nach der einen Seite bis zu fast krampfhafter Anspannung, nach der anderen Seite bis zur fast vollständigen Erschlaffung. Entspannung bedeutet somit nicht, wie oft fälschlich unterstellt, die völlige Erschlaffung, sondern einen Lösungsprozeß einer unangepaßt großen Spannung bis auf eine individuelle Grund- bzw. Bereitschaftsspannung, aus der alle zielorientierten Spannungen flexibel entwickelt werden können (Tab. **20**).

Allgemein ist zu beachten, daß eine klare Abgrenzung zwischen muskulärem, vegetativem und psychischem Spannungssystem nicht möglich ist. Diese Systeme stellen selten abgegrenzte, autonome Bereiche dar, sondern zeigen fließende Übergänge mit gegenseitigen Wechselwirkungen: Steuerungsmechanismen des vegetativen Bereichs üben auf die jeweilige muskuläre Tonuslage einen nachhaltigen Effekt aus. Die emotionale Stimmungslage hat gleichfalls einen bedeutenden Einfluß auf den Muskeltonus: Emotionssteigerung bedeutet regelmäßig eine allgemeine Erhöhung der muskulären Spannung. In diesem Rahmen können nur einige wesentliche Aspekte zu den einzelnen Systemen aufgeführt werden.

Bezogen auf die Zielsetzung logopädischer Therapie mit stimmkranken Patienten stellt sich die Aufgabe, unphysiologische Körperspannungen auszugleichen und die Stimmfunktion sowie die mit ihr zusammenhängenden muskulären Funktionssysteme und Regelkreise zu normalisieren und ihre Autoregulation zu reaktivieren. Dies bedeutet keineswegs, blindlings entspannende Maßnahmen durchzuführen, sondern man muß versuchen zu erkennen, welche Funktion eine bestimmte Muskelleistung im Gesamtgeschehen hat.

Der Begriff der muskulären Eigen- oder *Grundspannung (Tonus)* bezieht sich im physiologischen Bereich überwiegend auf die (quergestreifte) Skelettmuskulatur und bezeichnet den Spannungszustand, in dem sich muskuläres Gewebe in der Ruhephase befindet. Beim Ablauf willkürlicher und unwillkürlicher Bewegungen verändert er sich während der Aktivität entspre-

Tabelle **20** Synonyme für erhöhte und verminderte Spannung

Überspannt ⟶		⟵ Unterspannt
Verspannt		Abgespannt
Angespannt		Schlaff
In Dauerspannung	Individueller	Lasch
Gestaute Kraft	physiologischer	Ohne Spannkraft
Nah am Platzen	Spannungsausgleich	Kraftlos
Blockiert		Haltlos
Verkrampft		Aufgelöst
Erstarrt		Leer

chend der jeweils geforderten Leistung im Sinne einer Arbeitsspannung. Der Tonus der Skelettmuskulatur beruht nach Fossmann (1985, 250) auf einer reflektorischen Dauererregung der Muskelfibrillen und wird über die Muskelspindeln gesteuert und aufrechterhalten. Die Grundspannung der Muskulatur ist konstitutionell unterschiedlich. Weiterhin hängt sie direkt mit dem Erregungszustand anderer Steuermechanismen zusammen, wie dem vegetativen Tonus und der emotionalen Befindlichkeit. Sie ist gleichzeitig abhängig von dem Ausmaß der Ruhedehnung, in der sich ein Muskel in Relation zu den momentanen Gelenkstellungen befindet. Ruht z.B. der große Oberarmmuskel (M. biceps brachii) als Agonist bei gebeugtem Ellbogen, so ist sein Tonus geringer als bei gestrecktem Ellbogengelenk. Dagegen ist der Tonus des Antagonisten (M. brachialis) in dieser Stellung erhöht.

Der Tonus des Muskels wird durch den Einfluß der Gamma-Motoneuronen reguliert. Dies erfolgt über Sensoren (Muskelspindeln), die zwischen den Muskelfasern liegen, und durch die Golgi-Rezeptoren (Sehnenspindeln) am Übergang von Muskel- zu Sehnengewebe. Die motorischen Funktionen werden durch die Motoneuronen des Rückenmarkes als spinales Zentrum über afferente und efferente Nervenfasern geregelt. Von dort reichen Bahnen in die Formatio reticularis im Hirnstamm als die zentral übergeordnete Steuerungsstelle aller muskulären Prozesse. Auf diesem Wege werden Längen und Spannungen der verschiedenen agonistisch und antagonistisch wirkenden Muskeln aufeinander abgestimmt. Dadurch ist eine feindosierte optimale Halte- und Bewegungsmotorik gewährleistet.

Der Ruhetonus kann in der Phase der Erwartung einer muskulären Reaktion erheblich ansteigen. Daraus resultiert eine schnell einsetzende und intensive Muskelleistung. Wesentlich sind in diesem Tonusspiel auch die subjektive Bedeutung, die einem bestimmten Reiz zuerkannt wird, und die individuell ungleiche allgemeine Erregbarkeit. Durch diese verschiedenen Komponenten kann die Intensität der Spannung so groß werden, daß das harmonische Zusammenspiel von Agonisten und Antagonisten nachhaltig gestört wird und es zu nicht flüssig verlaufenden Bewegungen kommt. Entscheidend ist in dieser Situation, daß die Entspannungsfähigkeit des betroffenen Muskels durch die erhöhte Tonuslage behindert wird. Fehlspannungen dieser Art betreffen nicht nur die Extremitätenmuskulatur und die Haltemuskeln des Rumpfes. Sie äußern sich in gleicher Weise an der für die Stimmfunktion wichtigen Muskulatur der Hals-, Nacken- und Schultergürtelregionen und natürlich auch an der Kehlkopfmuskulatur. Die Folge können erhöhter subglottischer Druck und eingeschränkte Schwingungsfähigkeit der Stimmlippen mit entsprechenden akustischen Auswirkungen sein.

Der Körper versteift sich beispielsweise in einer Streßsituation durch muskuläre Kontraktion. Normalerweise sollte der Körper mit Beendigung der Streßsituation zum früheren normalen Gleichgewicht zwischen Muskelstreckern und -beugern zurückfinden. Oft geschieht dies jedoch nicht, da die hervorgerufenen Gefühle oder Ängste nicht ausreichend verarbeitet werden, oder es erfolgen dem Ereignis unangemessene Reaktionen mit entsprechenden Überspannungen, in denen der Patient länger als angemessen verharrt. Hiervon ist vorwiegend die Beugemuskulatur betroffen.

Chronisch gesteigerte Muskelspannung, vom Gehirn nicht mehr registriert, bedingt herabgesetzte Flexibilität des Phonationsapparates. In der Hemmung des Ausdrucks wird deutlich, daß die Verspannung das physische Gegenstück zur psychischen Hemmung ist. Der Spannungszustand und die vermehrte Aktivität des sympathischen Nervensystems chronifiziert sich. Hat sich der Körper daran gewöhnt, mit einer bestimmten Muskelspannung auf einen bedrohlichen äußeren oder inneren Zustand zu reagieren, entwickelt sich dieser „Muskelkomplex" zu einem bevorzugten Reaktionssystem (Peter u. Gerl 1988, 26). Er wird immer wieder in der gleichen Weise aktiviert werden, wenn bestimmte Reize den Patienten in ängstliche oder gespannte Erregung versetzen. Dies trifft auch auf die Stimmstörungen zu. Eine Auflösung solcher Blockaden ist notwendig, damit Bewegungs- und Energiefluß wieder in normale Abläufe kommen können.

11.2 Streß und Nervosität: Spannungen im vegetativen System

Das vegetative oder autonome Nervensystem umfaßt die Gesamtheit der dem Einfluß des Willens und dem Bewußtsein primär nicht unterworfenen Nerven und Ganglienzellen. Es reguliert die körperlichen Vitalfunktionen wie Verdauung, Stoffwechsel, Hormon- und Wasserhaushalt und auch die Atmung. In seiner funktionellen Einheit mit den Systemen der endokrinen Drüsen und der Körperflüssigkeiten bestehen enge Wechselbeziehungen zum zentralen (zerebrospinalen) Nervensystem und zu seelischen Vorgängen. In ganzheitlicher Betrachtungsweise sind auch hier wieder die Abhängigkeit und der Rückkopplungseffekt in wechselseitiger Dominanz erkennbar.

Das vegetative Nervensystem gliedert sich in drei Teilsysteme: Sympathikus, Parasympathikus und intramurales System (autonome Ganglien in der Wand der Körperhohlorgane). Sympathikus und Parasympathikus arbeiten spannungs- und entspannungsbezogen antagonistisch. Der *Sympathikus* zeigt eine ergotrope Wirkung: Er funktioniert in Richtung erhöhter Emotionalität, Energieentladung und Spannung. Das sympathische Nervensystem setzt an seinen Nervenenden den Neurotransmitter Noradrenalin frei und bringt damit die muskuläre, vegetative und psychische Spannung des Organismus auf ein erhöhtes Aktivitäts- und Leistungsniveau.

Der *Parasympathikus* hat eine trophotrope Wirkung: Er bewirkt Energiespeicherung, Erholung und Entspannung im System oder am Organ. Bei Erregung des parasympathischen Systems wird als Neurotransmitter Azetylcholin vermehrt ausgeschüttet. Durch die gleichzeitige antagonistische Wirksamkeit des sympathischen und parasympathischen Systems kann bei normalen Verhältnissen keine manifeste einseitige Funktionsverschiebung eintreten. Vielmehr erfolgt unter physiologischen Bedingungen immer eine gleichzeitige, sich gegenseitig beeinflussende Wirkung, so daß ein dynamisches Gleichgewicht herbeigeführt wird.

Ein Mensch kann primär entweder ergotropen oder trophotropen Merkmalen zugeneigt sein, wodurch seine psychophysischen Reaktionen weitgehend bestimmt werden. Auch der Ausdruck der Stimme ist durch diese Disposition gekennzeichnet, sie kann mitreißend sein oder einschläfernd.

Die Kontrolle des autonomen Nervensystems erfolgt durch das Gehirn: Hypothalamus, limbisches System, Hirnstamm. Der Hypothalamus ist die übergeordnete zentrale Kontrollstelle. Gleichzeitig wird er auch von den zentralen Zentren der Emotion beeinflußt, welche ihrerseits wieder unter dem übergeordneten Einfluß der Großhirnrinde stehen. So können unter Streß vegetative Spannungsänderungen verstärkt auftreten. In einer Streßsituation spielen jedoch nicht nur muskuläre, physikalische und chemische Faktoren eine Rolle. Im besonderen Maße sind auch psychische Einwirkungen auf das vegetative Nervensystem, wie Erwartungsängste oder innere Konflikte, von entscheidender Bedeutung. Die Aufgabe des Streßmechanismus ist es, dem Körper für eine plötzlich erforderliche extreme Leistung die notwendigen Kräfte zur Verfügung zu stellen. Danach setzt üblicherweise eine Regeneration ein, in der sich die Effekte der übermäßigen Anspannung normalisieren.

Was geschieht aber, wenn eine Streßsituation zu lange anhält? Eine Summation von Hetze, Überlastung im Beruf, Aufregung, ungeklärten Konfliktsituationen im Alltagsleben und dergleichen bringt das vegetative Nervensystem in ein anhaltend erhöhtes allgemeines Erregungsniveau. Ein Reiz nach dem anderen, ohne die erforderlichen Erholungsphasen dazwischen, löst unterschiedliche Irritationen in verschiedenen Organbereichen aus. Die psychophysische Beeinträchtigung erhöht den muskulären Tonus; unangepaßtes Verhalten bewirkt einen allgemeinen Leistungsabfall mit Auswirkungen auch auf die Stimmfunktion. Durch den Versuch zur Kompensation verstärkt sich die Überforderung und die seelische Anspannung noch mehr. Recht schnell gerät der Patient in einen Circulus vitiosus, aus dem es keinen Ausweg mehr zu geben scheint. Nicht selten kommt es zu einem Zusammenbruch, der je nach individueller Bereitschaft auch häufig die Stimme betreffen kann.

Ausgeprägte bzw. emotionale Labilität des vegetativen Nervensystems führen somit zu Spannungen. Je nach Disposition und Konfliktgehalt werden bestimmte Bereiche des Körpers funktionell gestört. Die Organe sind an emotionalen Reaktionen beteiligt und haben neben ihrer anatomisch-physiologischen Funktion symbolische Bedeutung: Auch Symptome können Symbolcharakter annehmen. Sie sind Ausdruck einer Angst, eines Mitteilungsbedürfnisses oder eines Hilferufes, durch den der Betroffene unbewußt seinen innersten Zustand der Umwelt offenbart. Der Volksmund hat solche psychosomatischen Zusammenhänge in vielen tiefgründigen Redewendungen zum Ausdruck gebracht, von denen einige in Tab. 21 aufgeführt sind.

Tabelle 21 Symbolische Ausdrucksformen (Redewendungen) für Problemzustände

Atembereich	Mir bleibt die Luft weg
	Es verschlägt/raubt mir den Atem
	Mir stockt der Atem
	Ich glaube zu ersticken
	Ich muß erst einmal zu Luft kommen
	Mir liegt ein Stein auf der Brust
	Ich wage kaum zu atmen
	Es herrscht eine erstickende Atmosphäre
	Dampf ablassen
	Dem Ärger Luft machen
	Schnauben vor Zorn
	Schäumen vor Wut
Haltung	Sorgen haben ihn gebeugt
	Den Kopf hängen lassen
	Die Last nicht mehr auf den Schultern tragen können
	Der hat sein Kreuz zu tragen
	Das Leben hat ihm das Rückgrat gebrochen
	Kopf hoch, Du schaffst das schon!
	Jemandem den Rücken stärken
	Einen breiten Buckel haben
	Du kannst mir den Buckel runterrutschen
	Dieser Mensch hat kein Rückgrat
	Ein aufrechter Mensch
Zunge	Seine Zunge im Zaum halten
	Eine spitze Zunge haben
	Gift und Galle spucken
Halsregion	Das hängt mir zum Halse heraus
	Das Wasser steht ihm bis zum Hals
	Sich etwas aufhalsen
	Mir steckt ein Kloß im Hals
	Ärger hinunterschlucken
	Er kann den Hals nicht voll genug bekommen
	Die Angst sitzt ihm im Nacken
	Halt den Nacken steif!
	Die Kehle ist wie zugeschnürt
Haut	Eine Gänsehaut bekommen
	Vor Wut aus der Haut fahren
	Ich möchte nicht in deiner Haut stecken
	Sich in seiner Haut nicht wohlfühlen
	Nicht aus seiner Haut können
	Unter die Haut gehen
	Dünnhäutig sein
	Ein dickes Fell haben
Nase und Geruch	Jemanden nicht riechen können
	Einen guten Riecher haben
	Über etwas verschnupft sein
	Die Nase voll haben
Zähne	Zähneknirschend ja sagen
	Verbissen sein
	Sich ein Gefühl verbeißen
	Zähne zusammenbeißen
	Haare auf den Zähnen haben

11.3 Sich zusammenreißen und im Griff haben: Spannungen im psychischen System

Es wäre sicherlich falsch und überzogen, alle körperlichen Spannungszustände ausschließlich auf seelische Dispositionen und Erlebnisse zurückzuführen. Ganzheitlichkeit meint ja gerade, daß psychische *und* somatische Faktoren in einem komplexen System gegenseitiger Abhängigkeiten stehen. Körperliche Krankheit hat seelische Auswirkungen, und umgekehrt kann sich seelisches Leiden in körperlichen Reaktionen bis hin zu psychosomatischen Erkrankungen niederschlagen.

Auch ohne erst körperlich krank zu werden, hat jeder schon die Zusammenhänge von seelischen Vorgängen und körperlicher Reaktion erfahren, wenn in freudiger Erwartung das Herz klopfte oder bei Aufregung die Hände feucht wurden, die Mundschleimhaut austrocknete oder der Magen zu schmerzen begann. Gerade wenn es besonders darauf ankommt, sich selbstsicher und von der besten Seite zu präsentieren, etwa bei einer Prüfung oder einem Vortrag, kann die psychische Spannung überhand nehmen. Als somatischer Ausdruck zittert die Stimme, Röte jagt ins Gesicht, und eine allgemeine Verunsicherung wird sichtbar. Der gewünschte Eindruck mißglückt, und man erfährt am eigenen Leib, wie sehr man seinem Körper ausgeliefert ist, wie er einen verraten kann und wie man sich vor ihm in acht nehmen muß.

Es gibt keinen seelischen Konflikt und keine psychische Reaktion, die sich nicht im Körper widerspiegelt. Wer seine Gefühle gewaltsam unterdrückt, der setzt dennoch seine Muskeln in Aktionsbereitschaft bzw. in eine Erwartungsspannung. Jeder Umweltreiz wird durch Muskelspannung oder -entspannung beantwortet. Dabei ist zu unterscheiden zwischen den sog. gewohnten Reizen, bei denen eine Reaktion weitgehend ausbleibt, und solchen Reizen, die den Muskeltonus sowie die vegetativen Steuerungen verändern. Wenn man sich freut, wird diese Freude als unmittelbarer Körperausdruck, als positives körperliches Gefühl erfahren. „Freude ohne Dehnungs- und Weitungsempfinden in der Brustgegend ist keine Freude" (Plessner, zit. nach Buytendijk 1967, 162).

Angst wird dagegen als ein negativer körperlicher Zustand empfunden, bei dem sich der Körper versteift, durch Kontraktion zusammenzieht und die Beugemuskeln das Übergewicht über die Streckmuskulatur erlangen, so daß Bewegung, Atmung, Stimme und Gefühle in ihrem Ausdrucksvermögen eingeschränkt sind. Und nicht jedem „platzt der Kragen", sondern statt dessen werden die Aggressionen in der reaktionsbereiten Schulter- und Nackenmuskulatur somatisiert.

Psychische Spannungen sind häufig der Ausgangspunkt einer Ereigniskette, die bei entsprechender Disposition ihre Resonanz im Organ Kehlkopf findet und in einer Stimmerkrankung münden kann. Solche Spannungen können bereits frühzeitig auftreten: Im Kindesalter, wenn Erwachsene die Bedürfnisse der Kinder nicht beachten und ihre entsprechenden Appelle überhören, müssen sie ihre Emotionen unterdrücken. Aufforderungen wie: „Halt den Mund, hör auf zu heulen, reiß dich zusammen, lach nicht so laut, sei ruhig, sitz gerade" sind immer wieder zu hören und sollen befolgt werden. Anstatt zur Auseinandersetzung überzugehen, wird lieber der Rückzug in den muskulären Halt gewählt, also eine erhöhte generalisierte Muskelspannung, um die Gefühle unter Kontrolle zu halten. Hat sich der Körper an eine solche Reaktionsweise gewöhnt, entwickelt sich ein Organbereich zu einem bevorzugten Reaktionssystem für vergleichbare Situationen: Mißempfindungen im Halsbereich oder Heiserkeit sind die Folge.

Zwischen dem expressiven Verhalten und physischen Prozessen besteht eine untrennbare Beziehung. Menschen mit gehemmter Expressivität, die ihren Gefühlen nicht freien Lauf lassen können oder Erinnerungen verdrängen, weisen gleichzeitig erhöhte muskuläre Aktivität auf. Reich (1973) vermutet, daß es infolge unterdrückter bzw. blockierter Gefühle zu einer Somatisierung in Form von chronischen Verspannungen kommt, für die er den Begriff „Muskelpanzer" prägte. Er unterscheidet verschiedene muskuläre Segmente im Körper, in denen sich bevorzugt Spannungen festsetzen und die bezeichnenderweise fast alle direkt mit der Stimmfunktion verbunden sind (Tab. **22**).

Alle Segmente sind in eine ganzkörperliche Struktur eingebunden und hängen miteinander zusammen. So kann z.B. der Nacken nicht gelöst werden, wenn andere Segmente nicht in den Lösungsprozeß einbezogen werden. Die Auflösung von Spannungen erfordert ein subtiles Vorgehen in der Therapie. Es ist notwendig, sich immer wieder in die Situation des Patienten einzufühlen und seine Körperstrukturen zu erspüren. Panzerungen bedeuten für ihn auch Sicherheit; sie schützen gleichzeitig vor Verletzungen durch andere wie vor der eigenen Unsicherheit und Emotionalität. Der Patient versucht die Unbeweglichkeit seines Körpers und besonders des Brustbereichs zu erhalten, um sich selbst zu stabilisieren.

Lösungsprozesse in der Therapie können diese Stützungshilfen erschüttern. Besteht ein Vertrauensverhältnis, wird der Patient in solchen Situationen durch den Therapeuten Stützung

Tabelle **22** Körperregionen, die nach Reich (1973) zum „Muskelpanzer" beitragen, da sich in ihnen bevorzugt Spannungen festsetzen. Sie wirken fast alle direkt an der Stimmfunktion mit

Körperpartie	Auswirkungen der Spannungen
Mimik	Der Gefühlsausdruck ist reduziert, die Mimik wirkt unbeteiligt.
Lippen und Kiefer	Die Lippen sind zusammengepreßt und die Zähne zusammengebissen, um sich für schwierige Situationen zu wappnen. Resultat sind unphysiologische Einflüsse auf den Sprechablauf, besonders auf die Artikulation sowie auf die supraglottischen Resonanzräume. Vor allem die prosodischen Merkmale der Stimme sind vermindert.
Nacken und Hals	Bei Verdrängung emotionaler Gefühle werden Angst und Trauer in diesem Bereich wirksam. Der Mensch fühlt sich dann wie in einer Würgeklammer, oder er hat einen Kloß im Hals. Der Nacken ist im wörtlichen wie im übertragenen Sinne steif: Die Muskeln sind angespannt, die gesamte Flexibilität ist blockiert. Dadurch wird die Stimmfunktion erheblich beeinträchtigt.
Brustkorb und Rücken	Die Panzerung des Brustkorbes und die Starrheit des Rückens drückt den Versuch aus, Halt zu finden. In Verbindung mit angespannten Schultern wird die flexible Koordination verschiedener Funktionssysteme unmöglich. Es entsteht häufig ein Energiestau, besonders zwischen den Schulterblättern.
Zwerchfell, Bauch und Becken	Die Anspannung in diesen Bereichen hilft, Emotionen zu kontrollieren. Dabei wird die Funktionseinheit Atem-Stimme-Artikulation einbezogen und beeinträchtigt.

und Hilfe finden, die Ursachen seiner Probleme zu erkennen und zu verarbeiten. Zeigen sich schwere psychische Traumatisierungen, ist in der Regel eine konfliktorientierte Therapie durch einen Psychotherapeuten notwendig.

Bei allen diagnostischen und therapeutischen Interventionen muß daher die jeweilige vegetative Ausgangslage sowie der Konstitutions- und Reaktionstyp des Patienten berücksichtigt werden. Einzubeziehen ist auch die Grundeinstellung des Patienten: Handelt es sich um einen verschlossenen Menschen mit intensivem Innenleben, d.h. um eine introvertierte Persönlichkeit, oder um einen nach außen gewandten, aufgeschlossenen, extrovertierten Menschen? In der Praxis lassen sich Patienten selten ganz der einen oder der anderen Persönlichkeitsdimension zuordnen. Vielmehr finden sich fließende Übergänge. Es ist jedoch für eine therapeutische Vorgehensweise wertvoll zu wissen, welchem dieser Bereiche der Patient mehr zustrebt, damit auf die unterschiedlichen Reaktionsweisen entsprechend eingegangen werden kann.

In engem Zusammenhang mit der Unterdrückung des Gefühlsausdrucks steht der eingeschränkte Stimmausdruck. Auf Emotionen reagiert der Mensch normalerweise mit expressivem Verhalten, und die damit verbundenen Reafferenzen in das zentrale Nervensystem leisten einen Beitrag zur Gefühlsregulation. Ist jedoch die Übermittlung von Informationen aus dem muskulären Bereich gestört, kann der Patient auch eine streßbedingte Mehrspannung nicht adäquat wahrnehmen. Deshalb hat er nicht die Möglichkeit, regulierend in diesen Prozeß einzugreifen. Je länger der expressive Anteil einer emotionalen Reaktion unterdrückt wird, um so mehr verlernt das Individuum eine angemessene Bewertung der Situation. Die Folge ist eine generelle Unterschätzung streßhafter Ereignisse: Der Patient spürt nicht, wie angespannt und wie sehr er in seiner Funktion beeinträchtigt ist.

Das in Kapitel 4 angesprochene biopsychosoziale Krankheitsmodell nach Engel, verbunden mit einer Einbindung von Streßkonzepten, ist Grundlage für das Verständnis muskulär bedingter Spannungen. Ursachen liegen in körperlichen, interpersonalen und seelischen Belastungssituationen, wobei der Häufigkeit und Dauer, mit der die Stressoren einwirken, ebenso große Bedeutung zukommt wie ihrer Bewertung und vorhandenen Möglichkeiten zur Bewältigung.

Ein ganzheitliches Vorgehen bedeutet nicht, daß die Stimmtherapie immer an allen an der Erkrankung beteiligten Bereichen zugleich ansetzen kann und sollte. Kaum ein Patient wird dem Therapeuten sofort seine Seele öffnen, und auch Umwelt, Sozialität und Geschichtlichkeit sind nicht ohne weiteres zugänglich. Das Wissen um die enge Vernetzung von Psyche und Soma erlaubt es, den Körper als Ausdrucksorgan aller Spannungen und Belastungen zu verstehen und ernstzunehmen. Entscheidende Voraussetzung hierfür ist die adäquate Wahrnehmung der Signale des Körpers durch den Patienten selbst.

12. Wege zum Spannungsausgleich: Ansätze und Verfahren der Körperarbeit

12.1 Der Körper als Klanginstrument

Der Körper ist neben seiner grundsätzlichen biologisch-existentiellen Bedeutung für den Menschen Eindrucks- und Ausdrucksorgan von Gefühlen, Emotionen und Stimmungen, die er willkürlich oder unwillkürlich ausdrückt. Als Klanginstrument und Träger der Stimme unterliegt er physiologischen und physikalischen Gesetzmäßigkeiten sowie psychischen und kognitiven Gegebenheiten. Aufgrund der Komplexität von Strukturen und Funktionen sowie der Einheit von Körperdynamik, Stimmdynamik und Verhaltensdynamik sind Störungsmöglichkeiten zahlreich und vielfältig.

Voraussetzung für eine klangvolle, resonanzreiche Stimme, die sich den unterschiedlichen kommunikativen Belastungen anpaßt und ihnen standhält, ist ein im wesentlichen gesunder und leistungsfähiger Organismus. Ein solches Postulat umfaßt eine ökonomische Funktionsfähigkeit von Körperhaltung und Bewegung, die einen ausgeglichenen muskulären Spannungszustand einschließt. In gleicher Weise gilt die Forderung für den gesamten zerebralen Bereich mit seinen komplizierten Schaltfunktionen, Wahrnehmungs- und Steuerungsmechanismen sowie für die emotionale Befindlichkeit. Daraus folgt, daß für eine gute und leistungsfähige Stimme die bestmöglichen Bedingungen für ein optimales Zusammenwirken der verschiedenen Funktionseinheiten des Körpers geschaffen werden müssen. Jedes funktionelle Segment des Körpers ist mit anderen wechselseitig verbunden und wirkt mit ihnen zusammen. Das Ineinandergefügtsein zu einer funktionellen Systemeinheit ist bei der Atmung, Stimmgebung und Lautbildung besonders offenkundig: Um höchsten stimmlichen Anforderungen wie beim Kunstgesang oder künstlerischem Sprechen zu genügen, ist ein Körperbewußtsein für die äußerst subtile Abstimmung aller beteiligten Funktionsbereiche unabdingbar.

Auswirkungen von unphysiologischen Körperhaltungen auf Veränderungen der Atem- und Stimmfunktion, die zu hyper- bzw. hypofunktionellen Stimmerkrankungen führen können, werden von Weihs (1961, 13ff) dargelegt. Dabei zeigten sich vor allen Zusammenhänge mit

- konstitutionsbedingten, atembehindernden Haltungsstörungen der Wirbelsäule im Sinne einer Hyperlordosierung der Lenden- und besonders der Halswirbelsäule;
- Haltungsstörungen des Beckens, des Brustkorbes und des Schultergürtels;
- Störungen im muskulären Bereich des Abdomens im Sinne einer Erschlaffung oder Überspannung der Bauchdecke;
- Lage- und Bewegungsanomalien des Zwerchfells;
- Tonusstörungen der Skelett- und Atemmuskulatur.

Hülse (1991, 179ff) weist darauf hin, daß allein funktionelle Defizite der oberen Halswirbelsäule, insbesondere nach Traumatisierungen, zu reflektorischen Spannungssteigerungen der Halsmuskulatur und in der Folge zu hyperfunktionellen Stimmerkrankungen führen können. Meist findet sich dabei im Bereich der Gelenkkapsel zwischen dem zweiten und dritten Halswirbel eine deutliche Druckschmerzhaftigkeit. An anderer Stelle (1991, 601) macht der Autor darauf aufmerksam, daß stimmliche Beeinträchtigungen unter dem Eindruck anderer Unfallfolgen häufig nicht bewußt werden und erst nach dem Rückgang der Allgemeinbeschwerden, oft sogar erst bei stimmlicher Belastung nach Wiederaufnahme der Berufstätigkeit, in Erscheinung treten.

Die muskulären Spannungserscheinungen sind aus Irritationen der segmentalen motorischen Nerven zu erklären, die im wesentlichen die tiefe Hals- und Zungenmuskulatur versorgen. Am Kehlkopf kommt es zu Tonusdifferenzen der Stimmlippen, zu unregelmäßigen Schwingungsbildern und Schlußinsuffizienzen. Jäckel (1992, 33) vermutet, daß „Funktionsstörungen der Halswirbelsäule zu muskulären Dysbalancen im Aufhängeapparat des Kehlkopfs führen und so von außen über den Kippmechanismus … auf den Stimmlippentonus einwirken".

Die für die Tragfähigkeit der Stimme notwendige Aktivierung des 4000-Hz-Formantbereichs setzt eine entsprechende Mischung des Brust- und Kopfklanges voraus. Ihre Grundlage ist eine „ausgewogene kombinierte kostoabdominale Atmung, die sich in einer gleichzeitigen und gleichmäßigen Anhebung und Senkung von Brust- und Bauchwand äußert" (Schultz-Coulon 1980, 10). Darüber hinaus ist nach Weihs für den Stimmeinsatz ein präphonatorisches muskuläres Gleichgewicht der Atemmuskulatur erforderlich, „insbesondere der antagonistischen, die Halswirbelsäule bei der Inspiration feststellenden Hals- und Nackenmuskulatur der Mm. sternocleidomastoidei und der supra- und infrahyalen Muskelgruppen" (1962, 51). Hierdurch kommt es zu einem harmonischen Synergismus der äußeren Kehlkopf-, Zungen- und Artikulationsmuskulatur bei der Phonation.

Durch eine aufgerichtete Körperhaltung wird die Lautheit und Resonanz der Stimme verstärkt und der Schwingungsmodus sowie die Adduktion der Stimmlippen günstig beeinflußt. Frank u. Sparber (1973, 226) sind in einer Studie der Frage nachgegangen, inwieweit die Singstimme am Beginn der Gesangsausbildung durch die Körperhaltung beeinflußt wird. Dabei ließ sich feststellen, daß die Mehrzahl der Probanden bei einer ungünstigen Haltung subjektiv eine körperliche Anstrengung empfand. Objektiv waren bei Intervallsprüngen nach oben im Sonagramm größere Amplitudenausschläge nachweisbar. Diese Veränderungen werden gedeutet als Beeinträchtigung des ausgewogenen Gleichgewichts der exspiratorischen und inspiratorischen Muskelaktivitäten aufgrund des allgemein erhöhten Tonus bei unphysiologischer Körperhaltung.

Für den Sänger wie auch für den Sprecher bedeuten diese Zusammenhänge, daß er seine Stimme und ihre vielfältigen Wechselbeziehungen zu seinem Körper erfahren und beherrschen lernen muß, um die jeweils von ihm geforderte Stimmfunktion erbringen zu können. „Der Sänger", so J. Protschka, „kann sich nie von seinem Instrument lösen". Er wird mit seinem Körper die Grundspannung eines Liedes bis in die feinsten Nuancierungen seiner Interpretation mitvollziehen, um den Zuhörer zum Miterleben zu befähigen. Hierzu muß der Organismus als Körperinstrument einbezogen werden, um eine dynamische Anpassung innerhalb der beteiligten Funktionskreise zu gewährleisten und sich intentional und flexibel auf sein Umfeld auszurichten. Nur dann ist es möglich, sich bei auftretenden Schwierigkeiten der jeweils störenden Faktoren bewußt zu werden und ihnen sinnvoll zu begegnen. Die Funktionstüchtigkeit des Klanginstruments Körper bestimmt seine Möglichkeiten und Fähigkeiten und damit auch die Leistungsfähigkeit der Stimme.

12.2 Über das Soma zu Psyche und Stimme: Körperarbeit als ganzheitlicher Therapieansatz

Wie bereits aufgezeigt, ist der Körper in der Stimmtherapie der unverzichtbare Ausgangs- und Angriffspunkt; zugleich sollte er als Quelle vielschichtiger Erfahrungen begriffen werden.

Der anthropologische Ansatz des hier vorgestellten Therapiekonzepts (KIIST, Kapitel 13) beinhaltet die Vorstellung, daß das Individuum als eine Einheit von Körper, Seele und Geist in ständiger Wechselbeziehung mit seiner Umwelt und Sozialität steht. Zudem wirken Erfahrungen aus der Vergangenheit ebenso beeinflussend auf den Menschen wie die auf die Zukunft gerichteten Wünsche, Hoffnungen und Ängste. Alle diese Komponenten werden in den Daseinskategorien Leiblichkeit, Umweltbezogenheit, Sozialität und Zeitlichkeit erfaßt, die im Leben jedes Individuums einzigartig und prägend wirksam sind (Abschnitt 4.2)

Prinzipiell unterscheiden sich zwei Möglichkeiten für eine therapeutisch erwünschte Verhaltensänderung beim Patienten: Die Therapiemaßnahmen können entweder bevorzugt an der Psyche oder aber primär am Körper ansetzen. Eine reale Änderung ist aber nur dann möglich, wenn therapeutisches Vorgehen zu positiven Effekten in beiden Dimensionen führt. Das heißt: Innerhalb jeder Therapie müssen beide Bereiche integriert werden. Die leib-seelische Einheit des Menschen über das Soma anzugehen, hat den Vorteil, daß mit den physiologisch-muskulären Strukturen einfacher und direkter umzugehen ist. Körperliche Störungen, Mißempfindungen oder Spannungen sind im Vergleich mit psychischen Problemen zum einen konkreter und unkomplizierter zu lokalisieren; zum anderen ist es einfacher, den Patienten dafür zu sensibilisieren, was an seinem Körper geschieht.

Es ist daher folgerichtig, das stimmtherapeutische Geschehen über den Körper einzuleiten. Das bedeutet, körperliche Funktionen wie Muskeltonus, Haltung, Atmung, Bewegungsabläufe und schließlich die Stimme zu einem physiologischen und flexiblen Zusammenspiel zu bringen, das mit den Emotionen im Einklang steht. Dies erfolgt auf der Basis einer Verknüpfung von Sensorik und Motorik bei Bewegungsabläufen. Diese werden zunächst langsam unter kinästhetischer Bewußtheit eingeübt und später beschleunigt und automatisiert. Eine wesentliche Komponente ist in vielen Fällen der Wechsel zwischen muskulärer Anspannung, Bewegung und bestmöglicher Lösung, um zu einer flexiblen Bereitschaftsspannung zu gelangen. Dabei besteht das wirksame Prinzip darin, daß die lösenden Impulse nicht auf die primär aktive Muskelgruppe beschränkt bleiben, sondern in der dazugehörigen Muskelkette und im ganzen muskulären System wirksam werden. Die Zusammenhänge mit anderen Körperbereichen werden so erfahrbar; gleichzeitig wird die sich verändernde Befindlichkeit bewußt gemacht und reflektiert.

Für die Therapie bedeutet dies, daß neben der physischen immer auch die emotionale und kognitive Ebene angesprochen und beeinflußt wird. Unter Beachtung dieser Zusammenhänge wird der Stimmtherapeut der Gefahr entgehen, umschriebene muskuläre Fehlfunktionen isoliert und nicht als Teil des Gesamtgeschehens zu erkennen und zu behandeln. Er wird vielmehr immer zu reflektieren versuchen, welche Anteile die Psyche und die Lebenssituation des Patienten an der Auslösung der Stimmerkrankung haben.

Körpertherapien lassen sich in konfliktorientierte (psychodynamische) und funktionale (übende) Heilverfahren differenzieren. Bei den *konfliktorientierten Verfahren*, z.B. der Bioenergetik (Reich, Lowen) und der körperzentrierten Gestalttherapie (Perls), stehen psychodynamische bzw. tiefenpsychologische Mechanismen im Mittelpunkt. Insbesondere Wilhelm Reich hatte erkannt, daß (frühkindliche) traumatische Erfahrungen nicht nur mental verdrängt werden und zu unbewußten Widerständen führen können, sondern sich auch körperlich in Form bestimmter Muskelverspannungen und fehlerhafter Haltungsmuster („Charakterpanzer") ausdrücken. Konfliktorientierte Methoden versuchen, solche traumatischen Erlebnisse im direkten Zugang über den Leib zu aktivieren, durchzuarbeiten und auf diese Weise die Panzerung zu lösen. Sie können die stimmtherapeutischen Maßnahmen allenfalls begleiten, da sie reine Psychotherapien verkörpern und nur von entsprechend ausgebildeten Therapeuten angewendet werden sollten.

Im Bereich der *funktional-übungszentrierten Körpertherapien* dagegen findet der Stimmtherapeut eine Vielzahl von Methoden und Ansätzen, die teilweise seit längerem auch in die stimmtherapeutische Praxis Eingang gefunden haben. Hierzu zählen im wesentlichen tonusregulierende, atem- und bewegungstherapeutische Verfahren wie

- Eutonie (G. Alexander),
- Progressive Entspannung (Jakobson),
- Funktionelle Entspannung (M. Fuchs),
- Konzentrative Bewegungstherapie (H. Stolze),
- Feldenkrais-Methode,
- Alexander-Technik,
- Atemtherapie (Middendorf, Glaser, Schlaffhorst-Andersen),
- Sensory Awareness (Gindler, Brooks, Selver).

Je nach persönlicher Ausrichtung des Therapeuten werden teilweise auch Elemente fernöstlicher Verfahren wie Yoga, Tai Chi, die chinesische Heilgymnastik Qui Gong und Zen-Meditation in den Therapieprozeß integriert.

Die verschiedenen körperorientierten Methoden, die sich am Behandlungsziel eines Spannungsausgleichs orientieren, haben trotz gewisser Unterschiede Wesentliches gemeinsam. Dieser Spannungsausgleich betrifft nicht nur den muskulären Tonus, sondern in gleicher Weise den vegetativen und psychischen Bereich. So liegt der gemeinsame Ansatzpunkt an der Skelettmuskulatur. Die muskuläre Tonusregulierung wird von zentralen Schaltstellen im Zwischenhirn gesteuert, von wo aus Querverbindungen zu dort gelegenen Zentren des vegetativen (autonomen) Nervensystems bestehen. Dadurch ergeben sich weitreichende Wirkungen auf dieses System im Sinne einer „Glättung" und Harmonisierung vegetativ gesteuerter Funktionskreise. Außerdem reicht die Einflußnahme über diese zentralen Schaltstellen im Zwischenhirn auch auf Affektabläufe, die von dort mitgesteuert werden. Deshalb ist der Zustand des „Gelöstseins" nicht nur körperlich zu sehen, sondern gleichermaßen auch psychisch-erlebnisbezogen. Aus diesem Grunde können über den Weg des muskulären Spannungsausgleichs auch Emotionen und seelische Spannungen zumindest gedämpft werden.

Zur Verbesserung der Funktion als Klanginstrument zeichnen sich im Rahmen der Arbeit mit dem Körper folgende *Therapieziele* ab:

- Körpererfahrung: Bewußtes Wahrnehmen und Verstehen von Körpersignalen, Erfahrung des eigenen Selbst; Persönlichkeitsentwicklung durch Sensibilisierung für die körpereigenen Funktionen.
- Harmonisierung der Spannungsverhältnisse gemäß den individuell optimalen Interaktionen zwischen Haltung, Atmung, Phonation und verschiedenen Bewegungsabläufen. Verbesserung dieser Funktionen sowie Herbeiführen eines angemessenen Grund- und Arbeitstonus in der Muskulatur als Voraussetzung einer guten Stimmfunktion.
- Einregelung eines individuellen dreiphasigen Atemrhythmus.
- Änderung alter bzw. Entwicklung neuer Bewegungsmuster nach Maßgabe der konkreten Änderungsfähigkeit des Patienten, Löschung übernommener unphysiologischer Verhaltensweisen.
- Aktivieren bzw. Reaktivieren des Ausdrucks von Gefühlen und Emotionen, Verbesserung der Fähigkeit zu ihrer Verbalisierung.
- Steigerung der körperlichen Leistungsfähigkeit und damit des Selbstwertgefühls. Beides verbessert die psychophysischen Bedingungen für die Stimmleistung.
- Entwicklung oder Veränderung des eigenen Körperbildes und der Identität.
- Förderung der selbstregulierenden Kräfte, Entfaltung von individuellen Ressourcen.

Im folgenden wird die Bedeutung von Bewegung und Rhythmus für die Körper- und Stimmtherapie herausgestellt, die für alle anschließend beschriebenen Methoden grundlegend ist.

12.3 Rhythmus und Dynamik: Regulierende und integrierende Elemente von Bewegung, Stimme und Sprache

Viktor von Weizsäcker versteht unter Bewegung, die vom Individuum geformt wird, einen „Bestandteil eines in sich geschlossenen Aktes" (1986, 186). Bei einem solchen sich in hohem Maße selbst steuernden Prozeß besteht eine starke Verschränkung von Wahrnehmen und Bewegen. Dabei ist zu berücksichtigen, daß alle Bewegungen sich permanent mit der Umwelt auseinandersetzen müssen, durch die einerseits die Bewegungen mitgeformt, anderseits in ihrer ursprünglichen Intention verändert bzw. gestört werden können. Das bedeutet, eine Bewegung ist nie etwas Festgelegtes, sondern immer etwas neu Entstehendes in Kombination von Körper, Raum, Zeit, Kraft und Rhythmus.

Zugleich ist jede Bewegung eine Äußerung des Menschen: Erfahrungen, Gefühle und momentane Befindlichkeiten sind im Körper gespeichert, Bewegung und Haltung drücken sie aus und sind durch vererbte und soziale Einflüsse geprägt. Durch sie läßt der Mensch seine Seele sprechen, äußert er seine Gefühle. Wir können jeden uns bekannten Menschen bereits an seinem Gang, seiner Körperhaltung erkennen. Mit dem Intellekt kann vieles bewältigt und auch verdeckt werden, nicht jedoch in der Bewegung, denn Bewegungen haben aufdeckenden Charakter. Patienten erleben dies oft intensiv: Sie haben Angst, ihr Innenbild nach außen zu tragen und versuchen daher, ihre Bewegungen strikt zu kontrollieren. Häufig spielen auch Etikettierungen wie hölzern, eckig oder plump eine Rolle, die viele Menschen für sich akzeptiert haben. Sie vermögen ihre Kräfte nicht richtig zu dosieren und bewegen sich deshalb unharmonisch.

Eine zentrale Bedeutung für den Ausgleich von Spannungen und koordinierten Bewegungsabläufen hat die *Rhythmik*. Rhythmus ist die „dynamische Struktur der Bewegung, ein fließendes Geschehen, das jedoch zugleich gegliedert ist in Spannung und Entspannung, in Konzentration und Relaxation, in Erregungs- und Hemmprozesse" (Meinel 1972, 202). Die Erfahrung zeigt, daß die Lösung, das Ausschwingenlassen einer Bewegung, viel schwieriger zu realisieren ist als die Anspannung. Erfolgt die Lösung nur ungenügend, wird die Arbeitsspannung unangemessen groß, weil sich diese der Restspannung auflagert mit der Folge, daß die Bewegungen verkrampfter werden bis hin zur Blockierung. Gleiche Verhältnisse zeigen sich auch im Wechselspiel von Atmung und Stimmgebung.

Der Rhythmus eröffnet den Weg für die Stimulation eines reflektorischen Geschehens aller an der Atmung und Stimmgebung beteiligten Organe. Er verbindet die Teile zu einem Ganzen, so daß das Gefühl für Einzelaktivitäten aufgehoben wird. Dabei wird der Gesamtvorgang aus der gezielten zerebralen Kontrolle in eine weitgehend unbewußte Automatik überführt. Dynamische Komponenten im Verlauf einer rhythmischen Periode bedeuten Phasen vermehrter oder verminderter Anspannung. Somit erweist sich eine sich wiederholende, gegliederte Folge rhythmisch-dynamischer Einheiten als eutonisierendes und ökonomisierendes Element innerhalb eines Bewegungsablaufs. Gleichzeitig fungiert der Rhythmus als Koordinator, der eine zeitlich genaue Abstimmung der Einzelbewegungen gewährleistet. Rhythmisch-dynamische Bewegung pendelt sich langsam ein, sie kommt in Schwung wie die Bewegung einer Schaukel: Man muß sie zunächst in Gang setzen, erhält dann aber das Gefühl, von ihr bewegt und von der Bewegung getragen zu werden.

Veränderungen von Bewegungsmustern des Körpers bzw. der Extremitäten lassen sich leichter herbeiführen als solche im Bereich von Atmung und Stimme. Dies basiert darauf, daß besonders die Extremitäten stärker der kortikalen Steuerung unterworfen sind, während Atem- und Phonationsvorgänge primär automatischen Regelkreisen unterliegen. Daraus läßt sich ableiten, daß verändernde Maßnahmen auf dem Wege über ein bewußt gesteuertes motorisches System auch den Bereich Atmung und Stimme erreichen können, wenn durch Zusammenschaltungen verschiedene Ebenen verbunden werden. Aus diesem Grund sind synchrone Aktionen von Bewegung, Rhythmus und Stimmgebung therapeutisch besonders effektiv. Sie ermöglichen über den Weg der Körperarbeit eine Einflußnahme auf unbewußte Prozesse.

Wird ein rhythmisch-dynamischer Bewegungsablauf mit Phonation zusammengeschaltet, ergeben sich wesentliche therapeutische Vorteile:

- Durch den Rhythmus wird der Bewegungsablauf weitgehend automatisiert.
- Spannungs- und Entspannungsvorgänge werden durch die Rhythmisierung unbewußt gesteuert und damit störenden mentalen Einflüssen entzogen.
- Die Aufmerksamkeit des Patienten richtet sich maßgeblich auf die dynamische Impulsgebung. Im Schatten des Impulses erfolgt die Koordination von Bewegung und Stimmgebung in Form eines selbstregulierenden Prozesses.
- Die Aufhebung von fixierten Mustern oder hemmenden Überwachungstendenzen bei Phonationsprozessen erlaubt neue automatisierte Abläufe, die sich den physiologischen Gegebenheiten nähern.
- Das Wahrnehmen der sich positiv verändernden eigenen Stimmgebung steigert das Vertrauen in die eigene Stimmleistung.

Rhythmus: Organisationsprinzip für Sprechbewegungsabläufe

Bereits frühe kindliche Bewegungsversuche sind mit elementaren Ausdruckslauten verbunden, die die jeweilige Befindlichkeit widerspiegeln. Gleichzeitig werden die reflektorischen Mitbewegungen von Stimme, Sprechbewegungsabläufen und Gliedern spielerisch geübt. Diese funktionelle Einheit von Bewegung und Sprache findet sich auch im Rhythmus von Arbeitsbewegungen und Wortprägungen wieder, die den typischen Bewegungsimpuls der Tätigkeit unterstützen, so z. B. im „hau-ruck" gemeinsamer Anstrengung. Viele Arbeits-, Wiegen- oder Kinderlieder sind mit charakteristischen rhythmischen Akzenten und Bewegungen verbunden; stellvertretend sei das Lied „Hoppe, hoppe Reiter" genannt. Der Sprache liegt ein Rhythmus zugrunde, durch den Organisation und zeitliche Abstimmung der zahlreichen artikulatorischen Bewegungen wesentlich mitbestimmt wird: „Der Rhythmus wird als der zeitliche Steuerungsmechanismus betrachtet, der das Phänomen der Ordnung physisch ermöglicht. Der Rhythmus ist sozusagen das Gitter, in dessen Spalten die Ereignisse eingefügt werden können." (Lenneberg 1972, 151)

Die Intonationsmuster der Sprache heben die Bedeutung des Gesagten hervor und helfen die gedankliche Gestaltung des Inhalts zu strukturieren. Je mehr die Ausrichtung auf den Inhalt des Textes und den Anzusprechenden erfolgt, desto differenzierter werden auch körperliche Aktionen den Wechsel von Spannung und Lösung als gesamtkörperlichen Ausdruck vermitteln. Bei der rhythmisch-dynamischen Hervorhebung eines Wortakzents kommt es zu einer Summierung aller an der Phonation beteiligten muskulären und emotionellen Kräfte auf einen Kulminationspunkt.

Jedem Bewegungsablauf liegt ein Impuls zugrunde, der den ganzen Körper oder bestimmte Teile in einem Wechsel von kraftvoll-leicht, gespannt-gelöst oder beschleunigt-verlangsamt bewegt. Dabei ist es von entscheidender Bedeutung, daß die verschiedenen Phasen so miteinander verbunden und aufeinander abgestimmt sind, daß der fließende Charakter der Bewegung nicht verlorengeht.

Beispiel einer praktische Anwendung: Dynamik und Kreisbewegung

Kreisende bzw. schwingende Bewegungsabläufe können entweder mit den Armen frei im Raum oder mit Wachskreide auf einem großen Papierbogen ausgeführt werden. Die sich wiederholenden Kreisschwünge intensivieren in Verbindung mit Atmung und Stimme den Antrieb aus dem inneren Körperraum, um den dynamischen Energieimpuls zu verstärken. Dabei werden häufig auch Bauchdecken- und Zwerchfellmuskulatur unbewußt in den Prozeß mit einbezogen und aktiviert. Die Endphasen der rhythmisch-akzentuierten Schwungimpulse leiten eine Zwischenphase des Rhythmus ein. Dies führt zum ausschwingenden Weiterfließen der Bewegung in die Lösungsphase, um von dort den Impuls für den nächsten Schwung zu finden, auf dem der dynamische Akzent liegt. Spezifisches Kennzeichen der Kreisbewegung ist die forttreibende Kraft mit ansteigender und zurückfallender Bewegungsintensität sowie das Gefühl von Spannung und Lösung. In Verbindung mit Wörtern fällt der Energiepunkt des Kreises mit dem Wortakzent und dem Lautstärkemaximum der Stimme zusammen. Damit wird die Wortdynamik von der inneren Pulsation in einem Wechsel von Kraft und Leichtigkeit getragen. Der Wechsel in der Dynamik steuert gleichzeitig unbewußt Klang, Lautheit, Tempo und Spannungen im Artikulationsbereich und in gewissem Maße auch die Tonhöhe in dem Sinne, daß mit der Akzentuierung diese Faktoren verstärkt werden.

G. Schümann (1977) entwickelte Bewegungsformen, die rhythmische mit kreisenden und schwingenden Elementen vereinigen und die sie „Atemschriftzeichen" nennt (Abb. 18). Diese werden von ihr zur Unterstützung für die Einregulierung des dreiphasigen Atemrhythmus eingesetzt. Gleichzeitig erleichtern sie die Koordination von Bewegung, Atmung, Stimme und Sprechrhythmus.

Tanzimprovisation und Stimme

Bei der Tanzimprovisation zeigen sich sehr deutlich die engen Wechselbezüge zwischen Emotion, Stimme und Körperausdruck. Gleichzeitig ist sie ein besonders geeigneter Erfahrungsbereich zur Sensibilisierung des Körperbewußtseins. Improvisation bedeutet hier spielerisches Suchen, Ausprobieren, Erfinden, Zulassen, Verwerfen und Neufinden. Tanz ist die Lust, sich mit Musik und Laut synchron im Rhythmus zu bewegen, er bewirkt eine Balance im physischen und psychischen Bereich. Er ist ein entscheidender Weg zum Unbewußten des Patienten und somit Ausdruck des inneren Erlebens und des Körpergefühls, wie es Kindern und Naturvölkern in besonderem Maße eigen ist.

Tanzende Bewegungen mit stimmlichen Improvisationen zu unterschiedlichen Musikformen, anfangs nur mit einfachen vokalisierten Silben und Rhythmen, verfolgen das Ziel,

- Freude am Bewegungsspiel des Körpers, an der Stimme und ihren Ausdrucksmöglichkeiten zu haben,
- Emotionen durch Bewegung und auch mit der Stimme auszudrücken,
- die eigenen emotionellen Ausdrucksmöglichkeiten zu erfahren, sie zu erweitern und zu lernen, sich über diesen Weg mitzuteilen.

Anstelle von vorgegebener Musik können auch einfache Rhythmusinstrumente verwendet werden, die der Patient im Rahmen einer Bewegungsimprovisation benutzt. Bei der aktiven Handhabung von Klangkörpern ist es für ihn besonders am Anfang der Therapie oft einfacher, seine Stimme dem Klang eines Instruments zuzumischen, als sie allein klingen zu lassen.

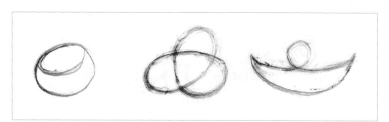

Abb. **18** Drei Beispiele für Atemschriftzeichen nach G. Schümann.

Das spielerische Element des Experimentierens bietet die Möglichkeit, festgefügte Muster aufzulösen und neue zu entdecken. Es muß jedoch berücksichtigt werden, daß die Aufforderung, Bewegungen einfach zuzulassen, häufig auf Abwehr und Angst stößt. Krampfhaft wird nach Ideen gesucht: „Was kann ich machen? Was ist mir schon einmal gelungen?" oder unbewußt die Frage gestellt: „Wie werde ich wirken? Werde ich mich blamieren?" Aus Hemmung und Verlegenheit werden dann Bewegungen bewußt gesteuert und wirken gezwungen. Selbst in der Bewegung geübte Menschen haben plötzlich keine Einfälle mehr. Bei Stimmpatienten fällt immer wieder der Mangel an Kreativität auf, die Unbeholfenheit bei der Zusammenschaltung von Rhythmus und Laut- bzw. Wortimpuls. Auch der Hinweis: „Alles, was kommen will, ist richtig und gut" stößt oft nur auf zögernde Resonanz. Was für ein Kind selbstverständlich ist, sich die Welt spielerisch erforschend anzueignen, ist für den Erwachsenen vielfach kaum mehr möglich.

Stimmtherapeutisch wird angestrebt, räumliche, zeitliche und dynamische Parameter in den Bereichen Bewegung, Atmung, Stimme und Emotion zu einer Einheit zu integrieren. Insbesondere soll bei dieser Form der Bewegung erfahren werden,

- wie sich die einzelnen Körperteile miteinander zu einem gesamtkörperlichen Bewegungsakt koordinieren und wie Atmung und Stimme davon beeinflußt werden,
- wie die intentionale Ausrichtung in unterschiedliche Richtungen des Raumes auf die stimmliche Funktion wirkt,
- welchen Einfluß verschiedene Tempi und rhythmische Formen auf die Bewegungsabläufe und die Koordination von Haltung und Stimme haben,
- wie sich die Gesamtkörperbewegung auf die Stimme und den Sprechakt überträgt.

Emotionsausdruck: Selbstregulierung der Stimme

Emotionen umfassen alle positiven und negativen affektiven Zustände wie Gefühle und Stimmungen, die im motorischen Verhalten, vegetativen und endokrinen Reaktionen ihren Ausdruck finden (Abschnitt 3.3). Emotionen müssen als Prozeß verstanden werden, „an dem mit zunehmender Komplexität der Emotionen mehr oder weniger psychische und physische Komponenten beteiligt sind" (Scherer 1981). Je intensiver der innere Erregungszustand, desto expressiver ist die Art der Bewegung und das subjektive Erleben. Somit sind Emotionen und Sprechausdruck, die sich in der Sphäre des neu Entstehenden und sich ständig Wandelnden gestalten, nicht voneinander zu trennen. Sie sind nur über die Gesamtheit des Bewegungsausdrucks zu erschließen. Der stimmliche Ausdruck spiegelt einerseits den situativen emotionalen Zustand wider, andererseits die erbgebundenen und habituellen Sprechgewohnheiten.

Drach (1969, 76f) unterscheidet *ausdrucksstarke* und *ausdrucksschwache* Typen, denen er jeweils Ausdrucksleichtigkeit bzw. Ausdruckshemmung zuordnet. Ausdrucksstärke wird vorwiegend repräsentiert durch vermehrte Artikulationsspannung, ausgeprägte Akzentuierung, angehobene Indifferenzlage der Sprechstimme, mittlere bis starke Lautstärke, lebhafte Mimik und Gestik sowie erhöhte muskuläre Spannung im gesamten Körperbereich. Ausdrucksschwäche vermittelt ein ganz anderes Bild: unausgeprägte Artikulation, geringe Sprechmelodie, mittlere bis schwache Lautstärke und Unterspannung im gesamten Körperbereich.

In der therapeutischen Praxis finden sich häufig Stimmkranke, bei denen Ausdrucksstärke gepaart ist mit Ausdruckshemmung. Solche Patienten haben Hemmungen, ihre Gefühle und ihren Willen auszudrücken, so daß sich unter diesem inneren Druck die phonischen und muskulären Merkmale in Richtung Überspannung verändern. Gehemmtes Ausdrucksverhalten korreliert mit geringem mimischen Ausdruck und reduziertem kommunikativem Verhalten. Gleichzeitig besteht eine Einschränkung aller prosodischen Gestaltungsmittel.

Verbindet sich Ausdrucksschwäche mit Ausdruckshemmung, sind die inneren Antriebe zum Ausdruck vermindert. Diesen Menschen fällt es schwer, seelische Spannungen zu entladen, sie fressen lieber alles in sich hinein und entwickeln bisweilen eine Summation von Abwehr- und Hemmechanismen (Abschnitt 11.3). Ihnen sind neben einer gehemmten Ausdrucksweise eine zurückgenommene Artikulation, eine thorakale Atemführung, eine teilweise stockende Sprechweise und blockierende Spannungsbereiche mit häufigen Mißempfindungen im Halsbereich zu eigen.

Es ist notwendig, möglichst genau zu erfassen, was im Ausdrucksverhalten eines Menschen sichtbar und hörbar mitschwingen kann, um ihn entsprechend seiner Ausdrucksmöglichkeiten zu fördern. Im Vordergrund der Therapie steht daher das mentale Erleben positiver emotionsbetonter Empfindungen. Auch hier sind wieder Zusammenschaltungen von Bewegung, Dynamik, Emotion und Stimmgebung wirkungsvoll. Besonders der Gefühlsausdruck von Freude ist mit einer Erlebnisqualität gekoppelt, die entsprechende Auswirkungen auf die physischen Parameter des Phonationsapparats und des Klangbildes hat: dynamische muskuläre Spannungsverschiebungen im Bereich der Atemmuskulatur, Weite des Rachens und des Kehl- und Brustraumes, klangvolle Stimme durch ökonomisches Zusammenspiel von subglottischem Druck und Stimmlippenspannung. Der Emotionszustand positiver Empfindungen vermittelt gleichzeitig ein Gefühl der Stärke, Selbstsicherheit und der Fähigkeit, scheinbare Grenzen überschreiten zu können. Erst wenn es möglich ist, sich in dieses Gefühl hineinzubegeben, werden in Anlehnung an Trojan Affektäußerungen mit negativem Charakter in die Therapie aufgenommen, um im Vergleich diese unterschiedlichen Gefühlszustände in ihren psychischen wie physischen Auswirkungen zu erfahren.

Es sind besonders die suprasegmentalen Elemente der Sprache wie Tonhöhe, Lautheit, Dynamik und Tonqualität, durch die die Seele eines Menschen zum Klingen gebracht wird. Steht dieser Bereich nicht mehr zur Verfügung, ist der Mensch in seinem Selbstausdruck so sehr behindert, daß er in eine verzweifelte Notlage gerät: Er kann seine innersten Empfindungen nicht mehr ausdrücken, sie bleiben in ihm verschlossen und verkümmern, so wie der Gedanke, der über die Sprache nicht laut werden kann.

Die Patientin Frau U., die bisher für ihren Ich-Ausdruck über eine Vielzahl prosodischer Gestaltungsmittel verfügte, sagt: „Diese Stimme, das bin nicht ich. Jemand strampelt und tobt in mir und kann nicht raus, das kann ich nicht ertragen. Ich bin körperlich und seelisch völlig durcheinander; meine Gefühle sind zugeschnürt. Ich muß meine Stimme für mich finden, für meine Lebendigkeit, mein Ausdrucksvermögen, damit ich wieder ‚fließen' kann. Ich wünsche mir, als Schauspielerin wieder auf der Bühne stehen zu können, doch das ist zweitrangig." Ihre Reaktion in Phasen der Stimmbesserung: „Ja, da bin ich wieder – ich erkenne mich."

In den Abschnitten 12.1 bis 12.3 wurde auf Gemeinsamkeiten der meisten körperorientierten Methoden der Stimmtherapie verwiesen. In den folgenden Abschnitten werden nun die häufigsten Verfahren, die am Körper ansetzen, beschrieben und ihre Wirkungsweise aufgezeigt.

12.4 Entspannung durch Spannung: Progressive Relaxation

Das in den zwanziger Jahren von Edmund Jacobson entwickelte Entspannungstraining, auch Tiefenmuskelentspannung oder Progressive Muskelentspannung genannt, wird heute vermehrt in die Verhaltens- und Stimmtherapie einbezogen. Jacobson grenzt ab zwischen muskulären Aktivitäten, die für Körperhaltung und Bewegung ihrer Funktion gemäß eingesetzt werden, und solchen, die für die jeweilige Aufgabe nicht zweckmäßig sind. Hauptanliegen ist es somit, unnötige muskuläre Intensitäten zu reduzieren und einen ökonomischen Einsatz muskulärer Aktionen zu erreichen.

Methode

Ziel ist eine systematische Entspannung des gesamten Körpers, wobei der Ansatzpunkt bei der willkürlichen Muskulatur liegt. Diese Methode der progressiven Muskelentspannung benutzt als wesentliches Mittel den Wechsel von bewußt eingesetzter intensiver Anspannung und maximaler Lösung der Muskulatur. Durch ein auf diese Weise ganz konkret erfahrbares muskuläres Wechselspiel wird die Wahrnehmung zuerst für große, später auch für kleinere und subtilste Spannungsunterschiede geschult.

Ein weiterer Grundsatz der Methode ist das didaktische Vorgehen in abgestuften Schritten. Das Basiskonzept des Entspannungstrainings beinhaltet, daß alle Muskeln bzw. Muskelgruppen nacheinander „progressiv" geübt werden, von den leicht zu den schwerer zu differenzierenden Muskeln unter Berücksichtigung der für den Patienten dominanten Körperseite. Es soll immer nur eine Muskelgruppe angespannt werden, während die anderen Muskelgruppen möglichst inaktiv bleiben sollten. Langsames Vorgehen bei den Übungen erhöht die Wahrnehmung für unterschiedlich starke Muskelspannungen und ermöglicht eine Lösung der Grundspannung in der Skelettmuskulatur. Darüber hinaus kommt es zur Senkung des gesamten körperlichen Aktivierungsniveaus, wodurch gleichzeitig eine Entspannung im psychisch-geistigen Bereich bewirkt wird. Für die Übung wesentlich ist die innere Einstellung des Patienten, d. h. die Bereitschaft, sich in konzentrierter Aufmerksamkeit auf umgrenzte Bereiche des eigenen Körpers zu richten.

Praktisches Vorgehen

Die Übungen werden in drei Phasen durchgeführt. Da es einfacher ist, Veränderungen an großen Muskelgruppen wahrzunehmen, beginnt man, mit diesen zu arbeiten, und zwar in den Bereichen: Hände und Arme, Gesichtsmuskulatur und Schultern, Rumpf, Beine und schließlich an der Gesamtperson.

1. Anspannen einer Muskelgruppe – langsam und kontinuierlich den Spannungsgrad so stark wie möglich steigern, jedoch nur soweit, wie es angenehm ist und der Patient sich wohl fühlt.
2. Halten der Maximalspannung für etwa 5 bis 7 Sekunden, diesen Zustand im muskulären Bereich bewußt wahrnehmen.
3. Schlagartiges, vollständiges Loslassen der Spannung. Beobachtung und Wahrnehmen der sich vertiefenden Entspannung der Muskeln. Entspannung ist hier „Geschehenlassen". In dieser Phase soll keine willkürliche Bewegung ausgeführt werden.
4. Die Übungen werden mit einer Zurücknahme der Entspannung beendet, so wie eine Rücknahme auch beim Autogenen Training zu vollziehen ist, um von der verminderten Aktivität wieder auf das individuelle physiologische Erregungsniveau zu gelangen.

Besprechungen der Empfindung und Wahrnehmungen des Patienten nach der jeweiligen Übung sensibilisieren das Gefühl für seinen Körper und machen ihm die Zusammenhänge auch im psychosomatischen Bereich deutlich.

Diese Methode hat sich als günstig erwiesen bei Stimmpatienten, die für muskuläre Aktivitäten nicht sensibel sind und ungleiche Spannungen nicht differenzieren können. Meist besteht bei solchen Personen auch eine generalisierte Überspannung. Durch den Wechsel von sehr starker muskulärer Anspannung und bestmöglicher Lösung läßt sich ein Erfahrungsprozeß einleiten, der letztlich Entspanntsein ermöglicht. Dieser Prozeß ist Voraussetzung für die Arbeit an der Stimmfunktion, wenn es z. B. darum geht, das flexible und subtile muskuläre Balancespiel zwischen Atemdruck und Stimmlippenspannung beim Einsatz der Phonation wahrzunehmen. Auch für das Erlernen der Fähigkeit, bestimmte Muskelgruppen zu entspannen, während benachbarte aktiviert sind, bietet das System der progressiven Entspannung eine wertvolle Hilfe.

Bei sehr ehrgeizigen Menschen sollte diese Methode vorsichtig angewendet werden, da Neigung besteht, die Phase der Spannungsaktivität übertrieben stark durchzuführen. Vorsicht ist geboten bei Patienten mit Muskelerkrankungen und bei Patienten, die unter starkem Streß stehen. Hier ist der Versuch angezeigt, über die Bewegung zu lösen, d. h. erst das Druckventil der Spannung zu öffnen und „Dampf abzulassen".

12.5 Alles im Aus: Die Funktionelle Entspannung

In der Funktionellen Entspannung (F. E.), von Marianne Fuchs entwickelt, bedeutet Entspannung ein dynamisches Geschehen und nicht einen Zustand, in den man sich fallen läßt. Vielmehr lernt man, sich feinen inwendigen Veränderungen zu überlassen. „Die funktionelle Entspannung ist eine Körpertherapie, die unbewußtes Fehlverhalten aufdecken und den gestörten Atemrhythmus indirekt in seinen autonomen unwillkürlichen Anteilen anregen kann." (Fuchs 1989, 290) Das Verfahren beinhaltet als Grundlage die intensive „dialogische Beziehung" zwischen Therapeut und Patient, das gegenseitige Hinhören und Einfühlen sowie die gezielte Aufmerksamkeit für im allgemeinen unbewußt ablaufende Vorgänge.

Methode

Die Funktionelle Entspannung stellt als primäres Arbeitsgebiet das menschliche Knochengerüst in den Mittelpunkt, die flexible Verbindung von Gelenk zu Gelenk und das spürbare Lösen. Medium ist eine in einen fein abgestuften Lernprozeß eingebettete gezielte Entspannung, die an das „gelassene Aus(-atmen)" gebunden ist. Schwerpunkte sind darüber hinaus Haltung und Gleichgewicht und die (Wieder-)Entdeckung des Eigenrhythmus der Atmung. Dies wird erreicht durch eine verfeinerte Selbstwahrnehmung und an kleine Reize gebundene Vorgehensweisen.

Mit dieser Methode wird nicht bewußt an der Atmung gearbeitet, sondern indirekt über Druckveränderungen, über „mehr Gewicht abgeben" und „mehr Nachgeben" auf die tragende Unterlage. Dieses geschieht in Verbindung mit dem Kernprinzip der Methode „Alles im Aus", durch das der Weg zum individuellen Atemrhythmus eröffnet wird. Das Auflegen einer oder beider Hände auf Bereiche, die sich lösen sollen, unterstützt die Spürfähigkeit in den berührten Zonen. Fuchs unterscheidet ein diagnostisches Berühren und ein Berühren, das für den Patienten Aufforderungscharakter hat, in dem betreffenden Bereich zu reagieren. Angestrebt wird eine weitgehende Durchlässigkeit, wobei die Wirbelsäule als dynamischer innerer Halt spürbar sein soll. Eine falsche Haltung wird bewußt noch einmal vollzogen, so daß das veränderte und angenehme Gefühl der physiologischen Haltung neu erlebt werden kann. Dabei werden Zusammenhänge zwischen körperlicher und seelischer Verspannung spürbar, so daß sich ein neues Körper- und Selbstwertgefühl entwickeln kann.

Praktisches Vorgehen

In der Funktionellen Entspannung sind die Übungsabläufe nicht festgelegt. Der Therapeut gibt Anstöße und Angebote, um den Patienten anzuregen, seine individuelle Bewegungsform selbst zu finden, Erfahrungen zu sammeln, zu vergleichen und sich zu entscheiden. Die Übungen werden in umschriebenen Arealen mit geringem Bewegungsausmaß in drei Schritten ausgeführt:

1. Alles im drucklosen Aus(-atmen) geschehen lassen; der Wirkung der Schwerkraft nachgeben.
2. Nur zwei- bis dreimalige Wiederholungen der Bewegungsabläufe, da sonst die unbewußte Reaktion zerstört wird.
3. Nachspüren: Veränderungen geschehen lassen, erinnern, vergleichen, Unterschiede aufsuchen, sich entscheiden.

Es wird vorwiegend am Rumpf gearbeitet. Aus didaktischen Gründen wird dieser in drei „Kreuze" gegliedert. Diese werden als Vorstellungshilfen benutzt, damit es einfacher gelingt, die inneren Stützen des gesamten Organismus zu erfahren:

- oberstes Kreuz: Querachse: Ohr zu Ohr; Längsachse: Schädeldecke bis 7. Halswirbel
- oberes Kreuz: Querachse: Schultergelenk zu Schultergelenk; Längsachse: Schädelbasis bis Mitte Brustwirbelsäule.
- unteres Kreuz: Querachse: Hüftgelenk zu Hüftgelenk; Längsachse: untere Brustwirbelsäule bis Ende Wirbelsäule.

Bei der Arbeit an den Gelenken wird durch Bewegungen in vertikaler, horizontaler oder sagittaler Achse der Spielraum der Gelenke im „Aus" ertastet. Je kleiner der Bewegungsreiz, um so deutlicher wird die Innenbewegung angeregt. Das muskuläre Spiel kann ohne überflüssigen Muskelaufwand geschehen. Die Strukturen der Haltung mit ihren stützenden Elementen werden zunächst im Liegen erfahren, dann in aufrechter Haltung mit dem Gefühl, sich der Schwerkraft zu überlassen.

Spielerisch wird die Stimme im „Aus"(-Atmen) erfahren, wobei entspannendes Gähnen oder Seufzen Reaktionen auf die Funktion sind. Das nach „abwärts" und „einwärts" gerichtete Lösen des Brustbeines sowie das Gewicht der Rippen, die mit ihm verbunden sind, bestimmen die Qualität des seufzerartigen Tons, der einen weiten Raum im Rachen einnimmt und sich fließend löst. Die Beweglichkeit der Mund- und Rachenmuskulatur kann durch Konsonant-Vokal-Verbindungen geübt werden, aber immer mit der Lösung des „Aus"(-Atmens).

Fallbeispiel

Herr H., 51 Jahre alt, ist als Jurist und Notar in einer Gemeinschaftskanzlei tätig. Laut ärztlicher Diagnose liegt eine hyperfunktionelle Dysphonie in Verbindung mit einer chronischen Bronchitis vor. Herr H. klagt darüber, daß ihm das tägliche Verlesen von mehreren Verträgen nicht schnell genug geht und er bereits nach kurzer Zeit krampfartige Schmerzen im Halsbereich verspürt, so daß er den Text „nur noch gewaltsam herausdrücken" könne. Sein gepreßter und rauher Stimmklang stört ihn dagegen kaum, obwohl er darauf häufig angesprochen wird.

Folgende Befunde lassen sich erheben: Der Brustkorb wirkt wie aufgebläht, der Atemfluß ist gestaut, die Artikulation unausgeprägt. Die Stimme zeigt einen gepreßten, rauhen Klang, es tritt schnelle Ermüdung ein. Auffällig ist eine monotone Sprechweise mit starrer, fast eingefrorener Mimik. Die Körperhaltung vermittelt einen überstreckten und steifen Eindruck. Der Patient ist ehrgeizig, schnell gereizt, er befindet sich in ständiger Überforderung und hektischen Streßsituationen. Hinzu kommen Beziehungsschwierigkeiten im familiären Bereich.

Die Therapie beginnt im Sitzen mit Sensibilisierungsübungen für das Abgeben des Körpergewichts in die Sitzfläche. Unterstützt wird die Spürfähigkeit durch Arbeit an den Sitzhöckern: Durch langsames Abrollen auf den Sitzhöckern mit Kippen des Beckens nach hinten wird bei gleichzeitigem Atmen ins „Aus" und dem Gefühl, der Schwerkraft zu folgen, zwangsläufig der Oberkörper nach hinten und abwärts genommen. Dem Patienten fallen die subtilen Bewegungen des Sich-loslassens sowie das Spüren von Druckveränderungen schwer. Herr H. will immer eine Leistung verspüren, die er mit Krafteinsatz identifiziert. Außerdem irritiert ihn die ungewohnte Instabilität, so daß er recht schnell wieder in seine überstreckte Form zurückkehrt.

Es werden daher zum Vergleich Abrollbewegungen ohne gleichzeitiges Nachgeben im „Aus" durchgeführt. Nur langsam gelingt es Herrn H., den Unterschied zwischen Nachgeben im „Aus" und dem steifen Zusammenklappen des Oberkörpers zu erkennen und eine gewisse Gelöstheit auch im Aufgerichtetsein beizubehalten. Nachdem erste Lösungsprozesse erkennbar sind, wird die Therapie auf den Gesichts-, Kiefer-, Lippen- und Zungenbereich ausgedehnt.

In das „Aus"(-atmen) wird jetzt die Stimme hineingenommen, anfangs mit seufzerähnlichen Lauten bei gleichzeitiger subtiler Bewegung des Brustbeines nach innen und unten. Durch diesen Lösungsprozeß kommen dunkle, resonanzreiche Töne zum Klingen, zaghaft geleitet vom Ausdruck seiner Befindlichkeit, die er bisher verbarg. Nachdem es Herrn H. gelungen ist, über die funktionelle Entspannung muskuläre Blockaden zu durchbrechen, sind die Voraussetzungen für eine gezielte Therapie seiner Stimmerkrankung geschaffen.

Im Rahmen des ganzheitlichen Prozesses der Behandlung beginnt Herr H. im Schutz der Therapie den langen Weg zu seinem inneren Ich, das durch Ehrgeiz und Überforderungsstreß verschüttet war. Dies wirkt sich auch auf die Beziehungssituation innerhalb seiner Familie positiv aus.

12.6 Haltungsschulung zum besseren Gebrauch des Körpers: Alexander-Technik

Die Alexander-Technik ist eine Haltungsschulung, die der australische Schauspieler Frederick Matthias Alexander entwickelte, um seine Stimmprobleme auf der Bühne zu beheben, nachdem ihm über längere Zeit von seinen behandelnden Ärzten immer wieder Stimmruhe verordnet worden war. Bei dieser Vorgehensweise der Körperschulung gilt es herauszufinden, welche Gewohnheiten sich der Mensch beim Umgang mit seinem Körper angeeignet hat und wie diese, wenn sie als schädlich erkannt wurden, verändert werden können. „Dazu müssen wir lernen, bewußt wahrzunehmen, wie wir uns selbst ‚gebrauchen', um dann zu entdecken, wie wir uns selbst ‚gebrauchen sollten'." (Carrington 1986, 9)

Methode

Der Alexander-Technik liegt die Erfahrung zugrunde, daß die Fehlhaltung des Kopfes und die damit verbundene Beeinträchtigung der Muskulatur im Hals-, Schulter- und Rückenbereich sich auf die gesamte Körperhaltung sowie auf den Phonationsapparat auswirkt. Zentraler Ansatzpunkt korrigierender Maßnahmen ist der gesamte Bereich der Halswirbelsäule unter Einschluß des Atlantookzipitalgelenks und des Übergangs Hals-/Brustwirbelsäule. Alexander stellt besonders die „Buckel"-Bildung heraus, das Vorspringen des Dorns des 7. Halswirbels, und wertet diese Erscheinung als sichtbares Zeichen für eine lange unphysiologische Funktionsweise des Körpers in dem angesprochenen Bereich.

Alexander hält das unharmonische Verhältnis von Kopf und Hals zueinander für den primären Ausgangspunkt eines schlechten Gebrauchs des Körpers. Am häufigsten ist das Erscheinungsbild einer vermehrten Halswirbelsäulenlordose: Der Hals sinkt von der Mitte her nach vorne mit gleichzeitigem Zurückziehen des Kopfes nach hinten. Dadurch verstärken sich die Spannungen der Muskeln, die im hinteren Halsbereich verlaufen, sowie besonders die kleinen tiefer liegenden suboccipitalen Muskeln im Bereich des Atlantookzipitalsystems. Oft wird die Position des Kopfes auch dahingehend verändert, daß dieser beim Sitzen oder Sprechen nach vorne gestreckt wird, so daß die hinteren Halsmuskeln nicht nur das Gewicht des Kopfes tragen, sondern in Folge der Hebelwirkung vermehrte Kraft einsetzen müssen, um die Stabilität dieser Kopfhaltung zu gewährleisten.

Gewohnheitsmäßige Reaktionen, Einstellungen und Bewegungen kann man nicht einfach ändern. Alexander benutzt für den Umerziehungsprozeß zu einer besseren Funktionsweise Prinzipien, die die Basis seines methodischen Vorgehens darstellen:

1. das bewußte Erkennen der Gewohnheit beim Gebrauch des Körpers,
2. das „Stoppen und Inhibieren" (Hemmen) des gewohnheitsmäßigen fehlerhaften Ablaufs,
3. die geistige Anweisung und Kontrolle.

Als wesentliches pädagogisches Hilfsmittel wird der Spiegel verwendet, um dem kinästhetischen Kontrollmechanismus den visuellen hinzuzuschalten. Der Alexander-Lehrer arbeitet primär mit seinen Händen, um mit diesen subtile muskuläre Vorgänge im Körpers des Schüler zu erspüren. Seine Hände dirigieren und manipulieren nicht, sondern leiten nur soweit, wie der Schüler nachzugeben in der Lage ist. Dieses „Zulassen", das „Gewährenlassen" ist besonders dann notwendig, wenn der Alexander-Lehrer über seine Hände Hinweise gibt, wo überflüssige Spannungen gelöst und Stellungen verändert werden können, wie der Körper koordiniert werden kann, um als Einheit zu funktionieren.

Mit dem Begriff „Gebrauch des Selbst" bezeichnet Alexander die Art und Weise, wie der Mensch mit seinem Körper im Lebensalltag, z. B. beim Sich-Bewegen, Sitzen, Stehen, Denken und Sprechen umgeht. Er vertritt den Standpunkt, daß man den Körper für bestimmte Aktivitäten unterschiedlich gebrauchen kann und daß es Funktionsweisen gibt, die besser sind als andere. Hat sich der Mensch an eine bestimmte Art des Gebrauchs gewöhnt, wird diese von ihm als „richtig" empfunden, wie unphysiologisch sie auch sein mag (Kapitel 11).

Praktisches Vorgehen

Das Prinzip des „Stoppens und der Inhibition der Gewohnheit" ist für Alexander eine wesentliche Methode, um zu verhindern, daß die gewohnten Verhaltensweisen immer wieder in Funktion kommen. Es bedeutet, daß der eintreffende Stimulus nicht unmittelbar mit einer muskulären Reaktion beantwortet wird. Statt dessen wird er zunächst unterbunden, so daß eine Phase des Wahrnehmens und Beobachtens eintritt, um die geeignete Reaktionsweise herauszufinden. Dadurch ist es möglich, daß habituelle neuromuskuläre „Verdrahtungen" blockiert werden und ein neuer Schaltkreis einprogrammiert werden kann.

Die Durchführung basiert auf zwei Anweisungen, die untrennbar miteinander verbunden sind: „Stop" und „Wodurch". Mit Stop wird die Anwendung alter und unphysiologischer Gewohnheiten verhindert, während das Wodurch die Voraussetzung für das richtige Funktionieren der Primär-Kontrolle schafft. Mit diesen beiden „geistigen Anweisungen" kann das Gehirn, das dazu neigt, in alten Strukturen verhaftet zu bleiben, relativ leicht in eine neue Richtung gelenkt werden. Damit der Körper weiß, wie er reagieren soll, werden formelhafte Instruktionen benutzt, die in ihrem Inhalt dem entsprechen, was muskulär ausgelöst und im Körper ablaufen soll. Diese werden in Form eines inneren Erteilens von Anweisungen eingesetzt. Versucht man, die Halsmuskulatur zu entspannen, in dem man absichtlich den Kopf bewegt, wird dies in den alten gewohnten Mustern erfolgen und unter Umständen noch mehr Spannung erzeugen. Daher soll die Anweisung nur gedacht werden und als Information vom Gehirn über das Nervensystem zu den Muskeln gehen, wie z.B.: der Nacken sei gelöst, der Kopf gehe nach vorn und oben, der Rumpf verlängere und weite sich.

Die Grundtendenz des Kopfes sollte sein, sich weg vom Rumpf vorwärts und nach oben zu bewegen und den Körper dieser Bewegung folgen zu lassen. Das bedeutet, daß der Kopf keine fixierte Position einnehmen soll. Es geht vielmehr darum, daß der Kopf auf der aufgerichteten Halswirbelsäule im Gleichgewicht balanciert. Dazu muß die Spannung im Bereich des Atlantookzipitalgelenks und ein übermäßiger Druck des Kopfes auf die Halswirbelsäule aufgegeben werden, damit diese sich zu ihrer vollen Länge dehnen kann.

Fallbeispiel

Frau M., 38 Jahre alt, ist als Lehrerin in einer Realschule tätig. Sie wurde bereits zweimal über einen längeren Zeitraum logopädisch behandelt.

Frau M. klagt primär über eine schnelle Stimmermüdung, die bereits nach einer Unterrichtsstunde einsetzt, und über beginnende Brüchigkeit des Stimmklanges, die sich dann verstärkt. Teilweise habe sie Angst, die Stimme könne bei weiterer Belastung ganz „wegbleiben". Besonders gravierend seien aber die sich verstärkenden Schmerzen im Nacken- und Schulterbereich, die bei längerem Sprechen zu unerträglichen Kopfschmerzen führten. Seit Jahren bekomme sie wegen ihrer Verspannungen Fangopackungen und Massagen. Bis auf eine kurzzeitige Linderung hätten ihr diese Maßnahmen nicht weitergeholfen. Der Hals-Nasen-Ohren-Arzt konnte keinen Befund feststellen und ist der Auffassung, daß der Schulstreß für die Beschwerden verantwortlich sei.

Bei der Analyse der Körperhaltung und der verschiedenen Körpersegmente in ihren Wechselbeziehungen imponieren stark durchgedrückte Knie mit der Folge einer übermäßigen Lordose der Lendenwirbelsäule. Die Halswirbelsäule ist nach hinten abgeknickt, so daß der Kopf nach rückwärts gezogen und die Schultern angehoben sind. Der Bewegungsablauf des ganzen Körpers wirkt hölzern.

Die Diagnostik erstreckt sich auch auf den Gebrauch des Körpers in Alltags- und beruflichen Situationen. Hospitationen des Therapeuten bei einigen Unterrichtsstunden erhärten die Annahme, daß die primäre Verursachung des Störungskomplexes im unphysiologischen Gebrauch des Körpers zu sehen sei. Frau M. sitzt während des Unterrichts fast ausschließlich hinter ihrem Schreibtisch, der in gleicher Höhe zu den Tischen der Kinder steht. Um zu überblicken, was in den mittleren und hinteren Sitzreihen geschieht, überstreckt sie beim Sprechen ihren Oberkörper, wobei der Kopf nach rückwärts in den Nacken gezogen wird. Diese Haltung verstärkt sich, wenn sie lauter wird, was bei der unruhigen Klasse häufig vorkommt. Gleichzeitig kommt es zu einer Anhebung der Tonhöhe und gelegentlichem Abbrechen der Stimme.

Das therapeutische Vorgehen richtet sich zu Beginn schwerpunktmäßig auf die Sensibilisierung der Wahrnehmung des eigenen Körpers. Infolge der sich langsam entwickelnden Bewußtheit für körperliche Vorgänge kommt es zu einer vorübergehenden Krise der Therapie. Das Selbstbild von Frau M., durch die gewohnte und vertraute Art und Weise des Körpergebrauchs immer wieder neu bestätigt und gestützt, ist in seiner Selbstverständlichkeit erschüttert.

Frau M. reagiert auf diese Situation mit Verwirrung, teilweise auch mit Angst und Verweigerung, etwas Vertrautes aufzugeben, obwohl negative Auswirkungen offensichtlich sind. In einem Umerziehungsprozeß werden unter Hinzuziehung der visuellen und taktilen Kontrolle die Prinzipien „Stoppen der gewohnten Reaktion" und „geistige Anweisungen" verwendet. In kleinen aufeinanderfolgenden Schritten können nicht nur muskuläre Veränderungen im Bereich von Schultern, Hals und Kehlkopf erspürt werden, sondern auch die wechselseitigen Beeinflussungen von gewohnter bzw. veränderter Kopfhaltung auf die Stimmfunktion erfahren werden.

Frau M. folgt der Anregung, ihren Platz hinter dem Schreibtisch häufiger aufzugeben. Sie findet eine günstige Position in einer Steh-Sitz-Haltung, bei der ihr die vorderste Schreibtischplatte Halt bietet, oder sie unterrichtet stehend, indem sie langsam hin und her geht. Im Prozeß der strukturellen Veränderung von Körperhaltung und Bewegung beginnen sich auch die hartnäckigen Verspannungen zu lösen. Es können vermehrt stimmliche Übungen einbezogen werden, so daß es zu einem ganzheitlichen ausgeglichenen Zusammenschluß der Funktionsbereiche Körperhaltung, Bewegung und Stimme kommen kann.

Die Methode nach F. M. Alexander in die Stimmtherapie zu integrieren, ist besonders günstig, wenn Fehlhaltungen und -funktionen im Bereich der Wirbelsäule, besonders der Halswirbelsäule, einen wesentlichen Faktor bei der Stimmerkrankung darstellen. Durch die Aufrichtung von Kopf und Halswirbelsäule wird nicht nur in der hinteren, sondern auch in der vorderen Halsmuskulatur ein Spannungsausgleich herbeigeführt. Dies hat eine Weitung der Resonanzräume im Rachen- und Kehlraum mit Kehlkopftiefstellung, Brustkorbhebung und -weitung zur Folge, wodurch die Beibehaltung einer Inspirationstendenz während der Phonation ermöglicht wird.

12.7 Den Rhythmus finden: Schwingen nach Schlaffhorst-Andersen

Die zentrale Bedeutung des *Rhythmus* beim Finden neuer, individuell angepaßter Bewegungsformen wurde im Abschnitt 12.3 herausgestellt.

Bei allen stimmlichen und sprachlichen Abläufen eignet sich die von Schlaffhorst-Andersen entwickelte Methode des Schwingens in besonderer Weise.

Methode

Die schwingende Bewegung verläuft in einem dreiphasigen Rhythmus in den Grundformen

- des Vor-, Zurück- oder Seitwärtsschwingens,
- der kreisenden Bewegung,
- der Beuge- und Streckbewegung im Bereich der Extremitäten und der Wirbelsäule.

Allen Bewegungen ist die Atmung bzw. Phonation in variablem Zusammenschluß unterschiedlicher Tempi angepaßt. Die Empfindungsmomente von Spannung und Lösung sowie der Stimmimpuls als treibende Kraft einer inneren Dynamik lassen die Stimme, eingebunden in den Fluß der Bewegung, nach aufwärts und abwärts gleiten, sie laut und leise klingen. Die Stimme wird in der Initialphase mit Strömungskonsonanten, Silbenvariationen und Wörtern sowie schließlich mit fortlaufenden Texten eingesetzt.

Durch das Schwingen werden folgende Ziele angestrebt:

- Entwicklung eines individuellen dreiphasigen Atemrhythmus, bei dem der Impuls zur Einatmung unwillkürlich erfolgt.
- Entfaltung von Atemräumen in verschiedenen Rumpfabschnitten.
- Erhöhung der Wahrnehmung für Atem, Phonationsablauf und Bewegung. Erfahren des „In-Fluß-Bleibens" während des Sprechens und Singens.
- Entwicklung von Sensibilität für subtile Spannungsänderungen im Rahmen ständiger Gewichtsverlagerungen und somit Entfaltung sensomotorischer Fähigkeiten.
- Reduzierung unangepaßt großer Aufmerksamkeit auf das Phonationsgeschehen. Statt dessen Einbindung der Stimme durch Koordination von Schwingung und Phonation in den rhythmisch schwingenden Bewegungsfluß, so daß eine gesamtkörperliche Phonationsbewegung erfahren werden kann.

Praktisches Vorgehen

Das Schwingen erfolgt im therapeutischen Bereich in der Regel zwischen dem Patienten, der bewegt wird, und dem Therapeuten, der über Zug und Widerstand regulierend auf die muskulären Spannungsverhältnisse und damit stimulierend auf Atmung und Phonation einwirkt. Voraussetzung für ein fließendes Schwingen ist die flexible Balance zwischen Therapeut und Patient, wenn Zug- oder Druckkräfte ausgeübt werden. Entscheidend beim Schwingen ist die ständige feinabgestimmte Lageveränderung des Körpers im Raum in bezug auf die Einwirkung der Schwerkraft. Die Lageveränderung erfolgt einmal, indem der Körper des Patienten in aufrechter Haltung um seinen eigenen Schwerpunkt kreist oder pendelt; zum anderen, indem sich durch Gewichtsverlagerung unter Gegenhalt des Therapeuten der Radius der Bewegung immer mehr vom Körpermittelpunkt entfernt, so daß es zu einer Schrägstellung des Körpers kommt. Auf diese Weise werden unterschiedliche Atemreize ausgelöst, die während der sich steigernden Körperverlagerung Einatmung induzieren, bei Rückkehr in die Ausgangslage Ausatmung.

Die folgenden Übungen geben Beispiele aus der Vielfalt der Schwingungsformen:

■ Der Therapeut steht seitlich oder hinter dem Patienten. Durch kleine impulshafte Stöße regt er Schwingungen nach seitwärts, nach vorne und zurück oder kreisende Bewegungen um die Körperachse an. Das subtile Bewegungsspiel im individuellen Gleichgewichtsbereich erhöht die sensomotorische Wahrnehmung für die feinabgestimmte Wechselbeziehung einzelner Körperabschnitte und die Erfahrung „ich werde bewegt".

Der Therapeut steht in Schrittstellung dem Patienten gegenüber und faßt ihn an beiden Händen. Die Schwingung des Patienten nach vorn wird durch Verlagerung des Gewichts ausgelöst, bis dieses infolge aktiver Widerlagerung durch den Therapeuten begrenzt wird. Die sich anschließende Lösung ist Ausgangsbasis für den Rückschwung. Die Frequenz des Schwingens soll sich nach dem individuellen Atemrhythmus des Patienten richten. Während der schwingenden Bewegungen behalten die Füße, auf denen das Körpergewicht ruht, ganzflächigen Kontakt mit dem Boden. Der Effekt besteht primär in fließenden Bewegungsabläufen mit dynamisch ausgeglichenem Muskelspiel sowie der Atemregulierung.

Variation: Beide Partner stehen an den Händen gefaßt voreinander. Während des gemeinsamen

Rückschwungs lösen sie eine Hand und führen den Arm in einem weiten Bogen bei sich beugenden Knien von unten nach oben und vorne, bis sich die Hände zugleich mit der Aufrichtung des Körpers wieder treffen. Als Wirkung zeigt sich eine vertiefte Einatmung, eine Dehnung der vorderen Brustkorbabschnitte sowie eine Weitung des unteren Atemraumes.

Hilfsmittel, um auch ohne Partner zu schwingen, können u. a. die Wand, ein Türgriff, ein Geländer, elastische Bänder oder ein Fahrradschlauch sein. A. Hild-Gempf entwickelte den Schwingegurt als Partnerersatz zur Ausführung von Schwingübungen. Er besteht aus einem nicht dehnbarem Mittelgurt, an dessen Enden jeweils Jutehüllen befestigt sind, in denen Spiralfedern verlaufen. Der Schwingegurt kann entweder in der Mitte des Mittelgurtes an der Wand befestigt werden oder an den Handschlaufen der beiden federnden Enden.

Fallbeispiel

Die 23jährige Gesangsstudentin Frau J. hat seit einem Jahr zunehmend Schwierigkeiten, den Umfang ihrer Stimme in höhere Frequenzbereiche zu entwickeln. Schon bei Quintläufen in der Mittellage vermehren sich Spannungen im Bauch-, Schulter- und Kieferbereich derart, daß die Töne fast ausschließlich unter starkem Kraftaufwand und sich steigernder Lautstärke produziert werden können. Bei zunehmender Höhe wird der Kopf verstärkt nach vorne unten gedrückt und die Töne durch die Nase gepreßt.

Nach vorbereitenden Lösungsprozessen mit Elementen der Funktionellen Entspannung und Eutonie werden Schwingungen im eigenen Gleichgewichtsbereich im Sitzen durchgeführt, anfangs auf Tennisbällen oder auf einem großen Ball; die Schwingungen stehen unter dem Aspekt von Gewichtabgeben und muskulärer Lösung im unteren Atemraum. Hier wie auch im Stehen wird mit stimmlosen und stimmhaften Reibelauten experimentiert, dann mit Konsonant-Vokal-Verbindungen der dunklen Vokalreihe in einer Frequenzlage und Lautstärke, in der die Patientin sich wohlfühlt. Die Schwingungsabläufe lassen anfangs nur geringe Gewichtsverlagerungen zu. Je mehr Bewegung und Atmung in Fluß kommen, desto fließender kann auch die Zuschaltung der Stimme erfolgen. „Ich habe das Gefühl, daß meine Stimme sich immer mehr aus mir heraus bewegen will", sagt eines Tages die Patientin. „Bisher spürte ich, wie ich mich auf jeden Ton draufsetzte und auf ihm kleben blieb. Manchmal habe ich ein wenig Angst, daß meine Stimme jetzt zu schnell laufen könnte".

Beugende und streckende Bewegungsabläufe werden nun mit melodischen Vokalisen kombiniert. Die Stimme bewegt sich nach oben, während die Bewegung des Körpers nach unten erfolgt. Modifikationen dieser Bewegungsform, die die Patientin selbst für sich als günstig herausfindet, helfen weiter bei der Entwicklung des stimmlichen Umfangs, der unangemessene Kraftaufwand verringert sich.

12.8 Bewegung als Grundlage der Bewußtheit: Die Feldenkrais-Methode

Moshe Feldenkrais (1978; 1987) stellt die Beziehung zwischen menschlicher Entwicklung, Erziehung und Bewegung in den Mittelpunkt seiner Überlegungen. Basis seiner Methode ist die Erkenntnis, daß die meisten Menschen irgendwann annehmen, ihr Entwicklungsprozeß sei abgeschlossen, sobald sie sich ein gewisses Maß an körperlicher Beweglichkeit angeeignet haben. Dies führt dazu, daß sie nur einen Bruchteil der in ihnen angelegten Möglichkeiten und Fähigkeiten nutzen. Feldenkrais (1981, 176) ist der Ansicht, daß die „Einheit von Geist und Körper eine konkrete Realität ist, daß sie keine in irgendeiner Weise verbundenen Dinge, sondern in ihren Funktionen ein untrennbares Ganzes sind ... und daß ein Gehirn ohne Einbeziehung der motorischen Funktionen nicht denken könne oder zumindest, daß die Kontinuität der Geistesfunktionen durch die entsprechenden motorischen Funktionen gestärkt wird".

Ziel der Feldenkrais-Methode ist, daß der Übende sich durch Bewegung auf spielerische Art und Weise besser kennenlernt, die körperliche und geistige Bewußtheit schult, sein Ich-Bild positiv verändert und so eine neue Individualität findet.

Methode

Feldenkrais glaubt, daß der Mensch als ein auf hoher Evolutionsstufe stehendes Wesen nur mit minimaler Funktionsfähigkeit ausgestattet auf die Welt kommt. Selbst im höheren Alter ist die „Verkabelung" seines Nervensystems noch nicht abgeschlossen. Diese Tatsache zwingt den Menschen, zu lernen und sich weiterzuentwickeln. Leider unterbrechen die meisten Menschen diesen Prozeß vorzeitig und setzen sich damit selbst Grenzen.

Das Nervensystem funktioniert zunächst optimal: Wenn ein kleines Kind eine neue Bewegung machen will, dann wird diese Bewegung solange zielgerichtet vereinfacht, bis die Funktion im Nervensystem „einrastet" und damit abrufbar wird. Daraus folgt, daß alle Funktionen zwar willentlich ausgelöst, im weiteren Verlauf aber unbewußt gesteuert werden. Die rein gewohnheitsmäßig ausgeführten Muster verhindern einen weiteren Entwicklungsprozeß: Wir bewegen uns so, wie wir es von klein auf gelernt haben. Folglich sind wir so, wie wir uns erfahren, gefangen in unserer eigenen Begrenzung.

Durch die Erkenntnis, verschiedene Dinge auf unterschiedliche Art und Weise tun zu können, ist eine Veränderung der Verkabelung möglich. Aufmerksamkeit für das eigene Tun, für die Bewegung in allen Details muß geweckt werden. Erst die Beobachtung, wie wir lesen und schreiben oder wie wir uns hinsetzen und aufstehen, kann einen Entwicklungsprozeß einleiten. Jeder kann alte Strukturen auflösen und sein Nervensystem neu strukturieren, wobei Lernen immer mit Bewegung verbunden ist.

Pathologische Haltungs- und Bewegungsmuster können nach Feldenkrais als Ausdruck „falscher Verkabelung" des Nervensystems angesehen werden. Das Durchbrechen unbewußter Denk- und Verhaltensweisen oder automatisch ablaufender Empfindungsmuster durch ungewohnte Bewegungen verändert und erweitert die Verkabelung. Ein solcher Lernprozeß setzt Körper, Geist und Seele in Bewegung und bewirkt eine ganzheitliche Veränderung, die überwiegend über den Körper eingeleitet wird.

Die Leitprinzipien dieses körpertherapeutischen Verfahrens sind:

1. Erweitertes Bewußtsein: „Erst wenn ich weiß, was ich tue, kann ich tun, was ich will." (Feldenkrais 1981, 181)
2. Bewußtheit durch Bewegung.
3. Entdeckung des Selbstverständlichen.
4. Veränderung und Erweiterung des Selbstbildes.

Praktisches Vorgehen

Feldenkrais benutzt in seiner Arbeit zwei Grundformen, die „funktionale Integration" und die „Bewußtheit durch Bewegung".

Bei der *funktionalen Integration* liegt der Patient in Rückenlage auf einem Tisch. Diese Einzelarbeit besteht aus einer Art Massage, Berührung und Druckreizen durch die Hand sowie aus Elementen der Dehntechnik, um ein subtiles Wahrnehmen und Zusammenwirken der verschiedenen Körpersegmente zu erreichen. In der praktischen Vorgehensweise ist das Verfahren eine aufeinanderfolgende Serie von kleinen Schritten. Der Feldenkrais-Therapeut wiederholt gleiche Reize, um zu spüren, ob das Nervensystem, das er behandelt, auf eine andere Art und Weise reagieren kann als zuvor. „Ich kann nach zwanzig oder weniger Wiederholungen spüren, daß sich der vor mir liegende Mensch des Schemas erinnert, an das er gewohnt ist, und daß er spürt, wie eine neurale Umorganisierung sich anbahnt." (Feldenkrais 1987, 194)

Es wird niemals der traumatisierte Körperbereich bzw. das Segment behandelt, bevor nicht eine Verbesserung der Kopf-Hals-Verhältnisse und der Atmung erreicht wurden. Die Voraussetzung ist jedoch, daß Beckenhaltung, Wirbelsäule und Thoraxstrukturen korrigiert wurden. Beschwerden und Spannungen in peripheren Bereichen wie Armen und Beinen lösen sich häufig auf, wenn sich die Wirbelsäulen-Kopf-Beziehung gebessert hat.

Die Methode der *Bewußtheit durch Bewegung* wird in der Gruppe durchgeführt. In seinem Buch „Die Entdeckung des Selbstverständlichen" zitiert Feldenkrais ein chinesisches Sprichwort (1987, 131): „Ich höre und vergesse, ich sehe und behalte, ich tue und verstehe." Er schreibt dazu: „Nicht alles, was wir hören, vergessen wir, und wir behalten auch nicht alles, was wir sehen. Ich glaube jedoch, daß wir am besten das verstehen, was wir tun können." Und hier kommt es auf die Art und Weise an, *wie* ich etwas tue, *wie* ich eine Bewegung durchführe.

Während der Arbeit mit „Bewußtheit durch Bewegung" liegen die Übenden zu Beginn auf dem Boden und erfahren ihre Körperkontakte mit diesem. Wo berühren Teilabschnitte der Wirbelsäule den Boden und wie? Wie liegen die Schultern, das Gesäß, die Fersen auf? Wenn der Kontakt erspürt wurde, gibt der Therapeut eine

Idee zu einer Bewegung, zu einem Thema, z. B. sich von der Rückenlage in die Bauchlage zu drehen. Dabei wird gespürt, wie sich der Kontakt zum Boden verändert, wenn die Beine aufgestellt werden. Wo überall wird Bewegung gespürt, wenn sich das rechte Bein über das linke bewegt, um die Drehung einzuleiten. Wie wirkt sich die Drehung mit welchem Maß an Kraft auf den ganzen Körper aus, wenn diese fortgeführt wird? In welchen dieser Phasen bewegt sich die Ein- bzw. Ausatmung?

Die Bewegungen werden solange wiederholt, bis der Übende spürt und wahrnimmt, wie er sie ausführt. So wird er sein individuelles Bewegungsmuster kennenlernen und auch bewußt wahrnehmen.

Lernprinzipien

Zur Reduzierung eines latenten muskulären Tonus werden in der Feldenkrais-Arbeit ganz feine, kaum wahrnehmbare Bewegungen verwendet. Oft wird während einer Behandlung nur mit einer Körperhälfte gearbeitet, damit dem Schüler die unterschiedlichen Empfindungen, nämlich die gewohnte und die angestrebte bessere Funktion, durch die Unterschiedlichkeit deutlicher werden. Feldenkrais glaubt, daß das Nervensystem mit Hilfe der Vorstellungskraft die Fähigkeit besitzt, Bewegungen von einer Seite auf die andere zu übertragen. Dadurch ist die Möglichkeit gegeben, daß die „schlechte" von der „guten" lernt. Ein anderes Prinzip innerhalb der Gruppenarbeit besteht darin, mit einer Körperhälfte reale Bewegungsabläufe durchzuführen und sie mit der anderen nur in der geistigen Vorstellung kinästhetisch ablaufen zu lassen.

Welche Übungsabläufe oder Formen auch verwendet werden, sie sind nach der Methode von Feldenkrais nur möglich durch langsames Vorgehen im eigenen Tempo, durch Spüren von Unterschieden, durch spielerisches Lernen ohne Kraftaufwand, durch neue, ungewohnte Bewegungen, um das Gewohnte zu durchbrechen und das Gehirn zum „Neuverkabeln" zu aktivieren.

Fallbeispiel

Frau S., 42 Jahre alt, ist als Kauffrau im Fleischergeschäft ihres Mannes tätig. Nach Teilresektion des Kehlkopfes links ist ihr Stimmklang in Verbindung mit aphonischen Schüben tief, rauh und gepreßt. Infolge linksseitiger Schmerzen besteht eine fixierte Haltung des Kopfes. Die Schultern sind nach oben gezogen. Ihre Persönlichkeitsstruktur ist ängstlich, sie gerät schnell in Panikstimmung.

Die therapeutischen Interventionen setzen nicht am belasteten Körperbereich an, da dieser mit Angst und Schmerz besetzt ist: „Wenn ich den Kopf nur ein wenig mehr bewege, habe ich verstärkt Schmerzen, also versuche ich ihn möglichst in einer Stellung festzuhalten." Als Einstieg in die Behandlung werden Kontaktübungen im Liegen gewählt, wie das Abgeben des Gewichts an den Boden und das Erspüren, wo und wie der Körper aufliegt. Unterschiedliche Bewegungsmöglichkeiten des Beckens werden ausprobiert, die Aufmerksamkeit auf kleinste Bewegungsabfolgen und ihre Auswirkungen auf die Wirbelsäule gelenkt. Als Vergleich werden die gemachten Erfahrungen auch in die Positionen des Sitzens und Stehens übertragen.

Die dadurch bewirkte bessere Ausrichtung des Körpers hat einen lösenden Einfluß auf den Tonus des Schulter-Hals-Kopf-Bereichs sowie auf den gesamten Artikulationsapparat. Trotzdem wird vorerst nur rechts, also mit der nichtoperierten Seite, mit subtilen Bewegungsabläufen gearbeitet. Die entsprechenden Übungen erfolgen auf der linken Seite nur kinästhetisch, d. h. unter konzentrierter Vorstellung des Ablaufs. Die Patientin kann sich gut auf diesen Prozeß einlassen, so daß nach dieser Vorbereitung mit vorsichtigen Bewegungsabläufen auf beiden Seiten gearbeitet werden kann.

Damit wird die Basis für die eigentliche Phonationstherapie erarbeitet, der die Patientin zu Beginn Widerstände entgegenbrachte. Die Vorgehensweise des Wechsels von realen und kinästhetischen muskulären Abläufen wird auch auf die Glottisebene übertragen. So gelingt es, die Sensibilität, die bereits an den Muskelfunktionen des Körpers geschult wurde, auch auf den Einschwingungsmechanismus der Stimmgebung zu übertragen.

Die Feldenkrais-Methode eignet sich in besonderem Maß für einen Einsatz in der Stimmtherapie, weil sie geringe Empfindungsdifferenzen bewußt macht und die Ausführung kleiner Bewegungen systematisch schult. Gerade diese beiden Elemente kommen sowohl bei den präphonatorischen Muskeleinstellungen als auch während des Phonationsvorgangs bei dem fein abzustufenden Gleichgewicht zwischen subglottischem Druck und Stimmlippenspannung permanent zur Anwendung.

12.9 Seele und Körper im Gleichgewicht: Eutonie

Gerda Alexander entwickelte die Eutonie als pädagogisch-therapeutische Arbeitsmethode, die sie einen „Weg der körperlichen Selbsterfahrung" nennt. Über Harmonisierung von Körperspannungen wird es möglich, zu einem optimalen Spannungsgleichgewicht zu gelangen, zur „Eutonie" der Gesamtpersönlichkeit (Alexander 1978, 26). Die Bezeichnung Eutonie ist aus dem Griechischen abgeleitet und setzt sich aus eu (wohl, gut, harmonisch) und tonos (Spannung) zusammen. Sie steht für den Begriff der Wohlspannung, der harmonischen Balance in rhythmischem Wechselspiel von An- und Entspannung.

Eutonie ist ein Bewußtwerdungsprozeß. Über eine gerichtete Aufmerksamkeit und bewußte Einwirkung auf das muskuläre und nervale System wird die Sensibilität für Spannungen im gesamten Halteapparat erhöht. Dies führt zum Wahrnehmen der individuellen Tonuslage in ihrer vielfältigen situativen Variabilität, so daß eine weitgehende regulierende Einflußnahme auf das Spannungsgefüge möglich wird.

Verbunden damit ist die Fähigkeit des „Präsentseins", der gerichteten bewußten Wahrnehmung des Umfeldes bei gleichzeitiger Hinwendung der Aufmerksamkeit auf die Vorgänge im Körper sowie die eigene Befindlichkeit. Eine solche Präsenz setzt eine neutrale Distanz voraus, um die eigenen Reaktionen mit wacher Aufmerksamkeit beobachten zu können. Die Wahrnehmungsintensivierung wird nicht durch suggestive Inhalte erreicht, sie ist innerhalb der Eutonie konzentrierte Bewußtseinsarbeit und wird als ein individueller Prozeß verstanden.

Methode

Die Arbeitsmethode Eutonie basiert auf der Erkenntnis, daß eine bewußte, auf einen bestimmten Körperteil gelenkte Aufmerksamkeit die Zirkulation an dieser Stelle belebt und dadurch die Tonuslage verändert. Sie beinhaltet folgende Prinzipien:

1. *Hautkontaktbewußtsein* gilt als Basis für alle anderen Prinzipien der Eutonie. Durch das bewußte Wahrnehmen des Körpers über die Hautoberfläche entsteht eine intensive Beziehung zwischen innen und außen. Dadurch wird das Erkennen und Formen des eigenen Körperbildes möglich, und dies führt seinerseits zu einer größeren Präsenz, zu einem wacheren Da-Sein.

2. *Verlängerungsbewußtsein* bedeutet die Vorstellung von der Verlängerung eines Körperteiles bis zu einem Gegenstand oder einer Person. Dadurch wird eine erweiterte Kontaktaufnahme des Körpers zu seiner Umwelt erreicht sowie die Erhöhung der Fühlfähigkeit und Sensibilität.

3. *Innenraumbewußtsein* heißt Hinlenken des Bewußtseins auf die inneren Körperräume und ihr Erkennen und Gewahrwerden. Bisher unbewußte Verspannungen und Verhärtungen wie einschränkende und atembehindernde Strukturen können bewußt gemacht und durch Weitung von innen nach außen gelöst werden.

4. *Knochenbewußtsein* ist eine Erweiterung des Innenraumbewußtseins, um das tragende Gerüst der Knochen einschließlich der Gelenke und Bänder besser zu erspüren. Dadurch gelingt es, die Schwerkraft des Körpers mental mehr und mehr aufzulösen.

Praktisches Vorgehen

Grundlage für die Eutoniepädagogik sind die Kontrollstellungen und der Körperbildtest. Anhand von 12 Kontrollpositionen, die der Schüler einnimmt, wird geprüft, in welchem Spannungszustand sich die jeweiligen Muskelgruppen und Bänder befinden und wo Einschränkungen der Gelenke und Muskelverkürzungen erkennbar sind. Im wesentlichen werden folgende Übungsformen angewendet:

Kontaktübungen sind Bewußtwerdungsübungen zur Regulierung des Muskeltonus mit gleichzeitigen Auswirkungen auf das vegetative Gleichgewicht. Während der Übungen wird mit gerichteter Aufmerksamkeit Kontakt zu einem Gegenstand oder dem Boden aufgenommen, um auf diese Weise verspannte Muskelbereiche bewußt aufzuspüren. Objekte wie Tennisbälle, Blöcke, Sandsäckchen, Kugeln in verschiedenen Größen oder Stäbe werden als „Widerstand" einbezogen. Da, wo z.B. der Druck eines Balles auf verhärtete Strukturen stößt, entsteht ein Schmerz. Durch Konzentration auf den betreffenden Bereich wird versucht, den Schmerz und die muskuläre Spannung über den Ball „abzuleiten". Infolge der bewußten Hinwendung und der sich verstärkenden Durchblutung kommt es zur Lösung der Spannung und zum Nachlassen des Schmerzes.

Durchströmungsübungen sind eine erweiterte Form der Kontaktübungen, die sich auf den eigenen Körper beziehen. Dabei kann es zu einem „Ineinanderfließen" von zwei Körperbereichen kommen, wie beim Kontakt beider Hände miteinander. Infolge der intensiven Durchblutung wird dieser meistens als strömende Wärme empfunden. Die Bewußtheit dieses Übungsablaufs fördert die Konzentration und vermittelt innere Ruhe und Sammlung.

In der *passiven Arbeit* strebt der Therapeut einen Spannungsausgleich durch Berührungen oder Bewegungen an, die er beim Patienten ausführt, wie z. B. rollende, dehnende, kreisende Bewegungen in unterschiedlichen Bewegungsrichtungen und variabler Dynamik.

Verlängerungstechnik und aktive Streckung sollen die verkürzte Muskulatur lösen und verlängern. Die Eutoniepädagogik benutzt Übungen, durch die ein Körperteil mental in den Raum verlängert wird. So kann z. B. ein Bein als erweiterter Kontakt in der Vorstellung Fühlung mit der Wand aufnehmen. Dieses „Hineinwachsenlassen" des Fußes und des ganzen Beines in die Wand geschieht ohne Bewegung. Erst wenn der Körper auf diese Weise erspürt wurde, werden Dehnungen in der realen Situation durchgeführt, d. h. die Verlängerung eines Körperteiles erfolgt dann in der Bewegung durch aktive Streckung gegen einen realen Widerstand, der fortgeschoben wird.

Wecken und Stimulieren des aufrichtenden Impulses erfolgt durch die bewußte Anwendung des propriozeptiven Haltungsreflexes. Wer aufrecht steht, aktiviert gegen die nach unten strebende Schwerkraft der Körpermasse ständig Kräfte, die eine aufrichtende Wirkung auf den Körper haben. Im Sinne eines Impulses wird diese aufrichtende Tendenz vom Boden ausgehend über die Fußsohlen, die Fußgelenke von Segment zu Segment bis zum Hinterkopf weitergegeben. G. Alexander führte den Begriff „Transport" für diesen Vorgang der Übertragung von Kraft in die Eutoniepädagogik ein.

Eutonische Bewegungen erfordern ein erweitertes Bewußtsein und die Präsenz der gesamten Persönlichkeit. Sie ermöglichen damit eine natürliche und flexible Körperhaltung. Ausgehend von Kontaktübungen, Dehnungen und Streckungen werden verschiedene Formen der eutonischen Bewegung geübt. Dabei werden Tempo, Dynamik und Rhythmus in unterschiedlichster Weise in den Übungsablauf einbezogen.

Fallbeispiel

Herr B., 39jähriger Rundfunksprecher, leidet an einer funktionellen Dysphonie. Die stimmlichen Parameter weisen eine klare, jedoch resonanzarme Stimme mit eingeschränktem dynamischen Sprechablauf aus. Nach einer stimmlichen Belastungszeit von ca. 15 Minuten verlagert sich der individuelle Sprechstimmbereich um fast eine kleine Terz nach oben, die Lautstärke erhöht sich. Gleichzeitig vermehren sich sichtbar Spannungen im Schulter- und Halsbereich.

Die stimmlichen Beschwerden werden vorwiegend in der beruflichen Sprechsituation und unter stimmlicher Belastung akut. Beim Warten auf das Aufleuchten des grünen Lichtes als Startsignal im Studio stellen sich psychosomatische Symptome ein, wie Angst, die Stimme könne versagen, unregelmäßiger Atemrhythmus, ausgetrockneter Mund, feuchte Hände, erhöhte Pulsfrequenz. Die Einwirkungen auf den Phonationsbereich werden in einem brüchigen, belegten Stimmklang mit vermehrt hörbaren Atemgeräuschen während des Sprechablaufes manifest. Aufgrund einer ängstlichen Erwartungshaltung ist die Konzentration auf den Text irritiert. Es kommt zu Versprechern, wodurch sich die Nervosität weiter steigert und die vegetativen Beeinträchtigungen zunehmen.

In der Therapie werden primär folgende Elemente aus der Eutoniepädagogik verwendet:

- Bewußtmachen vegetativ-psychischer Erscheinungen und ihrer Wechselwirkungen mit Stimme und muskulären Körperspannungen,
- Kontaktübungen wie z. B. bewußtes Abgeben des Körpergewichts an den Boden, an die Sitzfläche des Stuhles, Abgeben des Armgewichts an den Tisch, so daß das Manuskript nur mit den Händen und nicht mit Anspannung von Armen und Schultern gehalten wird.

Dazu geschaltete Verlängerungsübungen des „Über-sich-hinaus-Dehnens" unterstützen besonders das Lösen von umschriebenen Spannungen. Auf diese Weise wird ein Gefühl des Gegründetseins und der Sicherheit erreicht und das Selbstvertrauen gestärkt, so daß sich die Ängste vor der speziellen Sprechsituation vermindern. Außerdem kommt es zur muskulären Spannungslösung im Hals-, Nacken- und Schulterbereich mit entsprechenden Auswirkungen auf die am Artikulationsvorgang beteiligten Muskeln. Mit Hilfe von Durchströmungsübungen werden innere Ruhe und Konzentration gesteigert bei gleichzeitig regulierender Beeinflussung des Atemablaufs. Die ausgleichenden Veränderungen im Körperinstrument zeigen eine günstige Wechselwirkung auf die Stimmfunktion sowie auf das psychische Verhalten und bringen die Voraussetzung für spezielle stimmübende Aktionen.

Im Hinblick auf Stimmerkrankungen eignet sich die Eutoniemethode besonders bei vegetativ bedingten Formen überhöhter Spannungszustände im Phonationsapparat und im gesamten muskulären System.

12.10 Sich atmend erfahren: Die psychophysische Atemtherapie von Middendorf

Das Gleichgewicht in sich selbst zu finden und das eigene Ich anzunehmen, sind Anliegen dieser ganzheitlichen Therapieform. Mittler ist der Atem, der in seinem Urrhythmus erfahren werden soll. „Wenn ich erfahre", so Middendorf (1984, 18), „bin ich im Zustand des Lassens. Ich kann eine Erfahrung nicht tun, ich kann sie nicht machen." Middendorf nennt die Atemart, die durch wahrnehmende Achtsamkeit erlernt werden soll, den „erfahrbaren Atem". Den Atem erfahren heißt „ihn kommen lassen, ihn gehen lassen und warten, bis er von selbst wieder kommt" (1984, 27). In seinem rhythmischen Ablauf ist er das zentrale Geschehen, in das die Leib-Seele-Einheit des Menschen eingebunden ist.

Methode

Grundlage des Behandlungskonzepts ist das Wechselspiel der Kernelemente Sammeln – Empfinden – Atmen.

- *Sammeln* bedeutet geistig hoch präsent sein und die Achtsamkeit auf bestimmte Teile und Funktionen des Körpers zu richten, um ein normalerweise unbewußtes Geschehen in die Bewußtheit gelangen zu lassen.
- Unter *Empfinden* versteht Middendorf die Fähigkeit zur Wahrnehmung und Bewußtheit der Körperlichkeit einschließlich ihrer Bezüge zum Innen- und Außenraum.
- *Atmen* ist ein Geschehenlassen in einem dreiphasigen Rhythmus. Während der Einatmung dehnen und weiten sich die Körperwände und Atemräume und schwingen bei der Ausatmung wieder in die Ausgangslage zurück. Es schließt sich die Atempause an, ein Zustand völliger Entspannung und Ruhe.

Das bewußte Erfahren dieser drei Komponenten ermöglicht ein ganzheitliches, psychophysisches Erleben der Persönlichkeit und damit ein Wiederentdecken eigener Potentiale.

Praktisches Vorgehen

Schwerpunkte der Arbeit sind Übungen mit Dehnungen und Druckpunkten, Vokalräumen, Bewegungen aus dem Atem, Arbeit an Atemräumen sowie Atembehandlung.

Durch *Dehnungen* erwächst allmählich das Empfinden für körperliches Weiterwerden und somit für den Atemraum. Dehnungen betreffen die Muskelgruppen, die primär am Atemvorgang beteiligt sind. Dabei ist es wichtig, den Atem während des Dehnvorgangs einströmen zu lassen und nicht willentlich einzuatmen. Auf diese Weise können muskuläre Dysbalancen ausgeglichen und während des Einatmens eine Weitung der Innenräume erfahren werden.

Über sog. *Druckpunkte* werden Atemimpulse in verschiedene Körperbereiche gelenkt, um die einzelnen Atemräume zu erspüren. Dabei werden die Fingerkuppen z. B. seitlich auf den Brustkorb gelegt und gegen diesen Berührungsdruck eingeatmet.

Vokalraumübungen werden benutzt, um über bestimmte Vokale die zugehörigen Atemräume zu mobilisieren und wahrzunehmen. In der Initialphase wird ein bestimmter Vokal stumm gebildet und während der Einatmung gedanklich in seinen speziellen Raum gelenkt, der dann während der Ausatmung möglichst in seiner Form gehalten werden soll.

Middendorf unterscheidet drei *Atemräume*, die einzeln sowie in ihren wechselseitigen Beziehungen physisch wie auch psychisch bewußt erfahren werden:

- der untere Raum, der Füße, Beine und Becken umfaßt,
- der mittlere Raum, der vom Nabel bis zur Mitte des Brustkorbes reicht, und
- der obere Raum, der Brustkorb, Schultergürtel, Arme und Kopf einbezieht.

Die Räume werden durch Druckpunktübungen, Dehnungen und durch Vokalraumarbeit aktiviert, um sie in ihrem wechselseitigen Zusammenspiel zu erleben. Middendorf verwendet zur Verdeutlichung das Bild eines Baumes: Im unteren Bereich sind die Wurzelkräfte, aus denen sich der mittlere Raum mit seinem stabilen, aber zugleich flexiblen Stamm entwickelt, der sich im oberen Raum zur Baumkrone entfaltet. Je nachdem, aus welchen Atemräumen die Ausatmung erfolgt, entstehen unterschiedliche Kräfte, und zwar aus den unteren Räumen die aufsteigenden Kräfte der (Aus-)Atmung mit aufrichtender und tonisierender Tendenz, aus dem oberen Atemraum der absteigende (Aus-)Atem mit lösender und beruhigender Wirkung (Middendorf 1984, 184).

Die *Atembehandlung* erfolgt als Einzelbehandlung primär im Liegen. Durch kreisende, lösende oder aktivierende Bewegungen sowie durch das Auflegen der Hände an verschiedenen Körperstellen erspürt der Therapeut die Atemreaktionen des Patienten und seine psycho-physische Befindlichkeit. In dieser Interaktion, die von Middendorf „Gespräch ohne Worte" genannt wird, haben die Reaktionen des Patienten für den Therapeuten leitenden Charakter, und er hat sich ihnen laufend anzupassen.

Fallbeispiel

Herr K., 38 Jahre alt, wird mit der Diagnose einer hyperfunktionellen Dysphonie zur Stimmtherapie überwiesen. Er ist als Rechtsanwalt tätig und hat große Schwierigkeiten, seine Mandanten vor Gericht zu vertreten, da er seine sachlichen Argumente stimmlich nicht adäquat vermitteln kann. Je mehr er sich bemüht, desto intensiver verspürt er einen Kloß im Hals und Schmerzen im Kiefergelenk: „Eine Eisenklammer zerdrückt mir fast den Brustkorb und blockiert die Luft. Ich werde zunehmend nervöser, verliere den roten Faden, habe Angst, daß die Stimme ganz wegbleibt und bekomme nur noch mit größter Anstrengung die Wörter heraus." Herr K. spricht mit erheblicher Anstrengung, die Phonationsatmung ist oberflächlich, Atempausen werden übergangen und die Luft hörbar eingezogen.

Die Therapie wird mit Elementen der Atembehandlung nach Middendorf eingeleitet. Über die an verschiedenen Rumpfabschnitten aufliegenden Hände des Therapeuten wird der Atemrhythmus des Patienten erspürt und vorsichtig verstärkt, unterstützt durch feine Dehnbewegungen, die zusätzlich ein Weiten der Atemräume anregen. Allmählich kommt der gestaute Atem „in Fluß".

In begleitenden Gesprächen wird deutlich, daß die Angst, stimmlich zu versagen, immer wieder zu krisenhaften Kommunikationssituationen geführt hat. Ursächlich scheinen traumatische Erlebnisse in der Kindheit zu sein. Herr K., der als Einzelkind aufwuchs, wurde von seiner Mutter früh darauf gedrillt, sich sprachlich zu produzieren. In solchen für ihn „höllischen" Situationen kam es immer wieder vor, daß er beim Aufsagen von Gedichten den Text vergaß. Seine Mutter reagierte darauf mit Gekränktsein und Liebesentzug. Herr K. hat es daher nie gewagt, seine Ängste mitzuteilen. Er empfand Scham, und das Gefühl des Versagens wird jetzt häufig neu belebt, wenn er öffentlich sprechen muß.

In der Therapie läßt sich ein kinästhetisches Empfinden für die Mund-, Kehl- und Körperräume über die Arbeit an Vokalräumen entwickeln. Vom stummen „Vokalklingen" wird in eine leicht überlüftete fließende Tonschwingung übergeleitet, der sich Experimente mit Vokalisen in unterschiedlichen Lautstärken, Tonhöhen und Dynamikverschiebungen anschließen, teils mit Armbewegungen gekoppelt.

Erst als die gestauten Spannungen in ihren unterschiedlichen Wirkungen erlebt und gewichtet werden können, gelingt es Herrn K., Ausdruckselemente auch auf die Stimme zu übertragen. Damit ist die Basis gegeben, kommunikative Strategien in die Therapie zu übertragen, die vorher traumatische Situationen nur noch verstärkt hätten und somit kontraindiziert waren. Die stimmfunktionszentrierten Maßnahmen bestehen aus strukturierten Übungen, die auf die berufliche Situation ausgerichtet sind und schrittweise erarbeitet werden. Mit der Stabilisierung der Stimmfunktion und der Entwicklung von „Bewußtheit des Könnens" im Sinne von Krech konnte Herr K. allmählich Vertrauen in seine Stimme fassen und sein Selbstwertgefühl stabilisieren.

Die Atemtherapie nach Middendorf eröffnet einen Zugang zum Patienten auf körperlich-geistig-seelischer Ebene. Ihre Elemente lassen sich zusammen mit anderen Methoden in eine ganzheitliche Stimmtherapie eingliedern, bei der versucht wird, „die unbewußte Atemfunktion durch Sammeln und Empfinden kennenzulernen und deren Kräfte zuzulassen" (Middendorf 1983, 451).

Die im Rahmen der verschiedenen Methoden geschilderten Fallbeispiele sollten darstellen, daß die jeweils bestehende Ausgangslage unterschiedliche Einstiegswege in die Stimmtherapie möglich macht. Bei der Auswahl der Methode spielt die Persönlichkeitsstruktur des Patienten eine wichtige Rolle sowie die Erfahrungen des Therapeuten mit den unterschiedlichen Ansätzen.

13. Das Konzept einer interaktionalen und integrativen Stimmtherapie (KIIST)

Die Einbeziehung der unterschiedlichen Aspekte, auf die in den bisherigen Kapiteln eingegangen wurde, hat zu Leitlinien in der Stimmtherapie geführt. Primär zeigen sich zwei Komponenten, die sich ständig vermischen und daher nicht eindeutig voneinander getrennt werden können: Die erste besteht in der Herbeiführung der notwendigen Rahmenbedingungen, unter denen eine Stimmtherapie wirksam werden kann, die zweite Komponente richtet sich auf die Berücksichtigung der Bezüge und die Beeinflussung der individuellen Defizite. Die jeweils erzielten Effekte in beiden Bereichen unterstützen sich gegenseitig und wirken damit positiv auf die Gesamtsituation des Patienten ein. Schlüsselfunktion in diesem Prozeß hat die Entwicklung einer differenzierenden Wahrnehmungsfähigkeit, durch die der Patient physische und psychische Vorgänge erfassen lernt und damit einer Therapie zugänglich macht.

Das hier vorgelegte Konzept wird von der Überzeugung getragen, daß der Mensch ein einzigartiges Individuum ist mit einer unwiederholbaren Lebensgeschichte, dessen Subjektivität erst durch die Verflochtenheit seiner leiblichen, sozialen, zeitlichen und umweltorientierten Bezüge begriffen werden kann. Auf der Grundlage dieses Gedankens hat sich eine daseinskategoriale Sicht in der praktischen Diagnostik und Therapie als besonders effektiv erwiesen. Dabei ist von Bedeutung, daß die menschliche „Innenwelt" und „Außenwelt" in unauflösbarer und vielfältigster Weise miteinander verknüpft sind. In der Vielschichtigkeit seines persönlichen Erscheinungsbildes steht der Mensch mit seiner individuell erlebten Stimmerkrankung im Mittelpunkt des therapeutischen Prozesses.

Eine Stimmtherapie kann nur dann erfolgreich verlaufen, wenn alle im Zusammenhang mit der Stimmerkrankung wesentlichen Faktoren ihrer Bedeutung gemäß im Rahmen einer übergreifenden Betrachtungsweise berücksichtigt werden. Auf der Basis dieser ganzheitlichen Sicht, deren theoretische Grundlagen und diagnostische Implikationen in den vorangegangenen Kapiteln erörtert wurden, ist das *Konzept einer interaktionalen und integrativen Stimmtherapie* (KIIST, Abb. **19**) entwickelt und in therapeutische Maßnahmen umgesetzt worden.

Interaktional hebt besonders den Kommunikations- und Beziehungsbereich hervor, der für alle diagnostischen und therapeutischen Handlungen fundamentale Bedeutung hat. Zugleich wird auf die Tatsache hingewiesen, daß jede Stimmerkrankung auch als Kommunikationsstörung anzusehen ist, die mehr oder minder deutlich in Veränderungen auf der zwischenmenschlichen Beziehungs- und Begegnungsebene zum Ausdruck kommt. Eine positive intersubjektive Haltung des Therapeuten trägt dazu bei, ein dialogisches Geschehen zu entwickeln, bei dem das Miteinander-Sprechen im Mittelpunkt steht. Zu einer solchen Teilnahme am Dialog soll der Patient befähigt werden. Eingebettet in ihre soziale Situation und ihre Handlungen, sollen Patient und Therapeut als gleichberechtigte Partner an der Interaktion beteiligt sein. Folgerichtig werden intersubjektive Prozesse als ein wesentliches Mittel in der Behandlung von Stimmerkrankungen erachtet.

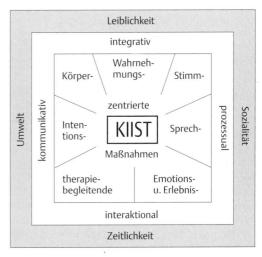

Abb. **19** Konzept einer interaktionalen und integrativen Stimmtherapie (KIIST).

Integrativ bedeutet die wechselseitige Abhängigkeit der einzelnen Teilbereiche und das Verflochtensein der Teilvorgänge, Funktionen und Maßnahmen, die so zu einem übergreifenden Ganzen werden, aus kybernetischer Perspektive zu einem System. Die integrativen Prinzipien des Zusammenschauens (Synopse) im Diagnostikprozeß und des Zusammenwirkens (Synergie) im Therapieprozeß führen dazu, daß verschiedene Verfahren miteinander zu einer komplexen Behandlung verknüpft werden, wobei unterschiedliche Elemente flexibel und individuell der Situation des einzelnen Patienten angepaßt werden.

Integrative Ansätze heben die dualistische Trennung von Körper und Seele auf. Der Stimmpatient ist in der Vernetzung von Leib, Seele und Geist als ein Ganzes wahrzunehmen, zu verstehen und zu behandeln. Die Ganzheit ist „mehr und etwas anderes als die Summe der Teile. Sie ist eine Wirklichkeit eigener, den Teilen übergeordneter Art, innerhalb derer den Teilen ein bestimmter Stellenwert und je eine besondere Funktion zugewiesen wird. ... Für alle lebenden Gebilde gilt der Satz, daß die Veränderung eines Gliedes der Ganzheit nicht auf dieses beschränkt bleibt, sondern sich auf die anderen Glieder auswirkt." (Lersch 1970, 20 f)

Die verschiedenen Teilbereiche, Teilprozesse, Einzelprobleme und Symptome können daher in ihrer Bedeutung niemals aus dem Zusammenhang herausgelöst betrachtet werden, da ihnen erst durch ihre Beziehung zu den jeweils anderen Komponenten ihre eigentliche Bestimmung und Wertigkeit zuteil wird. Die Konsequenz ist, daß therapeutische Interventionen an mehreren beteiligten Bereichen zugleich ansetzen müssen. Eine Einflußnahme auf einen von ihnen kann nie unabhängig von den anderen bleiben, da eine Änderung in einem System auch eine Änderung in anderen Systemen bewirkt. So werden Maßnahmen, die auf die physische Realität des Patienten ausgerichtet sind, immer gleichermaßen psychische Veränderungen bewirken und umgekehrt.

Diese Sichtweise erfordert im stimmtherapeutischen Prozeß zwangsläufig eine Denkweise, die sich nicht wie bisher primär am Einzelproblem orientiert, sondern auf übergreifende, dynamische Strukturen ausgerichtet ist, um zu einem Verständnis komplexer Systeme und ihres Verhaltens zu kommen. Stimmtherapie unter dem Aspekt der Integration bedeutet eine Neuordnung der Zusammenhänge und Beziehungen der einzelnen Teilbereiche und Teilprozesse, integriert in ein übergeordnetes Ganzes. Die sich daraus ergebenden, notwendigerweise multidimensionalen therapeutischen Ansätze und Interventionen sind folglich zu einem synergistischen Gesamtkonzept zu verknüpfen.

Die praktische Umsetzung des KIIST

In der praktischen Anwendung des KIIST wird die Therapie auf der Basis folgender Schwerpunkte durchgeführt:

- Im Mittelpunkt des ganzheitlichen Therapiekonzepts steht *der stimmkranke Mensch als Leib-Seele-Geist-Subjekt*.
- Diagnostik und Therapie der Stimmerkrankung erfolgen aus *daseinskategorialer Sicht*. Auf diese Weise werden die vielfältigen und komplexen Wechselwirkungen erfaßt, die sich aus den Bereichen Leiblichkeit, Sozialität, Umwelt und Zeitlichkeit ergeben.
- Beide Bereiche, Stimmdiagnostik und -behandlung, verlaufen in einem *prozeßhaften Geschehen*. Positive oder negative Wirkungen eines Therapieschritts lassen oft Schlüsse über Ursache und Struktur der Erkrankung zu und führen zu entsprechenden Modifikationen des weiteren Vorgehens.
- *Therapeutischen Gesprächen* und der Entwicklung einer vertrauensvollen intersubjektiven Beziehung kommt beim KIIST eine wesentliche Bedeutung zu. Der Therapeut muß sich in den Patienten einfühlen und ihm sein Verständnis für dessen Situation auch zeigen. Ohne innere Aufmerksamkeit und Anteilnahme, ohne Zuhören-, Heraushören- und Abwarten-Können, ohne Intuition und kontinuierliche Reflexion der eigenen Wahrnehmung ist es nicht möglich, den Patienten zu verstehen und zu erkennen, was er in einer konkreten Therapiesituation benötigt. Für den Patienten ist das Erkennen der komplexen, oft versteckten Ursachen der Stimmerkrankung eine Voraussetzung dafür, sich auf die notwendigen Therapieschritte einzulassen. Im Rahmen der therapeutischen Gespräche wird die häufig problematische Lebenssituation des Patienten erhellt und versucht, durch veränderte und neue Sichtweisen zu Lösungsstrategien zu gelangen, die auch seine Selbstheilungskräfte stimulieren.
- Der Therapeut als *Begleiter des Patienten* leitet diesen auf dem Weg der Behandlung und gibt

ihm Hilfe und Ermutigung. Im Sinne von Balint wird er damit selbst zum wichtigen Therapeutikum im Heilungsprozeß.
- Viele körperliche und seelische Vorgänge verlaufen weitgehend unbewußt, und gewohnheitsmäßig falsche Funktionsmuster werden deshalb nicht bemerkt. Bevor etwas verändert werden kann, muß die Bewußtheit für habituelle Abläufe und die damit verbundenen Gefühle geweckt und durch Schulung der taktilen, kinästhetischen und auditiven *Wahrnehmungsfähigkeit* entwickelt werden. Die *gerichtete und differenzierende Aufmerksamkeit* auf Vorgänge im eigenen Körper gilt nicht nur für physische, sondern in gleichem Maße auch für psychische Prozesse. Einer gesteigerten Bewußtheit und Erfahrung der eigenen Körperlichkeit und Emotionalität wird deshalb im KIIST ein besonderer Stellenwert zugemessen.
- KIIST basiert auf der Erkenntnis, daß durch den *Ansatz am muskulären System* und seinen Funktionen eine Einwirkung auf andere Bereiche möglich ist. Anhaltende Unterdrückung von Emotionen bewirkt erhöhte Muskelspannung und unvollständige Spannungslösung. Durch ein Ausgleichen muskulärer Überspannung im Bereich der Extremitäten und des Rumpfes, verbunden mit einer aufgerichteten Körperhaltung, wird nicht nur eine Tonusregulierung in den an Atmung, Phonation und Artikulation beteiligten Muskelgruppen herbeigeführt, sondern es kommt auch zu normalisierenden Effekten im vegetativen und emotionalen Bereich. Im Rahmen des KIIST hat sich die flexible Zusammenbindung von Bewegung, Rhythmus und Dynamik, Atmung, Stimme und Emotion zu einem ganzheitlichen, sich selbst regulierenden Ausdrucksgeschehen als besonders effektiv erwiesen.
- Alle Verbesserungen im motorischen, mentalen und stimmlichen Bereich werden nur dann auf Dauer bestehen bleiben, wenn sich gleichzeitig das *Selbstbild* des Patienten, seine eingefahrenen Verhaltensformen und fixierten Überzeugungssysteme entsprechend wandeln. Dazu gehört auch die Veränderung des eigenen Stimmklanges, der nicht nur angenommen, sondern mit der Ganzheit der Individualität getragen werden muß.
- Ein anderer Bereich, der im KIIST gefördert wird, ist die *Aktivierung bisher ungenutzter Fähigkeiten und Potentiale*. Eine solche Entwicklung fördert das Vertrauen in die eigene Leistungsfähigkeit, steigert das Selbstwertgefühl und weckt Selbstheilungskräfte, was wiederum zu einer Stärkung der Eigenverantwortlichkeit des Patienten führt.
- Die *Analyse der Kommunikations- und Interaktionsstrukturen* des Patienten ist ein weiteres Teilgebiet des KIIST. Sie vermittelt kritische Einsichten in das eigene Verhalten und ermöglicht ihm, fixierte, inadäquate Kommunikationsmuster zu korrigieren und neue Wege der Verständigung zu suchen und zu erproben. Dies gilt gleichermaßen für Alltags- und Berufssituationen. Die häufig vorkommende inkongruente Kommunikation mit gleichzeitigen, aber gegensätzlichen verbalen und nonverbalen Botschaften gibt Hinweise auf die Beziehungssituation. Zwischen Therapeut und Patient ist eine kongruente, in sich stimmige, auf gegenseitigem Vertrauen beruhende Kommunikation unerläßlich.
- Eingebettet in den beschriebenen konzeptionellen Rahmen enthält das KIIST ein System *strukturierter Übungsmaßnahmen*. Abhängig von der jeweiligen Stimmerkrankung und ihren pathologischen Strukturen werden in der Regel eine Reihe von Übungen und Übungselementen durchgeführt. Nach neurophysiologischen und sensomotorischen Gesichtspunkten lassen sich fehlerhafte Muster löschen und neue Muster über begrenzte mentale Überwachung in vollständige Automatisierung überführen.

Das mehrdimensionale Vorgehen im Rahmen einer interaktional-integrativen Stimmtherapie wird durch eine Kombination unterschiedlicher Maßnahmen ermöglicht. In Tab. **23** sind die wesentlichsten Bestandteile stimmtherapeutischen Handelns aufgeführt.

Therapeutisches *Ziel* ist es, unangepaßte, kompensatorische Funktions- und Verhaltensmuster durch angepaßte und physiologische zu ersetzen. Hierdurch soll, und das ist das wichtigste Anliegen, eine in konkreten Situationen leistungsfähige und möglichst klangvolle Stimme auf der Basis des individuell erreichbaren Optimums entwickelt werden. Diese soll den Patienten dazu befähigen, den wechselnden kommunikativen Anforderungen des täglichen Lebens physisch und psychisch zu genügen und seinen Gedanken und Gefühlen stimmlichen Ausdruck zu geben.

Es muß darauf hingewiesen werden, daß die hier getrennt aufgeführten Therapiemaßnahmen nicht deutlich gegeneinander abgesetzte Bereiche betreffen. Statt dessen greifen sie nur an verschiedenen Punkten des komplexen funk-

Tabelle 23 Elemente einer interaktionalen und integrativen Stimmtherapie

Wahrnehmungszentrierte Maßnahmen	Schulung der kinästhetischen, taktilen, visuellen und auditiven Eigenwahrnehmung
	Schulung der auditiven und visuellen Fremdwahrnehmung
	Schulung der Wahrnehmung der eigenen Befindlichkeit (Gefühle/Emotionen)
	Schulung der Wahrnehmung von psychischen Reaktionen
Körperzentrierte Maßnahmen	Regulierung von inadäquaten Tonusverhältnissen sowie des flexiblen Zusammenspiels von Körperhaltung, Atmung, Phonation und Bewegung
	Erreichen einer aufgerichteten, im dynamischen Gleichgewicht befindlichen Körperhaltung mit Weitung der Atemräume
	Atemregulierung mit Berücksichtigung vegetativer und emotionaler Auswirkungen sowie Optimierung der subglottischen Druckverhältnisse bei den jeweils aktuellen stimmlichen Anforderungen
	Improvisationen mit zusammengeschalteten rhythmisch-dynamischen Bewegungsketten und stimmlichen sowie sprachlichen Elementen.
Emotions- und erlebniszentrierte Maßnahmen	Emotionsgebundene Bewegungsimprovisation
	Emotionale Ausdrucksdynamik in Verbindung mit Bewegung, Atmung und Stimme
	Emotionale und stimmliche Anpassung an wechselnde Kommunikationssituationen
	Intentionale Ausrichtung von Bewegung, Atmung und Stimme
Stimmfunktionszentrierte Maßnahmen	Im Bereich der phonatorischen Atembalance mit inspiratorischer Gegenspannung
	Im Bereich der individuellen Indifferenzlage
	Im Bereich der Glottisebene
	Im Bereich der Artikulationsebene
	Im Bereich der Resonanz
	Im Bereich der Registerdivergenzen
	Im Bereich der prosodischen Merkmale der Stimme
	Im Bereich der Lautstärke und der Dauerleistung der Stimme
	Im Bereich der Singstimme
Sprechzentrierte Maßnahmen	Fortschreiten von den Teilbereichen der Silbe und des Wortes zum Gesamtausdruck des Satzes
	Lesen von Texten in unterschiedlichen prosodischen Variationen einschließlich textgerechter Pausengestaltung
	Rhetorische Übungen
Interaktionszentrierte Maßnahmen	Entwicklung kommunikationsgerechter, intentionaler Einstellungen in Bezug auf die Hörer-Sprecher-Situation
	Situationsspezifische Modifikation der Verlaufsqualitäten in der Äußerung des Sprechenden, wie Lautheit, Tempo, Melodisierung und Rhythmus, Sprechstimmlage und emotionale Veränderungen
	Kommunikatives und stimmliches Verhalten in der Interaktion; Lernen, mit Interaktionsbarrieren am Arbeitsplatz und in der Familie umzugehen
	Freies Sprech-Denken; Vorbereitung auf alltägliche Anforderungen in unterschiedlichen kommunikativen, psychischen, inhalts- und wirkungsbezogenen Situationen
Flankierende Maßnahmen	Zusammenarbeit mit Phoniater, Hals-Nasen-Ohren-Arzt, Hausarzt und/oder Psychotherapeut
	Aufdeckung und Aktivierung ungenutzter Fähigkeiten
	Stimmhygiene und nachsorgende Maßnahmen
	Stationäre Stimmheilkur; soziale Eingliederungshilfen

tionalen Systems der Stimmgebung an und sind damit in ihrer Wirkung als ein Ganzes anzusehen. Sie müssen auch nicht in der angegebenen Reihenfolge eingesetzt werden, sondern der jeweils aktuelle Befund bestimmt Auswahl und Zeitpunkt der Anwendung. Die geforderte mehrdimensionale Vorgehensweise beinhaltet in der Regel ein Zusammenwirken verschiedener Therapieelemente. So können tonusregulierende Maßnahmen neben Aktivitäten in der Glottis- und Artikulationsebene durchgeführt werden, ergänzt durch therapeutische Gespräche. Das schließt nicht aus, daß der Therapieprozeß für eine bestimmte Zeit in einem umschriebenen Bereich verharrt, wenn z.B. Fehlleistungen in bestimmten Teilfunktionen isolierte Übungsmaßnahmen erfordern. Es ist zweckmäßig, das therapeutisch Erreichte möglichst frühzeitig auch in der Alltagssituation anzuwenden, um es zu stabilisieren und keine Kluft zwischen Therapiesituation und täglicher Wirklichkeit entstehen zu lassen.

Angesichts der Vielfalt der therapeutischen Maßnahmen ist es weder möglich noch notwendig, alle sich anbietenden Wege zu beschreiten und alle Kausalketten zu verfolgen. Vielmehr kommt es darauf an, Schlüsselfunktionen aufzudecken, an denen eine Therapie ansetzen kann. Dabei sind jedoch die verschiedenen Einzelkomponenten nicht aus dem Auge zu verlieren. Erfahrungsgemäß ist eine bestimmte Methode nicht bei jedem Patienten gleich effektiv und entspricht seiner „Wellenlänge". Es ist daher situationsbezogen und pragmatisch immer wieder neu zu entscheiden, welche Methoden und Übungen den jeweils größten Effekt für das übergeordnete Ziel der Stimmrehabilitation bringen. Für das physische und psychische Gesamtgeschehen beim betreffenden Patienten sind die jeweilige Dosierung sowie die Kombination und das Zusammenwirken der unterschiedlichen Maßnahmen in einer konkreten Therapiesituation ausschlaggebend. Die Frage nach „der" effektivsten Methode, in der technisch-naturwissenschaftlichen, reduktionistischen Medizin oft gestellt, erübrigt sich damit: Im Therapieprozeß haben viele Methoden ihren Platz, aber keine von ihnen wirkt immer und bei jedem Patienten gleich gut.

Für eine Stimmerkrankung gibt es kein Standardprogramm, das einfach aus der Schublade zu ziehen ist, also kein therapeutisches Handeln, das nach einem vorab festgelegten systematischen oder chronologischen Schema erfolgen kann. Vielmehr muß von den individuellen pathophysiologischen Voraussetzungen des Patienten ausgegangen werden. Gleichzeitig sind seine Persönlichkeit, seine situative Befindlichkeit, seine Fähigkeiten, Bedürfnisse und Ressourcen zu berücksichtigen. In diesem Zusammenhang ist es notwendig, daß der Stimmtherapeut bei allen funktionellen Übungen eine genaue Vorstellung von den physiologischen Mechanismen und Wirkungen sowie von ihrer Einbindung in den Gesamtzusammenhang hat. Zudem müssen ihm die übergreifenden Zusammenhänge immer präsent sein, um eventuelle unerwartete Effekte wie einen Emotionsausbruch in einer spannungslösenden Therapiephase aufzufangen.

In einem der Fallbeispiele in Abschnitt 8.6 blieb die Ursache der Stimmerkrankung zunächst verborgen. Im stimmtherapeutischen Prozeß gewann der Patient die Einsicht, daß seine Erkrankung vorwiegend ein Indikator war, „Randerscheinung" einer Problemkonstellation, die auf einer persönlichen bzw. zwischenmenschlichen Krise beruhte. Damit änderte sich die primäre Zielsetzung, der Schwerpunkt verlagerte sich von der Stimmbehandlung zur Therapie dieser Krisensituation. In solchen Situationen kann der Stimmtherapeut je nach Ausgangslage an die Grenzen seiner Handlungsmöglichkeiten stoßen, so daß es notwendig wird, Fachleute anderer Disziplinen wie der Psychotherapie heranzuziehen.

Die Flexibilität des Therapeuten, die notwendig ist, um unterschiedliche methodische Elemente individuell in jeweils modifizierter, integrierter Form anzuwenden, erfordert von ihm weit mehr Intuition, Einfühlung und Erfahrung als das Abspulen eines festgelegten Übungsprogramms. Dabei ist besonders „die Intuition der Schlüssel, wenn man in komplexen Systemen wesentliche Änderungen erreichen will". Es ist der „intuitiv-rationale Sinn ..., der uns erkennen läßt, wann wir uns einem kritischen Systemaspekt annähern. Manchmal kann man das wirklich fühlen; man weiß dann einfach, daß man sich einem wichtigen 'Hebelpunkt' nähert." (Senge, zit. nach Briggs u. Peat 1993, 274)

Zu jedem Zeitpunkt muß dem Therapeuten jedoch seine Strategie und das Ziel, das er verfolgt, bewußt bleiben, unter der Prämisse: Was braucht dieser Patient im Augenblick, was nützt und hilft ihm? Der Therapeut leitet den Patienten nicht nach einem starren Plan, sondern muß sich selbst in ein dynamisches Geschehen einlassen. In einen solchen Prozeß ist auch der Patient auf besondere Weise eingebunden, da der Therapeut auf sein Mitsuchen und -erspüren angewiesen ist. Zugleich erhält er den notwendigen Freiraum, Eigenressourcen und Selbstheilungskräfte einzubringen, aber auch Motivation und Eigenverantwortlichkeit im Therapieprozeß.

Das stimmtherapeutische Vorgehen ist auf die unterschiedlichen Defizite des jeweiligen Krankheitsbildes und die individuellen pathophysiologischen Gegebenheiten im Stimmbildungsapparat ausgerichtet. Dabei ist es von Bedeutung, primäre von sekundären Krankheitserscheinungen zu unterscheiden, um möglichst einen ursachenbezogenen Behandlungsansatz zu finden. Zudem hat die Therapie die Fähigkeiten und Ressourcen des Patienten zu berücksichtigen. Daraus leitet sich das Prinzip ab, möglichst an intakten Funktionen anzuknüpfen. So wird man bei einer heiseren Stimme den Tonbereich herauszufinden versuchen, der am leichtesten und klangvollsten zu produzieren ist, oder die Entwicklung einer verschütteten Fähigkeit anstreben, die auf das individuelle Stimmgeschehen Einfluß nehmen kann. Das bedeutet aber auch, daß Teilziele nicht unbedingt bis zum Erreichen eines Idealzustands verfolgt werden müssen; zuweilen sind Einschränkungen auch als unveränderbar zu akzeptieren. Entscheidend ist für den Patienten das Erkennen und Empfinden, auf dem Weg der Heilung zu sein, was sich in einer konkreten Stimmverbesserung zeigen sollte. Diese Erfahrung bedeutet Vertrauen und Zuversicht in den Therapieverlauf und eine zusätzliche Motivation, diesen Weg weiter zu beschreiten.

Anhang A: Anatomische und physiologische Grundlagen der Stimmtherapie (mit therapeutischen Hinweisen)

> Indem wir nichts weiter tun, als mit dem Mund Geräusche zu produzieren, können wir im Gehirn anderer Personen neue und präzise Gedankenkombinationen erzeugen. Diese Fähigkeit heißt Sprache. Sie kommt uns so selbstverständlich vor, daß wir nur allzuleicht vergessen, welch ein Wunder sie ist.
> Steven Pinker

A.1 Wechselbeziehungen zwischen den Körperabschnitten: Auswirkungen auf Atmung und Stimme

Die Phonation beruht auf der Intaktheit zahlreicher unterschiedlicher, sich wechselseitig beeinflussender Funktionsebenen. Hier werden diese Ebenen unter dem Blickwinkel ihrer Bedeutung für die Stimmfunktion betrachtet: Ein gezielter Therapieansatz setzt genaue Kenntnisse über Ablauf und Ineineinandergreifen der Funktionen voraus. Insbesondere ist es notwendig zu erkennen, an welcher Stelle der physiologische Ablauf beeinträchtigt ist. Daraus resultiert eine strukturierte Leitlinie, die nicht nur die ursächlichen Komponenten einer Erkrankung einbezieht, sondern den organischen und funktionellen Gesetzmäßigkeiten folgend auch die individuellen Varianten der Stimmfunktion. Dieses Hintergrundwissen ist Voraussetzung für den Therapeuten, in kreativer Weise Wege zum Ziel der Stimmrehabilitation entwickeln zu können.

Haltung, Atmung und Phonation werden nachhaltig von den Wechselbeziehungen zwischen den einzelnen Teilen und Segmenten des Körpers beeinflußt. Benachbarte Muskelgruppen beeinflussen sich gegenseitig; vermehrte Spannung in einer Gruppe steigert auch die Spannung im benachbarten Bereich. So kann eine übermäßig angespannte Mundboden- und Kiefermuskulatur die Hebung des Zungenbeins induzieren und dadurch zu Kehlkopfhochstand und Einengung der darüberliegenden Resonanzräume führen. Ein übermäßiges gleichzeitiges Aktivieren von Muskelgruppen verhindert eine optimale Stimmfunktion, so daß die gegenseitige Stimulation ausgeschaltet werden muß. Nicht nur benachbarte, sondern auch voneinander entfernte Funktionssysteme bedürfen der Entkopplung: Ein Sänger auf der Bühne muß seine Partie synchron zum gesanglichen Ausdruck auch durch Bewegung und Gestik darstellen, ohne daß die verschiedenen Ebenen sich stören.

Mehrere Muskelsysteme haben eine Doppelfunktion. Die Muskeln des Halses und Rumpfes, die primär die aufgerichtete Haltung gewährleisten, nehmen über die Atembewegungen des Brustkorbes auch an der Phonation teil. Die Problematik besteht darin, daß die eine Funktion (Sicherung der Aufrichtung) eine statische ist, die andere (Gewährleistung einer rhythmischen Bewegung) eine dynamische. Eine Tonussteigerung in der statischen Funktion kann die Dynamik von Atemabläufen und fließenden Körperbewegungen behindern.

Um zu einem Verständnis der komplexen Vorgänge bei der Regulation des muskulären Zusammenspieles zu gelangen, bietet es sich an, die verschiedenen Körperabschnitte zunächst getrennt zu betrachten. Diese Vorgehensweise mag im ersten Augenblick als Zergliederung der Gesamtheit des Organismus erscheinen. Doch gemäß der Leitgedanken, wie sie im KIIST (Kapitel 13) zum Ausdruck kommen, werden auch hier die einzelnen Abschnitte mit ihren Teilbereichen und wechselseitigen Beeinflussungen als Glieder eines übergeordneten Ganzen verstanden. Denn jeder Teilbereich wirkt auf das Ganze und erfährt durch dieses erst seine eigentliche Struktur und funktionelle Aufgabe.

Als funktionelles System für Körperhaltung, Atmung und Stimme sind von Bedeutung:

- Körperabschnitt Beine: Füße, Unter- und Oberschenkel
- Körperabschnitt Rumpf: Becken, Wirbelsäule, Bauchbereich, Brustkorb, Schultergürtel
- Oberster Körperabschnitt: Hals und Kopf

Körperabschnitt Beine

Im statischen Gesamtsystem des Körpers sind die Füße der Unterbau und erbringen den Kontakt mit der Unterstützungsfläche. Bei Gleichgewichtsverlagerungen können durch die Distanz zwischen Ferse und Vorderende der Mittelfußknochen, z.T. unter Einbeziehung der Zehenendglieder, Nachregulierungen vorgenommen werden. Die anspannungsärmste Situation ist dann gegeben, wenn das Schwerpunktlot durch das obere Sprunggelenk verläuft (Abb. **26**; Staubesand 1985, 359; Rolf 1989, 247; allerdings geben Bunch 1993, 26, Rohmert 1989, 72 und Reinhardt 1983, 32 die Position der Lotlinie weiter vorn an). Die Projektion des Schwerpunktlotes ist von Bedeutung für die Kraft, die in den Fuß- und Unterschenkelmuskeln aufzubringen ist. Je weiter der Unterstützungspunkt sich nach vorne verlagert, um so mehr Kraft müssen die Fußgelenksstrecker leisten, damit der aufrechte Stand erhalten bleibt. Dauernde unphysiologische Verlagerung des Schwerpunktlotes infolge einer fehlerhaften Körperhaltung und dadurch bedingter vermehrter muskulärer Belastung führt zu Verspannungen des Muskelgewebes und dem Unvermögen, die Muskeln auch in unbelasteten Phasen vollständig zu entspannen.

Ähnliches gilt für die Muskeln des Oberschenkels. Die Mehrzahl der Muskeln, die am Oberschenkel ansetzen, entspringen am Becken, der M. iliopsoas sogar an der Lendenwirbelsäule; verschiedene Muskeln reichen vom Becken bis in den Kniebereich. Hierdurch ist eine enge funktionelle Verknüpfung zwischen der gelenkigen Verbindung des Oberschenkels mit dem Becken und der Wirbelsäule gegeben, so daß Störungen in einem Teilbereich auch auf die anderen übergreifen. Damit sind die meisten Muskeln des Oberschenkels nicht nur an dessen Bewegungen, sondern auch an denen des Beckens beteiligt. Von der Position der Kniegelenke hängt die Beckenstellung ab und von dieser die Gestaltung der Wirbelsäule. Sind die Kniegelenke überstreckt, neigt sich das Becken nach vorne mit der Folge einer verstärkten Lordose (Hohlkreuzbildung, Abb. **27**). Sie nehmen damit durch ihre Stellung Einfluß auf die aufgerichtete Haltung und über diese auch auf Atmung und Phonation.

Körperabschnitt Rumpf

Als Achsenorgan des Körpers stützt die *Wirbelsäule* (Abb. **20**) den gesamten Rumpf und bietet einer Vielzahl von Muskeln, die wesentlich an der aufgerichteten Haltung und der Atmung beteiligt sind, den Ursprungspunkt. Darüber hinaus trägt sie den Brustkorb und den Schädel, der auf dem obersten Halswirbel (Atlas) aufsitzt. Die Wirbelsäule ist im unteren Bereich über den Beckengürtel mit den Beinen gelenkig verbunden, im oberen Bereich durch den Schultergürtel mit den Armen.

Mit Ausnahme der beiden obersten Wirbel sind die einzelnen Wirbelkörper mit Zwischenwirbelscheiben verbunden. Deren Länge beträgt zusammen etwa ein Viertel der Gesamtlänge der Wirbelsäule. Sie sind aufgrund ihrer teilweise leichten Keilform maßgeblich an der Biegsamkeit der Wirbelsäule und deren charakteristischen Krümmungen beteiligt, die als Doppel-S-Form imponieren. Zahlreiche teils elastische, teils straffe Bandsysteme gewährleisten eine sichere Verbindung dieser Elemente untereinander. Die Bänder werden primär durch den Quellungszustand der Zwischenwirbelscheiben in Spannung gehalten, so daß dadurch die Wirbelsäule die Funktion eines federnden flexiblen Stabes erhält, der nach einer Verbiegung in seine Eigenform zurückstrebt.

Die Wirbelsäule muß zwei gegensätzliche Funktionen erfüllen, in dem sie einerseits durch Festigkeit dem Rumpf Halt gibt, andererseits biegsam ist. Ermöglicht werden diese Funktionen durch spezielle muskuläre Halte- und Bewegungssysteme. Man hat die Wirbelsäule in ihrer Gesamtheit mit dem Mast eines Segelschiffes verglichen, der im Becken verankert ist, sich bis in den Bereich des Kopfes erhebt und als querliegende Rahe den Schultergürtel trägt. Bänder und Muskelzüge verbinden im Sinne der Takelage den Mast mit seiner Basis, dem Becken. Wird das ausgeglichene Spannungssystem der Seil- bzw. Muskelzüge auch nur an einer Stelle verändert, müssen sich alle anderen Züge durch Nachregulierungen der neuen Situation anpassen.

Der *Beckengürtel* besteht aus den beiden Hüftbeinen und dem Kreuzbein, die mit verschiedenen Bandsystemen fest, jedoch auch elastisch verbunden sind. Das Kreuzbein ist gleichzeitig Teil der Wirbelsäule und dient dem untersten Lendenwirbel als Auflagefläche. In Normallage steht das Becken in einem labilen Gleichgewicht in der horizontalen Drehachse der Hüftgelenks-

A.1 Wechselbeziehungen zwischen den Körperabschnitten: Auswirkungen auf Atmung, Stimme

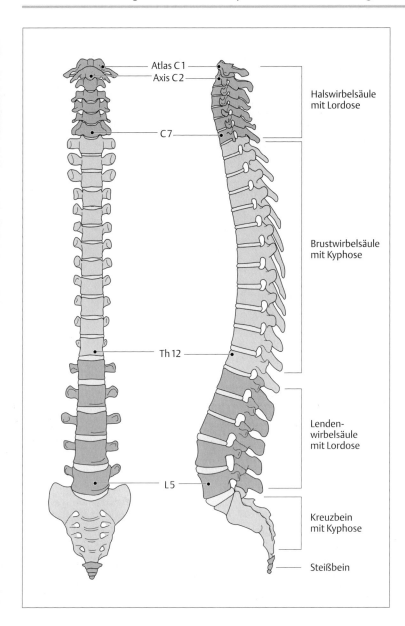

Abb. **20** Wirbelsäule von vorne und von der Seite mit der Doppel-S-Krümmung.

köpfe der Oberschenkel, die es von unten stützen. Im Ganzen steht es in Schräglage mit Tiefstand des vorderen Anteils. Gemessen wird der Neigungswinkel zwischen der Beckeneingangsebene und der Horizontalen; er beträgt zwischen 60 und 70° (Abb. **21**). Zur Aufrechterhaltung des Gleichgewichts bedarf es starker muskulärer Gruppen, die einerseits am Becken, andererseits an Oberschenkeln und Lendenwirbelsäule ansetzen. Bei Abweichungen von der Normhaltung müssen diese Muskeln durch entsprechende Anspannung die jeweilige Haltung gewährleisten. Durch die Auswirkungen auf das Gesamtsystem der Haltung kann es zu Dekompensationserscheinungen kommen, nicht nur im Beckenbereich, sondern auch im gesamten System der Muskelschlingen unter- und oberhalb des Beckens unter Einschluß der Kehlkopf- und der Atemmuskulatur.

Infolge der relativ festen Verbindung zwischen Kreuzbein und unterer Wirbelsäule hat die Beckenstellung erheblichen Einfluß auf die Biegung der Wirbelsäule und damit auf die Haltung des Körpers. Ändert sich die Beckenstel-

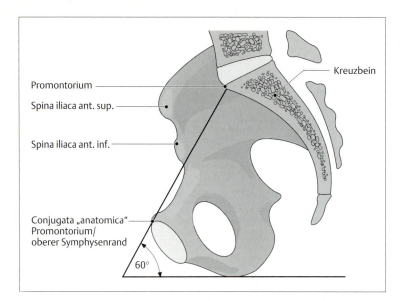

Abb. 21 Sagittaler Schnitt durch die Mittellinie des Beckens. Die Beckenneigung wird in der Beckenneigungsebene (zwischen Promontorium und oberem Symphysenrand) gemessen.

lung, soll nach Staubesand (1985, 335) das Absenken des vorderen Beckenanteils als *Vorneigung*, das Absenken des hinteren Beckenteiles als *Rückneigung* bezeichnet werden. Die in der Literatur auch zu findende Bezeichnung „Kippen" entspricht dem Vorneigen des Beckens, „Aufrichtung" der Rückneigung (z.B. Brügger 1986, Klein-Vogelbach 1977). Eine Vorneigung des Beckens bewirkt eine Zunahme der Lendenlordose bis hin zur Hohlkreuzbildung. Wird das Becken geringfügig nach hinten geneigt, richtet sich die Lendenwirbelsäule auf; bei starker Rückneigung kann es zu einer ausgedehnten Kyphosierung in diesem Bereich kommen, wobei der Brustkorb einsinkt (Abb. **28**). Somit befinden sich die Bewegungen in strenger Abhängigkeit zur jeweiligen Stellung des Beckens und den sich daraus ergebenden korrespondierenden Formveränderungen der übrigen Wirbelsäule.

Die Lendenwirbelsäule steht mit dem Atmungsgeschehen in Zusammenhang, weil sie die rückwärtige Begrenzung des Bauchraumes bildet, der durch die Zwerchfellverschieblichkeit direkt am Atmungsablauf beteiligt ist. Haltungsveränderungen in diesem Bereich beeinflussen nicht nur die Beckenhaltung, sondern auch die der Brustwirbelsäule. Verschiedene Muskeln, die sekundär am Atemvorgang beteiligt sind, entspringen an der Lendenwirbelsäule, wie die hinteren Zwerchfellschenkel (Pars lumbalis, Abb. **34**), der M. quadratus lumborum sowie der M. serratus dorsalis caudalis. Bis auf die Zwerchfellmuskulatur, die einatmende Funktion hat, sind die übrigen lumbal entspringenden Muskeln an der Exspiration beteiligt.

Auch der *Bauchbereich* hat eine enge Beziehung zur Atmung und damit zur Phonation. Die Bauchwand ist ein muskulöses und sehniges Gefüge von mehreren Schichten, die sich in vertikaler, querer und schräger Faserrichtung überkreuzen und den Raum zwischen der unteren Brustöffnung und dem oberen Beckenrand sowie der Lendenwirbelsäule verbinden (Abb. **22**). Der paarig verlaufende gerade Bauchmuskel (M. rectus abdominis) setzt am Schwertfortsatz des Brustbeines sowie an den 5.-7. Rippenknorpeln an und verbindet mit seinen parallel laufenden Fasern das Brustbein mit dem Schambein. Seine Kontraktion führt bei stabilisiertem Brustkorb zur Hebung des vorderen Beckenrandes oder bei fixiertem Becken zum Senken des Brustkorbs. Damit ist der M. rectus abdominis wichtigster Antagonist zur Streckmuskulatur des Rückens (M. erector spinae). Er wird in seiner Funktion durch die fächerartig ziehenden schrägen Bauchmuskeln (M. transversus abdominis, M. obliquus internus abdominis, M. obliquus externus abdominis) unterstützt, die die untere Thoraxapertur mit dem Oberrand des Beckens verbinden, so daß die Eingeweide regelrecht umgurtet werden.

Im Lendenbereich stabilisiert der M. quadratus lumborum die hintere Bauchwand. Durch seinen Verlauf zwischen innerem Darmbeinkamm und Querfortsätzen der Lendenwirbel und vor allem durch seinen Ansatz an der 12. Rippe unterstützt

A.1 Wechselbeziehungen zwischen den Körperabschnitten: Auswirkungen auf Atmung, Stimme

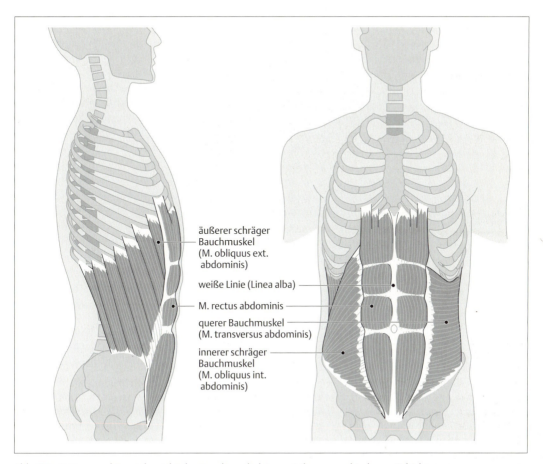

Abb. 22 Seiten- und Frontalansicht der Bauchmuskulatur mit ihren verschiedenen Schichten.

er durch Rippensenkung die Expiration. Das kreuzweise verspannte Muskelsystem der Bauchdecke verengt bei Aktivierung die Bauchhöhle durch Straffung der Bauchwand und Zug der Rippen nach unten innen und verkleinert den Abstand zwischen Rippenbogen und Beckenkamm. Einerseits ergibt sich daraus eine exspiratorische Funktion, die aber durch muskuläre Gegenspannung im Bereich des Beckenbodens unterstützt werden muß; andererseits wird es möglich, durch Stabilisierung der Bauchwand alle Bewegungen mit Ausnahme der Aufrichtung auf Brustkorb und Wirbelsäule zu übertragen. Hierdurch wird deutlich, daß die Bauchwandmuskulatur ein wichtiges Glied der kinematischen Ketten ist, durch die die unteren und oberen Gliedmaßen eine funktionelle Gesamtheit bilden.

Das Ausmaß der *Krümmung der Brustwirbelsäule* beeinflußt entscheidend die Form des Brustkorbes. Ihre Streckung erfolgt primär durch das System der Streckmuskulatur des Rückens und führt zur Anhebung von Rippen und Brustbein sowie zur Weitung des Brustkorbes. Der Rippenbereich hat in den sich kreuzenden Interkostalmuskeln (Mm. intercostales interni und externi) ein eigenes Muskelsystem, das eine zusätzliche Hebung bzw. Senkung der Rippen bewirkt. Eine Kyphose der Brustwirbelsäule und Versteifungen in den Wirbel-Rippen-Gelenken und in den knorpeligen Anteilen der Rippenbögen behindern das Ausmaß der Brustkorbbewegung und vermindern somit die Atemexkursionen.

Der *Schultergürtel* (Abb. **23** und **24**) besteht aus dem Schlüsselbein, den Schulterblättern, die auf der Rückseite des Brustkorbes in Höhe der 2.-7. Rippe aufliegen, und den Oberarmknochen, die durch Bänder und Muskeln zu einer funktio-

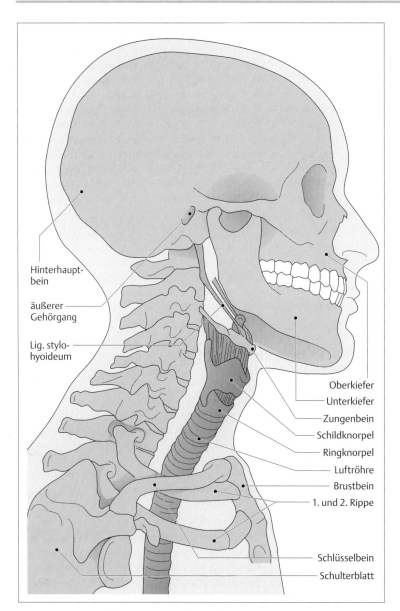

Abb. **23** Kehlkopf und Luftröhre im Verhältnis zu Unterkiefer, Halswirbelsäule und Schultergürtel.

Hinterhauptbein
äußerer Gehörgang
Lig. stylohyoideum
Oberkiefer
Unterkiefer
Zungenbein
Schildknorpel
Ringknorpel
Luftröhre
Brustbein
1. und 2. Rippe
Schlüsselbein
Schulterblatt

nellen Einheit zusammengeschlossen sind. Zahlreiche Muskelgruppen bewirken eine erhebliche Mobilität, die, ausgehend von der Ruhelage, in Verschiebungen von Schulterblatt, äußerem Schlüsselbeinende und Arm in alle Richtungen um den darunterliegenden Thorax besteht. Die Zurücknahme des Schultergürtels, bei der der M. trapezius, die Mm. rhomboidei und der M. latissimus dorsi beteiligt sind, fördert eine Aufrichtung der Brustwirbelsäule und des Brustkorbes (Abb. **29**). Gleichzeitig wird der M. omohyoideus angespannt, der zu den Zungenbeinsenkern gehört und damit den Kehlkopf tiefertreten läßt (Abb. **24** und **25**). Die Aufrichtung wird unterstützt durch zusätzliche Anspannung der pektoralen Muskeln und des M. serratus anterior mit der Folge einer vermehrten Inspiration.

Die *Arme* stehen unter Zwischenschaltung der Schlüsselbeine mit dem Brustkorb in einer festen Verbindung. Die Form des Kugelgelenks und die Verschieblichkeit des Schulterblattes ergeben eine sehr große Mobilität des Armes. Einerseits wirken viele Tätigkeiten des Armes über das Schlüsselbein auf den Brustkorb ein, andererseits erlaubt diese Verbindung, insbesondere im Zusammenwirken mit den Pektoralmuskeln, durch entsprechende Bewegungen des Armes Veränderungen der Brustkorbform und damit Einfluß auf die Atmung zu nehmen (auxiliäre Atemmuskeln).

Oberster Körperabschnitt: Hals und Kopf

Kopf und *Halswirbelsäule* nehmen wegen ihrer frei endenden Position eine instabile Sonderstellung ein. Im hinteren Teil der Halswirbelsäule, die eine lordotische Biegung hat, setzt sich das System der langen Rückenmuskeln fort und endet am hinteren Teil der Schädelbasis.

Durch die Lage des Schwerpunktes des Kopfes vor dem Atlantookzipitalgelenk würde der Kopf nach vorne sinken, wenn er nicht muskulär gehalten würde. Es befinden sich daher im hinteren zervikalen Bereich der Wirbelsäule verschiedene Gruppen kleiner Stell- und Haltemuskeln (die kurze Nackenmuskulatur), die wesentlich an der Stabilisierung der Kopfhaltung beteiligt sind. Der M. trapezius, der mit seinen oberen Fasern an der hinteren Schädelbasis und den Dornfortsätzen der Halswirbelsäule ansetzt, hebt das Schulterblatt und nimmt damit Einfluß auf die Thoraxstellung. Eine Rippenhebung erfolgt bei fixierter Kopf- und Halshaltung durch die Skalenusgruppe und die Mm. sternocleidomastoidei, wobei die Wirkung der letzteren auf die Kopfhaltung unterschiedlich ist und

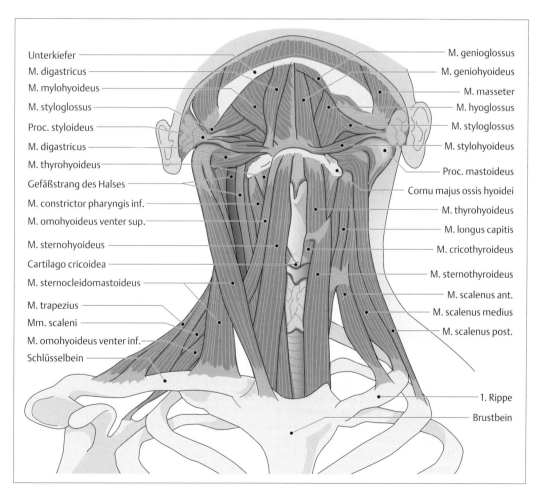

Abb. 24 Muskeln des Halses von vorne. Die linke Bildseite zeigt die oberflächliche, die rechte Bildseite die tieferliegende Muskulatur.

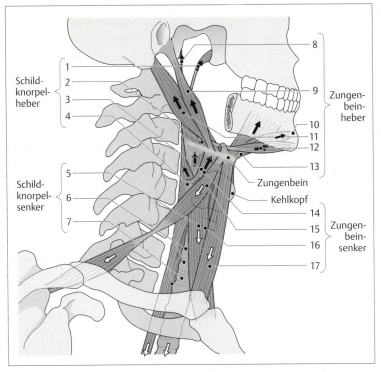

Abb. 25 Aufhängung des Kehlkopfes. Die Pfeile zeigen die Zugrichtungen an. Eine Änderung dieser Funktion tritt jedoch dann ein, wenn Zungenbein und Kehlkopf von einer Seite blockiert werden. Wird z. B. das Zungenbein von oben fixiert, führt die Anspannung der Zungenbeinsenker nicht zu einem Tiefertreten des Zungenbeines, sondern zur Hebung des Schultergürtels und des Brustkorbes. Lösende Maßnahmen müssen daher die gesamte funktionelle Einheit des Aufhängeapparats einbeziehen.

1 M. palatopharyngeus
2 M. stylopharyngeus
3 M. thyreohyoideus
4 M. constrictor pharyngis inferior
5 M. sternothyreoideus
6 Tunica elastica trachealis
7 Ösophagus und Trachea
8 M. hyopharyngeus
9 M. stylohyoideus
10 M. geniohyoideus (verdeckt)
11 M. digastricus, Venter posterior
12 M. digastricus, Venter anterior
13 M. mylohyoideus
14 M. thyreohyoideus
15 M. omohyoideus
16 M. sternothyreoideus
17 M. sternohyoideus

von der situativen Krümmung der Halswirbelsäule abhängt (Abb. 24).

Die vordere Halsmuskulatur wird von vier Muskelgruppen gebildet, die sich in Zungenbeinheber und -senker sowie in Schildknorpelheber und -senker gliedern lassen (Abb. 25). Unter Einschluß der bindegewebigen Anteile einschließlich der Halsfaszien sind somit Zungenbein, Kehlkopf, Rachenmuskulatur und Brustbein in einer äußerst flexiblen Aufhängung zu einer Art „Gleitröhre" zusammenfaßt (Tillmann u. Wustrow 1982, 1.41). Dadurch wird eine starke Beweglichkeit vorwiegend in kraniokaudaler Richtung sowohl für den Schluckakt als auch für Veränderungen der supraglottischen Resonanzräume ermöglicht. Innerhalb der Kräfte der Kehlkopfaufhängung muß ein synergistisches Gleichgewicht zwischen den nach oben und unten ziehenden Muskelkräften und dem Trachealzug bestehen, damit der Kehlkopf während der Phonation, besonders während des Singens, in einer elastischen Tiefstellung bleiben kann.

Besteht z. B. ein fast fixierter Kehlkopfhochstand, ist es ungenügend, die therapeutischen Maßnahmen auf diesen Bereich zu beschränken und allein über Lockerungsübungen des Unterkiefers zu versuchen, auf die Hebermuskulatur des Kehlkopfes Einfluß zu nehmen. Statt dessen muß herausgefunden werden, wie der Hochstand des Kehlkopfes in den Gesamtorganismus eingebunden ist und wodurch er verursacht wurde. An der Fehlstellung kann die Kopfhaltung mit ihren Beziehungen zu Atlantookzipitalgelenk, Hals- und Brustwirbelsäule, Schultergürtel und Becken beteiligt sein. Der Kehlkopf ist in diesem Fall als unphysiologisch integriertes System innerhalb des Gesamtmechanismus anzusehen. Veränderungen kann daher nur eine Neustrukturierung aller Segmente des Organismus bringen, die funktionell mit dem Kehlkopf in Verbindung stehen.

Die vielfältige Abhängigkeit der verschiedenen Einzelteile dieser Region voneinander induziert eine übergreifende funktionelle Sicht. Aus den unteren Körperabschnitten reichen die muskulären Schlingen sowohl im hinteren wie auch im vorderen Bereich bis an die Schädelbasis und schließen den Kopf in die Bewegungsabläufe mit ein. Besonders Kehlkopf und Zungenbein, die keine knöcherne Verbindung mit dem übrigen Skelett haben, sind in ausgeprägtem Maße dem muskulären Wechselspiel von Hebern und Senkern unterworfen. Damit ist speziell die Phonation von günstigen oder ungünstigen Situationen auch in weiter entfernt liegenden Körperbereichen abhängig und dementsprechend von dort beeinflußbar. Dies zeigt sich z. B. darin, daß optimale Tonusverhältnisse im Bereich des Atlantookzipitalgelenks nicht nur eine für die Phonation günstige Kopfhaltung zur Folge haben, sondern auch eine abgestimmte feinmotorische Koordination der gesamten Muskulatur des Hals- und Kehlkopfbereichs zulassen.

Umgekehrt haben unphysiologische Verhältnisse negative Einflüsse. Zu locker sitzende Zahnprothesen können einen ständigen Kieferschluß bewirken, um die Prothese in der richtigen Position zu halten, und damit eine unphysiologische Spannungssteigerung der Kaumuskulatur, die sich auf den Halsbereich überträgt. Subluxationen im Bereich der kleinen Halswirbelgelenke führen zu muskulären Verspannungen nicht nur im hinteren, sondern auch im vorderen Halsbereich. Desgleichen kann eine kraniomandibuläre Dysfunktion, die mit Bewegungsgeräuschen im Kiefergelenk und mit palpationsempfindlicher Kaumuskulatur einhergeht, nicht nur durch Bewegungseinschränkung des Unterkiefers eine mangelhafte Artikulation mit sich bringen, sondern auch im ganzen Pharynx- und Larynxbereich eine deutliche Tonussteigerung, des öfteren sogar mit Beeinflussung der Stimmleistung. Als auffälliges Symptom hat sich in diesem Zusammenhang nach meiner Erfahrung eine schnelle stimmliche Ermüdbarkeit erwiesen.

A.2 Die aufgerichtete Körperhaltung: Funktionsbasis des Körperinstruments

Wesentliche Voraussetzung für eine leistungsfähige Stimme ist eine regelrechte Phonation. Diese wiederum hängt direkt von günstigen Atmungsbedingungen ab, wozu unter anderem Atemräume gehören, die gut entfaltet werden können und damit optimal nutzbar sind. Dazu bietet die aufgerichtete Körperhaltung mit Anhebung des Brustbeines und flexibler Aktionsbereitschaft in allen Körperbereichen entsprechende Voraussetzungen. Einerseits wird durch die Aufrichtung eine Weitung der Atemräume gewährleistet, andererseits bringt sie die an der Kehlkopfaufhängung beteiligten Muskeln in ein elastisches Spannungsgleichgewicht zwischen Hebern und Senkern bei relativem Kehlkopftiefstand. Gleichzeitig wird eine optimale Einstellung der Resonanzräume des Vokaltraktes sowie eine angepaßte Feinabstimmung zwischen subglottischem Luftdruck und muskulären Aktivitäten der Stimmlippen begünstigt.

Hieraus wird die große Bedeutung der Körperaufrichtung für die funktionelle Einheit des Phonationsapparats mit den Ebenen Atmung, Kehlkopf und Ansatzrohr ersichtlich. Eine solche Haltung kommt nur im integrativen und wechselnden Zusammenschluß der verschiedenen Systemeinheiten zustande. Auch in der therapeutischen Praxis ist eine Veränderung meist nur durch Einbeziehen des ganzen Körperinstruments möglich, denn sie führt zur Normalisierung der Spannungsverhältnisse im gesamten muskulären System mit Auswirkungen auch auf die an der Atmung und Phonation beteiligten Systeme.

In dem Phänomen Haltung kommen gleichzeitig zwei Dimensionen zum Ausdruck, die unlösbar miteinander verknüpft sind:

- Die Körperhaltung eines Menschen in seiner genetischen Veranlagung und seinen physiologischen Besonderheiten ist Ausdruck seiner Individualität. Beeinflussung durch Vorbilder und umweltbedingte Faktoren wie langfristige Zwangshaltungen, die sich aus Arbeitserfordernissen ergeben, führen schließlich zu veränderten habituellen Mustern, die dann ihrerseits Rückschlüsse auf die Persönlichkeit zulassen.
- Die Körperhaltung offenbart die menschliche Seinsweise und vermittelt somit eine Vielzahl

von Botschaften. Die Art, wie wir uns halten, gehen, sitzen und bewegen, wandelt sich ständig mit der seelischen Befindlichkeit, so daß eine bestimmte Haltung gleichzeitig als Ausdruck von aktuellen emotionellen Zuständen interpretiert werden kann und im täglichen kommunikativen Umgang tatsächlich auch interpretiert wird.

Voraussetzung für eine treffsichere Beurteilung dieser Zusammenhänge, die zur Grundlage zielgerechter Therapiemaßnahmen wird, ist die Kenntnis der anatomischen und physiologischen Funktionssysteme, auf denen Haltung, Atmung und Phonation beruhen. Die aufgerichtete Haltung beim Stehen stellt eine dynamische Gleichgewichtslage dar, die nur dann stabil ist, wenn die Schwerpunkte der verschiedenen Körpersegmente senkrecht übereinander liegen. Sie ist ein kompliziertes und subtiles Zusammenspiel, ihre Aufrechterhaltung erfordert eine Koordination und Abstimmung der Muskeln im gesamten Körper. Der Löwenanteil dieser Haltearbeit wird allerdings quasi „automatisch", d.h. außerhalb der Willkürmotorik über myostatische Reflexketten vermittelt. Bewußte motorische Anstrengungen müssen in der Regel nur bei externen Störungen des Gleichgewichts unternommen werden.

Bei der aufgerichteten Körperhaltung verläuft die Lotlinie in Frontalansicht durch den Scheitelpunkt und den Körpermittelpunkt; die Querachsen aller Körpersegmente stehen horizontal. In Seitenansicht geht die Lotlinie durch folgende Orientierungspunkte (Abb. **26**)

- Mitte des äußeren Gehörganges,
- Mitte des Schultergelenks,
- Mitte des Hüftgelenks,
- Mitte des Knies,
- Mitte des oberen Sprunggelenks.

Im einzelnen bedeutet diese Haltung: Bei aufgerichteter Körperhaltung wird das Körpergewicht durch die übereinanderliegenden Skeletteile gestützt. Alle Muskeln, die in irgendeiner Form an der Haltung mitwirken, sind gleichzeitig mehr oder minder stark innerviert; dabei herrscht stets ein Gleichgewicht zwischen Beuge- und Streckfunktionen. Eine Ausnahme bilden lediglich solche Muskeln, die ausschließlich gegen die Schwerkraft wirken und damit reine Haltefunktionen erfüllen (Anhang A.3). Die Körperhaltung ist kinematisch als eine vielgliedrige Getriebekette aufzufassen, in der Veränderungen an einem Teilsystem im Sinne einer Kettenreaktion immer Auswirkungen auf das Gesamtsystem haben. Weicht die Körperachse von der Lotlinie ab, werden reflektorisch kompensierende Muskelaktivitäten ausgelöst. Unter Umständen können diese so stark sein, daß durch die gesteigerten Haltefunktionen der Atemvorgang mit entsprechenden Irritationen im Kehlkopfbereich beeinträchtigt werden kann.

Zu den häufigsten Abweichungen von der aufgerichteten Körperhaltung zählen die schlaffe Haltung, die hohlrunde Haltung, die Hohlkreuzhaltung und die straffe, sog. stramme Haltung (Abb. **27**).

- Ein pathologisch verminderter Grundtonus führt zu einer *schlaffen Haltung*: Der Körper ist etwas zusammengesunken, die Schwerpunktlinie fällt hinter der Hüftgelenkachse im Bereich der Fersen auf den Boden. Die vordere Beinmuskulatur ist angespannt, um einem Rückwärtsfallen des Körpers entgegenzuwirken. Das Becken wird nach rückwärts geneigt, so daß sich die physiologische Lordose der Lendenwirbelsäule unter Umständen bis zur Kyphose verändern kann. Die Bauchdecken wölben sich schlaff vor, der Abstand Rippenbogen-Beckenkamm vermindert sich deutlich. Besonders ausgeprägt ist die vermehrte Kyphosierung der Brustwirbelsäule mit Einsinken des Brustkorbes und des Sternums, wodurch eine sternale Belastungshaltung zustande kommt. Die Schultern hängen nach unten und vorne. Die Halswirbelsäule wird vermehrt lordosiert und gemeinsam mit dem Kopf etwas nach vorne und unten gebracht.
- Bei der *hohlrunden Haltung* sind die Knie entweder durch die Kniestrecker oder mittels Abstützung durch die hinteren Bänder des Kniegelenks nach hinten durchgedrückt. Die Folge ist, daß das Becken mit Verstärkung der lumbalen Lordose nach vorne geneigt wird; gleichzeitig wölbt sich die untere Bauchwand vor. Im Bereich der Brustwirbelsäule nimmt die Kyphose zu, so daß der Brustkorb zusammensinkt. Der Abstand zwischen unterem Rippenbogen und Beckenkamm ist vermindert. Infolge der Lordosierung der Halswirbelsäule liegt der Schwerpunkt des Kopfes etwas vor der Lotlinie.
- Die *Hohlkreuzhaltung* bewirkt eine Beckenneigung nach vorn, wobei sich das Gesäß nach hinten schiebt. In den Hüftgelenken kommt es zu einer leichten Beugung, so daß sich die Lordose zum Hohlkreuz mit gleichzeitigem Vor-

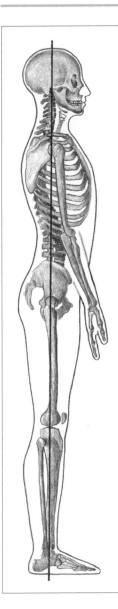

Abb. **26** Aufgerichtete Körperhaltung in Seitenansicht mit eingezeichneter Lotlinie.

Der Kopf, Träger der Fernsinne und Vermittler räumlicher Orientierung, befindet sich im Gleichgewicht auf der aufgerichteten Halswirbelsäule. Dadurch verläuft die Gesichtsebene weitgehend senkrecht. Die Okklusionsebene ist horizontal ausgerichtet.

Die Schultern liegen auf einer horizontalen Linie, weder nach oben noch nach vorn gezogen. Die Schulterblätter sind leicht einander genähert.

Das Brustbein ist gehoben, der Brustkorb aufgerichtet und damit geweitet.

Die Arme hängen ohne Spannung, z. B. im Ellenbogengelenk, an den Seiten des Körpers herab.

Die Flanken sind leicht gedehnt. Der Abstand zwischen Beckenrand und unterem Rippenbogen ist groß, die Bauchdecke physiologisch tonisiert.

Das Becken ruht im Gleichgewicht etwas nach vorne geneigt auf beiden Hüftgelenksköpfen, so daß die Lendenwirbelsäule leicht lordosiert ist. Dadurch kann die Wirbelsäule ihre physiologische Form einnehmen; sie ist aufgerichtet und axial belastet.

Die Knie sind gestreckt, aber nicht nach rückwärts durchgedrückt. Die Gelenkflächen sind annähernd gleichmäßig belastet, vordere und hintere Muskelgruppen etwa gleich angespannt.

Die Spurbreite der Füße entspricht etwa dem Abstand der Hüftgelenke, die Zehen zeigen leicht nach außen. Das Körpergewicht ist gleichmäßig auf beide Füße verteilt und ruht über der Drehachse des oberen Sprunggelenks, wobei Vorderfuß und Ferse im statischen Gleichgewicht belastet werden.

treten der unteren Bauchwand verstärkt. Die Knie sind wie bei der hohlrunden Haltung nach hinten durchgedrückt. Die Fehlstellung des Beckens wird gewichtsmäßig kompensiert durch eine Aufrichtung der Brustwirbelsäule und eine Streckung der Halswirbelsäule, so daß der Kopfschwerpunkt etwas hinter die Lotlinie gelangt.

- Die sog. *stramme Haltung* ist eine Fehlhaltung, die aus dem Bemühen resultiert, die Wirbelsäule möglichst stark aufzurichten und den Brustkorb nach vorn und oben zu heben. Da diese Haltung nur mit Muskelkraft aufrechterhalten werden kann, geht einerseits die muskuläre Flexibilität für Bewegungsabläufe verloren, andererseits wird die Atmung durch den vermehrten Tonus der diversen Muskelgruppen behindert, die neben ihrer Haltefunktion gleichzeitig am Atem- und Stimmvorgang beteiligt sind.

Während beim Stehen durch die Aufnahme der Gewichte in den Gelenkpfannen der Hüfte diese nur mäßige Kippbewegungen des Beckens zulassen, bewirkt beim Sitzen die Unterstützung an wechselnden Punkten der Sitzhöcker einen

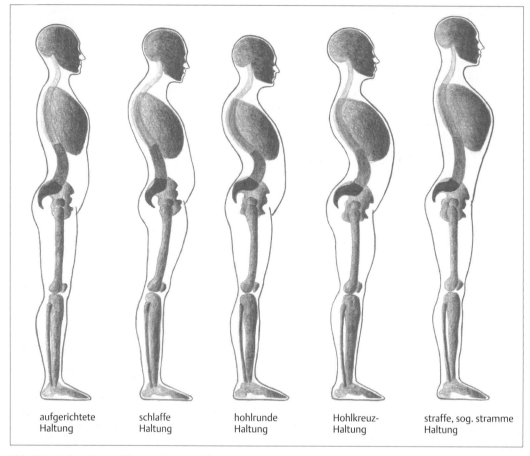

Abb. 27 Aufgerichtete Körperhaltung und ihre Abweichungen.

erheblich größeren Spielraum der Beckenneigung. Der Oberkörper kann weit nach vorn gebeugt werden mit starker Vorwärtsneigung des Beckens oder nach hinten mit starker Rückneigung (Abb. **28b**). Daraus resultiert als *optimale Sitzhaltung* ohne Rückenlehne eine leicht nach vorn geneigte Beckenposition mit mäßiger Lordosierung der Lendenwirbelsäule und aufgerichteter Brustwirbelsäule in einer Weise, die den Schwerpunkt etwas vor den Unterstützungspunkt der Sitzhöcker bringt (Abb. **28a**). Diese Haltung bewirkt, daß auch ein Teil der Unterstützungslast über Ober- und Unterschenkel auf die Füße abgegeben wird, woraus ein Spannungsgleichgewicht zwischen Bauch- und Rückenmuskulatur sowie Hüft- und Beinmuskulatur resultiert.

A.3 Dynamik der Körperhaltung: Die Rolle der Muskulatur

Die aufgerichtete Körperhaltung ist kein statisches Phänomen, obwohl die Vorgabe als „hypothetische Norm" dies nahezulegen scheint. Statt dessen hängt sie vom ökonomischen und dynamischen Zusammenspiel einer Vielzahl von Muskeln und Muskelgruppen ab: „Die Funktion letztlich fast aller Muskeln unseres Körpers ist nicht vollständig zu verstehen, wenn wir ihre Wirkung als Einzelmuskel mechanistisch auffassen – eine Gefahr, die jedem Studium der Muskellehre dauernd droht. Denn jeder Muskel ist ein Glied eines größeren Ganzen, und jede anscheinend noch so einfache Bewegung ist das Produkt zahlreicher Muskelkontraktionen und -erschlaffungen." (Voss-Herlinger 1971, 14)

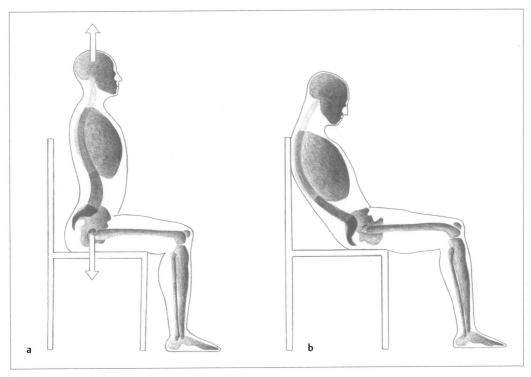

Abb. 28   Sitzhaltungen.
a Aufgerichtete Haltung ohne Rückenlehne. Die Pfeile dokumentieren die Polarität der Kraftrichtungen: einerseits die der Gewichtsabgabe nach unten, andererseits die der Aufrichtung nach oben.

b Schlaffe Haltung mit Rückenlehne. Das Becken ist nach rückwärts geneigt mit der Folge einer Kyphosierung der Lendenwirbelsäule und der Brustwirbelsäule. Daraus resultiert eine sternale Belastungshaltung.

Jede Bewegung verläuft unter dem Einfluß der Schwerkraft, die als Mit- oder Gegenspieler auftritt. Ist die Bewegung aufwärts gerichtet, verstärkt die Schwerkraft die Wirkung der Antagonisten; verläuft sie abwärts, ist die Tendenz synergistisch. Bei der Mehrzahl der Muskeln steht die Sicherung von Körperpositionen gegen die ständig einwirkende Schwerkraft in Form von kleinen, meist unwillkürlichen Bewegungen im Vordergrund. Die Halteregulationen müssen dabei mit den Willkürbewegungen der Beuge- und Streckmuskulatur koordiniert werden. Hierfür ist das Kleinhirn als Hauptkoordinator aller motorischen Impulse zuständig.

Wichtig für die Körperhaltungs-, Atmungs-, Bewegungs- und Entspannungstherapie in der stimmtherapeutischen Praxis ebenso wie in der gesangspädagogischen ist eine differenzierte Beherrschung von Bewegungsabläufen der Grob-, Fein- und Feinstkoordination im Rahmen des motorischen Lernprozesses. Die subtile Koordinationsleistung umfaßt u. a. durch die Propriozeption eine stetige Lagekontrolle und eine laufende Anpassung des Aktivierungszustands von Agonist und Antagonist an die aktuelle Situation einschließlich des Bewegungszieles. In Kapitel 12 wird die Regulierung muskulärer Spannungszustände als wesentliches Verfahren im Rahmen der Stimmtherapie thematisiert.

Die Steuerung der Muskelfunktion ist ein komplexer Vorgang, in den mehrere hierarchische Ebenen einbezogen sind. Zum gezielten Ansatz einer Stimmtherapie und einer den biophysischen Grundlagen entsprechenden Durchführung ist es notwendig, auf einige physiologische und neurophysiologische Aspekte etwas näher einzugehen. An der Ausführung einer gezielten Bewegung sind eine große Zahl von muskulären Einzelaktionen beteiligt. Die Verschaltungen und Rückkopplungen innerhalb der verschiedenen Bereiche des Zentralnervensystems sind äußerst kompliziert, so daß sie hier nur dem Prinzip nach und sehr vereinfacht dargestellt werden können. Ich beziehe mich dabei im wesentlichen auf die Ausführungen von Schewe (1988, 146f).

Jeder muskuläre Prozeß benötigt einen *Plan*, der auf den zu bewirkenden Vorgang abzielt, denn erst durch die Ausrichtung auf ein Ziel kann er richtig strukturiert werden. Der primäre Impuls für eine Bewegung geht von den Motivationsarealen im Bereich des limbischen Systems aus und wird von dort zu den kortikalen Assoziationsarealen, dem supplementär-motorischen Komplex, geleitet. Dieser erfaßt alle an der Bewegung beteiligten Muskeln. Die Aktivität von Agonisten und Antagonisten wird aufeinander abgestimmt, um Genauigkeit und Fluß der Bewegung zu gewährleisten. Dabei kommt es zur Aktivierung vielfacher Verbindungen zu den Speichern des Langzeitgedächtnisses, um durch die Verwendung von Teilstücken oder ganzen Mustern die vorhandenen Erfahrungswerte zur Optimierung des Bewegungsentwurfs und zum Erreichen des Handlungszieles zu nutzen. In der Regel können wesentliche Teile eines Bewegungsplanes aus dem Langzeitgedächtnis abgerufen werden.

Oft wird es jedoch notwendig sein, völlig neue Bewegungsmuster zu erstellen, insbesondere dann, wenn falsche, unphysiologische Muster gewohnheitsmäßig eingeschliffen sind. Dann gilt es, nicht nur die Fehlerhaftigkeit dieser Muster bewußt zu machen, sondern ihnen neue, „richtige" Muster entgegenzusetzen. Hierzu müssen neue Strategien entwickelt, in Teilstücken durchgespielt und auf ihre Erfolgsmöglichkeiten überprüft werden. Geeignete Teilstücke werden zu immer größeren Sequenzen zusammengeschlossen. Gelingt die Ausführung den Zielvorstellungen entsprechend, muß das neue Muster durch Wiederholung so gefestigt werden, daß es später abrufbereit zur Verfügung steht. Andernfalls wird der Bewegungsentwurf der jeweils bestmöglichen Lösung folgen, was unter Umständen Abweichungen von den Planzielen einschließt. Dies gilt besonders für wenig eingeübte oder gar neue Muster.

In diesem Zusammenhang muß berücksichtigt werden, daß das Erlernen neuer Muster ein prozeßhaftes Geschehen ist, das in Stufen verläuft. In der ersten Stufe erfolgt die Anbahnung der *Grobmotorik*, bei der die Zielvorstellung im wesentlichen erreicht wird, die verschiedenen beteiligten Muskelgruppen aber noch nicht ausreichend koordiniert und aufeinander abgestimmt sind. In dieser Situation wird die Bewegung willkürlich und bewußt ausgeführt, eine dauernde mentale Kontrolle ist erforderlich. Automatische Abläufe sind noch nicht eingespielt, die Bewegungen entsprechend unflüssig, eckig und langsam. In der weiteren Entwicklung kommt es zur Aneignung der *Feinmotorik*, bei der die Bewegungsausführung gut gelingt und feinere Korrekturen möglich werden. Die Abläufe erfolgen teilautomatisiert, noch ist gelegentliche Überwachung und Nachkorrektur notwendig. Erst die Beherrschung der *Feinstkoordination* ermöglicht Bewegungen, die dem geplanten Ziel voll entsprechen. Der Ablauf beschleunigt sich und wird durch übende Wiederholung weitgehend automatisiert, bis er schließlich gezielt, koordiniert und völlig unbewußt abgewickelt wird. Nach Rückkopplung mit dem Kleinhirn und den Basalganglien erfolgt die Speicherung im Langzeitgedächtnis. Von dort werden die neuen Muster vom primären motorischen Kortex (Gyrus praecentralis) abgerufen und gelangen über die Pyramidenbahn des Rückenmarkes an die jeweiligen Ausführungsorgane.

Das Rückenmark dient einerseits als Leitungsbahn der willkürlichen und unwillkürlichen Impulse, andererseits wird in seinen jeweiligen Segmentebenen die Umschaltung auf das Alpha-Motoneuron bewirkt. Außerdem sind Ganglien vorhanden, die Impulse von den Muskelfasern aufnehmen. Diese kommen von den Muskelspindeln und den Golgi-Rezeptoren, die den jeweiligen Spannungszustand von Muskeln und Sehnen über afferente Bahnen an die Rückenmarksganglien melden. Dort werden sie verarbeitet und entweder direkt über das Gamma-Motoneuron wieder an die Muskelfaser zurückgeleitet (Muskeleigenreflex) oder zum Zweck der muskulären Koordination an andere Neuronen innerhalb der Segmentebene und des Hirnstammes weitergegeben.

Durch die afferenten Impulse erfolgt eine ständige Kontrolle der muskulären Leistung und eine Abstimmung der synergistischen und antagonistischen Muskelgruppen im Sinne des *Reafferenzprinzips*. An der Zellmembran der Muskelfaser bewirkt der eintreffende nervale Impuls indirekt eine kurzfristige Änderung der Ionenverteilung. Das auf diese Weise ausgelöste Aktionspotential führt zur Kontraktion der Muskelfibrillen. Diese ziehen sich jedoch nicht alle gleichzeitig zusammen, sondern mit kleinen zeitlichen Verschiebungen. Außerdem ist die Elektrolytumschichtung nach der Kontraktion einer Muskelfibrille reversibel, so daß zur Aufrechterhaltung einer Muskelanspannung dauernd neue Erregungsimpulse erfolgen müssen.

Von den aktiv kontraktilen Elementen eines Muskels sind die sich passiv dehnenden elastischen Gewebeanteile abzugrenzen. Die Dehnbarkeit eines Muskels beträgt mehr als das Doppelte seiner primären Länge und ist in den verschiedenen Phasen der Dehnung ungleich groß. Außerdem ist sie abhängig von der Dauer der Dehnungszeit und der Geschwindigkeit der Dehnung. Letzteres bedeutet für die Therapie, daß durch eine langsame, gleichmäßig gesteigerte Dehnung der Muskel am effektivsten verlängert werden kann. Eine weitere Besonderheit ist, daß nach Beendigung der Dehnung für eine gewisse Zeit ein Dehnungsrest bestehen bleibt: Der gedehnte Muskel ist zunächst länger als vor der Dehnung.

Ein Teil der Skelettmuskulatur befindet sich in Ruhelage in einem gedehnten Zustand, der etwa 50% der möglichen Dehnbarkeit als sog. „Vorspannung" umfaßt. Sie gewährleistet eine erhöhte Leistungsfähigkeit, weil die Kräfte, die sich aus der Tendenz der Dehnungsrückbildung ergeben, sich zu denen der aktiven kontraktilen Komponenten addieren. Verkürzt sich ein Muskel im Laufe einer Bewegung, vermindert sich analog die Kraftkomponente, die sich aus dem Rückbildungsanteil der Vordehnung ergibt. Zudem verhindert die passive Vorspannung die sog. aktive Insuffizienz des Muskels, die sich ergibt, wenn Aktin- und Myosinfilamente sich bereits in Ruhe submaximal bzw. maximal überlappen.

Hinsichtlich der funktionellen Aufgaben unterscheidet man bei der quergestreiften Muskulatur drei verschiedene Gruppen. Die *tonische* Muskulatur garantiert die Stütz- und Haltefunktion des Körpers. Eine Ermüdung erfolgt spät, die Antwort auf eine Fehlbelastung besteht in einer Verkürzung und Verhärtung des Muskels sowie einer mangelhaften Fähigkeit zur Entspannung. Diese Muskeln zeichnen sich durch einen hohen Anteil von Muskelfasern des Typs I aus, der einen aeroben Stoffwechsel und eine langsamere Kontraktionsgeschwindigkeit hat. Dem steht die *phasische* Gruppe gegenüber, deren Muskeln vorwiegend Bewegungsfunktionen ausführen und schneller ermüden. Chronische Überlastungen bewirken eine Abschwächung der Muskelleistung und einen verminderten Muskeltonus. In den phasischen Muskeln überwiegen Muskelfasern vom Typ II, die einen anaeroben Stoffwechsel und eine schnelle Kontraktionsgeschwindigkeit haben. Zu den beiden Muskelgruppen kommt eine dritte Gruppe, deren Eigenschaften Mischformen der beiden erst- genannten darstellen, woraus sich funktionell fließende Übergänge ergeben.

Ein ausgeglichenes Verhältnis zwischen der Aktivität der tonischen und phasischen Muskulatur ist die Regel. Oft kommt es jedoch zu muskulären Dysbalancen. Das bedeutet, daß im muskulären Zusammenspiel z. B. ein Übergewicht der tonischen Muskulatur mit einer Steigerung des Tonus besteht, wodurch die phasischen Muskeln in ihrer optimalen Funktion gehemmt werden.

Von den tonischen Muskelgruppen, durch die Haltung, Atmung und Phonation beeinflußt werden, neigen vorwiegend die folgenden zur Verkürzung und Verhärtung:

- Der große Brustmuskel (M. pectoralis major, Abb. **29**). Eine beidseitige Verkürzung führt zu einer nach vorne geneigten Haltung durch Vorziehen des Schultergürtels. Oft sind die Schulterblattfixatoren und der thorakale Anteil der Rückenstreckermuskeln dagegen abgeschwächt.
- Die langen Rückenstrecker (Mm. erectores spinae). Bei gleichzeitiger Anspannung des M. psoas major und der Bauchmuskulatur strecken und stabilisieren sie die Wirbelsäule und gewährleisten so die Längsspannung. Im Lendenbereich reagieren die Muskeln tonisch, so daß eine Verkürzung eine Hohlkreuzbildung akzentuiert, im Brustwirbelsäulenabschnitt dagegen phasisch mit der Folge einer Schwächung und Rundrückenbildung. Therapeutisch ist daraus abzuleiten, daß die thorakalen Rückenstrecker gekräftigt und die lumbalen gedehnt werden müssen.

Im Bereich der vorderen und hinteren Oberschenkelmuskulatur, die die Beckenstellung mitbestimmt, ist bevorzugt der Lendendarmbeinmuskel (M. iliopsoas) und der an der Vorderseite des Oberschenkels verlaufende M. rectus femoris verkürzt, wodurch eine Hohlkreuzhaltung begünstigt wird. Sind die Muskeln der Rückseite des Oberschenkels verkürzt, ist das Ausmaß der Hüftbewegung eingeschränkt. Eine Verkürzung dieser Muskeln ist auch beim Abrollen der Wirbelsäule zu erkennen, wenn sich der Oberkörper nur reduziert nach unten bewegen läßt.

Im Rahmen der vorwiegend phasischen Muskulatur neigen primär die folgenden Muskeln zur Abschwächung:

- im Schulter-Arm-Bereich der M. trapezius mit seinem aufsteigenden und horizontalen Anteil,

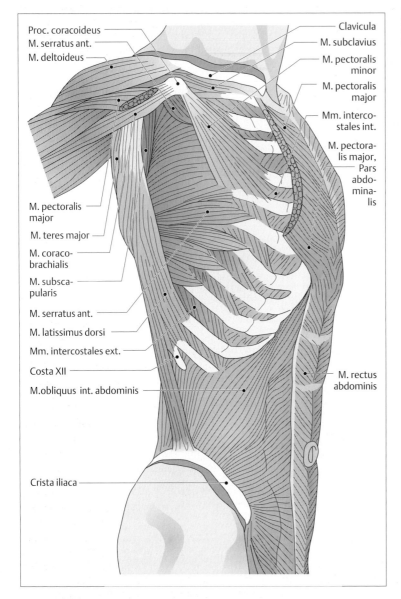

Abb. **29** Schematische Darstellung der Muskulatur des Rumpfes.

- die Mm. rhomboidei und der lange Rückenstreckmuskel, vorwiegend im Brustwirbelsäulenbereich,
- die Bauchmuskulatur und die Gesäßmuskulatur (M. glutaeus).

Hier ist zu beachten, daß eine überdehnte Bauchmuskulatur nicht einfach zu kräftigen ist, sondern ihre Funktionseinheit mit der Lendenwirbelsäule berücksichtigt werden muß. Bisweilen benötigt eine überspannte Bauchwandmuskulatur lösende Maßnahmen, damit sich das Zwerchfell bei tiefer Einatmung genügend absenken kann.

A.4 Therapeutische Ansätze am Muskelsystem: Dehnen, Kräftigen, Mobilisieren und Koordinieren

Wie das Körperinstrument gestimmt ist, so klingt es. Haltung, Atmung und Stimmausdruck stehen deshalb in engem Zusammenhang mit einer gesamtkörperlichen muskulären Reaktionsbereitschaft und einem flexiblen Gesamttonus (Kapitel 11). Die häufig vorhandenen muskulären Dysbalancen müssen erst aufgelöst werden, damit das Instrument Körper optimal für Phonation und Klangentfaltung eingesetzt werden kann. In der Mehrzahl der Therapien steht das Dehnen von Muskeln, Sehnen und Gelenken am Anfang. Erst nach dieser Vorbereitung erfolgen Maßnahmen zur Kräftigung abgeschwächter Muskeln.

Muskeln, die zu Verspannung und zu Verkürzung tendieren, sind zu entspannen und zu dehnen. Dehnübungen sind in mehrfacher Hinsicht wirksam: Verspannungen werden gelöst, Muskelverkürzungen rückgängig gemacht, Körperinnenräume erweitert, die Atmung aktiviert. Damit kommt es zur Möglichkeit verstärkter Muskelkontraktionen infolge Aktivierung der Restspannung (Anhang A.3). Gleichzeitig erfolgt eine Mobilisierung von Bändern und Gelenken. Außerdem werden Atemräume eröffnet, die bisher nur mangelhaft am Atmungsvorgang beteiligt sind.

Man unterscheidet aktives und passives Dehnen. *Aktives* Dehnen bezeichnet den Vorgang, bei dem der Patient durch Einsatz der entsprechenden Antagonisten bestimmte Muskeln oder Bereiche selbst dehnt, wenn z.B. der Arm über den Kopf zur Gegenseite gedehnt wird. Dehnungen können auch durch den Therapeuten erfolgen, der durch Heben, Ziehen oder Lagern am Körper des Patienten entsprechende Dehnungen herbeiführt. *Passives* Dehnen bedeutet, das eigene Körpergewicht für eine dehnende Bewegung oder Lagerung auszunutzen.

Die Dehnung der seitlichen Rumpfmuskulatur wird erhöht, wenn über die Diagonale aktiviert, z.B. gleichzeitig der rechte Arm und das linke Bein gedehnt wird. Drehende Dehnbewegungen vorwiegend im Bereich des Rumpfs fördern besonders die Flankenatmung. Es soll ein Gefühl entwickelt werden, daß die Streckbewegung durch den ganzen Körper läuft und dessen Begrenzungen durch das Dehnen überschritten werden. Glaser (1990) prägte für dieses „Über-sich-hinaus-spüren" den Begriff „Transsensus". Neben der Lockerung geweblicher Strukturen und der Mobilität der Gelenke regt das Dehnen gleichzeitig atemwirksame Rezeptoren an, durch die vertiefte Inspirationen ausgelöst werden. Wird ein Körperabschnitt gedehnt, so ist die gesamte zugehörige Muskelkette einzubeziehen. Der Dehnungsablauf ist dem individuellen Atemrhythmus des Patienten anzupassen. Der dehnende Zug erfolgt in Verbindung mit der Einatmung und dem Weitwerden der Körperinnenräume in einer vorsichtigen, langsamen Steigerung. Ruckartige Aktionen bewirken reflektorische Gegenspannungen.

Durch zu schnelle Dehnung eines Muskels kommt es durch die Muskelspindeln und Golgi-Sehnenkörper zum Auslösen eines Dehnungsreflexes, der eine muskuläre Kontraktion nach sich zieht, die die Dehnung wieder aufhebt. Mit dem Nachgeben des Dehnzuges im Atemrhythmus erfolgt die Ausatmung, die in die respiratorische Pause und eine muskuläre Lösung ausschwingt. Die Ausatmung wird mit stimmlosen oder stimmhaften Reibelauten wie [f, v, s, z, j, ç, x] verbunden. Wird diesen Lauten eine seufzerartige Komponente beigemischt, kann dadurch der muskuläre Lösungsprozeß unterstützt werden (Funktionelle Entspannung, Kapitel 12.5).

Die zur Abschwächung neigende Muskulatur muß gekräftigt werden. Zur Kräftigung geschwächter Muskeln werden vor allem Bewegungen gegen Widerstand eingesetzt. Diese stellen mit der vergrößerten Belastung einen Reiz für die Muskulatur dar, auf den diese mit Volumenzunahme in Form einer Vergrößerung des Faserquerschnitts reagiert. Beim isometrischen Kräftigen kontrahiert sich der Muskel gegen den Widerstand, ohne seine Länge zu ändern. Die Wirkung vieler Übungen kann deshalb durch dosierten Widerstand gelenkt und gesteigert werden, so daß auf diese Weise die Leistungsfähigkeit bestimmter Muskelgruppen zunimmt. Die Kräftigung der Atemmuskulatur ist durch fließende Lautstärkesteigerungen günstig beeinflußbar. Diese darf jedoch keinesfalls durch eine starke Erhöhung des subglottischen Druckes erfolgen, sondern die ausgeglichene Balanceregelung zwischen exspiratorischen und inspiratorischen Tendenzen muß beibehalten werden.

Bewegungshemmende Elemente an Bändern und Gelenken lassen sich teilweise durch Mobilisation mindern. Primäres Anliegen ist die Erweiterung ungenügend oder gar nicht genutzter Atemräume. Bewegungseinschränkungen im

Bereich der Wirbelsäule, des Schultergürtels und der knorpelig-gelenkigen Verbindungen von Rippen und Brustbein beeinträchtigen die Elastizität des Brustkorbes und behindern damit den Atembewegungsablauf. Mobilisierende Bewegungen müssen entgegengesetzt zur Behinderungsrichtung verlaufen. Dehnungen, schwingende Bewegungen – insbesondere mit rhythmischen Komponenten – beugende, streckende und drehende Aktivitäten sind sorgfältig auf das jeweilige Ziel auszurichten und angemessen zu dosieren. Schwungbänder, elastische Schläuche, Keulen, Bälle, Sandsäckchen können die Bewegungsabläufe bezüglich ihrer Dynamik unterstützen. Die Bevorzugung einer Körperseite durch die Dominanz der gegenüberliegenden Gehirnhälfte kann dazu führen, daß die benachteiligte Seite bei Übungen weniger eingesetzt wird. Da aber eine Ausgeglichenheit beider Körperhälften angestrebt wird, ist darauf zu achten, daß Übungen rechtsseitig wie linksseitig erfolgen.

Koordination verschiedener Funktionsebenen: Nachdem in den einzelnen Teilbereichen die Defizite bestmöglich ausgeglichen sind, kommt es darauf an, die verschiedenen Komponenten zu einer harmonisch aufeinander abgestimmten Funktionseinheit zusammenzuschließen. Rhythmisch-dynamische Elemente in Verbindung mit Phonation vereinigen Bereiche wie Bewegung, Körperhaltung, Atmung und Emotionalität zu einer gesamtkörperlichen Ausdrucksgestaltung. Therapiemaßnahmen, die mit ihrem Ansatz an Körper und Atmung eine Voraussetzung zur Klangentwicklung darstellen, haben sich als unabdingbare Elemente einer Behandlung erwiesen und sind somit gezielt einzusetzende Teile einer ganzheitlichen Stimmtherapie. In diesem Zusammenhang könnte man zwischen indirekt und direkt anzusetzenden Maßnahmen unterscheiden: *Indirekte* greifen am Klanginstrument Körper an, *direkte* an der Stimm- und Sprechgebung. Diese Differenzierung verwischt sich aber durch die Tatsache, daß einerseits alle Körperübungen gleichzeitig mit Phonation erfolgen, andererseits alle körperlichen Maßnahmen auf eine Klangentfaltung und optimale Stimmleistung ausgerichtet werden und damit Stimmtherapie sind.

Beispiele einer praktischen Anwendung: Spüren der Zentralachse des Körpers

■ Ausgangssituation: Hüftbreiter Stand in aufgerichteter Körperhaltung

Sich der Aufrichtung bewußt werden

Beobachten Sie im Spiegel, wo die zentrale Körperachse verläuft, eventuell anhand eines Lotes, das vom Therapeuten gehalten wird. Ertasten Sie langsam wie mit einer Videokamera die innere Lotlinie und die einzelnen übereinanderliegenden Segmente des Körpers. Spüren Sie, wie dabei das Gewicht des Körpers über den Füßen verteilt ist. Das statische Gleichgewicht läßt sich mit zwei nebeneinander stehenden Waagen überprüfen, auf denen der Patient mit je einem Bein steht. Unterschiede von mehr als 3 kg geben Hinweise auf die Bevorzugung einer Seite.

Leichtigkeit von Bewegungen in der Aufrichtung

Stellen Sie sich vor, Sie seien eine Marionette, bei der die verschiedenen Körperteile an Fäden befestigt sind und spielerisch von einem Akteur bewegt werden. Seien Sie zum Vergleich ein Roboter, und bewegen Sie sich wie dieser, steif und mechanisch. Spüren Sie die Veränderung von Bewegung, Atmung und Klang.

Erspüren feiner Balancebewegungen

Legen Sie ein aufgeschlagenes Buch oder ein Sandsäckchen auf den Kopf. Richten Sie sich von innen gegen sein Gewicht auf, als wollten Sie es noch höher heben, ohne aber den Kontakt mit dem Boden zu verlieren. Erspüren Sie die Polarität der Kräfte. Balancieren Sie das Buch auf dem Kopf bei aufgerichteter Halswirbelsäule, fühlen Sie sich in die feinen Ausgleichsbewegungen und in einen dazugeschalteten Klang ein. Gehen Sie in der Vorstellung vorsichtig über eine Eisfläche, wo Einbruchgefahr besteht, oder über einen moorigen Boden, der dem Gewicht Ihres Körpers bei jedem Schritt nachgibt. Nehmen Sie wahr, wie sich Ihr intentionales Verhalten jeweils verändert und damit Ihr Körperinstrument und Ihre Stimme.

Anpassungsbewegungen zur Erhaltung des Gleichgewichts

Der Patient wird durch leichte Anstöße an verschiedenen Stellen des Körpers etwas aus dem Gleichgewicht gebracht. Auf diese Weise werden besonders die propriozeptiven Systeme der Gelenke und der Muskulatur stimuliert. Auf den Stoß zu reagieren bedeutet, feine Lageveränderungen wahrzunehmen und sie wieder auszugleichen wie ein Stehaufmännchen, das immer in das Lot hineinpendelt und somit in eine selbstregulierende Sequenz kommt.

Vergrößerung und Beschleunigung der Ausgleichsbewegungen

Der Patient steht oder sitzt auf einer instabilen Unterstützungsfläche. Wippende und schwingende schnellere Bewegungen auf einem großen Ball oder einem Trampolin erfordern ständige elastische Anpassungen an die sich verändernde Gleichgewichtssituation. Auf einem Wiegebrett sind die Bewegungen langsamer und feiner dosiert. Die Bewegungen sollen in einem spielerischen Geschehenlassen ablaufen und damit zu einem höheren Grad automatisiert werden, um sie nicht ständig mental überwachen zu müssen. Die entscheidende Komponente liegt aber erst in der Kombination von Schwung- und Phonationsimpulsen, die die Gelöstheit der Bewegungen auf die Stimmgebung überträgt und damit alle potentiellen Blockierungen aufhebt.

A.5 Funktionsebene Atmung: Antriebselement der Phonation

Fundamentale Voraussetzung für Stimmgebung und Lautbildung ist die Atmung: „Der Atem ist wie der Herzschlag eine schweigende Selbstverständlichkeit; er ist der Zustand des neutralen Wohlbefindens." (Buytendijk 1967, 256) Aber schon geringste Störungen im psychophysischen Gleichgewicht eines Menschen lassen den Atem wie einen Seismographen auf alle Einflüsse des inneren und äußeren Bereichs des Lebens reagieren. Sichtbar werden diese an Veränderungen der Atemfrequenz, der Atemtiefe, dem Verhältnis von Ein- und Ausatmung, der Atemmittellage, bis hin zur reflektorischen Atemblockierung in Angst- und Schrecksituationen. Die Art und die Bedeutung der unterschiedlichen Ausdruckserscheinungen des Atemablaufs können nur im situativen Kontext beurteilt, verstanden und gewertet werden.

Der Atemvorgang ist ein vielschichtiges Geschehen, das primär dem vitalen Prozeß des Gasaustauschs dient, d. h. der Sauerstoffversorgung des Körpers. Er ist gleichzeitig ein Teilbereich der miteinander vernetzten und wechselseitig aufeinander bezogenen Funktionsebenen des Phonationsapparats (Atmung-Stimmgebung-Lautbildung), die den erforderlichen subglottischen Druck für die Phonation zur Verfügung stellt und reguliert. Störungen in der Atmung können in den anderen Funktionseinheiten Irritationen hervorrufen, so daß es zu Veränderungen innerhalb des Gesamtsystems mit dem Erscheinungsbild einer Stimmerkrankung kommt.

Die Atmung wird durch ein differenziertes Regelsystem gesteuert und überwacht. Dieser Vorgang bleibt normalerweise unbewußt. Es ist jedoch jederzeit möglich, diese Automatik zu unterbrechen, den Atemablauf bewußt werden zu lassen und ihn unter kortikaler Leitung weiterzuführen. Über diesen Weg sind dann auch Veränderungen an pathologischen Atemabläufen sowie Beeinflussungen anderer Regelsysteme des Körpers zu erreichen, soweit diese mit der Atmung korrespondieren. Das gilt z. B. ausgeprägt für das vegetative Nervensystem.

Die Atemluft dient in erster Linie der Versorgung des Körpers mit Sauerstoff. Für ihren Transport wird ein Rohrsystem benutzt, das von den Nasenlöchern bzw. der Mundöffnung über Rachen und Luftröhre bis zu den terminalen Alveolen reicht. Neben der reinen Transportfunktion haben die Atemwege die Aufgabe, die Atemluft zu befeuchten, von Stäuben zu reinigen und zu erwärmen. Daher ist die Nasenatmung als Ruheatmung physiologisch.

Entsprechend der unterschiedlich starken In- und Exspiration unterscheidet man verschiedene Lungenvolumina (Abb. 30). Das Atemzugvolumen ist die Luftmenge, die bei einem normalen Ein- und Ausatmungsvorgang ausgetauscht wird. Das inspiratorische Reservevolumen bezeichnet die Luftmenge, die nach normaler Inspiration noch zusätzlich eingeatmet werden kann. Atemzugvolumen und inspiratorisches Reservevolumen bilden zusammen die Inspirationskapazität. Nach normaler Exspiration kann zusätzlich um das exspiratorische Reservevolumen ausgeatmet werden. Diese drei Komponenten gemeinsam bilden die Vitalkapazität. Als Re-

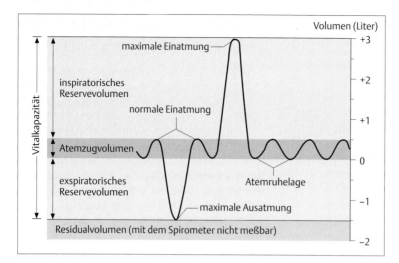

Abb. 30 Atemverlaufskurve und Atemvolumina.

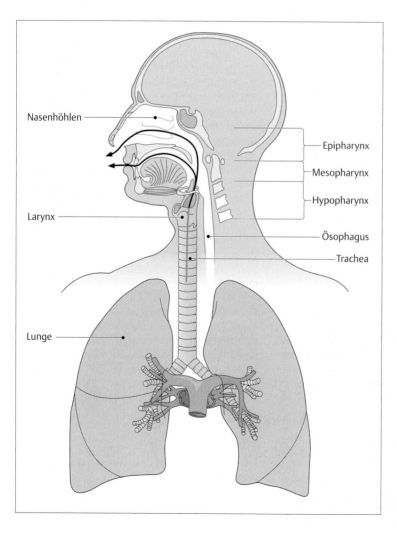

Abb. 31 Atmungsorgane und Luftführung durch Mund- und Nasenhöhle.

sidualvolumen bezeichnet man die restliche Luftmenge, die nach maximaler Ausatmung im Lungen- und Bronchialbereich verbleibt.

Ruheatmung

In der Lunge (Abb. 31) findet der Gasaustausch statt. Sie wird vom Brustkorb umschlossen. An der leicht kyphotisch gekrümmten Brustwirbelsäule setzen beiderseits die Rippen an, die vorne mit dem Brustbein gelenkig verbunden sind unter Zwischenschaltung eines knorpeligen elastischen Elements. Diese Verbindung reicht bis zur 10. Rippe – die beiden letzten Rippenpaare enden frei.

Bei der Ruheatmung wird die Respiration fast ausschließlich durch das Zwerchfell gewährleistet. Dabei verläuft die Atmung in einem dreiteiligen Rhythmus von Inspiration, Exspiration und respiratorischer Pause. In letzterer wird die Atemruhelage eingenommen. Diese ist die Situation zwangloser Ausatmung, in der sich die elastischen Kräfte der Atemorgane in einem Gleichgewicht befinden und die muskulären Elemente der Atmung völlig entspannt sind. „Die Retraktionskraft der Lunge und die Rückstellkraft des Thorax halten sich in der Ruhelage genau die Waage und bewirken, daß der Pleuradruck negativ ist." (Scheid 1994, 222) Unter Ruhebedingungen ist das Atemzugvolumen gering. Erst unter Arbeitsbelastung vergrößert es sich entsprechend, die respiratorische Pause verkürzt sich, unter Umständen bis zur völligen Aufhebung. Auch in solchen Situationen beträgt der Anteil der Zwerchfellfunktion am Luftaustausch immer noch 70%.

Einatmungsvorgang

Die Atmung beruht auf einer aktiven Pumpfunktion des Thorax. Bei der Inspiration kommt es zu einer Kontraktion der Zwerchfellmuskulatur, wodurch sich die Zwerchfellkuppen senken und das intrathorakale Volumen sich vergrößert. Zusätzlich erfolgt eine Erweiterung des Brustraumes mit Hebung der Rippenbögen und des Brustbeines (Abb. 32 und 33a). Dabei werden die Rippenbögen nach außen gedreht, so daß sich der Querdurchmesser des Brustkorbes vorwiegend in seinen unteren Abschnitten vergrößert. Im Bereich der oberen Rippen führt die Rippenhebung primär zur Vergrößerung des sagittalen Durchmessers. Dies ergibt sich aus dem abfallenden Verlauf der oberen Rippen. Bei stär-

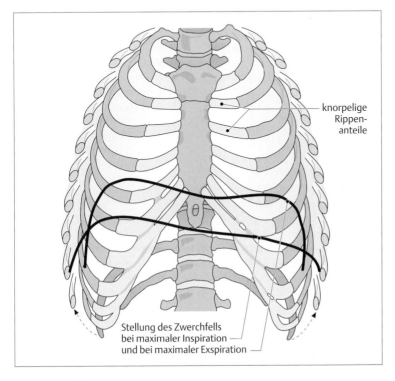

Abb. 32 Brustkorb und Zwerchfell bei maximaler Inspiration und Exspiration.

knorpelige Rippenanteile

Stellung des Zwerchfells bei maximaler Inspiration und bei maximaler Exspiration

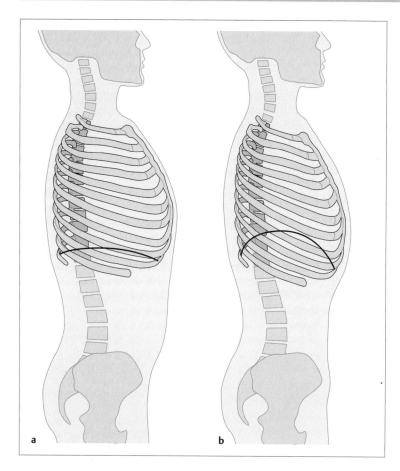

Abb. 33 Veränderung der Zwerchfellposition bei der Atmung (Seitenansicht).
a Abflachung und Senkung des Zwerchfells bei Inspiration.
b Hochsteigen und Wölben des Zwerchfells bei Exspiration.

keren Atemexkursionen richtet sich bei der Einatmung die Kyphose der Brustwirbelsäule etwas auf und vergrößert damit das Thoraxvolumen durch zusätzliche Rippenhebung, sowie den Abstand zwischen unterster Rippe und Darmbeinkamm. Da die Lungen über den Pleuraspalt, in dem bei der Einatmung ein geringer Unterdruck herrscht, quasi an der Brustwand „angeheftet" sind, wird gleichzeitig auch das Lungenvolumen entsprechend größer. Diese Volumenvergrößerung bewirkt einen Unterdruck in der Lunge, so daß Luft einströmt.

Zur Hebung der Rippen werden verschiedene Muskelgruppen aktiviert, unter denen man eine primäre und sekundäre Inspirationsmuskulatur unterscheidet. Zur ersten Gruppe zählen die Mm. intercostales externi, zu den sekundären die Muskeln der Skalenusgruppe, die Mm. sternocleidomastoidei, der Mm. serrati posteriores superiores, die zervikalen Anteile der Mm. iliocostales und die Mm. levatores costarum. Inspiratorische Wirkung haben bei fixiertem Schultergürtel auch die Mm. pectorales majores und minores (Abb. **29**).

Das *Zwerchfell* (Diaphragma, Abb. **34**) ist der Hauptmuskel für die Einatmung. Er trennt als verschiebliche, doppelkuppelförmige Muskel-Sehnen-Platte den Brustraum vom Bauchraum ab. Vom unteren Rand des Brustkorbes strahlen fein gebündelte Muskelfasern in den zentralen Bereich der Sehnenplatte des Zwerchfells ein. Im Rückenbereich haben die Zwerchfellmuskeln ihren Ursprung aus sehnigen Bögen, die die oberen Teile der tiefen Lendenmuskulatur überbrücken, z.B. den M. quadratus lumborum und den M. psoas major. Es werden verschiedene Abschnitte abgegrenzt, die als linker und rechter Zwerchfellschenkel (Pars lumbalis, Crus sinistrum/dextrum) bezeichnet werden.

Spannen sich die Muskelfasern des Zwerchfells an, senkt sich sein zentraler sehniger Anteil. Die Bauchwand wölbt sich etwas vor, bis die Bauchorgane durch die Spannung der Bauchwandmuskulatur das Zwerchfell an einem Tie-

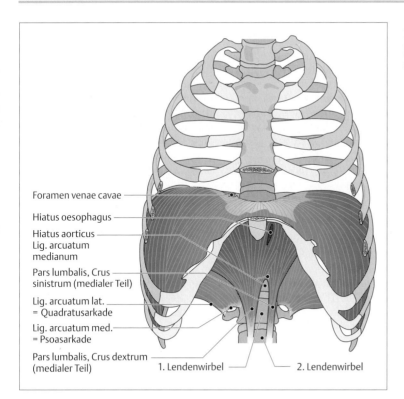

Abb. 34 Zwerchfell von vorn mit Zwerchfellschenkeln (Pars Lumbalis, Crus sinistrum/dextrum).

fertreten hindern. Nicht mehr die Thoraxapertur als der Ursprung des Zwerchfells, sondern die sehnige Zwerchfellmitte ist jetzt bei zusätzlicher Zwerchfellkontraktion der fixierte Punkt. Dadurch kommt es zu einer Hebung der unteren Rippen nach außen und oben mit Erweiterung des Brustkorbes in Querrichtung (Abb. 32). Sie ergibt sich aus der Achse, welche die Gelenke zwischen Rippenköpfchen und Wirbelkörpern einerseits und zwischen Querfortsätzen der Wirbel und Rippenhöckern andererseits bilden. Da die Rippenbögen mit dem Brustbein verbunden sind, wird durch die Hebung der unteren Rippen auch der gesamte Brustkorb etwas gehoben, was eine zusätzliche Vergrößerung des Brustkorbvolumens vorwiegend in sagittaler Richtung bewirkt (Abb. 33a).

Eine alleinige Hebung des Brustkorbes zur Inspiration würde eine Volumenvergrößerung und Druckverringerung im Thorax mit inspiratorischem Luftfluß bewirken, aber auch eine Hebung des Zwerchfells, die die Inspiration frühzeitig limitieren würde. Andererseits käme es durch eine alleinige „Zwerchfellatmung" zu einer Senkung der Rippen. Grundvoraussetzung für eine effektive Atmung ist deshalb eine synchrone Kontraktion von Rippenhebern und Zwerchfellmuskulatur. Diese sog. kostoabdominale Atmung stellt den energetisch sparsamsten und ökonomischsten Atemtyp dar.

In diesen Funktionsablauf der Einatmung ist auch der Kehlkopf einbezogen, der bei einer Zwerchfellkontraktion gleichzeitig mit dem Mediastinum nach unten gesenkt wird mit der Folge einer Erweiterung des Kehlraumes. Hiermit werden günstige Voraussetzungen für den Sprech- und Singvorgang geschaffen. Insgesamt kann sich das Zwerchfell bei tiefer Atmung bis zu 10 cm nach unten verschieben (Putz, in Benninghoff 1986, 325).

Ausatmungsvorgang

In der Regel ist die Ausatmung ein rein *passiver* Vorgang. Er erfolgt bei aufgerichteter Körperhaltung durch das Zusammensinken des Brustkorbes aufgrund des Eigengewichts. Im gleichen Sinne wirken die elastischen Rückstellkräfte der knorpeligen Rippenanteile, der Lunge und des Mediastinums. Dadurch entsteht in der Lunge ein Überdruck, der die Exspiration in Gang setzt.

Eine zusätzliche Exspiration ist möglich durch eine Senkung der Rippen, in deren Folge sich der Brustdurchmesser verkleinert. Dieser Vorgang erfolgt mittels Aktivierung der inneren Interkostalmuskeln, des M. quadratus lumborum, des M. serratus posterior inferior und der lumbalen Anteile des M. iliocostalis. Die Anspannung der Bauchmuskulatur bewirkt ein Senken der unteren Thoraxapertur sowie eine Druckerhöhung im Bauchraum, so daß das Zwerchfell nach oben bewegt wird (Abb. **33b**). „Zu Beginn der Exspiration sind sogar die Inspiratoren noch aktiv und bewirken so eine sanfte Rückführung zum Gleichgewicht." (Scheid 1994, 224)

In diesem Zusammenhang ist darauf hinzuweisen, daß für ausgiebigere Atemexkursionen die Funktionstüchtigkeit der Gelenkverbindungen an Rippen, Brustbein und Wirbelsäule sowie die ausreichende Elastizität der knorpeligen Rippenelemente Voraussetzung ist. Therapeutisch ist dies von Bedeutung, da durch entsprechende Maßnahmen versucht werden muß, Mobilitätseinschränkungen und muskuläre Verspannungen zu vermindern.

Atmung beim Sprechen

Sobald die Phonation in den Vordergrund tritt, kommt es zu einer völligen Veränderung der Prioritäten. Zwar muß die Sauerstoffversorgung des Körpers weiterhin gewährleistet bleiben, andererseits werden die Bedürfnisse der Phonation den Ablauf von Ein- und Ausatmung weitgehend beherrschen. Das beinhaltet die Bereitstellung der entsprechenden Luftmenge für die Stimm- und Lautproduktion. Die Begrenzung der Tonhaltedauer ist nicht nur vom Luftverbrauch abhängig, sondern auch von der Höhe der CO_2-Spannung im Blut, die eine erneute Einatmung auslöst, wenn der CO_2-Gehalt der Ausatemluft 5–7 Vol.-% erreicht hat (Lullies 1953, 196).

Nach Schultz-Coulon (1980, 17) ist ein minimaler subglottischer Anblasedruck von 2–3 cmH_2O (1 cmH_2O = 0,098 kPa) imstande, die Stimmlippen zum Schwingen zu bringen. Für einen leisen Ton wird ein subglottischer Druck von 5–7 cmH_2O benötigt, beim „spontanen Sprechen liegt der Anblasedruck nur unwesentlich höher" (Kitzing u. Löfqvist 1975, zit. nach Schultz-Coulon 1980, 17). Um diese ökonomischen Druckwerte einzuhalten, ist mit Beginn der phonatorischen Exspiration eine gleichzeitige inspiratorische Aktivität erforderlich, die ein Gegengewicht zu den exspiratorischen Kräften darstellt einschließlich der passiven Rückstellkräfte von Lunge, Gewicht des Brustkorbes und Torsionskräften der Rippenknorpel (vgl. Schultz-Coulon 1980, 17). Aus diesen ständig flexibel aufeinander abgestimmten inspiratorischen und exspiratorischen Tendenzen mit geringen Überwiegen der exspiratorischen Komponenten resultiert ein optimales Verhältnis zwischen subglottischem Druck, Stimmlippenspannung und Stimmeinsatz sowie ein ökonomischer Luftverbrauch bei klangdichtem Ton.

Dieses Funktionsgeschehen bezeichnet man allgemein als *Stütze*. Nach Winckel (1952, 105), dient die Stütze dazu, „den zur Phonation notwendigen Atemdruck auf den optimalen Betriebsdruck einzustellen." Eine wesentliche Rolle bei der gezielten Regulation des subglottischen Druckes fällt insbesondere den Bauchmuskeln im antagonistischen Zusammenspiel mit dem Zwerchfell und den inspiratorischen Rippenhebern zu. Die inspiratorischen Kräfte bewirken die Empfindung eines flexiblen Weitens in Brust- und Bauchraum, sowie im Kehlraum und Ansatzrohr, die auch während der Phonation kinästhetisch wahrnehmbar bleibt.

Zu erwähnen ist, daß viele Autoren bemüht sind, für „Stütze" einen anderen Begriff zu finden, da dieser wegen der Suggestion von „Festigkeit" Mißdeutungen nahelegt. Alle bisherigen Bezeichnungen wie „Atemhalt" (Parow), „Atembalance" (Coblenzer) oder „elastische Spannhalte" (Schilling, Fitz) können jedoch allein ebensowenig die Vielschichtigkeit des Vorgangs aufzeigen, sondern bedürfen wie der Begriff „Stütze" einer erläuternden Erklärung.

Störungen der Atemfunktion

Störungen der Atmung können mitverursachend für eine Stimmerkrankung sein. Sie sind nicht isoliert zu betrachten, sondern in ihren funktionellen, aufeinander abgestimmten Wechselbeziehungen zu Körperhaltung, muskulärem Tonus, Stimmgebung, Lautbildung und psychischer Befindlichkeit des Patienten. Bei der Mehrzahl der ernsteren Atemstörungen, wie obstruktiven und restriktiven Ventilationsstörungen, Distributions-, Diffusions- oder Perfusionsstörungen (Störungen im Bereich der Lungenbelüftung, der Luftverteilung, des Gasaustauschs oder der Lungendurchblutung) kommt es in der Regel nicht zu Behandlungen durch den Stimmtherapeuten. Es wird daher an dieser Stelle nur auf solche Störungen der Atmung hingewiesen, die eine Beeinträchtigung der Stimmgebung verursachen können.

Folgende Erscheinungen lassen sich differenzieren:

- Eingeschränkte Atemexkursionen durch vermehrten muskulären Tonus insbesondere der Interkostalmuskeln.
- Reduzierte Beweglichkeit des Brustkorbes durch Elastizitätsverlust der knorpeligen Rippenanteile und Bewegungseinschränkungen in den Gelenken der Rippenköpfchen und des Brustbeines.
- Mangelhafte Aufrichtung der Wirbelsäule und dadurch verminderte Entfaltbarkeit der Atemräume.
- Schlaffe oder zu straffe Bauchdecken, die bei der Ausatmung eine verminderte Verschiebung des Bauchinhalts nach oben bewirken und den Luftaustausch verringern.
- Atemstörungen mit verminderter Ausatmungsfähigkeit (Asthma bronchiale) und dadurch eingeschränkter Vitalkapazität.
- Thorakal akzentuierte Atmung in Verbindung mit paradoxen Atembewegungen: Bei der Einatmung wird der Brustkorb übermäßig gehoben, aber gleichzeitig die Bauchdecke nach innen gezogen, anstatt sie nach außen vorzuwölben. Gleiches gilt für den Flankenbereich. Bei der Ausatmung erfolgt eine übermäßige Brustkorbsenkung mit Vortreten der Bauchdecke.
- Verminderte Aktivität der Rippenheber und der Interkostalmuskeln mit der Folge, daß eine Quererweiterung des Brustkorbes nicht ausreichend erfolgen kann.
- Unzureichende oder fehlende Atempause: Die Atemruhelage nach der Ausatmung wird nicht mehr erreicht, so daß sich die Atemmittellage nach oben verschiebt. Dadurch bleibt während der Phonation ein erhöhter subglottischer Druck bestehen, verbunden mit Kehlkopfhochstand, Verkürzung und Einengung des Ansatzrohres sowie vermehrter muskulärer Spannung im Kehlkopf-, Hals- und Schulterbereich.
- Gesteigerte muskuläre Spannung an Hals- und Kehlkopf. Hierauf reagiert die Atemmuskulatur mit erhöhten subglottischen Druckverhältnissen, so daß es zu gestörten Glottisfunktionen kommt.
- Ungenügender Glottisschluß, der eine überlüftete Stimme mit vermehrtem Luftverbrauch und deshalb eine gesteigerte Atemfrequenz sowie kompensatorische Muskelspannungen bewirkt, aktiviert übermäßig das Überdrucksystem.
- Psychogene Faktoren, die den Atemablauf beeinträchtigen, mit Auswirkungen vorwiegend auf den Rhythmus und die Frequenz der Atmung.

Wege zur Beeinflussung der Atemfunktion

Zur Verbesserung des Atmungsgeschehens zeichnen sich primär drei Hauptrichtungen ab. Zunächst ist die Wahrnehmung von Atmungsvorgängen und ihrer physiologischen Abläufe zu nennen. Über tonusregulierende Maßnahmen und Aufrichtung der Körperhaltung können die Rahmenbedingungen für eine funktionell günstige Phonationsatmung verbessert werden. Ein weiterer Ansatzbereich sind die Funktionen in der Glottisebene mit ihren feindosierten Wechselwirkungen zum subglottischen Druck. Nachstehend werden eine Reihe von Ansatzmöglichkeiten aufgeführt, wobei die Ausatmung stets stimmhaft verlaufen soll.

- Sensibilisierung für Atemvorgänge und -bewegungen.
- Einregulierung eines dreiphasigen Atemrhythmus im Rahmen einer ausgewogenen kostoabdominalen Atmung.
- Einwirkung auf ausatmungsorientierte Abläufe mit ausreichender Exspiration. Flexibles Nachgeben im gesamten Atemsystem (s. auch Funktionelle Entspannung, Abschnitt 12.5). Das Ausströmen der Luft kann durch Bewegung der Arme unterstützt werden, hierdurch kommt es gleichzeitig zur Lösung im Schultergürtel- und Brustkorbbereich.
- Einwirkung auf einatmungsorientierte Abläufe unter dem Aspekt des Weitwerdens, mit geräuschloser Inspiration, ausreichender Zwerchfellaktivität und begleitender Kehlkopfsenkung mit der Folge einer Erweiterung der supraglottischen Resonanzräume sowie Weitung im Ansatzrohr und Nasen-Rachen-Raum. Die Einatmung hat damit regulierenden Einfluß auf die Abstimmung zwischen Atem- und Kehlkopffunktion.
- Aufrichtung der Körperhaltung durch Aktivierung der aufrichtenden Muskelgruppen, welche die Wirbelsäule strecken und den Brustkorb leicht anheben. Eine gleichzeitige Rippenhebung führt zur Quererweiterung des Brustkorbes.
- Brustkorbmobilisation einschließlich der unteren Flankenabschnitte.

- Lockerung der Hals- und Schultergürtelmuskulatur mit leichter Senkung und Zurücknahme der Schulterblätter. Dadurch wird der M. omohyoideus angespannt, was zur Zungenbein- und Kehlkopfsenkung sowie über das Schlüsselbein zur Brustbeinhebung führt.
- Tonusregulierung im muskulären, vegetativen und psychischen Bereich.
- Erweiterung und Aktivierung von Atemräumen.
- Optimierung der glottalen Schlußfunktion in harmonischem Antagonismus mit der Phonationsatmung.
- Feindosierung des Luftverbrauchs durch synchrone Aktivierung exspiratorischer und inspiratorischer Muskelgruppen.
- Aktivierung der Inspirationstendenzen während der Phonation.
- Bewußtes Lösen aller am Stimmgebungsvorgang beteiligten Muskeln am Ende der Phonation mit Pausensetzung in der Atemruhelage.
- Koordination von Haltung, Bewegung, Atmung und Stimme.
- Einwirkungen über ausatmungsorientierte Abläufe auf den psychisch-physischen Bereich des Patienten.

Beispiele einer praktischen Anwendung: Atemräume entwickeln

Da der Atemapparat im Rumpf verankert ist, nehmen Bewegungen der am Rumpf ansetzenden Gliedmaßen Einfluß auf die Atmung. Es bietet sich daher an, über dehnende Aktivitäten von Händen und Armen, Füßen und Beinen auf die entsprechenden Atemräume einzuwirken.

Aktivierung von Atemräumen durch passives Dehnen

Dehnzüge von den Füßen aus in verschiedene Richtungen oder mit langsamen Rotationen nach außen oder innen haben Einfluß auf den Becken-Bauch-Bereich und somit auf den unteren Atemraum. Werden Dehnzüge von den Armen eingeleitet, haben sie Auswirkungen auf die Mobilität des Schultergürtels und des Brustraumes. Eine Intensivierung der Atmung kann durch Kombination von dehnenden Streckbewegungen und Drehungen der Hände und Arme erreicht werden. Auswärtsdrehen (supinieren) dehnt die Brustkorbmuskeln, weitet den Innenraum und bewirkt eine Aktivierung der Flankenatmung. Die Wirkung verstärkt sich, wenn die Arme dabei etwas über die Horizontale gehoben oder (im Stehen) leicht nach hinten gebracht werden.

Aktivierung von Atemräumen durch aktives Dehnen

Von der Mitte des Körpers aus bewegen sich beide Hände mit breit geöffneten Handflächen langsam dehnend in verschiedene Richtungen des Raumes, so als würden sie vorsichtig einen elastischen Gegenstand fortschieben. Gleichzeitig wird im Rhythmus der Dehnbewegung eingeatmet. Durch lockeres Zurücknehmen der Arme in Verbindung mit einer Entspannung des gesamten Körpers und einem seufzerähnlichen Klang wird die Dehnspannung aufgelöst. Die funktionelle Wirkung ist eine Erweiterung der Atemräume und eine allgemeine Spannungslösung.

Eine ganz andere Wirkung wird erzielt, wenn während des beschriebenen Dehnvorgangs nicht eingeatmet, sondern phoniert wird. Die elastische Dehnfunktion wird durch die inspiratorische Gegenspannung während der Stimmgebung noch erweitert und erst nach Ende der Phonation aufgegeben. Die funktionelle Wirkung liegt in der Aktivierung inspiratorischer Muskeln und ihrer feindosierten Abstimmung auf den exspiratorischen Phonationsstrom. Dadurch lassen sich die Druck- und Spannungsverhältnisse in der Glottisebene subtil regeln.

Aktivierung von Atemräumen durch Druckpunkte

Nach Middendorf (Abschnitt 12.10) soll der Druck zweier Fingerkuppen aneinander in ganz bestimmten, begrenzten Körperräumen Atembewegungen hervorrufen. So könne während der Einatmung das allmählich anschwellende Aneinanderdrücken der Zeigefinger jeder Hand einen anderen Atemraum anregen als die Drucksteigerung beider Ringfinger. Wichtig ist, das Einströmen der Luft und Weitwerden der Atemräume geschehen zu lassen und nicht zu forcieren. Coblenzer (Abschnitt 9.7) benutzt neben Zug- und Widerstandsaktivitäten die Arbeit mit Druckimpulsen über Fingerkuppen als Hilfe zur Einregulierung einer reflektorischen Atemergänzung.

Aktivierung von Atemräumen durch intentionales Verhalten

Intentional auf den Partner oder einen Bewegungsablauf gerichtet zu sein bedeutet eine gesteigerte Aufmerksamkeit, das heißt, sich mit Leib und Seele einer Sache zuzuwenden. Erst dann tritt die richtige Reaktivität ein. Durch die intentionale Einstellung (Abschnitte 4.2 und 9.7) läßt sich eine Bereitschaftsspannung erreichen, bei der das Individuum höchste Präsenz und zugleich flexible Gelöstheit im Körperinstrument verspürt, verbunden mit einer Weitung der Atemräume und inspiratorischen Tendenzen.

Pausensetzung: Schlüssel zur Spannungslösung und Luftaufnahme

Prinzipiell sollte auch in der Phonationssituation eine Dreiteiligkeit des Atemrhythmus erhalten bleiben. Diese unterliegt jedoch in den einzelnen Phasen den Erfordernissen des Sprechablaufs. Das bedeutet, daß nach der Einatmung und einer unterschiedlich langen Phonationsphase eine Unterbrechung eintreten muß zur erneuten Luftaufnahme, die in drei unterschiedlichen Abläufen erfolgen kann. Endet mit Übermittlung des geäußerten Gedankens die Phonation, kommt es zu einem Abklingen der phonatorischen Spannung mit Abgabe der restlichen Phonationsluft und Übergang in die Ruheatmung. Eine zweite Möglichkeit besteht in einer Einatmung während einer kurzen Unterbrechung des Redeflusses auf der Basis einer phrasierenden oder intentionalen Pausensetzung, die u. a. Zeit läßt zur Entfaltung neuer Gedanken und zu deren Strukturierung für die verbale Äußerung. In diesem Intervall soll eine kurze Lösung der am Phonationsvorgang beteiligten Muskeln einsetzen unter Beibehaltung der intentionalen Ausrichtung auf den Partner. Die neue Inspiration wird die Atemmittellage erreichen, aus der dann die Fortsetzung der Phonation erfolgt. Schließlich kann die Einatmung durch „reflektorische Atemergänzung" im unmittelbaren Anschluß an ein „Abspannen" stattfinden. Beide Begriffe wurden durch Coblenzer und Muhar eingeführt (Abschnitt 9.7). *Abspannen* beinhaltet ein plötzliches Lösen der artikulatorischen Hemmstelle und/oder der Stimmlippenspannung mit stummer Abgabe einer geringen Menge restlicher Phonationsluft. Mit der Druckentlastung entspannen sich Unterkiefer und Bauchdecken, der Kehlkopf tritt [...], die Stimmritze wird geöffnet. Le[...] Zwerchfell kontrahiert und senkt sic[h...] Unterdruck entsteht, durch den refl[...] ergänzt wird. Coblenzer u. Muhar (1976, 106) konnten experimentell nachweisen, daß beim Abspannen 0,2 Sekunden genügen, um eine Atemergänzung zu gewährleisten.

Erleichtert wird das Erlernen des Abspannens anhand von Wörtern mit auslautenden Explosivkonsonanten („Halt", „Stop"), die den funktionellen Ablauf gut nachempfinden lassen, besonders wenn sie emotionsgeladen phoniert werden. Dieser Vorgang läßt sich unterstützen durch Dehnung elastischer Gegenstände wie Gummiband und Schwingegurt oder durch Kompression weicher Bälle während der Phonation, wobei synchron zur phonatorischen Abspannung die Druck- bzw. Zugentlastung erfolgt. Entscheidend ist, daß mit Lösung des Verschlußlautes nicht eine forcierte Exspiration mit Abgabe der restlichen Phonationsluft erfolgt, sondern sofort eine Inspiration einsetzt. Zur Stimulierung des Abspannens eignen sich auch schaukelnde oder pendelnde Bewegungen zu einem Partner, verbunden mit Texten. Die Phonation beginnt mit der Bewegung nach vorne. Der vordere Wendepunkt ist der Augenblick der Abspannung. Mit Einsetzen der Rückwärtsbewegung wird Luft durch Mund und Nase aufgenommen.

Ein anderer von Coblenzer u. Muhar (1976, 20) geprägter Terminus ist der einer „atemrhythmisch angepaßten Phonation". Inhaltlich meinen die Autoren damit, „daß der individuelle Atemrhythmus für die Gliederung der Phonation entscheidend ist". Schultz-Coulon (1980, 20) weist auf die Möglichkeit einer mißverständlichen Interpretation dieses Terminus hin, dem man entnehmen könne, „daß im physiologischen Atemrhythmus gesprochen und gesungen werden soll". Die Umkehrung der obigen Definition entspricht meines Erachtens wohl mehr den praktischen Verhältnissen, die in einer „phonations-rhythmisch angepaßten Atmung" bestehen: Ein Sprecher muß die Zäsuren seines Sprechablaufs so einrichten, daß Pausen zum Abspannen und Atmen entstehen, ohne daß es zu störenden oder gar sinnentstellenden Unterbrechungen kommt. Damit bestimmt die Gliederung der Phonation den Rhythmus der Atmung, wobei dieser seine physiologischen Gesetzmäßigkeiten und seine individuellen Formen keineswegs verlieren muß.

A.6 Funktionsebene Stimmgebung: Generator der Phonation

Der Kehlkopf (Larynx, Abb. 35 und 36) bildet als knorpelig-muskuläres Organ den oberen Teil der Luftröhre, der mit seiner obersten Begrenzung in den Rachenraum mündet. Seine phylogenetisch ältere Aufgabe ist es, den Respirationstrakt gegen den Rachen beim Schlucken von Speisen abzudichten oder durch reflektorisch ausgelöste Hustenstöße eingedrungene Fremdkörper herauszuschleudern. Erst später entwickelte der Kehlkopf auch die Funktion der differenzierten Stimmerzeugung. Berendes (1990, 124) weist in diesem Zusammenhang auf störende Einflüsse zwischen den verschiedenen Aufgaben der gleichen Organe hin, z.B. darauf, „wie anfällig eine entwicklungsgeschichtlich jüngere Funktion sein kann, wenn die Psyche als Ausdruck für ihre Nöte ein älteres Programm zur unrechten Zeit hervorholt und mit ihm ein jüngeres stört", wenn z.B. Angst die Kehle zuschnürt und die Stimme versagt.

Aufhängung des Kehlkopfes: Kräftespiel zwischen Brustbein und Zungenbein

Der Kehlkopf ist in ein System verschiedener Muskelgruppen der vorderen Halswand eingebunden. Infolge seiner muskulären und bindegewebigen Aufhängung kann er durch die Zungenbein- und Pharynxmuskulatur nach oben gezogen werden; die Rückstellung erfolgt elastisch durch den Zug der Luftröhre (Trachea), mit der der unterste Kehlkopfknorpel (Ringknorpel) quasi als letzte Trachealspange bindegewebig verbunden ist. Kehlkopf- und Zungenbeinsenker bewirken muskulär eine nach unten gerichtete Tendenz, die in geringerem Maße durch die Zugkraft der Speiseröhre unterstützt wird (Abb. 25). Die elastische Aufhängung des Kehlkopfes ermöglicht die vielfältigen Bewegungen beim Schluckakt sowie Anpassungsvorgänge des Kehlkopfes bei Körper- und Kopfbewegungen und während Atmung und Phonation, für die eine elastische Tiefstellung des Kehlkopfes die günstigsten Voraussetzungen bietet.

Da die obere Zungenbeinmuskulatur maßgeblich am Aufbau der Mundbodenmuskulatur beteiligt ist, können Bewegungen des Unterkiefers zusätzlich eine Hebung bzw. Senkung des Zungenbeines und damit des Kehlkopfes bewirken. Dabei kommt es wesentlich auf die Spannung der Mundboden- und oberen Zungenbeinmuskulatur an. Ist diese gespannt, befinden sich Zungenbein und damit Kehlkopf in einer Hochstellung. Ist sie spannungsarm, können die senkenden Kräfte Kehlkopf und Zungenbein nach unten verlagern. Die Kieferöffnung allein be-

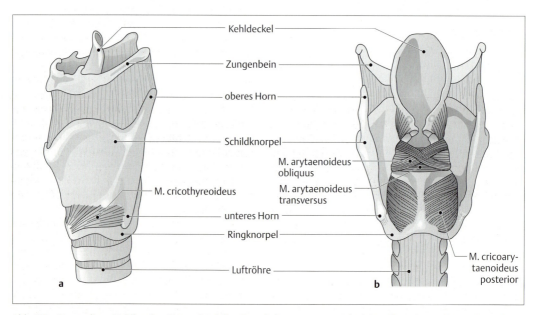

Abb. **35** Knorpeliges Kehlkopfgerüst und Kehlkopfmuskeln in Seitenansicht (**a**) und von hinten betrachtet (**b**).

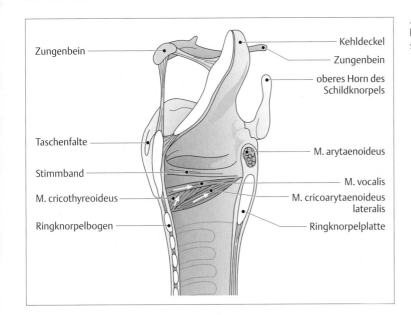

Abb. 36 Innenansicht des Kehlkopfes (Sagittalschnitt).

wirkt schon eine gewisse Senkung des Kehlkopfes. Für eine ökonomische Phonation ist es deshalb von größter Bedeutung zu erlernen, die Kehlkopfsenker unabhängig von den Kehlkopfhebern aktivieren zu können. Um entspannende Tendenzen bei den hebenden und senkenden Muskeln herbeizuführen, bieten eine Aufrichtung der Halswirbelsäule und lösende Bewegungen im Lippen-Unterkiefer-Zungen-Bereich günstige Einflußmöglichkeiten.

Kehlkopfgerüst

Das knorpelige Stützgerüst des Kehlkopfes besteht im wesentlichen aus dem Kehldeckel (Epiglottis), dem Schildknorpel (Cartilago thyreoidea), dem Ringknorpel (Cartilago cricoidea) und den paarig angelegten Stellknorpeln (Aryknorpeln), die auf dem oberen Rand der Ringknorpelplatte aufsitzen (Abb. 35 und 36). Diese Knorpel sind untereinader gelenkig sowie durch Bänder und Muskeln verbunden. Eine wichtige Funktion hat die gelenkige Verbindung zwischen den unteren Hörnern des Schildknorpels und dem Ringknorpel, die den Drehpunkt bildet für den Ringknorpel, wenn dieser mit seinem hinteren Anteil nach unten gekippt wird und dadurch insbesondere das Stimmband (Lig. vocale) spannt. Den Übergang von der Luftröhre zum Kehlkopf bildet eine elastische Membran (Conus elasticus), die Ring- und Schildknorpel verbindet und deren oberer, freier Rand die Stimmbänder bildet.

Kehlkopfmuskulatur

Die Kehlkopfmuskeln, die die verschiedenen Anteile des Kehlkopfskeletts gegeneinander bewegen, werden in innere und äußere Muskeln eingeteilt. Sie sind bis auf den M. transversus paarig angelegt und lassen sich in die Gruppe der Öffner, der Schließer, der Spanner und Entspanner der Stimmlippen differenzieren (Tab. 24). Trotz der Paarigkeit der Muskeln ist es üblich, diese nur im Singular zu nennen.

Aus der komplizierten Funktion des Krikoarytaenoidalgelenks (Ringknorpel-Stellknorpel-Gelenk) und der fein abgestuften Spannungs- und Stellungsverhältnisse der Stimmlippen ergibt sich, daß immer eine Vielzahl der Kehlkopfmuskeln gleichzeitig aktiviert sein müssen. Das betrifft nicht nur die inneren, sondern auch die äußeren Kehlkopfmuskeln, die die jeweilige Situation im Kehlkopf mitbestimmen. Die unterschiedlichen Tonhöhen werden vorwiegend durch Einstellungsänderungen der Kehlkopfknorpel zueinander bzw. durch das Zusammenspiel des M. cricothyreoideus und des M. vocalis herbeigeführt.

Im Innenraum des Kehlkopfes verlaufen die *Stimmlippen* beiderseits von der vorderen Seite des dreikantig-pyramidenförmigen Stellknorpels leicht schräg nach vorne oben zum inneren Winkel des Schildknorpels, wo sie gemeinsam inserieren. Sie bestehen als ein Sehnen-Muskel-System aus dem eigentlichen Stimmband (Lig.

Tabelle 24 Muskelsystem des Kehlkopfes (verändert nach Wendler u. Seidner 1987, 55)

Muskel	Ursprung	Ansatz	Funktion
Öffner der Stimmritze			
M. cricoarytaenoideus dorsalis (Posticus)	Hinterfläche der Ringknorpelplatte	Processus muscularis des Aryknorpels	zieht den Processus muscularis nach hinten und unten, wodurch sich die Stimmritze öffnet. Alleiniger Öffner der Stimmritze
Schließer der Stimmritze			
M. cricoarytaenoideus lateralis (Lateralis)	Ringknorpelbogen oberer Rand der Außenfläche	Processus muscularis des Aryknorpels	zieht den Processus muscularis nach vorn und unten, so daß sich die Stimmritze im vorderen Anteil schließt. Gegenspieler des M. cricoarytaenoideus dorsalis
M. arytaenoideus: Pars transversa, Pars obliqua	in querem und schrägem Verlauf zwischen den Aryknorpeln an deren Hinterfläche		nähert die Aryknorpel und schließt den hinteren Anteil der Stimmritze
M. thyreoarytaenoideus: Pars externa	Innenfläche des Schildknorpels	vordere Fläche des Aryknorpels lateral von der Pars interna	nähert die Aryknorpel und schließt die Stimmritze vorwiegend im vorderen Anteil
Spanner der Stimmlippe			
M. thyreoarytaenoideus Pars interna (M. vocalis)	innerer Winkel des Schildknorpels	Processus vocalis des Aryknorpels	spannt die Stimmlippen (Feineinstellung)
M. cricothyreoideus (Pars recta, Pars obliqua)	Unterrand und unteres Horn des Schildknorpels	vorderer Teil des Ringknorpelbogens	hebt den Ringknorpelbogen, kippt dadurch die Ringknorpelplatte mit den Aryknorpeln nach hinten unten und spannt die Stimmlippen (Tonhöhenregulierung, Rahmeneinstellung)
Entspanner der Stimmlippe			
M. cricopharyngeus	Seitenfläche des Ringknorpels	Mitte der Pharynxhinterwand	senkt den Ringknorpelbogen, kippt damit die Ringknorpelplatte mit den Aryknorpeln nach oben vorn und entspannt die Stimmlippen. Gegenspieler des M. cricothyreoideus

vocale) und den darunter liegenden Fasern des *M. thyreoarytaenoideus,* mit denen eine enge Verflechtung besteht. Der M. thyreoarytaenoideus setzt sich nach Tillmann u. Wustrow (1982, 1.56) zusammen aus einer Pars externa, die vorwiegend auf den Stellapparat wirkt, und einer Pars interna, die den Spannungsapparat beeinflußt. Die Pars interna wird auch als M. vocalis bezeichnet. Tillmann u. Wustrow grenzen innerhalb des M. vocalis einen oberen Teil (Portio thyreovocalis) und einen darunterliegenden (Portio thyreomuscularis) ab. Zum Innenraum des Kehlkopfes hin wird die Stimmlippe von einer sehr verschieblichen Schleimhaut bedeckt.

Am Stimmband ist ein vorderer, frei schwingender Anteil (Pars intermembranacea oder ligamentosa) abzugrenzen gegen einen hinteren, nicht schwingenden (Pars intercartilaginea), der an der Innenseite der Stellknorpel verläuft und Verbindung hat zu dem Lig. cricoarytaenoideum posterius, das als elastisches Führungsband die Bewegungen des Aryknorpels stabilisiert. Aufgrund kombinierter Scharnier-, Gleit- und Schraubenbewegungen der Stellknorpel kann einerseits die Stimmritze (Glottis) bei Inspiration geöffnet und bei Phonation verengt bzw. geschlossen werden und andererseits die Stimmlippenmuskulatur verkürzt oder verlängert werden (Abb. 37). Der M. thyreoarytaenoideus regelt in koordiniertem Zusammenspiel mit den übrigen inneren Kehlkopfmuskeln die Stellungs- und inneren Spannungsverhältnisse

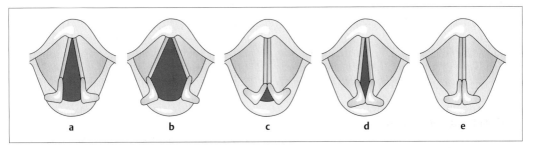

Abb. 37 Einstellung der Glottis in schematisierter Form bei verschiedenen Atmungs- und Stimmfunktionen in Abhängigkeit von der Stellknorpelposition.
a Ruhestellung.
b Tiefe Einatmung: maximale Erweiterung der Stimmritze (Fünfeckform).
c Flüstereinstellung: Glottisschluß im schwingenden Anteil der Stimmlippen; zwischen den Aryknorpeln bleibt eine dreieckige Öffnung (sog. Flüsterdreieck). Akustisch: mit Geräuschanteilen.
d Haucheinstellung: spindelförmige Öffnung der Glottis. Akustisch: überlüfteter Klang.
e Glottisschluß in ganzer Länge. Akustisch: klangdichter Ton.

der Stimmlippen. Infolge der zopfartigen Verflechtungen seiner Muskelbündel, die sich einzeln oder in ihrer Gesamtheit kontrahieren können, sind durch differenzierte Veränderungen subtile Anpassungsprozesse an die subglottischen Druckverhältnisse und Feineinstellungen der Spannung der Stimmlippen möglich.

Die Hauptfunktion des *M. cricothyreoideus*, der fächerförmig von der Außenfläche des Ringknorpels nach oben zum unteren Rand des Schildknorpels und dessen Unterhorn zieht (Abb. **35 a**), besteht in einer Erhöhung der Grundspannung der Stimmlippen und einer Grobregulation der Tonhöhe. Die Stimmlippenverlängerung und die damit verbundene Spannungssteigerung erfolgt in erster Linie durch Veränderungen der Rahmeneinstellung des Kehlkopfgerüsts. Kontrahiert sich der M. cricothyreoideus, wird der Ringknorpelbogen aufgrund seiner gelenkigen Verbindung im Krikothyreoidalgelenk dem Schildknorpel genähert, gleichzeitig die Ringknorpelplatte nach hinten und unten bewegt. Damit spannt sich die Stimmlippe und insbesondere das Stimmband, da sie über das Lig. cricoarytaenoideum mit der Hinterfläche der Ringknorpelplatte verbunden ist. Der M. cricothyreoideus steht auf diese Weise in einem funktionellen Verbund mit den elastischen und muskulären Kräften der Stimmlippen und beeinflußt deren Spannung.

Demgegenüber wird die Stimmlippenverkürzung vorwiegend durch eine Drehung im Krikothyreoidalgelenk bewirkt in dem Sinne, daß der Bogen des Ringknorpels nach unten gekippt wird, während sich die Ringknorpelplatte hebt.

Diese Wirkung wird durch den *M. cricopharyngeus* erzielt, der hinter dem Krikothyreoidalgelenk am Ringknorpel ansetzt und nach hinten oben in die Schlundmuskulatur einstrahlt. Ein weiterer Verkürzungsfaktor ist der ständige, aber in seiner Intensität dauernd wechselnde *Trachealzug* am Kehlkopf. Er wird durch die Zwerchfellbewegung und die Kopfhaltung beeinflußt. Der summierte Ansatz des Trachealzuges setzt vor dem Krikothyreoidalgelenk an und zieht damit den Ringknorpelbogen nach unten, wodurch sich Ursprungs- und Ansatzpunkt des M. vocalis nähern und somit eine Verkürzung der Stimmlippen bewirken.

Auswirkungen der Kehlkopfstellung

Wie bereits gezeigt wurde, haben nicht nur die inneren und äußeren Kehlkopfmuskeln, sondern auch der muskuläre und bindegewebige Aufhängeapparat des Kehlkopfes Auswirkungen auf die Stimmlippenspannung. Sollen bei Kehlkopfhochstand hohe Töne erzeugt werden, muß der M. cricothyreoideus die durch den vermehrten Trachealzug bedingte Hochstellung der Ringknorpelplatte rückgängig machen, um durch Verlängerung der Stimmlippen die nötige Spannung für hohe Töne zu erreichen. Das bedeutet, daß der M. cricothyreoideus zusätzlich zur gewünschten Stimmlippenspannung den erhöhten Trachealzug überwinden muß, was oft nur mit größter Anstrengung möglich ist. Diese übermäßige Anspannung des M. cricothyreoideus überträgt sich auch auf die benachbarte Muskulatur. Sie ist die Ursache für die Einengung der Resonanzräume und damit einer Veränderung der Tonqualität. Deshalb ist insbesondere beim Singen hoher Töne ein nach unten tendierender Kehlkopfstand anzustreben, weil dadurch das Erreichen der gewünschten Tonhöhe leichter möglich ist und es durch Erweiterung der supraglottischen Räume zu günstigeren Resonanzverhältnissen kommt.

Der *M. sternothyreoideus* senkt den Kehlkopf und kann ihn in tiefer Position halten. Er hat eine antagonistische Wirkung zum M. cricothyreoideus, weil sein Ansatzpunkt hinter dem Drehpunkt des Krikothyroidalgelenks liegt und seine Aktivität die Stimmlippe entspannt (Tillmann u. Wustrow 1982, 1.45). Bei Ausfällen des M. sternothyreoideus, wie sie bei Verletzungen oder großen Strumen auftreten können, kommt es zur Stimmsenkung und zur Schwächung des Brustregisters (Michel u. Berendes, zit. nach Luchsinger 1970, 181). Auch im Bereich der Kopfstimme ist eine Tonhöhensenkung und mangelnde Stimmstabilität zu beobachten. In diesem Zusammenhang ist zu erwähnen, daß die extralaryngeale Muskulatur nicht nur die Kehlkopfstellung, sondern auch die Tonhöheneinstellung (Schultz-Coulon 1980, 37) sowie die Stimmlippenlänge und -spannung (Tillmann u. Wustrow 1982, 1.56) beeinflußt.

Grundbewegung der Stimmlippen

„Die Stimmlippenschwingung ist das Ergebnis einer Wechselwirkung zwischen aerodynamischen und myoelastischen Kräften." (Schultz-Coulon 1980, 2.2) Diese Aussage entspricht den Forschungsergebnissen zur aerodynamisch-myoelastischen Theorie, als deren Verfechter J. Müller, Ewald und Tonndorf zu nennen sind, und die sich gegenüber der neurochronaxischen Theorie Hussons allgemein durchgesetzt hat. Eine Tonproduktion wird dadurch eingeleitet, daß die Stimmlippen die Glottis schließen, so daß sich ein subglottischer Druck aufbauen kann. In Abhängigkeit von der jeweiligen Stimmlippenspannung drückt die Phonationsluft die Stimmlippen nach oben und seitlich, bis sich die Glottis öffnet (Abb. **38**). Luft strömt aus, während gleichzeitig der subglottische Druck soweit sinkt, daß die myoelastischen Rückstellkräfte der Stimmlippen diese wieder zur Mitte und nach unten zurückschwingen lassen: Die Glottis schließt sich wieder. Begünstigt wird dieser Rückstellvorgang durch den Bernoulli-Effekt, bei dem aus aerodynamischen Gründen an einer den Luftstrom beschleunigenden Verengung – hier die Glottis – eine Sogwirkung entsteht, die senkrecht zur Luftströmung wirkt. Die Wiederholung dieses Schwingungsablaufs führt zu periodischen Verdichtungen der ausströmenden Luft. Bei jeder erneuten Öffnung der Glottis kommt es zu einem impulsartigen Luftstoß, der die Luftsäule im Ansatzrohr in Schwingungen versetzt und so als primärer Kehlkopfklang hörbar wird. Er besteht aus einem Grundton, welcher der Frequenz der Stimmlippenschwingungen entspricht, sowie aus einer Anzahl dazugehöriger Obertöne.

Dieser Ablauf bildet die Grundbewegung der Stimmlippen, die primär in horizontaler Ebene mit geringeren vertikalen Komponenten verläuft. Die Stimmlippen sind in ihrer obersten Schicht mit einer überlagernden Schleimhaut bzw. „Deckschicht" (Hirano 1974) verbunden, die gegenüber dem Muskelkörper der Stimmlippen locker verschieblich ist. Die Schleimhaut führt während einer Schwingungsperiode eine gewisse Eigenbewegung aus, die man als Randkantenverschiebung bezeichnet (Abb. **38**, links). Diese Randkantenfunktion ist bei der Entstehung jedes Tones in allen Frequenzen in unterschiedlicher Ausprägung vorhanden. Ein regelrechter Ablauf der Randkantenverschiebung hat für den Stimmeinsatz und für länger ausgehaltene Töne entscheidende Bedeutung. In gewissen Grenzen hat sie auch ausgleichende Wirkung auf die Schwingungsform der Stimmlippen bei Lautstärke- und Tonhöhenänderung.

Veränderungen der Grundbewegung

Auf die Funktion der Stimmlippen nehmen primär die Parameter Tonhöhe und Lautstärke Einfluß. Jedes dieser Elemente wirkt verändernd auf die Form der Glottis und den Schwingungsablauf der Stimmlippen, bedingt durch Veränderungen der Muskulatur bezüglich Spannung, Länge und Massenverschiebung innerhalb der Stimmlippen. Auch das Verhältnis von Schließungs- und Öffnungsdauer der Stimmritze ist von Bedeutung, weil es die akustischen Bedingungen der schwingenden Luftsäule im Ansatzrohr beeinflußt und damit den Stimmklang ändert.

Die *Tonhöhe* wird vorwiegend muskulär geregelt. Physikalisch wird sie durch die Frequenz der Stimmlippenschwingung bestimmt. Im tiefen Frequenzbereich, dem unteren Drittel des Stimmumfangs, in dem auch die Sprechstimmlage angesiedelt ist, sind die Stimmlippen relativ entspannt. Sie schwingen in ihrer ganzen Länge

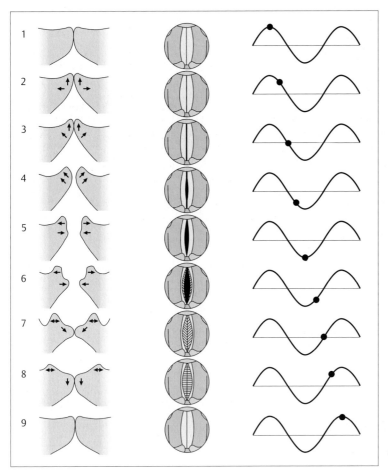

Abb. 38 Normaler Bewegungsablauf der Stimmlippen einschließlich der Randkantenverschiebung (nach Schönhärl 1960, 28).

Öffnungsphase:
Reihe 1: Ausgangsstellung in der Schlußphase.
Reihe 2: Beginn der Bewegung nach oben und Aufwulstung der Stimmbandränder.
Reihe 3: Ende der Berührung und Beginn der explosionsartigen Öffnung.
Reihe 4: Auseinanderweichen der Stimmbandränder nach oben seitwärts.
Reihe 5: Größte Öffnungsweite und Bildung einer subglottischen Randpartie.

Schlußphase:
Reihe 6: Beginn der Schlußphase. Sichtbarwerden der subglottischen unteren Randkanten (schräg schraffiert), wobei die oberen Randkanten weiter nach lateral abweichen. Der Raum zwischen beiden Randkanten ist konkav ausgehöhlt.
Reihe 7: Berührung und Schließung der unteren Randkanten (schräg schraffiert) bei weitester Amplitude der oberen Randkanten.
Reihe 8: Während die Masse der Stimmlippen nach unten sinkt, vollzieht sich, scheinbar nach oben abrollend, der Glottisschluß (waagrecht schraffiert), und der Wulst der oberen Randkanten verstreicht nach lateral und medial.
Reihe 9: Völliger Verschluß und damit Rückkehr in die Ausgangsstellung.

und Breite, so daß viel Muskelmasse bewegt wird; die Randkantenverschiebung ist in dieser Phase ausgeprägt. Während der Öffnungsphase wird die Stimmritze vollständig geöffnet. Die Schlußphase ist verhältnismäßig lang und erfolgt im gesamten Bereich der Stimmlippen.

Bei Erhöhung der Stimmlage werden die Stimmlippen stärker angespannt, sie verlängern sich und werden schmaler. Gleichzeitig verringert sich die Randkantenverschiebung. Mit zunehmender Tonhöhe wird die Verschlußphase immer kürzer. Im obersten Bereich des Stimmumfangs hat die Stimmlippenmuskulatur nur noch Haltefunktion. Es schwingt ausschließlich der freie Rand der Stimmbänder bzw. die überlagernde Schleimhaut, und zwar im Bereich der vorderen zwei Drittel. Dabei kommt es nicht mehr zu einem Stimmlippenschluß, sondern es bleibt ein sehr schmaler Spalt offen, den Sopko (1987, 266) als „haardünne Ritze" bezeichnet. Im hintere Abschnitt der Glottis (Pars intercartilaginea) ist diese mit aneinanderliegenden Aryknorpeln geschlossen. Der vermehrte muskuläre Kraftaufwand, der bei steigender Tonhöhe notwendig wird, erfordert gleichzeitig eine Vergrößerung des subglottischen Druckes.

Als *mittlere Sprechstimmlage* wird der Tonbereich bezeichnet, in den man aufgrund der physiologischen Gegebenheiten ausdauernd, mühelos und mit geringem Kraftaufwand der Phonationsmuskulatur sprechen kann. Die mittlere Sprechstimmlage liegt im unteren Drittel des Stimmumfangs, wobei sich die Tonhöhenschwankungen der Satzmelodie bei Frauenstimmen in dem Intervall von g bis c^1, bei Männern eine Oktave tiefer bewegen. Wie groß die Variation innerhalb dieses Tonbereichs ist und wie sie sich ändert, hängt neben der Intention des Sprechenden u. a. auch von individuellen psychischen und physischen Faktoren ab, der Tagesform, dem umgebenden Störlärm während eines Gesprächs oder der Belastbarkeit der Stimme. Bei emotionsbetontem Sprechen wird dieser Tonbereich infolge der inneren Dynamik des Sprechenden häufig überschritten. In solchen Situationen ist es notwendig, daß die Satzmelodie immer wieder in die mittlere Sprechstimmlage zurückkehrt, damit es nicht zu Fixierungen im höheren Frequenzbereich kommt. Anhaltende Abweichungen vom physiologischen Tonbereich können unphysiologische Spannungen im gesamten Phonationsapparat verursachen mit der Folge von Irritationen im Schwingungsablauf bis hin zu Schädigungen der Stimmlippen. Es ist daher aus therapeutischer sowie aus stimmhygienischer Sicht zwingend erforderlich, alle stimmübenden Maßnahmen aus der individuellen mittleren Sprechstimmlage heraus zu entwickeln.

Die *Lautstärke* steht in direktem Verhältnis zum anblasenden Druck und wird damit vorherrschend über die exspiratorischen Muskelkräfte geregelt. Dabei nimmt die Schwingungsamplitude der Stimmlippen mit steigender Lautstärke zu. In diesem Zusammenhang spielt auch die Spannung der Stimmlippen eine Rolle, weil eine erhöhte Spannung einen vermehrten subglottischen Druck erfordert. Da außerdem ein verstärkter Anblasedruck bei gleichbleibender Stimmlippenspannung zu einer leichten Anhebung der Tonhöhe führt, muß ständig ein wechselndes Gleichgewicht zwischen Glottiswiderstand und subglottischem Druck herbeigeführt werden, um einen kontinuierlichen Ton zu gewährleisten. Die Erfahrung zeigt, daß eine Steigerung der Sprechlautstärke zur Überwindung eines erhöhten Lärmpegels in der Regel auch mit einer deutlichen Erhöhung der Sprechstimmlage korrespondiert.

Wenn eine Tonskala vom tiefsten bis zum höchsten Ton und wieder zurück gesungen wird, kommt es an umschriebenen Stellen zu mehr oder weniger deutlichen Änderungen des Stimmklanges. Die sich daraus ergebenden Bereiche unter sich homogener Klangreihen nennt man *Register*. Die Register kommen zustande durch unterschiedliche, dem jeweiligen Tonbereich zugehörige Mechanismen der Klangerzeugung. Außerdem entsprechen den einzelnen Registern besondere Obertonreihen und bestimmte Bezirke, in denen Vibrationen spürbar werden.

Die Ansichten über die Einteilung bzw. Bezeichnung der Register variieren bei den verschiedenen Autoren. Allgemein herrscht Übereinstimmung, daß ein tiefes (Brust-) und ein hohes (Kopf-)Register zu unterscheiden ist. Vielfach wird ein dazwischen liegendes Register abgegrenzt. Klingholz (1986, 102) beschreibt diese Zone als Mittelregister. Dieses sei jedoch „kein selbständiges Register, da es auf keiner eigenständigen laryngealen Konfiguration oder keinem Mechanismus beruht wie Kopf- und Brustregister. Es ist ein Übergangsregister und damit im Vergleich zu Brust- und Kopfregister sehr variabel bezüglich seiner Grenzen." Außerdem wird im obersten Tonbereich ein Fistel- bzw. Pfeifregister definiert, im untersten ein Strohbaßregister. Da bei den tiefen Tönen die Stimmlippen in ihrer ganzen Breite und muskulären Masse schwingen, im hohen Bereich aber nur die Randkanten, nennt Barth (1983, 65) das vollständige Schwingen der Stimmlippen im unteren Drittel des Stimmumfangs „Vollstimmfunktion", das Mittelregister „Mittelstimmfunktion" und das Kopfregister mit seiner nur noch in der Randzone schwingenden Stimmlippe „Randstimmfunktion" (s. auch Iro 1961).

In den Registergrenzbereichen können einige Töne sowohl in der Technik des unteren wie auch des oberen Registers gebildet werden. Diese nennt man amphotere Klänge. Ist der Klangunterschied zwischen zwei Registern sehr ausgeprägt, spricht man von Registerbrüchen.

Die Schwierigkeiten an den Registergrenzen entstehen dadurch, daß sich in Abhängigkeit von den verschiedenen Frequenzbereichen die Art der Stimmlippenschwingung ändert. Es kommt zu Veränderungen der Massenbeteiligung der schwingenden Stimmlippen, zu unterschiedlicher Randkantenbeteiligung sowie zu einer Verschiebung im Verhältnis der Öffnungs- und Schlußphasen der Glottis. Außerdem spielen aerodynamische Aspekte eine Rolle, da größere Tonhöhen eine andere Glottisform, gesteigerten subglottischen Druck und dementsprechend höhere Strömungsraten verlangen. Der muskuläre Umstellungsprozeß beim Registerwechsel wird besonders bei unausgebildeten Sängern deutlich wahrgenommen. Sie empfinden ungewohnte Spannungszustände und Vibrationen sowie veränderte klangliche Erscheinungen. Oft haben sie das Gefühl, die Kontrolle über ihre Stimme zu verlieren, als wolle der Ton „wegbrechen".

Der Ablauf gesprochener Sprache erfolgt in der Regel im Vollstimmbereich, er kann aber auch im Rahmen der prosodischen Tonhöhensteigerung bis in die Kopfstimmfunktion hineinreichen und damit eine problematische Spannungsveränderung der Stimmlippenmuskulatur hervorrufen. Es ist daher notwendig, auch für die Sprechstimme die muskulären Umstellungsprozesse zu berücksichtigen, die bei Registerübergängen auftreten können, und eine Registerbalance herbeizuführen. Das bedeutet ein ständiges Mischen von Vollstimm- und Randstimmfunktionen, um durch Umstellungen zwischen den tonisch und phasisch anspannenden Komponenten des M. vocalis und M. cricothyreoideus (s. auch Klingholz 1986, 103) vom feinen Anschwingen der Randstimme langsam und unter kontinuierlichem Nachlassen der Spannung in die weite Schwingungsamplitude der Vollstimmfunktion überleiten zu können. Wesentlich ist dabei auch die subtile Abstimmung von subglottischem Druck und Stimmlippenspannung.

Probleme der Sprechstimme an den Registerbruchstellen können über Glissandofolgen vom hohen zum tiefen Frequenzbereich verringert werden. Gegenüber isoliert einsetzenden Tönen haben diese den Vorteil, daß die Rahmeneinstellung der Resonanzräume weitgehend konstant bleibt und die Randkantenspannung höherer Tonbereiche in einem gewissen Maße bis ins Brustregister erhalten werden kann. Bei aufsteigender Tonskala sind die muskulären Verschiebungen in den Stimmlippen deutlich schwieriger auszuführen, da die größere schwingende Muskelmasse im Vollstimmbereich durch steigende Anspannung kontinuierlich reduziert werden muß. Günstig ist es, an den Registerbruchstellen die Lautstärke etwas zu vermindern, da kleinere Schwingungsamplituden die Massenbeteiligung der Stimmlippen verringern und somit eine geringere schwingende Substanz die Schwierigkeiten eines Registerübergangs reduziert. Die Schwingungsabläufe müssen gezielt Tonhöhe, Lautstärke und bestimmte Vokale berücksichtigen, wobei das [u:] die günstigsten Voraussetzungen bietet.

Beim Aushalten eines Tons sind bei einer geschulten Stimme periodische Schwankungen mit einer mittleren Frequenz von 6,5 Hz hörbar, die man *Vibrato* nennt. Unterschieden wird ein Vibrato bezüglich der Tonhöhe, der Lautstärke und der Klangfarbe. Die Tonhöhenschwankung liegt in der Größenordnung bis zu einem halben Ton. Die Intensitätsabweichung beträgt 2–5 dB und kann parallel oder entgegengesetzt zur Tonhöhenveränderung erfolgen; meist verlaufen sie gleichsinnig. Im Ganzen ergibt das Vibrato eine Klangmodulation, die als ästhetisch schön und Ausdruck besonderer Klangqualität empfunden wird. Physiologisch kennzeichnet ein gutes Vibrato ein optimal ausgewogenes Zusammenspiel von subtil beherrschten Spannungsverhältnissen in der Glottisebene, darauf abgestimmte subglottische Drucksituationen und gestützte, fein dosierte Atembewegungen. Die funktionelle Bedeutung des Vibratos liegt im gleichmäßigen Wechsel von minimalen Spannungs- und Entspannungsvorgängen. Diese rhythmisch-dynamischen Abläufe gewährleisten die ständige Flexibilität aller beteiligten Elemente in feinstkoordiniertem Zusammenspiel.

Aus diesen Zusammenhängen ergibt sich für die Stimmtherapie die Notwendigkeit einer systematischen Aktivierung des Vibratos als Indikator für eine leistungsfähige Stimmfunktion.

Dabei kommt es wesentlich auf kurze, impulshafte und rhythmische Zwerchfellkontraktionen an, die über Explosivlaute in Verbindung mit offenen Vokalen eingeleitet werden können. Die federnde Impulshaftigkeit kann anfangs durch synchrone Bewegungen der Arme unterstützt werden, die einen dreiteiligen Ablauf mit einleitender Phase, Impulsphase und ausschwingender Lösungsphase haben. Dynamische Wiederholungen fördern eine Automatisierung der Abläufe, der sich eine Beschleunigung der Bewegungsfrequenz anschließt. Die sich steigernde Flexibilität führt über den Erwerb neuer kinästhetischer und akustischer Muster zur Entfaltung des Vibratos.

Einschwingungsvorgänge der Stimmlippen

Aus der Art und Weise, wie sich die Stimmlippen von der respiratorischen Stellung in die phonatorische bewegen, und den daraus resultierenden akustischen Effekten lassen sich verschiedene Parameter erkennen, die für die Beurteilung der Stimmfunktion von wesentlicher Bedeutung sind. Am Stimmeinsatz zeigt sich:

- der Tonus der Kehlkopfmuskulatur, unter Umständen mit Rückschlüssen auf die gesamtkörperliche Tonuslage;
- die Schlußfunktion der Glottis und die Effektivität der phonatorischen Luft;
- die Funktionsfähigkeit neuromuskulärer Steuerungsvorgänge, da Stimmeinsätze präphonatorische Einstellbewegungen und kinästhetische Rückkoppelungsprozesse voraussetzen;
- der präzise Abstimmungsgrad von subglottischem Druck und Glottiswiderstand;
- die Stimmgenauigkeit, durch die Hinweise auf kinästhetische Einstellungsketten gegeben werden;
- das Einstellungsverhalten des Ansatzrohres und seine resonatorische Funktion;
- die innere Dynamik des Sprechenden.

Die angeführten Faktoren ermöglichen, verschiedene Fehlfunktionen im Glottisbereich zu erkennen. Gleichzeitig lassen sich wesentliche therapeutische Konsequenzen ziehen mit der Möglichkeit, in die für die Stimmfunktion wichtigen Regelkreise einzugreifen und pathologische Funktionsmuster zu korrigieren.

Im Hinblick auf den Stimmeinsatz sind verschiedene Formen zu unterscheiden:

Der *gehauchte Stimmeinsatz*. Während sich die Stimmlippen einander nähern und bevor sie zu schwingen beginnen, strömt bereits Luft durch die Glottis. Akustisch wird je nach Intensität des anblasenden Luftstromes vor Stimmbeginn ein Hauchgeräusch hörbar. Dabei steigt die Kurve der Stimmstärke zuerst langsam, dann schneller an. In der auslautenden Phase wird die Glottis geöffnet, wobei die Luft mit einem hörbarem Atemgeräusch entweicht.

Der *weiche Stimmeinsatz*. Die Stimmlippen schließen sich infolge langsamer Adduktionsbewegung bis auf einen schmalen elliptischen Spalt. Erst bei ausgewogenen Verhältnissen zwischen Stimmlippenspannung und subglottischem Luftdruck kommt der Schwingungsvorgang der Stimmlippen in Gang. „Die Intensitätskurve vermittelt einen regelmäßigen Anstieg bis zum Mittelwert. Die Schwingungsfrequenz bleibt von Anfang an gleichmäßig." (Cornut u. Lafon, zit. nach Luchsinger 1970, 202) Akustisch ist ein leises Beginnen des Tones zu hören. Diesen charakteristischen Bewegungs- und Einstellungsvorgang der Glottis vor Beginn des Schwingungsablaufs der Stimmlippen bezeichnete Forchhammer (1921, 193) als „Stelleinsatz". Beim Beenden des Tons vermindert sich der Druck unterhalb der Glottis, diese öffnet sich, und die Luft entweicht ohne Geräusch.

Der *feste, physiologische Stimmeinsatz*. Bei dieser Form bewegen sich die Stimmlippen von der Einatmungsstellung nach medianwärts zu einem vollständigen Verschluß. Der Druck der dadurch subglottal gestauten Luft wird kurzfristig erhöht, bis die Stimmlippen mit hörbarem Geräusch gesprengt und in Schwingungen versetzt werden. Die mit Hochgeschwindigkeitsglottographie ermittelte Schwingungsamplitude ist in der Einschwingungsphase zunächst gering und erreicht nach etwa 10–12 Zyklen ihr Schwingungsmaximum (Tigges u. Mitarb. 1996, 129). Aufgrund des akustischen Effekts wird dieser Stimmeinsatz vielfach als „Glottisschlag" bezeichnet. Glottisschlag ist die deutsche Übersetzung für den von dem Gesangspädagogen Garcia geprägten Begriff „coup de glotte", der allgemein mit stimmschädigender Wirkung gleichgesetzt wird. Es sind jedoch zwei Formen zu unterscheiden:

1. der physiologische Glottisschlag, synonym mit festem Stimmeinsatz und
2. der pathologische Glottisschlag, synonym mit *hartem Stimmeinsatz*.

Da beide Formen von besonderem Interesse für die Stimmtherapie sind, sollen sie im folgenden näher betrachtet werden. Hierbei ist zu berücksichtigen, daß die Realisierung eines Vokaleinsatzes primär auch von der inneren Dynamik des Sprechenden, der Intensität und Akzentuierung des zu vermittelnden Inhalts mitbestimmt wird, so daß daraus eine individuelle Schwankungsbreite resultiert.

Beim *pathologischen Glottisschlag* werden akustisch gepreßte, knarrende oder knallende Stimmeinsätze hörbar, teilweise unter Beteiligung der Taschenfalten. Gleichzeitig sind mit dieser Einsatzart häufig muskuläre und koordinative Fehlfunktionen im Atemapparat, im Hals-Schulter-Bereich, der Mimikmuskulatur sowie im Ansatzrohr als faukale Enge zu beobachten. Forchhammer (1921, 193) prägte für diese Art des Stimmeinsatzes den Ausdruck „Sprengeinsatz". Er findet sich fast immer im Zusammenhang mit hyperfunktionellen Stimmerkrankungen, psychisch angespannten Sprechsituationen, forciert akzentuierter Kraftstimme sowie nach pharyngeal verlagerter Artikulationsbasis und dadurch bedingter Rachenenge.

Die Realisierung des *physiologischen Glottisschlages* ist ein charakteristisches Merkmal der deutschen Hochsprache. Der Stimmlippenschluß ist lockerer, nicht so intensiv wie beim pathologischen Glottisschlag. Der Kehlkopf tendiert zur Tiefstellung mit der Folge einer Vergrößerung der supraglottalen Resonanzräume. Je nachdem, in welchem phonetischem Kontext der Glottisschlag steht, wird er im Rahmen assimilatorischer und koartikulatorischer Prozesse hinsichtlich seiner Intensität beeinflußt. So wird ein Vokal nach vorangehenden stimmhaften Lauten durch einen weichen Stimmeinsatz realisiert. Besonders deutlich tritt der physiologische Glottisschlag bei betonten Silben im Anlaut hervor, vorwiegend beim Initialvokal [a] („Achtung"), seltener bei den Vokalen [u:], [y:] und [o:]. Er wird vielfach als stimmbildendes Element verwendet, nachdem er von Schilling und Fernau-Horn als „Ventiltönchen" in die Stimmtherapie eingeführt wurde (Abschnitt 9.3).

Phonation: Ketten von funktionalen Gliedern

Zur Produktion eines einzelnen Phonems sind über hundert verschiedene Muskelaktivitäten im gesamten Sprechapparat beteiligt, deren zeitliche Steuerung präzise aufeinander abgestimmt sein muß: „Einige der Muskelgruppen sind kurz vor Beginn, einige während und einige kurz nach Ende eines Phonems tätig." (Lenneberg 1972, 118) Dabei erfolgen die motorischen Abläufe bei dem gleichen Phonem nicht einmal identisch, weil in Abhängigkeit von vorausgehenden und nachfolgenden Lauten Überlappungen auftreten, die sowohl die motorische als auch die akustische Struktur verändern (Koartikulation). Das bedeutet, daß der Anfangsteil eines Vokals die akustischen Spuren des vorausgehenden tragen und der Auslaut die Vokalfärbung des folgenden Lautes haben kann. Alle diese Vorgänge sind miteinander verkoppelt, sie laufen zielgerichtet und mit größter Schnelligkeit ab. Eine willkürliche Abwicklung ist deshalb nicht möglich, statt dessen können nur automatisierte Abläufe dieses komplizierte Zusammenspiel gewährleisten. Trotz der Automation ist aber eine gewisse Einflußnahme möglich. In diesem Zusammenhang wird auf die Ausführungen bezüglich der Aneignung neuer motorischer Muster (Anhang A.3) verwiesen.

Jedes phonatorische Ereignis hat einen bestimmten strukturierten Ablauf, der hier nur stark vereinfacht vermittelt werden kann. Es stellt ein dynamisches Ganzes dar, das zweckbestimmt und intentional ausgerichtet in die Umwelt eingebunden ist. Seine innere Gliederung läßt zunächst eine Dreiteiligkeit erkennen: eine präphonatorische, eine phonatorische und eine postphonatorische Phase, die sich wechselseitig beeinflussen.

Die *präphonatorische Phase* umfaßt alle vorbereitenden Maßnahmen, die Voraussetzungen zur Verwirklichung einer bestimmten Sprechleistung sind. Am Anfang steht der Gedanke, der dem Partner in einer ihm verständlichen Weise mitgeteilt werden soll. Das betrifft nicht nur die inhaltliche Information, sondern auch die begleitenden emotionalen und beziehungsbestimmenden Komponenten. Dementsprechend müssen vor der Produktion Wort- und Satzstrukturen gewählt und zu Satzgefügen zusammengestellt werden, die auch mittels suprasegmental bedingter Variation die innere Dynamik der Nachricht vermitteln können.

Daran schließt sich die motorische und innervatorische Planung an, bei der berücksichtigt werden muß, daß die Wege zu den Muskelfasern in Abhängigkeit von Länge und Durchmesser der betroffenen Nervenfasern ungleiche Leitungsgeschwindigkeiten haben (Anhang A.3). Das bedeutet eine der jeweiligen Leitungsgeschwindigkeit angepaßte und damit zeitlich ungleiche, in der Regel vorzeitige Erregungsauslösung (Antizipation), damit die gewünschte Wirkung zum richtigen Zeitpunkt eintreten und koordinierte motorische Abläufe gewährleisten kann. Nach Lenneberg (1972, 123) kann „die Innervationszeit für die Muskeln innerhalb des Kehlkopfes leicht bis zu 30 Millisekunden länger sein als die Innervationszeit für die Muskeln in und um die Mundhöhle".

Im Rahmen der Vorbereitung einer Phonation kommt es in Weiterführung der geschilderten Abläufe und unter Mitwirkung des kinästhetisch-reflektorischen Steuerungssystems zu einer Reihe von präphonatorischen Einstellungen (nach Wyke: „prephonatory tuning"), die Voraussetzung für die Durchführung der angestrebten Phonation sind:

- Einstellung einer ökonomischen gesamtkörperlichen Aktivitätsspannung.
- Aufrichtung der Körperhaltung mit Streckung der Halswirbelsäule und Hebung des Brustbeins.
- Inspiratorisches Weiten der Atemräume mit Bereitstellung der notwendigen Phonationsluft.
- Spannungsmäßige Vorbereitung der exspiratorischen Muskulatur, die in der Phonationsphase zum Einsatz kommen soll, vorwiegend im Bereich der Bauchdecken- und Brustkorbmuskulatur.
- Formung des Ansatzrohres, insbesondere im Lippen- und Zungenbereich, entsprechend der Klangvorstellung von der beabsichtigten Artikulation.
- Einstellung des Kehlkopfes in eine phonatorisch günstige Position.
- Einstellbewegungen der Stimmlippen zum Stimmeinsatz.
- Aufbau des optimalen subglottischen Druckes entsprechend dem zu erwartenden Stimmeinsatz in bezug auf Stimmlippenspannung, Tonhöhe und Lautstärke.
- Emotionale und intentionale Ausrichtung auf den Anzusprechenden gemäß der zu übermittelnden Nachricht.

Alle diese Abläufe bereiten in einer fein abgestimmten Koordination die Phonation soweit vor, daß nur noch der Luftstrom einsetzen muß, um das Phonationsziel zu verwirklichen. Bei Unsicherheiten oder Schwächen in einzelnen Prozessen der Antizipation müssen diese bewußt gemacht, geschult und stabilisiert werden, damit die physiologische Ausgangslage der präphonatorischen Einstellung erreicht wird.

In der *Phonationsphase* werden die Stimmlippen durch die herausströmende Luft in Schwingungen versetzt. Dadurch kommt es zu rhythmischen, impulsartigen Unterbrechungen des Luftstromes, die den eigentlichen Tongenerator darstellen. Entsprechend den präphonatorisch vorbereiteten Einstellungen entsteht mit Beginn der Luftsäulenschwingungen die Tonbildung, die durch das Ansatzrohr modelliert wird. Sobald die Lautgebung erfolgt, setzt der audiophonatorische Kontrollmechanismus ein und reguliert reflektorisch eventuelle Abweichungen vom Phonationsziel.

Postphonatorisch können in Abhängigkeit von der weiteren phonatorischen Gesamtplanung die muskulären Funktionen in einer flexiblen Spannung bleiben, aus der der Impuls zur nächsten Phonation erwächst. Diese kann aber auch schnell beendet werden, um reflexartige Bewegungsaktivitäten zuzulassen, wie sie für die sich reflektorisch ergänzende Phonationsatmung notwendig sind (Abschnitt 9.7). Dieser Vorgang gelingt jedoch nur, wenn in der Endphase der Phonation die nächste Handlung rechtzeitig antizipiert wird. Beim Tonabsatz muß der subglottische Druck reduziert werden, damit nicht die am Ende der Tongebung noch vorhandene Energie mit einem unerwünschten Entlastungsgeräusch abgegeben wird. Diese Bremsarbeit ist besonders dann groß, wenn ein starker emotionaler Ausdruck an die Stimmproduktion gekoppelt ist. Außerdem schließt sich postphonatorisch eine bewußte kritische Bewertung der abgelaufenen Phonation an mit Bezügen zu den Ausgangserwartungen und mit eventuellen Konsequenzen für zukünftige Klangproduktionen. Damit wird das Ergebnis einer Phonation zu einer Mischung unwillkürlicher und willkürlicher Vorgänge.

Im stimmtherapeutischen Prozeß spielt die Differenzierung und Herausarbeitung der Struktur der genannten drei Phasen eine besondere Rolle. Vor allem zu Beginn der Therapie ist aus didaktischen Gründen die Aufmerksamkeit auf die Dreiteilung zu lenken, zugleich aber auch auf ein gut abgestimmtes, fließendes Ineinandergreifen von Vorbereitungs- und Phonationsphase.

Kontrollmechanismus der Phonation

Die Stimm- und Lautproduktion wird vorwiegend durch das audiophonatorische und das kinästhetisch-reflektorische Kontrollsystem überwacht und gesteuert. Das audiophonatorische Kontrollsystem bewertet in zeitlicher und klanglicher Hinsicht die eigene Lautproduktion und vergleicht diese mit den gespeicherten Mustern bzw. mit den angestrebten Klangvorstellungen. Über die auditive Wahrnehmung werden primär Parameter wie Lautstärke, Tonhöhenveränderung, prosodische Merkmale und die rhythmischen Akzente des Sprechablaufs erfaßt (Abb. 39). Die kinästhetisch-reflektorische (neuromuskuläre) Phonationskontrolle gewährleistet differenzierte Einstellungs- und Abstimmungsregulierungen der am Phonationsvorgang beteiligten Muskelgruppen. Sie basiert zum Teil auf angeborenen, im wesentlichen aber auf erworbenen Spannungs- und Bewegungsmustern der Phonationsmuskulatur. Dabei erfolgen die Korrekturen mit großer Schnelligkeit über multipolare Reflexbögen (ca. zehn Mal pro Sekunde; Schultz-Coulon 1980, 45). Die kinästhetisch-reflektorische Kontrolle ist soweit verselbständigt, daß sie auch ohne begleitende auditive Überwachung die Phonation mit ausreichender Genauigkeit weitgehend gewährleistet. Bei verschiedenen Personen ist die Leistungsfähigkeit dieses Kontrollsystems ungleich entwickelt. Schultz-Coulon (1980, 18 ff) konnte nachweisen, daß eine proportionale Beziehung besteht zwischen der kinästhetisch-reflektorischen Kontrollfähigkeit und der Qualität der Stimmfunktion. Über eine Erfassung der Ände-

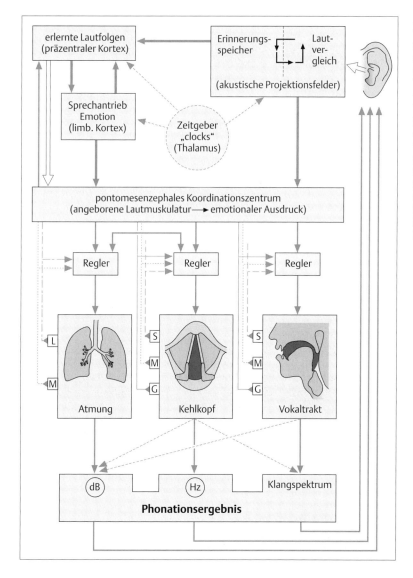

Abb. 39 Vereinfachtes theoretisches Funktionsmodell des phonatorischen Kontrollsystems (aus Schultz-Coulon 1982, 2.9). Es zeigt die verschiedenen Stationen, Weiterleitungs- und Rückkopplungsprozesse, die ein kortikaler Phonationsimpuls durchläuft im Rahmen der kinästhetisch-reflektorischen und auditiven Phonationskontrolle (S = submuköse, M = muskuläre, G = artikuläre und L = pulmonale Mechanorezeptoren).

rung von Sprechtonhöhe, Sprechlautstärke, Stimmgenauigkeit und Stimmstabilität unter binauraler Vertäubung wird eine objektive Bewertung der Leistungsfähigkeit einer Stimme möglich.

Die Abstimmung auf das aktuelle Phonationsziel bezüglich Glottisweite, Stimmlippenspannung und Anblasedruck erfolgt reflektorisch über ein afferent-efferentes Regelsystem unter Zuhilfenahme von submukösen Mechanorezeptoren der subglottischen Schleimhaut, dehnungsempfindlichen Rezeptoren in den Kehlkopfmuskeln sowie Stellungsrezeptoren in den Kapseln der knorpeligen Kehlkopfgelenke. Außerdem sind in die Regelkreise die Stammganglien, die motorischen Kerne des Mittelhirns, das Kleinhirn und die vegetativen Zentren des Zwischenhirns primär mit einbezogen (Dunker 1969; Wyke 1974, 1976).

Aus der weitgehenden Autonomie der kinästhetisch-reflektorischen Phonationskontrolle folgt für die Therapie, die Kontrollfähigkeit dieses Regelkreises so zu verfeinern, daß der Patient es lernt, auch ohne ausreichende Überwachung über das Gehör, z. B. in der Lärmkulisse des Berufsalltags, Lautstärke und Sprechstimmlage in physiologischen Funktionsbereichen zu halten. Bei wenig entwickelter Leistungsfähigkeit des neuro-muskulären Systems tritt in der Lärmkulisse oder beim Singen im Chor eine Reduzierung der Stimmgenauigkeit auf, wenn keine ausreichende Kontrolle über das Ohr vorhanden ist. Diese Problematik kommt bei Personen zum tragen, die in einem Chor singen und sich im Umfeld des allgemeinen Chorgesangs auditiv nicht ausreichend kontrollieren können. Gleichzeitig sind sie den Übertragungsmechanismen (Abschnitte 8.2 und 10.5) ihrer jeweiligen Nachbarn ausgesetzt. Im negativen Sinne kann dies soweit führen, daß fehlerhafte Spannungen zwanghaft übernommen werden. Hierdurch werden die eigenen kinästhetischen Muster so nachhaltig gestört, daß die Stimmleistung darunter leidet. Auf der anderen Seite ist jedoch auch eine positive Beeinflussung durch eine gute gesangliche Leistung des Nachbarn möglich. Diese stört den eigenen gesanglichen Ablauf nicht, vielmehr werden günstige funktionelle Muster aufgenommen.

A.7 Funktionsebene Lautbildung: Resonator und Artikulator der Phonation

Nach der Entstehung des Primärtones im Tongenerator muß dieser im Ansatzrohr entsprechend der gewünschten Lautgebung und Klangfärbung verändert werden.

Physiologische Voraussetzungen

Als *Ansatzrohr* oder *Vokaltrakt* wird das gesamte, schlauchförmige Hohlraumsystem bezeichnet, das sich in einer Länge von ca. 12–16 cm und einem ungleichmäßig weiten und stark verformbaren Durchmesser von der Glottis bis zu den Lippen erstreckt. Die Bezeichnung Resonator und Artikulator weist auf die besondere Funktion dieser Hohlräume im Hinblick auf die Klang- und Lautbildung hin. Außerdem erfüllt das Ansatzrohr mehrere biologische Primärfunktionen: Saugen, Kauen und Schlucken sowie die Funktion als Atem- und Nahrungsweg.

Zum Ansatzrohr gehören zunächst der Rachenraum (Pharynx), den man in einen unteren (Hypopharynx), mittleren (Mesopharynx) und einen oberen Bereich (Epipharynx) gliedert (Abb. **31**). Soweit der Rachen nicht zur Mundhöhle und den Nasenhöhlen hin offen ist und nach oben an die knöcherne Schädelbasis reicht, erfolgt die Begrenzung durch verschiedene Muskelgruppen, die den Rachenraum trichterförmig umschließen. Sie beeinflussen damit die Gestalt des Ansatzrohres im Rachenraum vorwiegend in Bezug auf Enge und Weite. Nach vorn setzt sich der Rachenraum in die Mundhöhle fort, die nach oben durch den weichen und harten Gaumen begrenzt wird. Durch das Heben und Senken des weichen Gaumens ist die Passage zum Nasenraum entweder versperrt oder geöffnet. Bei den Nasallauten [m, n, ŋ] ist das Gaumensegel gesenkt, so daß der Nasenraum als zusätzlicher Resonanzraum genutzt werden kann. Seitlich erfolgt die Begrenzung des Ansatzrohres durch den aufsteigenden Unterkieferast und die Wangen, nach unten durch den Mundboden mit der Zunge. Den vorderen Abschluß der Mundhöhle bilden die Lippen. Einerseits sind diese an den artikulatorischen Abläufen beteiligt, indem sie zur Ausformung der Laute beitragen. Andererseits können sie das Ansatzrohr (um etwa 10%) verlängern, wobei die Längenveränderungen durch Lippenvorstülpung und Kehlkopfsenkung klein sind im Verhältnis zur Gesamtlänge des Ansatzrohres. Korrespondierend weisen die Formantfrequenzen eine vergleichbare prozentuale Veränderung auf, so daß eine dunklere bzw. hellere Vokalfärbung entsteht. Das Ausmaß der Lageveränderung des Kehlkopfes nach unten hängt davon ab, in welcher Tonhöhe und mit welchem Vokal phoniert wird. Ausgehend vom Neutrallaut in mittlerer Sprechstimmlage zeigt der Kehlkopf beim [u:] die stärkste Bewegung nach unten und beim [i:] die stärkste nach oben.

Besonders die Vergrößerung des supraglottischen Raumes ist zur Verstärkung der Grundschwingung im Sinne einer Resonanz wichtig (Pernkopf 1952, 339). Die Zunge, die dem Mundboden bei entspanntem [a:] aufliegt, hat wesentlichen Anteil an der Formgebung des Resonanzraumes der Mundhöhle und beeinflußt dadurch maßgeblich Klang- und Lautbildung. Schon im unteren Pharynx erfolgt eine Schallmodulation in Abhängigkeit von der Zungenbewegung: Ein Zurücknehmen der Zunge führt zu einer Verengung der hinteren unteren Rachenanteile und zu einer Senkung des Kehldeckels, aber auch zu einem leichten Tiefertreten des Kehlkopfes. Akustisch bewirkt das eine Dämpfung der Resonanz mit knödeligem Beiklang. Auch Veränderungen der Haltung von Kopf, Halswirbelsäule, Unterkiefer, Kehlkopf und Zungenbein haben Einfluß auf die Rachenform und die Spannung seiner Wände vorwiegend in kraniokaudaler, aber auch in horizontaler Richtung. Durch die Einwirkungen aus den umgebenden Bereichen gibt es Längen-, aber vor allem auch Weitenveränderungen, die die Resonanz im Rachenraum wesentlich beeinflussen. Entsprechendes gilt für den Bereich des Rachenringes oder der Rachenringmuskeln einschließlich des weichen Gaumens.

Ansatzrohr: Funktion als Resonator

Jeder luftgefüllte, offene und schwingungsfähige Hohlraum hat eine Eigenfrequenz. Wird er zum Schwingen angeregt, erklingt er in der Frequenz seiner Eigenschwingung. Dieses Phänomen bezeichnet man als Resonanz. Es tritt nur dann auf, wenn die anregende Schwingung mit der Frequenz des Eigentones weitgehend übereinstimmt. Den auslösenden Faktor nennt man Generator, den klingenden Hohlraum Resonator. Die Frequenz des Resonators ist veränderbar einerseits durch die Länge, den Querschnitt und die Form des Resonanzraumes, andererseits durch die Wandbeschaffenheit wie Elastizität oder Festigkeit.

Das menschliche Ansatzrohr entspricht in vielerlei Hinsicht diesen Gegebenheiten. Es ist als luftgefüllter, mit mehreren Eigenfrequenzen versehener schwingungsfähiger Hohlraum dem Kehlkopf angekoppelt. Durch die ausströmende Luft werden die Stimmlippen in Schwingungen versetzt und unterbrechen den Luftstrom rhythmisch. Es ist also „nicht das Schwingen der Stimmlippen, sondern die impulsartig durch die geöffnete Glottis strömende Luft, die die Luftsäule des Vokaltraktes in Schwingungen versetzt" (Schultz-Coulon 1982, 2.5). Der so erzeugte primäre Kehlkopfklang unterliegt verschiedenen Beeinflussungen, die sich aus der Art der Stimmlippenschwingung im Hinblick auf Frequenz, Amplitude und Form des Glottisimpulses (Verlauf der Öffnungs- und Schließbewegung der Stimmlippen) ergeben, sowie aus den Resonanzbedingungen des Ansatzrohres. Erst auf dem Weg durch das Ansatzrohr wird der Primärklang durch artikulatorische Bewegungen vorwiegend der Zunge zum gewünschten Sprachlaut und Klang geformt. Dabei wirkt das gesamte Ansatzrohr durch seine vielfältige Verformbarkeit als akustisches Filter. Je mehr ein bestimmter Teiltonbereich der Eigenschwingung des Resonators entspricht, desto geringer ist die Filterung, weniger kongruente Teiltonbereiche werden stärker gedämpft. Daneben wird der Primärklang durch individuelle anatomisch-physiologische Faktoren und sprecherische Besonderheiten des Individuums geprägt.

Bei einem bestimmten Vokal, z.B. einem gesungenen [a:], lassen sich in mehreren umschriebenen Frequenzbereichen Steigerungen der Resonanz, d.h. Energiekonzentrationen nachwiesen. Abgesehen von kleineren Lageverschiebungen, die durch artikulatorische Veränderungen des Ansatzrohres verursacht werden, sind diese Bereiche für den jeweiligen Vokal spezifisch und liegen unabhängig von der Höhe des Tones annähernd an gleicher Stelle des Frequenzbandes. Man nennt sie Formanten. Beim Vokal [a:] muß z.B. eine Formantfrequenz von 1000 Hz vorhanden sein, wenn er als dieser gehört werden soll.

Es werden für jeden stimmhaften Laut im wesentlichen vier Formanten (F_1 bis F_4) unterschieden. Die beiden untersten, F_1 und F_2, sind für die Vokalerkennung bedeutsam (Abb. **42**); bei den Vokalen [i:] und [e:] ist auch der dritte Formant für die Identifizierung wichtig. Fehlen die charakteristischen Formanten im Vokalspektrum, so verliert dieses seine spezifische sprachliche Erkennbarkeit. Die höher liegenden Formanten haben keine bedeutungsdifferenzierenden Merkmale. Sie charakterisieren personengebundene Klangstrukturen des Sprechers oder Sängers sowie die Qualität der Klangfarbe, wobei die individuellen Verhältnisse des Ansatzrohres mit wirksam sind. Jeder Formant hat einen Teiltonbereich, der als Energiemaximum besonders hervortritt und als Formantzentrum bezeichnet wird.

Obwohl das ganze Ansatzrohr an der Resonanz beteiligt ist, sind für die einzelnen Formanten im wesentlichen bestimmte Hohlraumgestaltungen von Bedeutung, die durch die Artikulationsorgane geformt werden (Abb. **40**). Durch die Zungenstellung der Vorderzungenvokale [i:] und [e:] sowie der Hinterzungenvokale [o:] und [u:] lassen sich näherungsweise zwei Resonanzräume unterscheiden: ein kleinerer vorderer Resonanzraum, dem der 2. höherfrequente Formant zugeordnet ist, und ein rückwärtiger größerer Raum, in dem der 1. Formant mit seinen tiefen Frequenzen angesiedelt ist. Verlagert sich die Zunge nach vorne, verkleinert sich der vordere Resonanzraum, der 2. Formant verlagert sich nach oben und der 1. Formant nach unten. Je weiter der Zungenkörper sich nach hinten verlagert, um so tiefer liegt der 2. Formant. Nach Dunn (zit. nach Schultz-Coulon 1980, 50) soll der dritte Formant mit den Interaktionen zwischen ventralem und dorsalem Resonanzraum variieren. Im Hinblick auf F_4 ist es der supraglottische Raum und die Größe der Kehlkopfventrikel, die den Formanten beeinflussen. Als Konsequenz aus diesen Verhältnissen müssen diejenigen Resonanzen entwickelt werden, bei denen Defizite bestehen. Dies kann über die Vokale erfolgen, die den entsprechenden Resonanzräumen zugeordnet sind.

Ansatzrohr: Funktion als Artikulationsorgan

Der gesamte Hohlraum des Ansatzrohres fungiert neben seiner Wirkung als Resonator auch als Artikulationsorgan. Damit ein Laut realisiert werden kann, müssen die Sprechorgane (Lip-

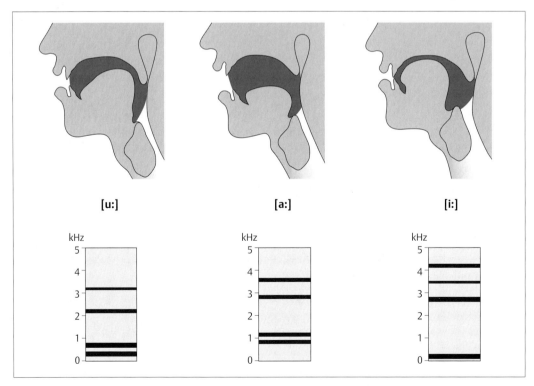

Abb. **40** Zungenstellung und Konfiguration der Mundhöhle und des Rachenraumes bei den Vokalen [u:], [a:] und [i:], darunter die schematisierten sonographischen Bilder der zugehörigen Formanten (nach Klinke u. Silbernagl 1994).

pen, Zunge, Unterkiefer und Gaumensegel) bestimmte Stellungen einnehmen bzw. sich zu bestimmten Bewegungsabläufen koordinieren. Infolge der dadurch bedingten Veränderungen der Konfiguration des Ansatzrohres werden unterschiedliche Resonatoren gebildet, die den Anregungsklang zu dem gewünschten Laut umformen. Zwei Hauptgruppen von Lauten lassen sich unterscheiden: Vokale und Konsonanten.

Vokalbildung: Klangräume modellieren

Die Vokale werden als Öffnungslaute definiert, die für ihre akustische Gestaltung die gesamte offene Passage von den Stimmlippen bis zur abstrahlenden Mundöffnung ausnutzen. Sie sind nach v. Essen (1962, 72) „immer Träger eines phonologisch oder expressiv relevanten prosodischen Merkmals". Die Vokale werden akustisch primär durch die Lage ihrer Formantfrequenzen charakterisiert und artikulatorisch durch die Parameter Zungenlage, Lippenstellung und Kiefergelenksöffnung bestimmt. Nach dem Grad der Zungenstellung werden in vertikaler Richtung hohe, mittlere und tiefe Vokale unterschieden, nach ihrer sagittalen Position Lang-, Vorder- und Hinterzungenvokale ([a:], [i:], [u:]). Darüber hinaus gibt es die Gegensatzpaare: kurze/offene oder lange/geschlossene Vokale (Bann, Bahn). Nach der Form der Lippenstellung werden gerundete und ungerundete Vokale differenziert ([u:] bzw. [i:]). Die Mundöffnung weist auf die Veränderung des Kieferwinkels hin, der mit der Weite der Passage des Ansatzrohres korreliert.

Bei dem Versuch, die Vokale zu systematisieren, entwickelte bereits 1781 Hellwag ein Schema in Form eines Dreiecks. Da er die Zunge als wesentliches Element bei der Veränderung des Ansatzraumes ansah, legte er seinem System die extremen Stellungen der Zunge als Eckpunkte zugrunde: [a:] als tiefste Zungenstellung, [i:] als höchste Hebung der Vorderzunge, [u:] als größte Hebung der Hinterzunge. Den Vokal [a:] hielt er für den einfachsten Vokal, für den Laut des Gleichgewichts zwischen heller und dunkler Vokalreihe. Dieses Vokaldreieck, das bis heute eine gewisse Gültigkeit nicht verloren hat, wurde vielfach modifiziert, wie z.B. von Olivier und Rapp, Bell und Sweet, Forchhammer, Stumpf, Brøndal und anderen.

Die zur Zeit bevorzugt verwendete Vokalklassifikation basiert auf dem von der API (Association Phonétique Internationale) empfohlenen Vokalviereck. Hier ist der einfachste Vokal nicht mehr das [a:], sondern das unter geringster artikulatorischer Beteiligung produzierte indifferente [ə], der sog. Schwa-Laut, den Tillmann (1980, 256) als den „akustisch idealen Neutrallaut" bezeichnet. Er kommt in unbetonten Silben wie in der 2. Silbe des Wortes „bitte" vor und wird realisiert, wenn die Artikulationsorgane einen weitgehend spannungslosen Zustand aufweisen. Das bedeutet Senkung des Unterkiefers und Ruheposition von Zunge und Lippen, so daß das Ansatzrohr einer am unteren Ende geschlossenen und am oberen Ende offenen Röhre gleicht mit von Glottis bis zu den Lippen fast konstantem Durchmesser. Im Bereich der Atemmuskulatur korrespondiert damit ein Tiefertreten des Zwerchfells mit Entspannung der Bauchdecken. Wird der Schwa-Laut bei vermehrter Luftabgabe länger ausgehalten, entsteht daraus ein Stöhnlaut. Gleichzeitig bietet die mit dem Schwa-Laut verbundene Resonanz günstige neutrale Ausgangsbedingungen, um von hier aus über Artikulationsbewegungen der Zunge die Form der schwingenden Luftsäule im Ansatzrohr so zu verändern, daß der gewünschte Vokal erklingen kann.

Unter dem Gesichtswinkel der praktisch-didaktischen Anwendung im stimmbildnerischen Bereich habe ich das Vokalviereck modifiziert, um die jeweiligen Unterschiede der artikulatorischen Parameter zwischen den verschiedenen Vokalen zu verdeutlichen (Abb. **41**). Es sind jeweils Tendenzen angegeben, wobei es sich nicht unbedingt um schlüssige Gegensatzpaare handeln muß.

Therapeutisch ist es günstig, von einem Ansatzrohr mit Artikulationsstellungen und Resonanzfrequenzen auszugehen, wie sie der Schwa-Laut bietet. Bei abwechselndem Phonieren von [ə], [i:], [ə], [u:] läßt sich das Vor- und Zurückbewegen der Zunge erspüren und damit die Veränderung der Vokaltraktkonfiguration. Akustisch entspricht einer Verkleinerung der vorderen Mundhöhle eine Erhöhung des 2. Formanten. Die Neutralstellung der Artikulationsorgane kann als Analogie zu der Atemruhelage betrachtet werden, in die am Ende eines Atemzyklus zurückgekehrt wird. Für die Phonation beinhaltet die Neutrallage eine Entspannungsphase, die während des Sprechens jeder einatmungsbedingten Unterbrechung vorangehen sollte. Aus dieser Entspannungssituation kann eine Einatmung eingeleitet werden, bei der die Luft geräuschlos durch Mund und Nase aufgenommen und durch den inspiratorischen Luftstrom ein Gefühl der Weitung im Nasenrachenraum her-

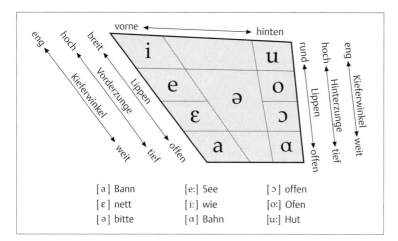

Abb. 41 Modifiziertes Vokalviereck der API mit Hinweisen auf die artikulatorischen Parameter, die den jeweiligen Vokal bestimmen.

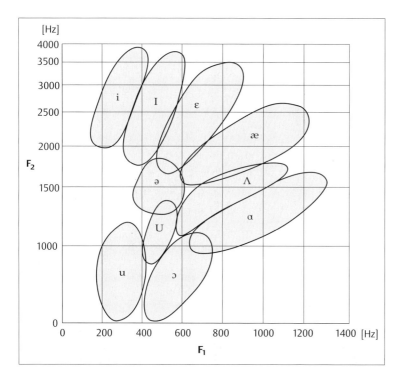

Abb. 42 Die meisten Vokale sind durch die Frequenzbereiche der Formanten F_1 und F_2 eindeutig charakterisierbar. Nach Meßergebnissen von Peterson u. Barny (1952) sind die entsprechenden Formantfrequenzen hier für die einzelnen Vokale gegeneinander aufgetragen worden. Es ergeben sich dabei ellipsoide Flächen ohne oder mit nur geringen Überschneidungen. Verbindet man die Grundvokale [i:], [a:] und [u:] in der Darstellung miteinander, so erhält man annähernd ein Dreieck, das dem Vokaldreieck von Hellwag weitgehend entspricht (s. auch Winckel 1972, Ungeheuer 1962 und Titze 1994).

vorgerufen wird. Auch durch die Vorstellung des Staunens oder des Duftaufnehmens kann ein ähnlicher Eindruck vermittelt werden. Daraus resultiert eine phonatorische Bereitstellung mit flexiblen Dehnungstendenzen vorwiegend im Querdurchmesser des Rachenraumes. Diese flexible Weite sollte als Grundeinstellung des Ansatzrohres während der gesamten Lautbildung beibehalten werden, um optimale resonatorische Voraussetzungen zu gewährleisten.

Jeweils ausgehend von dieser muskulären und klanglichen Grundeinstellung kann die spezifische Bewegung zu der phonatorischen Position des gewünschten Vokals bewußt eingeleitet, erspürt, ihr klangliches Ergebnis wahrgenommen und nachkorrigiert werden, bis die optimalen Konstellationen mit dem bestmöglichen Klang gefunden sind. Diese Muster werden im Langzeitgedächtnis gespeichert und haben dann Leit- und Vergleichsfunktion für künftige Lautbildungsabläufe und Klanggebungen.

Intensivierung der Resonanzverhältnisse

- Alle Vokale haben neben den beiden ersten Formantfrequenzen (Hauptformanten) mehr oder weniger deutlich Formantbänder im Bereich der Frequenzen um 3000 Hz, was etwa dem Sängerformanten entspricht. Die Aktivierung dieser Frequenzen führt zu einer Verbesserung der Tragfähigkeit sowohl der Sing- wie auch der Sprechstimme. Hinsichtlich der Stimmtherapie und der Stimmleistung im Beruf resultiert aus einer verbesserten Tragfähigkeit der Stimme eine mögliche Reduzierung der Lautstärke und damit der Stimmbelastung. Summ-ähnliche Klänge oder Nasallaute in Verbindung mit den hellen Vokalen [i:] und [e:] fördern die Resonanzen dieser Frequenzbereiche. Wesentlich ist, die durch den [ŋ]-Laut erreichte Weitung des Nasenrachenraumes einschließlich der entsprechenden Vibrationsempfindungen auch auf die nachfolgenden Vokale zu übertragen.
- Der Resonator muß eine elastische Spannung der Wände aufweisen, damit er eine Eigenschwingung erzeugen kann. Eine weitgehend entspannte, bzw. schlaffe Resonatorwand bewirkt eine übermäßige Dämpfung. Die Spannungsverhältnisse der mimischen Muskulatur, besonders im Lippen- und Wangenbereich, haben Auswirkungen in die Rachen- und Kehlkopfmuskulatur. Zu geringe Spannung läßt die notwendigen resonatorischen Bedingungen des Vokaltraktes nicht entstehen, so daß die umschlossene Luftsäule die Schwingungswerte nicht erreicht, die für die richtige Funktionsweise des Resonators vorgegeben sind. Übermäßige Lippenrundung kann Verspannungen bis in den Kehlraum auslösen, so daß der Klang gedämpft wird und nicht tragfähig ist.
- Artikulatorische Veränderungen in der Mundhöhle sind vorwiegend durch Zunge und Lippen auszuführen und weniger durch übermäßige Bewegungen im Kiefergelenkwinkel. Ein leicht gesenkter Unterkiefer begünstigt einen Kehlkopftiefstand und eine Entspannung der Zungenbein- und Kehlkopfheber sowie damit eine Vergrößerung des supraglottischen Raumes. Die Bewegung des Unterkiefers sollte beim Sprechablauf nur leicht um die Position,
in der der Schwa-Laut entsteht, variieren. Selbstverständlich erfordert stärkeres emotionales Ausdrucksverhalten auch größere artikulatorische Aktivität.
- Eine zu große Abstrahlfläche im Bereich der vorderen Öffnung des Resonators steigert nicht automatisch die Schallintensität, weil bei zu weiter Mundöffnung die notwendige Spannung im Wangen- und Lippenbereich verlorengehen kann. Der Vokaltrakt kann sich daher nicht optimal einstellen, um die notwendige Bündelung des Schallstrahles zu gewährleisten.
- Weite Vokale wie besonders das [a:] weisen häufig eine ungenügende Konzentration und damit eine geringere Klangintensität auf. Zur Erreichung phonetisch und klanglich günstiger Artikulationsstellationen bei zu offen und zu eng artikulierten Vokalen läßt sich die Ableitungsmethode anwenden. Das Prinzip besteht darin, einen Vokal oder Konsonanten mit einer vorteilhaften Einstellung zu nutzen, um diese auf den Laut mit der weniger günstigen Klangstruktur zu übertragen. Ausgehend vom Vokal [ø] wird auf den Vokal [a:] übergeleitet, wobei gewisse Komponenten der Artikulation und bestimmte klangliche Energiekonzentrationen des [ø] auch noch im [a:] erhalten bleiben, z. B. die leichte Lippenrundung und die Weite des Nasenrachenraumes. Die Zungenlage wird beim Übergang zum [a:] flacher, die Öffnungsweite des Kiefers darf jedoch nur so groß werden, daß die Klangintensität des [a:] nicht gefährdet wird. Häufig ist eine Beeinflussung über Konsonanten günstiger, da diese leichter zu kontrollieren sind, weil die artikulatorischen Kontaktstellen dem Tastsinn konkrete Hilfe bieten. Konsonanten der 1. und 2. Artikulationszone unterstützen vorwiegend bei dunklen Vokalen Verlagerungstendenzen in den vorderen Bereich des Artikulationsraumes und hellen diese dadurch auf, z. B. bei [s, j, ç]. In einzelnen Konsonanten sind artikulatorische und klangliche Komponenten bestimmter Vokale bereits enthalten, etwa im [j] das [i:].
- Die Erfahrung hat gezeigt, daß es günstig ist, den Vokal [u:] zu benutzen, um die Randkantenfunktion zu aktivieren. Es wird dabei vorwiegend der M. cricothyreoideus eingesetzt. Über den Vokal [a:] mit Lautstärkesteigerung kann das Brustregister und damit der M. vocalis mobilisiert werden.

Konsonantenbildung: Verschlüsse sprengen oder Hemmstellen überwinden

Das Kennzeichen der konsonantischen Bildung besteht darin, daß Hemmstellen an unterschiedlichen Stellen des Ansatzrohres gebildet werden, durch die die freie Passage des Luftstromes behindert wird. Die charakteristischen Merkmale ihrer Entstehung sind Artikulationsstelle, Artikulationsorgan und Artikulationsmodus. Nach diesen Kriterien lassen sich die Konsonanten einteilen (Tab. 25).

Die *Artikulationsstelle* ist der Ort der Lautbildung (Zähne, Zahndamm, Gaumen, Rachen), an dem das artikulierende Organ (Unterkiefer, Lippen und verschiedene Teile der Zunge) für die hindurchströmende Luft eine Hemmstelle oder einen Verschluß bildet. Der *Artikulationsmodus* gibt die unterschiedlichen Verschluß- bzw. Öffnungsgrade an und kennzeichnet, auf welche Weise der Luftstrom das Hindernis überwindet: unter Reibung, Sprengung oder Flattern. Wird z. B. der Luftstrom durch die Hemmstelle Unterlippe-obere Schneidezähne behindert, entsteht das Reibegeräusch des labiodentalen [f]. Bei zusätzlicher Beteiligung der Stimme werden stimmhafte Konsonanten gekennzeichnet; stimmlose Konsonanten liegen vor, wenn die Stimme als Klangbeimischung fehlt. Schwingen die Stimmlippen bei gleicher Hemmbildung des [f] mit, erklingt ein [v]. Dieses entsteht durch einen doppelten Filterungprozeß, in dem „einmal der stimmhafte Schall der Glottis vom ganzen Ansatzrohr und außerdem der frikative von dem kürzeren Rohrstück zwischen Konstriktion und Mundlippen gefiltert wird" (Ungeheuer 1962, 33). Je länger der Raum zwischen Stimmlippen und Hemmstelle ist, desto tiefer liegen die für die Klangfarbe des abgestrahlten Signals relevanten Frequenzen.

Die *Artikulationszonen* geben an, in welchem Bereich des Ansatzrohres sich vorwiegend die sensomotorischen Aktivitäten bestimmter Phonemgruppen bewegen. Verlagerungen der Artikulationszonen in den hinteren Bereich des Ansatzrohres bedingen eine Verengung im Rachen, ein Senken des Kehldeckels und ungünstige Auswirkungen auf muskuläre Spannungen im Kehl-

Tabelle 25   Einteilung der Konsonanten

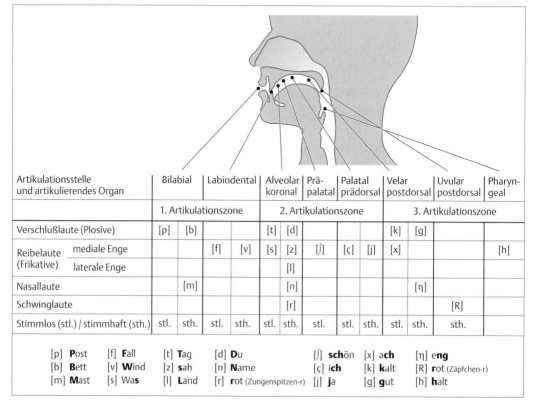

Artikulationsstelle und artikulierendes Organ		Bilabial		Labiodental		Alveolar		Prä-palatal koronal	Palatal prädorsal	Velar postdorsal		Uvular postdorsal	Pharyngeal
		1. Artikulationszone				2. Artikulationszone				3. Artikulationszone			
Verschlußlaute (Plosive)		[p]	[b]			[t]	[d]			[k]	[g]		
Reibelaute (Frikative)	mediale Enge			[f]	[v]	[s]	[z]	[ʃ]	[ç] [j]	[x]			[h]
	laterale Enge							[l]					
Nasallaute			[m]				[n]				[ŋ]		
Schwinglaute							[r]					[R]	
Stimmlos (stl.) / stimmhaft (sth.)		stl.	sth.	stl.	sth.	stl.	sth.	stl.	stl. sth.	stl.	sth.	sth.	

[p] **P**ost	[f] **F**all	[t] **T**ag	[d] **D**u	[ʃ] **sch**ön	[x] a**ch**	[ŋ] e**ng**
[b] **B**ett	[v] **W**ind	[z] **s**ah	[n] **N**ame	[ç] i**ch**	[k] **k**alt	[R] **r**ot (Zäpfchen-r)
[m] **M**ast	[s] Wa**s**	[l] **L**and	[r] **r**ot (Zungenspitzen-r)	[j] **j**a	[g] **g**ut	[h] **h**alt

kopf sowie auf die resonatorischen Verhältnisse im Ansatzrohr. Je nach Rückverlagerung des Zungenkörpers können gaumige, geknödelte oder kehlige Klangveränderungen hörbar werden. Verlagert sich der Zungenkörper nach vorne, vergrößert sich der hintere Raum des Ansatzrohres mit gleichzeitiger Aufrichtung des Kehldeckels und Verbesserung der Klangqualität sowie einer Reduzierung muskulärer Anspannungen. In diesem Sinne sind auch Hinweise zu verstehen wie „vorne zu sprechen" oder „die Stimme vorne anzusetzen". Diese Formulierungen sind recht unklar und können zu falschen Aktionen führen, wenn versucht wird, die Klangbildung z. B. in den vorderen Nasenbereich zu drücken. Gemeint ist jedoch, eine dorsale Artikulationszone möglichst weit in den vorderen Bereich zu verlagern, um eine resonanzsteigernde Einstellung zu erreichen und damit tragfähigere Intonationsmuster für eine effektive Kommunikation.

Stimmansatz oder *Stimmsitz* ist ein Begriff, der primär in der Gesangspädagogik verwendet wird. Er bezeichnet eine besondere, subjektiv spürbare Konstellation der Stimmgebung in Verbindung mit einer Vokal-Fokussierung, die sich durch große Klangintensität bei optimalem Energieaufwand auszeichnet. Häufig sind damit Vibrationsempfindungen verbunden an den Stellen, wo ein Vokal lokalisiert ist. Dieses Gefühl ist möglicherweise eng mit dem Maximaldruck von stehenden Wellen im Vokaltrakt gekoppelt. Es gibt einige umschriebene Bezirke, wo das Vibrationsempfinden besonders intensiv sein sollte. Für die Vokallokalisation des [i:] sind z. B. Vibrationen im vorderen harten Gaumen hinter der oberen Zahnreihe spürbar, für [u:] im Bereich des weichen Gaumens. Viele Sänger haben Vibrationsempfindungen im Bereich des harten Gaumens, der Nasenwurzel, der Schädeldecke oder des Brustraumes. Das Auftreten dieser Empfindungen wird als Indikator für den „richtigen Stimmsitz" gewertet und damit für eine optimale Stimmfunktion, die nicht nur vom Sänger, sondern auch vom Hörer so empfunden wird. Der Sänger wie auch der Sprecher hat dabei ein bestimmtes kinästhetisches Gesamtempfinden, das alle Ebenen der Stimmgebung einschließt und das reproduzierbar ist. Zum Erreichen der Vokalfokussierung und des richtigen Stimmsitzes ist ein tastendes kinästhetisches Probieren unter verschiedenen muskulären Konstellationen erforderlich. Ist das kinästhetische und auditive Gesamtempfinden des richtigen Stimmsitzes erreicht, kann von diesem motorischen Muster aus die Klanggebung in tiefere und höhere Frequenzen und unterschiedliche Laute entwickelt werden.

Koartikulation: Verzahnung von Sprechablaufbewegungen

Konsonanten können bezüglich ihrer artikulatorischen Lokalisation im Rahmen des Kontexts verändert werden, je nachdem, welcher Vokal folgt oder vorausgeht. So können Phoneme der 3. Artikulationszone in die 2. verlagert werden. Die Verschlußstelle Zungenrücken-Gaumen erfolgt beim isoliert gesprochenen [k] am hinteren Gaumen. Im Kontext kann sie jedoch an verschiedenen Stellen des harten Gaumens gebildet werden. Kinästhetisch lassen sich die unterschiedlichen Kontaktstellen des [k] mit einer gesteigerten Verschlußintensität und entsprechendem sprengenden Luftdruck wahrnehmen. Mit der Vokalreihe [ku:, ko:, ke:, ki:, ka:] ist gut zu verfolgen, wie sich die Verschlußstelle vom hinteren Bereich immer mehr nach vorne bewegt. Bei dem Wort „Kieskuhle" ist leicht spürbar, wie in Abhängigkeit von dem Vokal die beiden [k]-Laute verschiedene Verschlußpositionen einnehmen.

Ist der Laut innerhalb einer Silbe oder eines Wortes eingebunden, steht er nicht mehr für sich allein wie ein Buchstabe in einem geschriebenen Wort. Er wird vielmehr im Kontext von vorausgehenden und folgenden Lauten beeinflußt, ohne jedoch seine charakteristische Eigenheit zu verlieren. Diese gefügeartige Verzahnung motorischer Strukturen wird als *Koartikulation* bezeichnet. Soll das Wort „blüht" artikuliert werden, formen die Lippen bereits vor Beginn der Phonation durch Rundung das [y] gleichzeitig mit dem [b] vor. Die Zungenspitze bewegt sich in L-Stellung an den harten vorderen Gaumen. Während der Realisierung des Wortes wird die Labialisierung beibehalten.

Die Sprechorgane befinden sich während des Sprechens nie in einer festen Lauteinstellung, sondern in einer fließenden Dauerbewegung. Diese ist als komplexe Gesamtbewegung anzusehen, deren Teilbewegungen präzise aufeinander abgestimmt sein müssen. Sie sind damit nicht aufeinander folgende Einstellungen einzelner Laute, sondern vielmehr das Resultat einer synkinetischen Kette des Sprechapparats. Da die Sprechbewegungen schnell ablaufen, sind sie nicht in ihren Einzelheiten nachvollziehbar. Vielmehr reduziert sich eine mentale Kontrolle vorwiegend auf markante Bereiche. So können kinästhetisch-taktil nur die Kontakte der artikulierenden Organe erfaßt werden. Auditiv wird die Klanggestalt als Ganzes wahrgenommen. Darüber hinaus werden Sprechbewegungen und Klanggestalten als Sequenzen gespeichert, mindestens als ganzes Wort, und werden auch als solche abgerufen, um dann automatisch abzulaufen.

Therapeutische Handlungen innerhalb von Sprechabläufen müssen daher unbedingt Koartikulationsprozesse und somit die Einheit eines Wortes oder des Teilbereichs eines Satzes als sequentielle Abläufe berücksichtigen. Die Einbeziehung der verschiedenen Artikulationsräume erleichtert es, während des Sprechablaufs einen möglichst gleichmäßigen und resonanzreichen Klang zu erreichen und aufrechtzuerhalten.

Intonationsverläufe: Ausdruck von Stimmungen über Tonhöhe, Intensität und Klang

Prosodische Elemente wie der Akzentverlauf eines Wortes oder die Intonation einer Äußerung schließen die sprachlichen Elemente zu einem silbenübergreifenden dynamischen Sprechakt zusammen. Akzente betonen stets den Wortstamm, oder sie üben zeichendistinktive Funktion aus, in dem sie den semantisch wichtigen Wortteil hervorheben: *über*setzen – über*setzen*. Daraus ergibt sich ein Wechsel von betonten und unbetonten Silben, die den Sprechablauf in dynamische Spannungskonzentrationen von „schwer" erscheinenden Spannungshöhepunkten und „leicht" empfundenen Entspannungstiefpunkten gliedern. Der Sprecher lenkt dadurch die Aufmerksamkeit des Hörers auf die Aspekte, die für ihn die Wichtigsten sind und kennzeichnet das Nicht-Hervorgehobene als unwesentlich. Außerdem erleichtert diese Strukturierung des Inhalts dem Angesprochenen, das gedankliche Konzept des Sprechenden mitzuverfolgen.

Die Lautsprache übermittelt aber nicht nur Inhalte, sondern gleichzeitig auch emotionale Ausdruckselemente. Über die Variation der Intonationsparameter Melodiebewegung, Lautstärke und Klangfarbe, die gefügeartig miteinander verbunden sind, drückt der Sprecher unbewußt seine innere Dynamik, seine psychische Befindlichkeit, seine augenblickliche Stimmung aus und gestaltet dadurch die emotionale Atmosphäre sowie seine Beziehung zum Zuhörenden (Abschnitt 5.3). Bestimmend für die unterschiedliche Art und Intensität der Anwendung prosodischer Mittel ist die kommunikative Absicht des Sprechenden, die aktuelle situative Beeinflussung, die emotionale Dynamik sowie seine intentionale und gefühlsmäßige Ausrichtung auf den Anzusprechenden. Alle diese Elemente steuern die stimmlichen Parameter, die Beschleunigung oder Verzögerung des Sprechablaufs, die Atmung und Pausensetzung und die artikulatorische Ausprägung. Sie lösen damit korrespondierende muskuläre Aktivitäten im Körperinstrument aus wie dynamisierende Zwerchfellimpulse, situativ angepaßte subglottische Druckverhältnisse und gestisch-mimische Ausdruckselemente.

Stimmtherapeutische Maßnahmen können nur dann am Einzelwort ansetzen, wenn dieses an eine Intention gebunden ist. Daraus ergibt sich zwingend, daß eine Stimmtherapie primär unter Einbindung in Kommunikationsprozesse erfolgen sollte. Nur hier und unter der Prämisse der Einmaligkeit und Unwiederholbarkeit eines jeden Äußerungsereignisses, welches sich gleichzeitig im Sprechakt, Bewegungsakt und Ausdrucksakt manifestiert, kann vermieden werden, daß Übungen mechanistisch ablaufen. Innerhalb eines so gestalteten Therapieverlaufs lassen sich die unterschiedlichsten kommunikativen Situationen herbeiführen, die von einer funktionstüchtigen Stimme erwartet werden. Gleichzeitig ermöglichen Übungssituationen aus dem kommunikativen Alltag, ein Gefühl zu entwickeln für eine individuelle und situationsgemäße Sprechstimmlage sowie für Lautstärke, Sprechtempo und Klanggebung.

Zur Entfaltung der Sprechmelodie über An- und Abschwellen eines Tons oder Anwendung von Gleittönen haben sich Fragesätze als besonders günstig erwiesen, da sich die Sprechmelodie über die ganze Äußerung erstreckt. Bei der voller Erstaunen gestellten Frage „Sagten Sie Marion?" beginnt eine steigende Kadenz im tieferen Frequenzbereich. Sie gleitet dann – sich leicht dynamisch verstärkend – nach oben, bis sie in einem Glissando den höchsten Punkt der Fragemelodie erreicht. Im Aussagesatz „Ja, es war Marion!" gleitet die Kadenz von der angehobenen Sprechstimmlage je nach Bestimmtheit der Aussage nach unten. Gleichzeitig markiert der Tonabfall nach der letzten betonten Silbe das Satzende.

Frage- und Antwortimprovisationen lassen – gesteuert von unterschiedlichen Intentionen – Tonverläufe entstehen, die bereits singähnliche Elemente in sich tragen. Überhaupt fördert das

Singen von einfachem Liedgut die Flexibilität der Stimme mit ihren melodisch-dynamischen und rhythmischen Ausdrucksmöglichkeiten, die auch für die Sprechstimme große Bedeutung haben.

Soll eine Steigerung der Lautstärke herbeigeführt werden, eignen sich Sätze, bei denen der Sinnkern hervorgehoben wird. „*Gib* mir das Buch!" Der Sinnkern wird je nach Intensität des Appells verstärkt und leitet aufgrund seiner Stellung im Satz den dynamischen Klangbogen ein, der alle Segmente umspannt.

Sprechen: Gefühlsbetontes Erleben

Hinter den Worten und deren funktionellen Mustern steht die individuelle Einstellung des Sprechers. Von jedem Wortgebilde hat er eine bestimmte Vorstellung des Klanges, des artikulatorischen Ablaufs, vor allem auch seines emotionalen Inhalts, den er im eigenen Körperinstrument spürt. Beim Wort „lachen" z. B. entsteht ein angenehmes Gefühl, der Klang erinnert an fröhliche Situationen. Umgekehrt können aber auch bestimmte Worte mit negativen Empfindungen gekoppelt sein.

Bei der Verwendung emotional hochbeladener Wortfolgen in der Therapie können deshalb alte emotionale Komponenten aktiviert werden, die mit diesen aus früheren Erlebnissen verbunden sind. Unter Umständen werden dadurch schwerwiegende zwischenmenschliche Konfliktsituationen neu belebt, auf die der damit konfrontierte Patient psychisch reagiert. In diesem Zusammenhang soll aufgrund konkreter Erfahrungen mit Patienten zur Vorsicht geraten werden bei Formulierungen, wie sie von Coblenzer u. Muhar (1976, 77) als Beispiele im Rahmen der Erlernung einer reflektorischen Atemergänzung empfohlen werden: „Laß mich doch in Ruh!" (mit dem emotionalem Gefühl des Belästigtseins), „Ih, geh weg!" (mit der Empfindung von Abscheu und Abwehr) oder mit Drohhaltung „Mach das nicht nochmal!". Mit Sicherheit gibt es auch andere stark emotionale Formulierungen, die weniger wahrscheinlich auf eine negative Erlebnisrealität treffen können.

A.8 Kommunikatives Verhalten: Ein intentionaler Vorgang

Bei einer Rede sollen „Gedanken, Sachargumente und Ausdruck in Einklang mit der Bewegung des Körpers und dem Ton der Stimme sein," forderte bereits 372 v. Chr. der Philosoph Theophrast. Außerdem wies er darauf hin, daß der Sprecher „innerlich von dem, was er zum Ausdruck bringen will, ergriffen sein muß" (zit. nach Krumbacher, 1920, 34). Das Zusammenwirken von sprachlichen und nicht-sprachlichen Elementen zu einer gesamtkörperlichen Ausdrucksbewegung ist damals wie heute ebenso die Basis eines jeden kommunikativen Prozesses.

Leitende Funktion in diesem Prozeß hat die intentionale Ausrichtung, die als zentraler Aktivator auf alle geistigen und körperlichen Vorgänge wirkt. Die Intention ist die Klammer, die alle Ebenen verbindet und auf das Ziel ausrichtet. Wie bei einer Schwungbewegung der Impuls die mentalen Kräfte von einer hemmenden Überwachung der Einzelfunktion abzieht und damit der Bewegung die Möglichkeit zu einem funktionell optimierten und weitgehend automatisierten Ablauf gibt, hat die intentionale Ausrichtung die gleichartige Funktion im Hinblick auf komplexe Handlungen, die auf den Gesprächspartner abzielen. Dieses bewußte Gerichtetsein auf den Zuhörer sowie die emotionale Dynamik, mit der ein Sprecher hinter seinen Worten steht, hat die Absicht, neben den mitzuteilenden Nachrichten und persönlichen Einstellungen eine Wirkung auf das Verhalten des Hörers auszuüben (Abschnitt 4.2). Für die Therapie bedeutet das, auch eine reine Lautübung nicht einfach abstrakt in den Raum zu stellen, sondern ihr eine Intention mitzugeben, eine Phantasie, aus der ein zu vermittelnder Inhalt entsteht, so daß auch eine isolierte Übung zum Spracherlebnis werden kann.

Kommunikation: Quelle vielfältiger Einfluß- und Störfaktoren

Kommunikation wurde in Kapitel 1 und in Abschnitt 5.2 als intentional und wechselseitig aufeinander bezogene soziale und situative Interaktion definiert. Die Elemente, die im sprecher- und hörerseitigen Prozeß zu einer Interaktion führen, dienen einer Mitteilung und einer Einflußnahme auf den Gesprächspartner. Geißner (1988, 61) beschreibt diesen Prozeß als kommunikative Reziprokhandlung, in der verschiedene Faktoren zusammenwirken, die situativ gesteuert, personengebunden, sprachbezogen, formbestimmt und leibhaft vollzogen sind.

Jedes Miteinandersprechen bewirkt eine Aktivierung verschiedener unterschiedlicher Funktionssysteme, die insgesamt den Kommunikationsprozeß darstellen. Abb. **43** zeigt die wichtigsten Bereiche, die an einem Interaktionsprozeß beteiligt sind und sich zu einem Gesamtgeschehen verbinden. Die individuelle psychische und somatische Ausgangslage der Kommunikationsteilnehmer trägt potentiell Konfliktsituationen in sich, die sich nicht immer einer Lösung zuführen lassen. In den verschiedenen Funktionsebenen können Defizite vorhanden sein oder auftreten, die störend auf den Ablauf einwirken. Eine große Gefahr besteht darin, daß sowohl die Inhalte wie die Absichten einer Mitteilung von den Partnern ungleich verstanden und bewertet werden, was zum Teil mit einer analogen bzw. digitalen Übermittlungsform zusammenhängen kann (Abschnitt 5.3). Ein anderer Auslösungsfaktor liegt in einer unterschiedlich stark ausgeprägten emotionalen Grundhaltung, die an jeder Interaktion beteiligt ist. Zusätzlich ergeben sich aus dem ständigen Rollentausch zwischen Sprecher und Hörer mit Umkehrung der jeweiligen Positionen zwangsläufig dauernde Veränderungen der Bedingungen, unter denen eine Kommunikation abläuft.

Um Störungen innerhalb eines kommunikativen Prozesses aufzudecken, muß analysiert werden, wie sich das interaktionale Verhalten zwischen zwei oder mehreren Personen gestaltet, welche Kommunikationsstrukturen angewendet werden (Kapitel 5) und warum und in welchem Zusammenhang es zu Stimmveränderungen, Ängsten oder psychosomatischen Erscheinungen kommt. Besonders im beruflichen Umfeld, in speziellen Situationen oder in der Interaktion mit bestimmten Personen können sich Hemmungen des Sprechausdrucks entwickeln. Die Stimme will nicht mehr „gehorchen", und sonst verfügbare Leistungen können plötzlich nicht ausgeführt bzw. vermittelt werden. Öfters ist es die Beziehungsebene, die unstimmig ist. Berufliche Anlässe werden dann vorgeschoben, um die emotionell überlagerten Konflikte in der Beziehung auf der scheinbar objektiven Ebene der Berufstätigkeit auszutragen. Konflikte werden häufig in die Körperebene übertragen, insbesondere dann, wenn sie verbal nicht ausreichend gelöst, sondern unbewußt unterdrückt werden. Der Körper stellt dann die Symptomatik heraus, wobei der Phonationsapparat häufig der Manifestationsort ist.

Eine Anzahl von Stimmpatienten empfindet Konfliktsituationen vorwiegend im Arbeitsbereich als Bedrohung. Sie sind in der Mehrzahl der Fälle nicht in der Lage, sich einer Konfrontation zu stellen, sie riskieren es nicht, ihre Meinung zu sagen und entscheiden sich statt dessen für einen psychovegetativen Rückzug.

Eine 47jährige Erzieherin, die sich in ihrem Kollegenkreis nicht wohlfühlte und oft mit akutem Stimmversagen reagierte, wenn sie die Situation verbal nicht klären konnte, äußerte: „Wenn meine Stimme versagt, habe ich das Gefühl, daß ich es bin, die versagt. Ich habe in meinem bisherigen Leben nie gelernt, mich

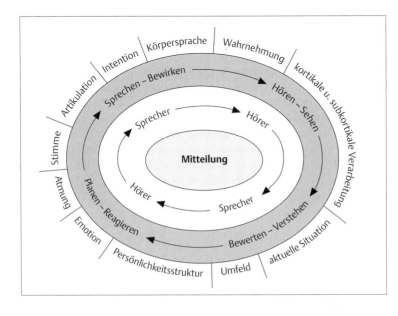

Abb. **43** Interaktionsprozeß mit darin eingebundenen Funktionsbereichen.

Auseinandersetzungen zu stellen, ich bin Konflikten immer aus dem Weg gegangen und habe aus Furcht nicht gewagt, über für mich belastende Situationen zu sprechen. Manchmal fühle ich mich wie in einem Panzer, aber ich finde kein Ventil."

Eine Analyse des Kommunikationsverhaltens des Patienten führt häufig zu der Erkenntnis, daß die Ursache der Erscheinungen und der damit verbundenen Stimmbeschwerden in unangepaßten Verhaltensformen liegt. Oft haben sich Tendenzen zur hyperfunktionellen Symptomatik durch kommunikative Spannungssituationen entwickelt, die sich neben einer allgemeinen Tonussteigerung in überhöhter Lautstärke, Verlagerung der individuellen Sprechstimmlage nach oben und harten Stimmeinsätzen manifestieren. In solchen Situationen hat neben der konkreten Stimmbehandlung die Therapie ihren Schwerpunkt in der Bewußtmachung kommunikativer Strukturen und der Entwicklung von entsprechenden Dialogstrategien (Kapitel 5). Gleichzeitig ist die Aufmerksamkeit auf die Kommunikationsabläufe zu lenken, die der Gesprächspartner anbietet, sowie auf die dahinter stehenden Motivationen und ihre Deutung.

In der Regel führt das Bewußtmachen der kommunikativen Strukturen und der eigenen veränderbaren Defizite nicht nur zu einem Anwachsen des Selbstwertgefühls und des Willens zur Selbstbehauptung, sondern es bewirkt eine kritische Betrachtungsweise der kommunikativen Gesamtsituation unter Einbeziehung der Bedürfnisse des Gesprächspartners. Eine solche Grundhaltung eröffnet die Möglichkeit zu einem freien Sich-Einlassen in die Entwicklung eines dialogischen Geschehens unter Anerkennung der jeweiligen Persönlichkeitsstrukturen.

Literatur

Abresch, J.: Stimmstörung als Krisenvertonung – über biographische Einflüsse auf die Gewordenheit unserer Stimme und die Entstehung funktioneller Stimmstörungen. Integrative Ther 1 (1988) 40–62.

Abresch, J.: Verspannte Patienten – Verkrampfte Stimmtherapie? ZVL Forum 2 (1990) 6–10.

Alexander, G.: Eutonie. Ein Weg der körperlichen Selbsterfahrung. Kösel, München 1978[3].

Allers, R.; Scheminzky, F.: Über Aktionsströme der Muskeln bei motorischen Vorstellungen und verwandten Vorgängen. Pflügers Arch 212 (1926) 169.

Allport, G.W.: Personality: A psychological interpretation. New York 1937.

Ansermet, E.: Die Grundlagen der Musik im menschlichen Bewußtsein. Piper, München 1965.

Argelander, H.: Das Erstinterview. Wissenschaftliche Buchgesellschaft, Darmstadt 1970.

Arnold, A.: Unterbewußtes und Unbewußtes im Denken und Handeln. Berlin 1985.

Aronson, A.E.: Clinical voice disorders. An interdisciplinary approach. Thieme-Stratton, New York 1980.

Asanger, R., Wenninger, G. (Hrsg.): Handwörterbuch der Psychologie. Psychologie Verlags Union, Weinheim 1988.

Balint, M.: Der Arzt, sein Patient und die Krankheit. Klett-Cotta, Stuttgart 1993[3].

Balint, M.; Balint, E.: Psychotherapeutische Techniken in der Medizin. Klett-Cotta, Stuttgart 1974, 1990[4].

Barlow, W.: Die Alexander-Technik. Kösel, München 1984.

Barth, V.: Das Instrument Stimme. In: Haefliger, E.: Die Singstimme. Hallwag, Bern 1983.

Basmajian, I.V.: Control and training of individual motor units. Science 141 (1963) 440–441.

Basmajian, I.V.: Facts vs. myths in EMG-biofeedback. Biofeedback & Self-Regulation 1 (1996) 369–371.

Basmajian, J.V.; Beaza, M.; Fahrijar, C.: Concious control and training of individual spinal motor neurons in normal human subjects. J New Drugs 5 (1965) 78–85.

Bastian, H.-J.: Theoretische Grundlagen und experimentelle Untersuchungen der Wirkung der Stimme in der sprech-sprachlichen Kommunikation. Dissertation B, Halle 1985.

Bastian, H.-J.: Stimmstörungen und sprechsprachliche Kommunikation. In: Pfau, E.-M, Streubel, H.-G. (Hrsg.): Die Behandlung der gestörten Sprechstimme – Stimmfunktionstherapie. Thieme, Leipzig 1982 (S. 13–21).

Bastine, R.: Klinische Psychologie, Bd. 1. Kohlhammer, Stuttgart 1984, 1996.

Bauer, H.: Die Bedeutung der ätiologischen Abklärung funktioneller Stimmstörungen für deren kausale Therapie. In: Gundermann, H. (Hrsg.): Aktuelle Probleme der Stimmtherapie. G. Fischer, Stuttgart 1987.

Bauer, H.: Zur Notwendigkeit der ätiopathogenetischen Differenzierung funktioneller Stimmstörungen. HNO 23 (1975) 165.

Behrendt, W.S.; Pascher, W.; Schmidt, V.: Motivation und Widerstand des Patienten bei der Diagnostik psychisch mitverursachter funktioneller Stimmstörungen. Erfahrungen aus der phoniatrischen Teamarbeit. Sprache-Stimme-Gehör 13 (1989) 95–100.

Behrendt, W.S., Pascher, W.: Grundlegende Vorbemerkungen zu dem Buch: Differentialdiagnose von Sprach-, Stimm- und Hörstörungen. In: Pascher, W.; Bauer, H. (Hrsg.): Differentialdiagnose von Sprach-, Stimm- und Hörstörungen. Thieme, Stuttgart 1984.

Behrendt, W.S.: Psychodiagnostik als Prozeß des Verstehens. In: Gundermann, H. (Hrsg.): Aktuelle Probleme der Stimmtherapie. G. Fischer, Stuttgart 1987.

Behrendt, W.S.: Gestalt- und Integrative Therapie bei der Behandlung von Stimmstörungen mit psychogenen Aspekten. Folia Phoniat 33 (1981) 358–368.

Benesch, H.: Zwischen Leib und Seele. Grundlagen der neuroevolutionären Psychokybernetik. S. Fischer, Frankfurt 1988.

Benninghoff, A.: Anatomie, Bd. 1. Urban & Schwarzenberg, München 1985.

Berendes, J.: Der Kehlkopf im Zwiespalt seiner Doppelfunktion. HNO 38 (1990) 123–124.

Berendt, J.-E.: Das dritte Ohr. Rowohlt, Reinbek 1986[2].

Berg van den, I.H.: The phenomenological approach to psychiatry. Thomas, Springfield 1955.

Berger, P.L.; Luckmann, T.: Die gesellschaftliche Konstruktion der Wirklichkeit. Eine Theorie der Wissenssoziologie. S. Fischer, Frankfurt 1961, 1987.

Bernstein, A.; Borkovec, T.D.: Entspannungs-Training. Handbuch der Progressiven Muskelentspannung. Pfeiffer, München 1975.

Biehle, H.: Stimmkunde. Sammlung Göschen, Bd. 60/60a. De Gruyter, Berlin 1970.
Bielefeld, J.: Zur Begrifflichkeit und Strukturierung der Auseinandersetzung mit dem eigenen Körper. In: Bielefeld, J. (Hrsg.): Körpererfahrung. Hogrefe, Göttingen 1991².
Boone, D.: The voice and voice therapy. Prentice-Hall, Englewood Cliffs 1971.
Briggs, J.; Peat, F.D.: Die Entdeckung des Chaos. DTV, München 1993.
Brockert, H.; Brockert, S.: Stress. Schönberger, München 1985.
Bronfenbrenner, U.: Die Ökologie der menschlichen Entwicklung. Stuttgart 1980, 1987.
Brügger A.: Die Erkrankung des Bewegungsapparates und seines Nervensystems. G. Fischer, Stuttgart 1986².
Buber, M.: Das dialogische Prinzip. Lambert Schneider, Heidelberg 1962, 1994⁷.
Buber, M.: Ich und Du. Insel, Leipzig 1923 / Schneider, Heidelberg 1983³.
Buber. M.: Dialogisches Leben. Müller, Zürich 1947, Schneider, Heidelberg 1982⁵.
Bühler, K.: Sprachtheorie. Die Darstellungsfunktion der Sprache. G. Fischer, Stuttgart 1965.
Bunch, M.: Dynamics of the singing voice. Springer, Berlin 1993.
Bünte-Ludwig, C.: Gestalttherapie – Integrative Therapie. In: Petzold, H. (Hrsg.): Wege zum Menschen. Methoden und Persönlichkeiten moderner Psychotherapie. Ein Handbuch, Bd. I. Junfermann, Paderborn 1984.
Buytendijk, F.: Allgemeine Theorie der menschlichen Haltung und Bewegung. Springer, Berlin 1972.
Buytendijk, F.: Prolegomena einer anthropologischen Physiologie. Müller, Salzburg 1967.
Carlsson, G.; Sundberg, J.: Formant frequency tuning in singing. J Voice 6 (1992) 256–260.
Carrington, W.: Vorwort. In: Gelb, M.: Körperdynamik. Eine Einführung in die Alexander-Technik. Ullstein, Frankfurt 1986.
Clark, H.H.: Language use and language users. In: Lindzey, G.; Aronson, E. (eds.): Handbook of social psychology. Random House, New York 1985 (pp. 179–231).
Coblenzer, H.; Muhar, F.: Atem und Stimme. Anleitung zum guten Sprechen. Österreichischer Bundesverlag, Wien 1976.
Coblenzer, H.: Stimm- und Sprecherziehung. Atemrhythmisch angepaßte Phonation. In.: Böhme, G. (Hrsg.): Therapie der Sprach-, Sprech- und Stimmstörungen. G. Fischer, Stuttgart 1980.
Cooper, M.: Modern techniques of vocal rehabilitation. Thomas, Springfield 1977.
Cornelius, R.: Das Üben mit dem Schwingegurt. Cornelius, Mainhardt 1987.
Damasio, A. R.: Descartes' Irrtum. Fühlen, Denken und das menschliche Gehirn. List, München 1996.
Darwin, C.: The expression of the emotions in man and animals. Murray, London 1872. Reprinted: University of Chicago Press, Chicago 1965. (Der Ausdruck der Gemütsbewegungen bei den Menschen und den Tieren. Stuttgart 1965.)
Dejonckere, P.H.; Hirano, M.; Sundberg, J.: Vibrato. Singular, San Diego 1995.
Drach, E.: Sprecherziehung. Diesterweg, Frankfurt 1969.
DSM III: Diagnostische Kriterien und Differentialdiagnosen des „Diagnostischen und statistischen Manuals psychischer Störungen. DSM III". Tinger, G. (Hrsg.) Beltz, Weinheim 1986.
Dunker, E.: Neue Ergebnisse der Kehlkopfphysiologie. Folia Phoniat 21 (1969) 161–178.
Dürckheim, K.: Hara – Die Erdmitte des Menschen. Barth, Weilheim 1972⁵.
Dürckheim, K.: Vom Leib der man ist in pragmatischer und initiatischer Sicht. In: Petzold, H. (Hrsg.): Psychotherapie und Körperdynamik. Junfermann, Paderborn 1974.
Eccles, J.: Gehirn und Seele. Erkenntnisse der Neurophysiologie. Piper, München 1987.
Edel, H.; Knauth, K.: Grundzüge der Atemtherapie. Müller & Steinicke, München 1984.
Egger, J.; Freidl, W.; Friedrich, G.: Psychologie funktioneller Stimmstörungen. Orac, Wien 1992.
Ekman, P.: Universale emotionale Gesichtsausdrücke. In: Kahle, G. (Hrsg.): Die Logik des Herzens. Suhrkamp, Franfurt 1973 (1981).
Ekmann, P.: Expression and the nature of emotion. In: Scherer, K.R.; Ekmann (Hrsg.) Approaches to emotion. Erlbaum, Hillsdale 1984 (pp. 319–344).
Ellgring, H.: Kommunikation. In: Frey, D.; Greif, S. (Hrsg.): Sozialpsychologie. Ein Handbuch in Schlüsselbegriffen. Psychologie Verlags Union, Weinheim 1987².
Engel, G.L.: Physisches Verhalten in Gesundheit und Krankheit. Huber, Bern 1976.
Engel, G.L.: Die Notwendigkeit eines neuen medizinischen Modells. In: Keupp, H. (Hrsg.): Normalität und Abweichung. Urban & Schwarzenberg, München 1979.
Engel, G.L.: The clinical application of the biopsychosocial model. Am J Psychiatry 137 (1980) 535–544.
Essen, O. von: Allgemeine und angewandte Phonetik. Akademie-Verlag, Berlin 1962.
Eysenek, H.J.: The biological basis of personality. Thomas, Springfield 1967.
Fährmann, R.: Die Deutung des Sprechausdrucks. Studien zur Einführung in die Praxis der charakterologischen Stimm- und Sprechanalyse. Bouvier, Bonn 1967².
Fährmann, R.: Elemente der Stimme und Sprechweise. In: Scherer, K. R. (Hrsg.): Vokale Kommunikation. Beltz, Weinheim 1982.
Feldenkrais, M.: Bewegungserziehung zur Verbindung von Körper und Geist. In: Petzold, H. (Hrsg)

Psychotherapie und Körperdynamik. Junfermann, Paderborn 1981.
Feldenkrais, M.: Bewußtheit durch Bewegung. Suhrkamp, Frankfurt 1978.
Feldenkrais, M.: Die Entdeckung des Selbstverständlichen. Suhrkamp, Frankfurt 1985.
Feldstein, S.; Welkowitz, J. A: Chronography of conversation. In: Siegman, A.W.; Feldstein, S. (eds.): Nonverbal behavior and communication. Erlbaum, Hillsdale 1978.
Fernau-Horn, H.: Prinzip der Weitung und Federung in der Stimmtherapie. HNO 5 (1956) 365–368.
Fernau-Horn, H.: Zur Übungsbehandlung funktioneller Stimmstörungen. Folia Phoniatr 6 (1954) 239–245.
Fittkau, B.: Ein ganzheitliches Menschenbild als Kern einer integrativen Therapie. In: Petzold, H. (Hrsg.): Methodenintegration in der Psychotherapie. Junfermann, Paderborn 1982.
Fitz, O.: Die Bedeutung der Körperhaltung und des Körperbaus für das richtige Singen. Folia Phoniat 8 (1956) 98–107.
Flade, A.: Wahrnehmung. In: Asanger, R.; Wenninger, G. (Hrsg.): Handwörterbuch der Psychologie, Bd. 4., Psychologie Verlags Union, Weinheim 1988[3].
Forchhammer, J.; Forchhammer, V.: Theorie und Technik des Singens und Sprechens. Breitkopf & Härtel, Leipzig 1921.
Forssmann, W.-G.: Allgemeine Muskellehre. In: Benninghoff, A.: Anatomie, Bd. 1 (Hrsg.: Staubesand, J.). Urban & Schwarzenberg, München 1985[14].
Frank, F.: Sprech- und Sing-Stimmbeurteilung über stimmliche Parameter. In: Sprache-Stimme-Gehör 17 (1993) 43–47.
Frank, F.; Sparber, M.: Beeinträchtigt die Körperhaltung die Singstimme am Beginn der Gesangsausbildung? Monatsschr Ohrenheilkd Laryngo-Rhinol 107 (1973) 226–231.
Frank, F.: Bemerkungen zum inneren Singen. Sprache-Stimme-Gehör 13 (1989) 8–10.
Friedmann, M.: Begegnung auf schmalem Grat: Martin Buber, interpretiert von M. Friedmann. In: Hampden-Turner, C. (Hrsg.): Modelle des Menschen. Beltz, Weinheim 1982.
Friedrich, G.; Bigenzahn, W.: Phoniatrie. Huber, Bern 1995.
Froeschels, E.: Die Wesenseinheit der Kau- und der Artikulationsbewegung. Klin Wochenschr (Wien) 64 (1940) 633–635.
Früh, K.F.: Kybernetik der Stimmgebung und des Stotterns. Rentsch, Stuttgart 1965.
Fuchs, M.: Beziehung und Deutung in der funktionellen Entspannung. In: Reinelt, T.; Dattler, W. (Hrsg.): Beziehung und Deutung im psychotherapeutischen Prozeß. Springer, Berlin 1989.
Fuchs, M.: Funktionelle Entspannung. Hippokrates, Stuttgart 1974.

Geißner H.: Therapeutische Kommunikation – zwischen Reparaturgesinnung und Allmachtsphantasie. In: Lotzmann, G. (Hrsg.): Das Selbstverständnis des Therapeuten im Kommunikationsprozeß. G. Fischer, Stuttgart 1988.
Geißner, H.: Sprechwissenschaft. Scriptor, Frankfurt 1988[2].
Geißner, H.: Soziale Rollen als Sprechrollen. In: Kongreßbericht der Gemeinschaftstagung für allgemeine und angewandte Phonetik. Hamburg 1960, 194–204.
Gelb, M.: Körperdynamik. Eine Einführung in die Alexander-Technik. Ullstein, Frankfurt 1986.
Giles, H.: Interpersonale Akkomodation in der vokalen Kommunikation. In: Scherer, K.R. (Hrsg.): Vokale Kommunikation. Beltz, Weinheim 1982.
Glaser, V.: Eutonie. Haug, Heidelberg 1990[3].
Göpfert, B.: Handbuch der Gesangskunst. Noetzel, Wilhelmshaven 1988.
Gordon, T.: Familienkonferenz. Hamburg 1972.
Graumann, C.F. (Hrsg.): Ökologische Perspektiven der Psychologie. Psychologie Verlags Union, Weinheim 1986.
Graumann, C.F.; Métraux, A.: Die phänomenologische Orientierung in der Psychologie. In: Schneewind, K.A. (Hrsg.): Wissenschaftstheoretische Grundlagen der Psychologie. Reinhardt, München 1977.
Graumann, C.F.: Kommunikation und Interaktion. In: Graumann, C.F. (Hrsg.): Handbuch der Sozialpsychologie, Bd. 7/1. Hogrefe, Göttingen 1972.
Graumann, C.F.: Phänomenologische Psychologie. In: Asanger, P.; Wenninger, G. (Hrsg.): Psychologie Verlags Union, Weinheim 1992.
Graumann, C.F.: Wahrnehmung und Beurteilung der Anderen und der eigenen Person. In: Heigl-Evers, A. (Hrsg.): Kindlers „Psychologie des 20. Jahrhunderts". Sozialpsychologie, Bd. 1: Die Erforschung der zwischenmenschlichen Beziehungen. Beltz, Weinheim 1984.
Guggenbühl-Craig, A.: Macht als Gefahr beim Helfer. Karger, Basel 1987.
Gundermann, H.: Die kommunikative Stimmtherapie. In: Gundermann, H. (Hrsg.): Aktuelle Probleme der Stimmtherapie. G. Fischer, Stuttgart 1987.
Gundermann, H.: Diagnostik und Therapie von Stimmstörungen. Sprache-Stimme-Gehör 3 (1979) 174–179.
Gundermann, H.: Die Behandlung der gestörten Sprechstimme. G. Fischer, Stuttgart 1977.
Gundermann, H.: Die Berufsdysphonie. Thieme, Leipzig 1970.
Gundermann, H.: Tonus und Stimme. Sprache-Stimme-Gehör 11 (1987) 1–4.
Habermann, G.: Die Stimme als Spiegel der Person. HNO 23 (1975) 129–131.
Habermann, G.: Die Stimme und die Maler. Eine phoniatrische Kunstbetrachtung. Der informierte Arzt, Gazette Medicale 20 (1989) 1961–1970.

Habermann, G.: Funktionelle Stimmstörungen und ihre Behandlung. Arch Ohren- Nasen- Kehlkopfheilkd 227 (1980) 171–345.

Habermann, G.: Stimme und Sprache. Eine Einführung in Physiologie und Hygiene. Thieme, Stuttgart 1978, 1986².

Habermann, G.: Zur Stimme und ihrer Heilbehandlung in der Geschichte der Medizin. In: Gundermann, H. (Hrsg.): Aktuelle Probleme der Stimmtherapie. G. Fischer, Stuttgart 1987.

Habermann, G: Sehen anstatt Hören – Sprechen und Singen im Bild. Sprache-Stimme-Gehör 13 (1989) 154–159.

Habermannn, G.: Schauspieler auf der antiken Bühne – ihre Stimmen und ihre Masken. Sprache-Stimme-Gehör 18 (1994) 1–6.

Habermann, G.: Stimme und Mensch – Beobachtungen und Betrachtungen. Median, Heidelberg 1996.

Habermas, J.: Theorie des kommunikativen Handelns. Frankfurt 1981.

Hacki, T.: Die Beurteilung der quantitativen Sprechstimmleistungen. Folia Phoniat 40 (1988) 190.

Haley, J.: Gemeinsamer Nenner Interaktion. Strategien der Psychotherapie. Pfeiffer, München 1987².

Hampden-Turner: Modelle des Menschen. Ein Handbuch des menschlichen Bewußtseins. Beltz, Weinheim 1982.

Hansson, T.; Honée, W.; Hesse, J.: Funktionsstörungen im Kausystem. Hüthig, Heidelberg 1987.

Haupt, E.: Integrative Stimmtherapie. Ein Konzept nach Gundermann. In: Gundermann, H. (Hrsg.): Aktuelle Probleme der Stimmtherapie. G. Fischer, Stuttgart 1987.

Häuser, W.: Psychosomatik und Epistemologie. Grundlagen und Wandlungen des Konzepts Psychosomatik. Z Klin Psychol Psychopathol Psychother 33 (1985) 197–207.

Herzog, H.: Stimme und Persönlichkeit. Z Psychol 130 (1933) 300–369.

Hiebsch, H.: Interpersonelle Wahrnehmung und Urteilsbildung. Psychologische Grundlagen der Beurteilung. VEB Deutscher Verlag der Wissenschaften, Berlin 1986.

Hirano, M.: Clinic examination of voice. Springer, Berlin 1981.

Hirano, M.: Morphological structure of the vocal cord as a vibrator and its variations. Folia Phoniat 26 (1974) 89–94.

Hirschberg, J.; Szende, T.: Pathologische Schreistimme, Stridor und Hustenton im Säuglingsalter. Akademiac Kiado, Budapest. G. Fischer, Stuttgart 1985.

Hirschberg, J.: Aphysiologische Stimmbildung im Säuglingsalter. Folia Phoniat 18 (1966) 269.

Hixon T.J.: Respiratory function in speech and song. College-Hill, Boston 1987 (pp. 1–54).

Hörmann, H.: Meinen und Verstehen. Suhrkamp, Frankfurt 1988³.

Hörmann, H.: Psychologie der Sprache. Springer, Berlin 1970, 1977.

Howe, J.; Minsel, W.-R.: Gesprächspsychotherapie: Die Kraft des Guten. In: Petzold, H. (Hrsg.): Wege zum Menschen, Bd. 1. Junfermann, Paderborn 1984.

Howe, J.: Integratives Handeln in der Gesprächspsychotherapie. Beltz, Weinheim 1982.

Hülse, M.: Die funktionelle Dysphonie nach Halswirbeltrauma. Laryngo-Rhino-Otol 70 (1991) 599–603.

Hülse, M.: Die vertebragene Komponente bei der hyperfunktionellen Dysphonie. In: Gundermann, H (Hrsg.): Die Krankheit der Stimme – Die Stimme der Krankheit. G. Fischer, Stuttgart 1991.

Iro, O.: Diagnostik und Pädagogik der Stimmbildung. Erdmann, Wiesbaden 1961.

Isshiki, N.; Takeuchi, Y.: Factor analysis of hoarseness. Stud Phonol 5 (1970) 37–44.

Jäckel: Funktionelle cervicogene Dysphonien. Folia Phoniat 44 (1992) 33.

Jacobson, E.: Electrophysiology of mental activities. Am J Psychol 44 (1932) 677–694.

James, W.: The principles of psychology. HRW, New York 1950 (1890).

Jaquenod, R.; Rauber, A.: Intersubjektivität und Beziehungserfahrung als Grundlage der therapeutischen Arbeit in der Gestalttherapie. Integrative Therapie. Beiheft 4. Junfermann, Paderborn 1981.

Jonas, H. (Hrsg.): Das Problem der Intersubjektivität. Neuere Beitrage zum Werk George Herbert Meads. Suhrkamp, Frankfurt 1985.

Jonas, H.: Praktische Intersubjektivität. Die Entwicklung des Werkes von G. H. Mead. Suhrkamp, Frankfurt 1980.

Jonas, H.: Macht oder Ohnmacht der Subjektivität. Das Leib-Seele-Problem im Vorfeld des Prinzips Verantwortung. Insel, Frankfurt 1981.

Jonas, H.: Das Prinzip Verantwortung. Frankfurt 1984.

Jong, D.J. de; Wiesenhüter, E.: Das ärztliche Gespräch als psychotherapeutische Methode. Hippokrates, Stuttgart 1973.

Jürgens, U.; Ploog, D.: Zur Evolution der Stimme. In: Scherer, K.R. (Hrsg.): Vokale Kommunikation. Beltz, Weinheim 1982.

Kainz, F.: Psychologie der Sprache. Bd. 1: Grundlagen der allgemeinen Sprachpsychologie. Enke, Stuttgart 1967.

Kapandji, A.: Funktionelle Anatomie der Gelenke, Bd. 3: Rumpf und Wirbelsäule. Enke, Stuttgart 1985.

Keidel, W.-D.: Biokybernetische Aspekte bei Hör-, Sprach- und Stimmstörungen. Sprache-Stimme-Gehör 1 (1977) 6–17.

Keller, M.: Entwicklungspsychologie sozial-kognitiver Prozesse. Klett-Cotta, Stuttgart 1978.

Kendell, R.E.: Die Diagnose in der Psychiatrie. Enke, Stuttgart 1978.

Keupp, H. (Hrsg.): Normalität und Abweichung. Urban & Schwarzenberg, München 1978.
Kisker, K.: Phänomenologie der Intersubjektivität. In: Graumann, C.F. (Hrsg.): Handbuch der Sozialpsychologie Bd. 7/1 Hogrefe, Göttingen 1970.
Kittel, G.: Einteilung, Terminologie und klinische Beurteilung der Dysphonie. Sprache-Stimme-Gehör 10 (1986) 88–92.
Kittel, G.: Pathologie und Klinik der Stimmstörungen. In: Kittel, G. (Hrsg.): Phoniatrie und Pädaudiologie. Deutscher Ärzte Verlag, Köln 1989.
Kittel, G.: Somatopsychische Therapie bei psychogener Aphonie. Sprache-Stimme-Gehör 13 (1989) 5–7.
Kittel, G.: Vegetative Kehlkopfdystonie. Sprache-Stimme-Gehör 14 (1990) 1–3.
Kittel, G: Globusgefühl und laryngo-pharyngeale Äquivalenzen. Sprache-Stimme-Gehör 17 (1993) 17–23.
Kjellrup, M.: Bewußt mit dem Körper leben. Spannungsausgleich durch Eutonie. Ehrenwirth, München 1980.
Klein-Vogelbach, S.: Funktionelle Bewegungslehre. Springer, Berlin 1977.
Klingholz, F.: Die Akustik der gestörten Stimme. Thieme, Stuttgart 1986.
Klix, F.: Die Natur des Verstandes. Hogrefe, Göttingen 1983, 1992.
Klix, F.: Erwachendes Denken. Berlin 1983 / Spektrum Akademischer Verlag, Heidelberg 1993.
Kluge, F.: Etymologisches Wörterbuch der Deutschen Sprache. De Gruyter, Berlin 1967.
Krahmann, H.; Haag, G.: Die Progressive Relaxation in der Krankengymnastik. Pflaum, München 1987.
Kraus, H.: Atemtherapie. Hippokrates, Stuttgart 1984.
Krech, E.-M.; Suttner, J.; Stock E. (Hrsg.): Ergebnisse der Sprechwirkungsforschung. Martin-Luther-Universität, Halle 1987.
Krech, E.-M.; Stock, E.; Suttner, J.; Richter, G.: Sprechwirkung – Grundlagen, Methoden und Ergebnisse ihrer Erforschung. Akademie-Verlag, Berlin 1991.
Krech, H.: Die kombiniert-psychologische Übungsbehandlung. HNO-Heilkunde, Heft 14, Phoniatrie. Barth, Leipzig 1963.
Krumbach, G.: Psychologische Befunde bei funktionellen Dysphonien. In: Gundermann, H. (Hrsg.): Aktuelle Probleme der Stimmtherapie. G. Fischer, Stuttgart 1987.
Krumbacher, A.: Die Stimmbildung der Redner im Altertum bis auf die Zeit Quintilians. Universitäts-Druckerei, Würzburg 1920.
Kruse, E.: Differentialdiagnostik funktioneller Stimmstörungen. Folia Phoniat 41 (1989) 1–9.
Kussmaul, A.: Die Störungen der Sprache. Vogel, Leipzig 1910.
Laing, R.D.; Phillipson, H.; Lee, A.: Interpersonelle Wahrnehmung. Suhrkamp, Frankfurt 1978.
Lamprecht, A.: Untersuchungen zur Regelung von Stimmschallparametern zu Beginn der Phonation. Folia Phoniat 42, (1990) 302–311.
Larbig, W.: Schmerz. Grundlagen, Forschungen, Therapie. Kohlhammer, Stuttgart 1983.
Lasswell, H.D.: The structure and function of communication. In: Bryson, L. (ed.): The communication of ideas. Harper & Row, New York 1948.
Lenneberg, E.H.: Biologische Grundlagen der Sprache. Suhrkamp, Frankfurt 1972.
Leonard, G.: Der Rhythmus des Kosmos. Rowohlt, Reinbek 1986.
Lersch, P.: Aufbau der Person. Barth, München 1970.
Leser-Lasario, B.M.: Lehrbuch der Original-Vokalgebärden-Atmung. Lebensweiser, Büdingen-Gettenbach 1954.
Leventhal, H.: A perceptual-motor theory of emotion. Adv Exp Social Psychol 17 (1984).
Lindner, G.: Einführung in die experimentelle Phonetik. Hueber, München 1969.
Linschoten, J.: Auf dem Weg zu einer phänomenologischen Psychologie. De Gruyter, Berlin 1961.
Lipowski, Z.J.: What does the word „psychosomatic" really mean? Psychosomatic Med 46 (1984) 153–171.
Lotzmann G. (Hrsg.): Das Selbstverständnis des Therapeuten im Kommunikationsprozeß. G. Fischer, Stuttgart 1988.
Lotzmann, G.: Aggressionen und Ängste im stimm- und sprachtherapeutischen Prozeß. Profil, München 1991.
Luchsinger, R.: Die Stimme und ihre Störungen. In: Luchsinger, R.; Arnold, G.: Lehrbuch der Stimm- und Sprachheilkunde. Bd. 1, Springer, Wien 1970[3].
Lullies, H.: Physiologie der Stimme und Sprache. In: Ranke, O.F.; Lullies, H.: Gehör, Stimme, Sprache. Springer, Berlin 1953.
Luria, A.R.: Die regulierende Rolle der Sprache bei der Bildung willkürlicher Bewegungen. In: Pawlow – Z Höhere Nerventätigkt, Heft 5 (1956).
Lusseyran, J.: Das wiedergefundene Licht. Klett-Cotta, Stuttgart 1983[2].
Martienssen-Lohmann, F.: Der wissende Sänger. Atlantis, Zürich 1963.
Matt, P.: Sprechausdruck. In: Geißner, H.; Weithase, I.; Winkler, C. (Hrsg.): Sprechen-Hören-Verstehen. Henn, Wuppertal 1968.
Mead, G.H.: Geist, Identität, Gesellschaft. Suhrkamp, Frankfurt 1968, 1973.
Mead, G.H.: Gesammelte Aufsätze. Hrsg. v. H. Jonas. Suhrkamp, Frankfurt 1980.
Meinel, K.: Bewegungslehre. Volk & Wissen, Berlin 1972.
Merleau-Ponty, M.: Die Phänomenologie der Wahrnehmung. De Gruyter, Berlin 1966.
Middendorf, I.: Atem und seine Bedeutung für die Entwicklung und das Heilsein des Menschen. In: Petzold, H. (Hrsg.): Die neuen Körpertherapien. Junfermann, Paderborn 1983.

Middendorf, I.: Der erfahrbare Atem. Junfermann, Paderborn 1981.

Miketta, G.: Netzwerk Mensch. TRIAS, Stuttgart 1991.

Miller, D.G.; H.K. Schutte: Feedback from spectrum analysis applied to the singing Voice. J Voice 4 (1990) 329–339.

Moses, P.: Die Stimme der Neurose. Thieme, Stuttgart 1956.

Muhar, F.: Vorzüge einer dem Atemrhythmus angepaßten Phonation. Monatsschr Ohrenheilkd Laryngo-Rhinol 104 (1970) 77–95.

Murry, T.; Murry, J.: Infant communication cry and early speech. College-Hill, Houston 1980.

Nadoleczny, M.: Über das innere Singen. Atem- und Kehlkopfbewegungen von Sängern beim Hören und Vorstellen von Tönen und Gesangsklängen. Passow-Schäfers Beitr 19 (1923) 105–146.

Nawka, T.; Anders, L. C.: Die auditive Bewertung heiserer Stimmen nach dem RBH-System. Thieme, Stuttgart 1996.

Nawka, T.; Anders, L.C.; Wendler, J.: Die auditive Beurteilung heiserer Stimmen nach dem RBH-System. Sprache-Stimme-Gehör 18 (1994) 130–133.

Nessel, E.: Die Berufsschäden des Kehlkopfes. Arch Ohren- Nasen- Kehlkopfheilkd 185 (1965) 379–464.

Neumärker, M.; Seidner, W.: Psychiatrisch-psychologische Befunde bei funktionellen Dysphonien. Ärztl Fortbild 6 (1975) 291–295.

Orthmann, W.: Sprechkundliche Behandlung funktioneller Stimmstörungen. Marhold, Halle 1956.

Pahn, E.; Pahn, J.: Die Nasalierungsmethode. In: Grohnfeldt, M. (Hrsg.): Handbuch der Sprachtherapie, Bd. 7. Marhold, Berlin 1994.

Pahn, J.: Abgrenzung und Differenzierung der usogenen Dysphonie. In: Eyshold, U. (Hrsg.): Differenzialdiagnostische Möglichkeiten bei Dysphonien. Symposium Erlangen 1990. Druck: Universitäts-HNO-Klinik Göttingen 1990.

Panconcelli-Calzia, G.: 3000 Jahre Stimmforschung. Elvert, Marburg 1961.

Pascher, W.: Die Dysphonie – das Hauptsyndrom der Stimmkranken? Die Bedeutung unklarer Halssymptomatik ohne nachweisbare Stimmfunktionsstörung. In: Gundermann, H. (Hrsg.): Die Krankheit der Stimme – Die Stimme der Krankheit. G. Fischer, Stuttgart 1991.

Pascher, W.; Bauer, H.: Funktionelle Stimmstörungen. In: Pascher, W.; Bauer, H.(Hrsg.): Differentialdiagnose von Sprach-, Stimm- und Hörstörungen. Thieme, Stuttgart 1984.

Pascher, W.: Funktionelle Krankheiten der Stimme. In: Berendes, J.; Link, R.; Zöllner, F. (Hrsg.): Hals-Nasen-Ohren-Heilkunde in Praxis und Klinik, Bd. 4/1. Thieme, Stuttgart 1982.

Pascher, W.: Teamarbeit in Diagnostik und Rehabilitation bei Kommunikationsstörungen. In: Gundermann, H. (Hrsg.): Aktuelle Probleme der Stimmtherapie. G. Fischer, Stuttgart 1987.

Paulus, P.: Körpererfahrung und Selbsterfahrung in persönlichkeitspsychologischer Sicht. In: Bielefeld, J. (Hrsg.): Körpererfahrung. Hogrefe, Göttingen 1991[2].

Pernkopf, E.: Topographische Anatomie des Menschen. Bd. 3, Urban & Schwarzenberg, München 1952.

Peter, B.; Gerl, W.: Entspannung. Das umfassende Training für Körper, Geist und Seele. Mosaik, München 1988.

Peter-Bolaender, M.: Förderung von Körperbewußtheit und Körperbewußtsein durch Tanzimprovisation. In: Bielefeld, J. (Hrsg.): Körpererfahrung. Hogrefe, Göttingen 1991[2].

Petzold, H.: Konzepte einer mehrspektivistischen Hermeneutik leiblicher Erfahrung und nichtsprachlichem Ausdruck in der Integrativen Therapie. Junfermann, Paderborn 1988.

Petzold, H. (Hrsg.): Die Rolle des Therapeuten und die therapeutische Beziehung. Junfermann, Paderborn 1980.

Petzold, H. (Hrsg.): Wege zum Menschen, 2 Bde. Junfermann, Paderborn 1984.

Petzold, H.: Integrative Bewegungstherapie. In: Petzold, H. (Hrsg.): Psychotherapie und Körperdynamik, Junfermann, Paderborn 1981.

Petzold, H.: Konfluenz, Kontakt, Begegnung und Beziehung als Dimensionen therapeutischer Korrespondenz in der Integrativen Therapie. In: Reinelt, T.; Dattler, W. (Hrsg.): Beziehung und Deutung im therapeutischen Prozeß. Springer, Heidelberg 1986.

Petzold, H.: Thymopraktik als Verfahren Integrativer Therapie. In: Petzold, H. (Hrsg.): Die neuen Körpertherapien. Junfermann, Paderborn 1983.

Pfau, E.-M.; Streubel, H.-G. (Hrsg.): Die Behandlung der gestörten Sprechstimme. Thieme, Leipzig 1982.

Pfau, E.-M.: Psychologische Untersuchungsergebnisse zur Ätiologie der psychogenen Dysphonien. Folia Phoniat 27 (1975) 298–306.

Pinker, S.: Der Sprachinstinkt. Kindler, München 1996.

Platzer, W.: Bewegungsapparat, Bd. 1. Thieme, Stuttgart 1986.

Ploog D.: Psychobiologie des Partnerschaftsverhaltens. Nervenarzt 40 (1969) 245.

Ploog, D.: Biological foundations of the vocal expressions of emotions. In: Emotion-theory. Research and experience, Vol. 3. New York, Academic Press 1986 (pp. 173–197).

Ploog, D.: Sozialverhalten und Hirnfunktion beim Menschen und seinen Verwandten. Klin Wochenschr 55 (1977) 857–867.

Protschka, J.: Persönliche Mitteilung. 1993.

Quitmann, H.: Humanistische Psychologie. Hogrefe, Göttingen 1985.

Rahm, D.: Gestaltberatung. Grundlagen und Praxis einer integrativen Beratungsarbeit. Junfermann, Paderborn 1983.

Rauh, H.: Frühe Kindheit. In: Oerter, R.; Montada, L. (Hrsg.): Entwicklungspsychologie. Urban & Schwarzenberg, München 1986.

Rees, N.S.; Levee, N.S.; Adler, B.: Psychodynamics of adults with hoarseness. J Communication Disord 4 (1971) 208–215.

Reich, W.: Charakteranalyse. S. Fischer, Frankfurt 1973.

Reid, C.L.: The free voice. Joseph Patelson Music House, New York 1972².

Reid C. L.: Bel canto. Principles and practices. Joseph Patelson Music House, New York 1972².

Reid C.L.: Voice: Psyche and soma. Joseph Patelson Music House, New York 1975.

Reinelt, T.; Dattler, W. (Hrsg.): Beziehung und Deutung im psychotherapeutischen Prozeß. Springer, Berlin 1989.

Reinhardt, B.: Die stündliche Bewegungspause. Hippokrates, Stuttgart 1983.

Riemann, F.: Grundformen helfender Partnerschaften. Pfeiffer, München 1974.

Rogers, C.R.: On becoming a person. Boston 1961. (Entwicklung der Persönlichkeit. Stuttgart 1973).

Rogers, C.R.: Die nicht-direktive Beratung. Kindler, München 1975.

Rogers, C.R.: Die klientbezogene Gesprächstherapie. Kindler, München 1972.

Rohmert, W. (Hrsg.): Grundzüge des funktionalen Stimmtrainings. Otto Schmidt, Köln 1989⁵.

Rolf, I.P.: Rolfing, strukturelle Integration. Hugendubel, München 1989.

Rosemann, B.; Kerres, M.: Interpersonales Wahrnehmen und Verstehen. Huber, Bern 1986.

Roth, J.: Hilfe für Helfer: Balintgruppen. Piper, München 1984.

Rubinstein, S.L.: Grundlagen der allgemeinen Psychologie. Volk & Wissen, Berlin 1977⁹.

Rywerant, Y.: Die Feldenkrais-Methode. Die neue Bewegungstherapie. Kübler & Akselrad, Heidelberg 1985.

Saint-Exupery, A. de: Der kleine Prinz. Rauch, Düsseldorf 1980.

Sallinger, H.H.: Geist-Körper-Problem und „Offener Interaktionismus". Grundlagen und Konsequenzen eines neuen Versuchs der Problemlösung. Bouvier, Bonn 1989.

Saxon, K.G.; Schneider, C.M.: Vocal exercise physiology. Singular, San Diego 1995.

Schedlowski, M.; Tewes, U. (Hrsg.): Psychoneuroimmunologie. Spektrum Akademischer Verlag, Heidelberg 1996.

Scheid, P.: Atmung. In: Klinke, R.; Silbernagl, S. (Hrsg.): Lehrbuch der Physiologie. Thieme, Stuttgart 1994, 1996.

Scherer, K.R.: Non-verbale Kommunikation. Hamburg 1970.

Scherer, K.R.: Affektlaute und vokale Embleme. In: Posner, R.; Reinecke, H. (Hrsg.): Zeichenprozesse. Semiotische Forschung in den Einzelwissenschaften. Athenaion, Wiesbaden 1977.

Scherer, K.R.: Die Funktion des non-verbalen Verhaltens im Gespräch. In: Scherer, K.R.; Wallbott, H.G. (Hrsg.): Nonverbale Kommunikation. Beltz, Weinheim 1979 (S. 25–32).

Scherer, K.R. (Hrsg.): Vokale Kommunikation. Beltz, Weinheim 1982.

Scherer, K.R.: Methodes of research on vocal communication. Paradigms and parameters. In: Scherer, K.R.; Ekmann, P. (eds.): Handbook of methods in non-verbal behavior research. Cambridge University Press 1982.

Scherer; K.R.: The state of the art in vocal communication: A partial review. In: Wolfgang, A. (ed.): Non verbal behavior. Hogrefe, Göttingen 1984.

Schewe, H.: Die Bewegung des Menschen. Thieme, Stuttgart 1988.

Schmidbauer, W.: Helfen als Beruf – Die Nächstenliebe als Ware. Rowohlt, Reinbek 1983.

Schmidt, L.R.; Kessler, B.H.: Anamnese. Beltz, Weinheim 1976.

Schmidt, U.: Zur Selbst- und Fremdbeurteilung pathologischer Stimmen. In: Krech, E.-M.; Suttner, J.; Stock, E. (Hrsg) Ergebnisse der Sprechwirkungsforschung. Martin-Luther-Universität, Halle 1987.

Schönhärl, E.: Die Stroboskopie in der praktischen Laryngologie. Thieme, Stuttgart 1960.

Schultz-Coulon, H.-J.: Zur Bedeutung der kinästhetisch-reflektorischen Phonationskontrolle für die Genauigkeit der Stimme. Folia Phoniat 27 (1975) 375.

Schultz-Coulon, H.-J.; Fues, C.-P.: Der Lombard-Reflex als Stimmfunktionsprüfung. HNO 24 (1976) 200.

Schultz-Coulon, H.-J.: Die Diagnostik der gestörten Stimmfunktion. Arch Ohren- Nasen- Kehlkopfheilkd 227 (1980) 1–170.

Schultz-Coulon, H.-J.: Physiologie und Untersuchungsmethoden des Kehlkopfes. In: Berendes, J.; Link, R.; Zöllner, F. (Hrsg.): Hals-Nasen-Ohren-Heilkunde in Praxis und Klinik, Bd. 4/1. Thieme, Stuttgart 1982.

Schultz-Coulon, H.-J.: Tonhöhen- und Lautstärkeveränderungen der Sprech- und Singstimme bei Störung der audiophonatorischen Kontrolle. In: Spreng, M. (Hrsg.): Interaktion zwischen Artikulation und akustischer Perzeption. Thieme, Stuttgart 1980.

Schultz-Coulon, H.-J.: Stimmfeldmessung. Springer, Berlin 1990.

Schulz v. Thun, F.: Miteinander reden: Störungen und Klärungen. Psychologie der zwischenmenschlichen Kommunikation. Rowohlt, Reinbek 1981, 1989².

Schulz, W.; Gerhards, F.: Psychosomatik. In: Asanger, R. (Hrsg.): Handwörterbuch der Psychologie. Psychologie Verlags Union, Weinheim 1988.

Schümann, G.: Atemschriftzeichen. In: Saatweber, M. (Hrsg.): Einführung in die Arbeitsweise Schlaffhorst-Andersens. Bad Nenndorf 1990.

Schutte, H. K.: The efficiency of voice production. Kemper, Groningen 1980.

Schutte, H. K.; Miller, D. G.: Resonanzspiele der Gesangsstimme in ihrer Beziehung zu supra- und subglottalen Druckverläufen. Folia Phoniat 40 (1988) 65.

Schutte, H.K.; Miller, D.G.: Acoustic details of vibrato cycle in tenor high voice. J Voice 5 (1991) 217–233.

Schütz, A.; Luckmann, T.: Strukturen der Lebenswelt, Bd. 1. Suhrkamp, Frankfurt 1985.

Schütz, A.: Husserl und das Problem der Intersubjektivität. Gesammelte Werke, Bd. 1. Nijhoff, Den Haag 1971.

Sedláčková, E.: Analyse acoustique de la voix de nouveau-nes, Folia Phoniat 16 (1964) 44–58.

Seidner, W.; Wendler, J.: Die Sängerstimme. Henschel, Berlin 1982, 1996[3].

Selvini, M.P.: Die Wahrheit interessiert mich nicht – nur der Effekt. Psychologie Heute, Heft 5, 1983.

Senf, W.: Anthropologische Gesichtspunkte der Stimme. Sprache-Stimme-Gehör 13 (1989) 19–25.

Seyd, W.: Schwingen und Atemmassage nach Schlaffhorst-Andersen. Neckar Verlag, Villingen-Schwenningen 1993.

Shannon, C.E.; Weaver, W.: Mathematical theory of communication. University Press, Urbana 1948.

Smith, S.; Thyme, K.: Die Akzentmethode und ihre theoretischen Voraussetzungen. Spezial-Pädagogischer Verlag, Flensburg 1980.

Sopko, J.: Morphologische Kehlkopfveränderungen bei funktioneller Dysphonie. In: Gundermann, H. (Hrsg.): Aktuelle Probleme der Stimmtherapie. G. Fischer, Stuttgart 1987.

Spiecker-Henke, M.; Kunow, J.: Zusammenhänge bei Atem-, Stimm und Sprachstörungen von Kindergarten-Kindern. Buske, Hamburg 1977.

Spiecker-Henke, M.: Anamnese-Erhebungsbogen bei Stimmstörungen und Funktionsdiagnostikbogen bei Stimmstörungen. Druck: Borowski, Bremen 1976.

Spiecker-Henke, M.: Differentialdiagnostik der Artikulationsstörungen. In: Pascher, W.; Bauer, H. (Hrsg.): Differentialdiagnose von Sprach-, Stimm- und Hörstörungen. Thieme, Stuttgart 1984.

Spiecker-Henke, M.: Logopädische Behandlung von Stimmstörungen. In: Biesalski, P.; Frank, F. (Hrsg.): Phoniatrie und Pädaudiologie. Thieme, Stuttgart 1982.

Spiecker-Henke, M.: Behandlung von Stimmstörungen aus logopädischer Sicht. Akademie für Fortbildung. HNO Berufsverband Deutscher HNO-Ärzte 1977.

Spiecker-Henke, M.: Methoden der Stimmtherapie im Überblick. In: Grohnfeldt, M. (Hrsg.): Handbuch der Sprachtherapie, Bd. 7: Stimmstörungen. Marhold, Berlin 1994.

Stabenow, I.: Psychologische Aspekte in der phoniatrisch-logopädischen Praxis. In: Lotzmann, G. (Hrsg): Psychologie in der Stimm-, Sprech- und Sprachrehabilitation. G. Fischer, Stuttgart 1979.

Stabenow, I: Hals-Nasen-Ohren-Heilkunde einschließlich Phoniatrie. In: P. Hahn (Hrsg.): Psychologie des 20. Jahrhunderts. Kindler, Zürich 1976.

Staubesand, J.: Untere Gliedmaßen. In: Staubesand, J. (Hrsg.): Benninghoff, A.: Anatomie, Bd. 1. Urban & Schwarzenberg, München 1985[14].

Steinberg, S.: Das Labyrinth. Rowohlt, Reinbek 1961.

Stelzig, G.: Stimm-Eigenanalyse. Stimme-Sprache-Gehör 11 (1987) 184–151.

Stock, E.: Probleme und Ergebnisse der Wirkungsuntersuchungen zu Intonation und Artikulation. In: Krech, E.-M.; Suttner, J.; Stock, E. (Hrsg.): Ergebnisse der Sprechwirkungsforschung. Martin-Luther-Universität, Halle 1987.

Stokvis, B.; Wiesenhüter, E.: Der Mensch in der Entspannung. Hippokrates, Stuttgart 1971.

Sundberg, J.: The acoustics of the singing voice. Sci Am 236 (1977) 82–91.

Sundberg, J.: The science of the singing voice. Northern Illinois University Press 1987.

Suttner, J.: Sprechwissenschaftliche Untersuchung zur Bewertung und Wirkung von Stimme und Artikulation. Martin-Luther-Universität, Halle 1982, B-Dissertation.

Tausch, R.: Hilfen bei Streß und Belastung. Rowohlt, Reinbek 1993.

Tausch, R.; Tausch, A.: Gesprächspsychotherapie. Hogrefe, Göttingen 1979.

Tembrock, G.: Biokommunikation. 2 Bd. Akademie-Verlag, Berlin 1971.

Tembrock, G.: Grundlagen der Verhaltenspsychologie. Springer, Berlin 1983.

Tembrock, G.: Grundriß der Verhaltenswissenschaft. G. Fischer, Jena 1980[3].

Tembrock, G.: Interdisziplinäre Probleme zwischen Musikwissenschaft und Bioakustik. Beitr Musikwissenschaft 25 (1983) 171–195.

Thiel, S.: Die mittlere Sprechstimmlage als Wirkungsfaktor. In: Krech, E.-M.; Suttner, J.; Stock, E. (Hrsg.): Ergebnisse der Sprechwirkungsforschung. Martin-Luther Universität, Halle 1987.

Thomä, H.; Kächle, H.: Lehrbuch der psychoanalytischen Therapie. Springer, Berlin 1985.

Tigges, M.; Wittenberg, T.; Pröschel, U.; Rosanowski, F.; Eysholdt, U.: Hochgeschwindigkeitsglottographie des Einschwingungsvorganges bei verschiedenen Stimmeinsatzmoden. Sprache-Stimme-Gehör 20 (1996) 128–133.

Tillmann, B.: Farbatlas der Anatomie Zahnmedizin – Humanmedizin. Kopf – Hals – Rumpf. Thieme, Stuttgart 1997.

Tillmann, B.; Wustrow, F.: Kehlkopf. In.: Berendes, J.; Link, R.; Zöllner E. (Hrsg.) Hals-Nasen-Ohren-Heilkunde in Praxis und Klinik. Bd. 4/1. Thieme, Stuttgart 1982.

Tillmann, H.G.; Mansell, P.: Phonetik. Klett-Cotta, Stuttgart 1980.
Tittel, K.: Beschreibende und funktionelle Anatomie des Menschen. G. Fischer, Jena 1990.
Titze, I.R.; Sundberg, J.: Vocal intensity in speakers and singers. J Acoust Soc Am (1991) 2936–2946.
Titze, I.R.: Principles of voice production. Prentice-Hall, Englewood Cliffs 1994.
Titze, M.: Lebensstil und Lebensziel. Grundzüge der Individualpsychologie Alfreds Adler. Pfeiffer, München 1989.
Tomatis, A.A.: Der Klang des Lebens. Rowohlt, Reinbek 1987.
Trenschel, W.: Das Phänomen der Nasalität. Akademie-Verlag, Berlin 1977.
Trojan, F.: Biolinguistik. In: Biesalski, P.; Frank, F. (Hrsg.): Phoniatrie und Pädaudiologie. Thieme, Stuttgart 1973.
Trojan, F.: Der Ausdruck der Sprechstimme. Eine phonetische Lautstilistik. Maudrich, Wien 1952.
Uexküll, T. von; Wesiack, W.: Wissenschaftstheorie und Psychosomatische Medizin, ein bio-psychosoziales Modell. In: Uexküll, T. von (Hrsg.): Psychosomatische Medizin. Urban & Schwarzenberg, München 1986.
Ulich, D.: Das Gefühl. Eine Einführung in die Emotionspsychologie. Urban & Schwarzenberg, München 1982.
Ungeheuer, G.: Elemente einer akustischen Theorie der Vokalartikulation. Springer, Berlin 1962.
Uslar, D. von: Ontologische Voraussetzungen der Psychologie. In: Gadamer, H.-G. (Hrsg.): Psychologische Anthropologie, Bd. 5. Thieme, Stuttgart 1973.
Voss, H.; Herlinger, R.: Taschenbuch der Anatomie, Bd. 1. G. Fischer, Stuttgart 1971[14].
Waldenfels, B.: Der Spielraum des Verhaltens. Suhrkamp, Frankfurt 1980.
Wallbott, H.G.: Mimik im Kontext. Hogrefe, Göttingen 1990.
Wängler, H.-H.: Atlas deutscher Sprachlaute. Akademie-Verlag, Berlin 1961.
Watzlawick, P.; Beavin, J.H.; Jackson, D.D.: Menschliche Kommunikation. Formen, Störungen, Paradoxien. Huber, Bern 1993.
Watzlawick, P.: Die Möglichkeit des Andersseins. Zur Technik der therapeutischen Kommunikation. Huber, Bern 1969, 1986.
Weihs, H.: Beiträge zur Kenntnis und Behandlung von Stimmstörungen. Folia Phoniat 13 (1961) 13–55.

Weihs, H.: Stimmstörungen und Persönlichkeitsstruktur. Folia Phoniat 9 (1957) 101–115.
Weiner, H.: Auf dem Weg zu einem integrierten biomedizinischen Modell: Folgerungen für die Theorie der psychosomatischen Medizin. In: Psychother Psychosomatik Med Psychol 40 (1991) 81–101.
Weiner, U.: Warum kommt Eure Sprache bei uns nicht mehr an? Hör-Zu, Heft 50 vom 4.12.1992.
Weinert, F.E.: Vorwort. In: Csikszentmihalyi, M. u. I.S. (Hrsg.): Die außergewöhnliche Erfahrung. Klett-Cotta, Stuttgart 1991.
Weizsäcker, V. von: Der Gestaltkreis. Thieme, Stuttgart 1986.
Wendler, J.; Rauhut, A.; Krüger, H.: Classification of voice qualities. J. Phonet 14 (1986) 483–488.
Wendler, J.; Seidner, W.: Lehrbuch der Phoniatrie, 2. Aufl. Thieme, Leipzig 1987.
Wendler, J.; Seidner, W.; Kittel, G.; Eyshold, U.: Lehrbuch der Phoniatrie und Pädaudiologie, 3. Aufl. Thieme, Stuttgart 1996.
Winckel, F.: Phänomene des musikalischen Hörens. Max Hesses, Berlin 1960.
Winckel, F.: Akustische Grundlagen der Stimmbildung. In: Luchsinger, R. (Hrsg.): Die Stimme und ihre Störungen. Springer, Wien 1970.
Winckel, F.: Elektroakustische Untersuchungen an der menschlichen Stimme. Folia Phoniat 4 (1952) 105.
Winkler, F.: Psychogene Stimmstörungen. HNO 35 (1987) 242–245.
Winkler, F.; Winkler, P.: Funktionelle Dysphonien. In: Henze, K.-H.; Kiese, C.U.; Schulze, H. (Hrsg.): Grundlagen und Klinik ausgewählter Kommunikationsstörungen. Phoniatrische Ambulanz der Universität Ulm 1990.
Wulf, C.; Groddek, N.: Interaktions- und Kommunikationsstrukturen. In: Funkkolleg Beratung in der Erziehung, Bd. 1. Frankfurt 1977.
Wurst, F.: Sprachentwicklungsstörungen und ihre Behandlung. Österreichischer Bundesverlag, Wien 1975[3].
Wyke, B.D.: Laryngeal reflex mechanism in phonation. In: Proc. XVth Intern. Congr. of Logopedics and Phoniatrics. Folia Phoniat (1976) 528–537.
Wyke, B.D.: Laryngeal neuromuscular control system in singing. Folia Phoniat 26 (1974) 295–306.
Wyss, D.: Die tiefenpsychologischen Schulen von den Anfängen bis zur Gegenwart. Vandenhoeck & Ruprecht, Göttingen 1977.
Zimmer, D.: Die therapeutische Beziehung. Edition Psychologie, Weinheim 1983.

Stichwortverzeichnis

A

Abknall 92
Ableitungsmethode 193
Abspannen, phonatorisch 95, 173
Abstrahlfläche 193
Adaptation 98
Affektvokalisation 10
Akuem 93
Akzentmethode 94
Alltags- und Arbeitswelt 22
Anamnese 75 f
– teilstrukturierte 75
– unstrukturierte 73 f
Anblasedruck, subglottischer 172
Angst 77 f
– Berührungs- 56
– zu sprechen 78
– Versagens- 78
Anpassungsprozeß, sprachlicher 39
Anregungsklang 191
Ansatz, analytisch-naturwissenschaftlicher 21
– anthropologischer 122
– ganzheitlicher 18, 140
– interaktionaler 143 f
– interdisziplinärer 2, 20, 61
– kybernetischer 61, 143
– muskuläres System 145, 165 f
– phänomenologischer 63, 65
– systemtheoretischer 63
Ansätze, psychosomatische 2
Ansatzrohr 188 f
Antizipation 185 f
Appellaspekt 32
Arbeitsbündnis 55, 57
Artikulation, Parameter 82
Artikulationsmodus 193 f
Artikulationsorgan 190
Artikulationszone 193 f
Atembehandlung 141
Atemergänzung, reflektorische 95, 175
Atemexkursionen 170 f
Atemfunktion, Störungen 172
Atemmittellage 95, 182, s. auch Sprechstimmlage, mittlere

Atemmuskulatur, inspiratorisch 170
Atemräume, Aktivierung 174
Atemrhythmus, dreiteiliger 133 f, 169
Atemschriftzeichen 126
Atemstütze 172
Atemvolumina 167 f
Atemwurf 92
Atlantookzipitalgelenk 131, 155, 175 f
Atmung 167 f, 173
– beim Sprechen 172
– Innenraumbewußtsein 138
– kostoabdominale 122, 171 f
– Parameter 82
Aufmerksamkeit, auditive 110
– gerichtete 98 f, 108 f
Ausatmungsvorgang 171 f
Ausdrucksakt 196
Ausdrucksbewegung, dynamisch-gesamtkörperliche 94
Ausdrucksform, symbolische 118
Ausdruckshemmung 127 f
Ausdrucksleichtigkeit 127 f
Ausdrucksschwäche 127 f
Ausdrucksstärke 127 f
Ausdrucksverhalten, emotionales 15, 127
Außenwelt, menschliche 143
Autogenes Training 95, 104
Axiome, pragmatische 27

B

Balint-Gruppe 53
Basisemotionen 17
Basistherapie, tonusregulierende 70
Bauchwandmuskulatur 152 f, 160
Beckengürtel 150
Beckenstellung 151 f
Behandlungshäufigkeit 42 f
Behauchtheit 81
Belastungshaltung, sternale 159 f
Belief-System 101, 103
Beobachtung, gezielte 72

Bereitstellung, phonatorische 192
Bernoulli-Effekt 180
Berührung, Aufforderungscharakter 130
– diagnostische 130
– dialogische 130
Berührungsängste 56
Betrachtungsweise, dualistische 19
Beurteilung, differenzierende 110
Bewegung 124 f, 139
Bewegung mitvollziehen 70
Bewegungsakt 196
Bewegungsentwurf 162
Bewegungsimprovisation 126
Bewegungsmuster 162
Bewußtheit des Könnens 94
– durch Bewegung 136
Beziehung, dialogische 129
– heilende 35, 37
– intersubjektiv-therapeutische 26, 35
Beziehungs- oder Rollendefinition 32
Beziehungs- und Begegnungsebene 27, 36 f
Beziehungsaspekt 5, 24, 28, 31 f, 35
biosoziales Krankheitsmodell 60, 62, 120, s. auch Krankheitsmodell, biopsychosoziales
Breathiness 81
Brustwirbelsäule 153

C

Carpenter-Effekt 72
Cartesianisches Weltbild 18
Charakterpanzer 123
Conus elasticus 177
Coup de glotte 184

D

Daseinskategorien 20 f, 64 f, 143
Dehnen, aktives 165 f, 174
– passives 165 f, 174
Dehnung, elastische 174
Dehnungsablauf 165
Denken, positives 104
Denkweise, mechanistische 18
Diagnostik als Prozeß 62, 64 f, 67, 70
– in Gesprächsform 73 f
– logopädische 60
– strukturierte 81 f
Differenzierungsfähigkeit, akustische 112
Diskriminationsvermögen des Hörens 71, 108
Distanz, gesellschaftliche 46
Distanzzone, persönliche 36, 46
Doppelfunktion, muskuläre 149
Druckpunkte 140, 174
Druckveränderung, muskuläre 130
Druckverhältnisse, subglottische 172, 180
Durchströmungsübung 139
Dysbalancen, muskuläre 163 f, 165
Dysphonie 60 ff, 78 f

E

Eigenfrequenz 189
Eigenhören 47, 110
Einatmungsvorgang 169 f
Eindrucksstereotyp 71
Einheit, leib-seelische 19 f, 122
– psychophysische 20
Elemente, suprasegmentale 128
Emotion 10, 127, s. auch Gefühle
emotions- und erlebniszentrierte Maßnahmen 146
Empathie 36
Entlastungsgeräusch, phonatorisches 186
Entspannung 108, 129
Erspüren, funktionelles 72
Erstgespräch 37, 43 f ,67
Erstkontakt 39, 43 f
Erwartungsspannung 18, 118
Etikettierung 61, 69 f, 71, 124
Eutonie 138 f
Existenzform, leibliche 22
Expressivität, gehemmte 119
Extravertiertheit 78, 120

F

Fähigkeiten, Aktivierung ungenutzter 141, s. auch Ressourcen
faukale Enge 185
Feinmotorik 162
Filterung, akustische 189
Formanten 189 f
Formatio reticularis 98
Fremdhören 110, 113
Funktionsdiagnostik 71
funktionelles Erspüren 72
– Hören 72
– Nachvollziehen 14, 72
Funktionsstörung der Halswirbelsäule 121

G

Gähnübung 92
Gamma-Motoneuron 116, 162
gastroösophagealer Reflux 76
Gebrauch des Körpers (Selbst) 132 f
Gefühle 80, 119, s. auch Emotion
Gefühlsmuster 103
Gegenübertragung 53 f, 55
Gerichtetsein 197
Gesamtkonzept, synergistisches 144
Gesamtwahrnehmung, integrierte 98
Gespräch 72 f
– anamnestisches 69, 71
– therapeutisches 41, 144
Gesprächsstil 43
Gestaltpsychologie, Prinzip 18
Geste, vokale 12
Gewährenlassen 132
Gewohnheitshandlung 100 f
Gleichgewicht, labiles 150
Gleichgewichtslage, dynamische 158
Gleitröhre des Kehlkopfes 156
Globusgefühl 76, s. auch Mißempfindungen
Glottisschlag 184 f
Glottisschluß 179
Golgi-Rezeptoren 162
Grobmotorik 162
Grund- bzw. Bereitschaftsspannung 115 f
Grundhaltung, patientenzentrierte 35 f
Gurrlaute 14
Gyrus praecentralis 162

H

Halsmuskulatur 155 f
Halwirbelsäule 155
Harshness 81
Hassles 80
Hautkontaktbewußtsein 138
Heiserkeit 81
Hirnhälfte, dominante 104
– subdominante 104
Hohlkreuzhaltung 158 f
Hörempfinden 112
Hören, funktionelles 71 f
Hörerstudien, vergleichende 81

I

Ich-Bild 103
Ich-Identität 23
Identität, soziale 16
Imaginationen 104 f
Inhalts- und Beziehungsaspekt 28
Innenraumbewußtsein 138
Innenwelt, menschliche 143
Inspirationstendenzen 174
Institutio Oratoria 8, 90
Integration, funktionale 136
Intentionalität 21 f
Interaktion, dialogische 15, 28
Interaktionsprozeß 198
interaktionszentrierte Maßnahmen 146
Intersubjektivität 24 f, 44, 143
Intonationsmuster 15, 125, 196
Introversion 78, 120
Intuition 147
isometrisches Kräftigen 165

K

Kaumethode 91
Kehlkopf 176 f
– Aufhängeapparat 176, 174
– Deckschicht 180
– Federung 92
– Gerüst 177
Kehlkopfheber 156, 176 f
Kehlkopfhochstand 156
Kehlkopfklang, primärer 189
Kehlkopfsenker 156, 176 f
Kehlkopftiefstand 156, 176 f
kinästhetisch-motorische Bewegung 72
Klänge, amphotere 183
Klanghören 111

Klangmuster 112
Klangspüren 111
Koartikulation 185, 195
kombiniert-psychologische Übungsbehandlung 94 f
Kommunikation 5, 17, 26 f, 31, 34, 197
– analoge 29, 39, 102
– digitale 29, 39, 102
– inkongruente 30 f, 33
– kongruente 30 f
– nonverbale 12, 29, 33
– therapeutische 35
Kommunikations- und Interaktionsstruktur 145
Kommunikationsbiographie 76
Kommunikationsform, symmetrische 30
Kommunikationskanal, emotionaler 16
Kommunikationsmodelle 27 f
Kommunikationssystem, älteres 16
Kommunikationstherapeut 26, 57
Kommunikationsverläufe 28 f
Konsonanten, stimmhafte 194
– stimmlose 194
Konstitutions-Reaktions-Typ 120
Kontakt/Nähe 56
Kontrolle, mentale 196
Kontrollfähigkeit, kinästhetisch-reflektorische 83, 187
Kontrollmechanismus, audio-phonatorischer 186 f
Kontrollsystem, phonatorisches 187
Konzept einer interaktionalen und integrativen Stimmtherapie (KIIST) 2, 6, 143 f
Körperachse 158
Körperarbeit 56 f, 122 f
Körperbild 102, 105 f
Körperempfindung 80, 108
Körpererfahrung 78, 101 f, 105
Körperhaltung, Abweichungen 158 f
– aufgerichtete 122, 157, 160 f, 173
Körperkontakt 51
Körpermethoden, funktional-übungszentrierte 123 f
– konfliktorientierte 123
Körpermittelpunkt 158
Körperschema 105
Körpertherapie 123 f
körperzentrierte Maßnahmen 146

Kraftstimme 93
Krankengymnastik der Stimme 2
Krankheitsgewinn, sekundärer 49, 80
Krankheitsmodell, biopsychosoziales 11, 60, 120
Krankschreibung 42 f
kreatives Experimentieren 103
Krikoarytaenoidalgelenk 172, 177
Krisenreaktion 49

L

Labilität 78
Lautstärke 182
Lebensereignisse, kritische 88
Lebenswelt 63
Leiblichkeit 22, 64 f, 76, 86, 119, 139
Leib-Seele-Geist-Einheit 18 f, 22, 122, 144
Leib-Seele-Geist-Subjekt 20, 144
Lendenwirbelsäule 152, 155
Liber Physionomiae 9
Ligamentum cricoarytaenoideum posterius 197
limbisches System 16, 98
Lotlinie 158 f
Lufterganzung, reflektorische 95, 170
Lungenvolumina 168, s. auch Atemvolumina

M

M. arytaenoideus 176, 178
M. cricoarytaenoideus dorsalis 176, 178
– – lateralis 178
M. cricopharyngeus 178 f
M. cricothyreoideus 176 f, 179
M. erector spinae 152, 163
M. iliopsoas 150, 163
M. psoas major 163, 165
M. quadratus lumborum 152, 165
M. rectus abdominis 152
– – femoris 160
M. sternothyreoideus 155 f, 180
M. thyreoarytaenoideus 178 f
M. vocalis 177 f
Masken 7
Mechanorezeptoren, submuköse 188
Medizin, krankheitszentrierte 35
Metakommunikation 33 f

Mißempfindungen im Halsbereich 76 f, s. auch Globusgefühl
Mit-/Nachvollziehen, kinästhetisch-motorisches 13
Motorik 123
Multikausalitätsannahme 63 f
Muskeldehnung 136, 163
Muskelkräfte, exspiratorische 167 f
Muskeln des Oberschenkels 146
– phasische 163 f
Muskelpanzer 119, s. auch Charakterpanzer
Muskelsystem, Doppelfunktion 149
muskuläres System 141, 177 f
Muskulatur, tonische 163 f

N

Nachvollziehen, funktionelles 14, 72
Nah- und Fernziel 41
Nasallaute 188
Neokortex 16
Nervensystem, autonomes 117 f
– sympathisches 117
– vegetatives 116
Neutrallaut 189, 191
New Age 19

O

Oberflächensensibilität 102

P

Parameter, Atmung 82
Parasympathikus 78, 117
Pars intercartilaginea 178
– intermembranacea 178
Patient-Therapeut-Beziehung 27 f
Pausensetzung 175
Persönlichkeit, introvertierte/extrovertierte 78, 116
– labile/stabile 78
Person-Umwelt-Beziehung 23, 24
Phänomene, metaphysische 33 f, 104
Pharynx 188
Phonasken 7 f
Phonation 149, 177 ff

Phonation, atemrhythmisch angepaßte 95, 175
- Endphase 181
Phonationsziel 188
Pleuelübung 92
postphonatorische Phase 186
Potentiale 67, 145, s. auch Ressourcen
präphonatorische Phase 119, 179, 184 f
Primärfunktion, biologische 183
Primärkontrolle 132
Probesitzung 46
Progressive Muskelentspannung 128 f
Prophezeihung, sich selbst erfüllende 64, 69, 71
Prosodie 196
Prozeß des Verstehens 65
- selbstregulierender 125
psychogen 61
Psychosomatik 18 f, 21
Psychotherapie, kleine 36, 51

R

Randkantenfunktion 180 f, 183
RBH-Schema 81
Reafferenzprinzip 162
Refluxkrankheit, gastroösophageale 76
Regelmechanismus 61
Register 182 f
Registerbrüche 183
Regression, stimmliche 17
Reizschwelle 97
Reizstufe 107
Reizüberflutung 98
Reservevolumen, inspiratorisches 167
Residualvolumen 167
Resonator 188 f, 193, s. auch Vokaltrakt
Ressourcen 68
Reziprokhandlung, kommunikative 197
Rhythmus 124 f, 133 f
Rollen, soziale 113
Rollentausch 198
Roughness 81, s. auch Rauhigkeit
Rückstellkraft, myoelastische 180
Rückstellkräfte bei der Atmung 169
Ruheatmung 169 f
Ruhetonus 116

S

Sängerformant 193
Schemata, emotionale 15
Schonstimme 93
Schreistimme des Säuglings 14
Schultergürtel 153
Schutzfunktion 50, 55, 77, 80, 109
Schwa-Laut 191
Schwerkraft 105, 130, 161
Schwerpunktlot 150
Selbstbild 101 f, 145
Sensomotorik 123
Sichtweise, daseinskategoriale 23, 69, 139
Singen, inneres 105
Singstimme, Parameter 82
Sinn, kinästhetischer 102
Sinnesorgane, Haut 101
Sitzhaltungen 160 f
Sozialität 23, 65 f, 79, 86, 119, 139
Spannung 115 f, 124 f
Spannungsregulierung 115 f
Sprachstil 38
Sprechakt 196
Sprechängste 77, s. auch Versagensängste
Sprechen, inneres 105
- rollenloses 113
- Verlaufsqualität 80
Sprecher- und Hörerverhalten 5, 13, 192
Sprechmelodie 196, s. auch Prosodie
Sprechstimme, Parameter 82, 183
Sprechstimmlage, mittlere 9, 13, 182 f, 196
Sprechwirkung 13 f, s. auch Stimmwirkung
sprechzentrierte Maßnahmen 146
Sprengeinsatz 185
Steuerungssystem, kinästhetisch-reflektorisches 181 f
Stimmansatz 195
Stimme, ästhetische 81 f
- Beziehungscharakter 16
- Eindrucks- und Ausdrucksorgan 121
- emotionaler Kommunikationskanal 16 f
- Emotionalität 10, 59
- evolutionär-phylogenetischer Aspekt 10 f
- gewohnheitsmäßige 74

- Kommunikationsmittel in der Antike 7
- kommunikative Funktion 5, 12, 14, 16
- Lebensverlauf 12
- Persönlichkeit 9, 13
- sakrale Dimension 7
- Spiegel der Seele 17
Stimmeinsätze 92, 184 f
Stimmerkrankung 4 f, 49, 60
- psychosomatische 21, s. auch Psychosomatik
- Risikofaktoren 79
- somatopsychische 21
Stimmfeld 83
stimmfunktionszentrierte Maßnahmen 146
Stimmheilkur, komplexe 4
Stimmideal, eigenes 48
Stimmlippen, Einschwingungsvorgänge 184
- Schwingungsablauf 180 f
Stimmsitz 195
Stimmstörung 4
Stimmstütze 167
Stimmtherapie, heutige 90
- kommunikative 96
Stimmwirkung 13, s. auch Sprechwirkung
Streß 79 f
Subjektivität 23 f, 64
supplementär-motorischer Gehirnkomplex 162
Sympathikus 114
Symptombehandlung 49
System, digitales 39
- parasympathisches 115 f
Systemeinheit, funktionelle 121

T

Tastsinn 102
Teamarbeit 62
Therapeut, Begleiter des Patienten 144 f
- lernender und forschender 59
Therapeutenpersönlichkeit 59, 147
Therapeutenvariablen 35, 37, 58
Therapeut-Patient-Interaktion 34 f
Therapieabbruch 50
Therapiemethoden, funktionalübungszentrierte 120
Tiefensensibilität 102
Tongenerator 186
Tonhöhe 180 f

Tonus, muskulärer 83, 115 f
Tonusregulierung, muskuläre 120
Trachealzug 179
Tragfähigkeit der Stimme 122, 193
Transsensus 165
Tuning, prephonatory 186

U

Üben, mentales 104
Übertragung, negative 53
– positive 53
Übertragung/Gegenübertragung 52 f, 55 f
Übertragungsprozesse, muskuläre 13 f
Übungsmaßnahme, strukturierte 145 f
Umwelt 22, 64 f, 79, 86, 120
Urgefühle 15
Ursache-Wirkungs-Schema 19

V

Ventiltönchen 92, 185
Verhalten, kongruentes 35
– unangepaßtes 114
Verhaltenssprache 27
Verhauchung 81, s. auch Breathiness

Verlängerungstechnik 138
Versagensängste 78
Verständigungsprobleme, sprachliche 38
Vertäubung, binaurale 83
Vibrato 183 f
Vitalkapazität 163
Vokaldreieck 191 f
Vokale 191 f
Vokalerkennung 189
Vokalfokussierung 195
Vokalisation, frühkindliche 10, 15
Vokalraumübung 140 f
Vokaltrakt 188 f
Vokaltraktkonfiguration 191
Vokalviereck 191 f
Vollstimmfunktion 183, 187
Vordergrund-Hintergrund-Konstellation 23
Vorgehensweise, ganzheitliche 6, 17 f
Vorspannung, muskuläre 163

W

Wahrnehmung 33, 39, 69, 73, 97 f, 108, 138
– auditive 74, 110, 187
– sekundäre 73
– sensomotorische 134
– visuelle 75 f
Wahrnehmungsfähigkeit, differenzierende 107 f, 143

wahrnehmungszentrierte Maßnahmen 146
Wirbelsäule 150 f
Wirkung, ergotrope 117
– trophotrope 117
Wirkungsgefüge, komplexes 63
Wortsprache 27

Z

Zeitlichkeit 23, 64 f, 80 f, 85, 120
Ziel, stimmtherapeutisches 145, 147
Zuhören, teilnehmendes 36
Zungenbeinheber 156, 176 f
Zungenbeinsenker 156, 176 f
Zusammenhang, linearer 63
Zustands- und Situationsdiagnostik 75 f
Zuwendung, intentionale 96, 170
Zwerchfell 169 f
Zwerchfellschenkel 152, 165